CASOS CLÍNICOS
EM GINECOLOGIA E OBSTETRÍCIA

C341 Casos clínicos em ginecologia e obstetrícia / Toy ... [et al.] ; tradução: Jussara N. T. Burnier ; revisão técnica: Renato Augusto Moreira de Sá. – 4. ed. – Porto Alegre : AMGH, 2014.
xxii, 546 p. : il. ; 23 cm.

ISBN 978-85-8055-298-0

1. Medicina. 2. Ginecologia – Casos clínicos. 3. Obstetrícia – Casos clínicos. I. Toy, Eugene C.

CDU 618.1/.2

Catalogação na publicação: Ana Paula M. Magnus – CRB 10/2052

4ª Edição

CASOS CLÍNICOS EM GINECOLOGIA E OBSTETRÍCIA

TOY • BAKER • ROSS • JENNINGS

Tradução:
Jussara N. T. Burnier

Revisão técnica:
Renato Augusto Moreira de Sá
Médico. Professor associado da Universidade Federal Fluminense (UFF).
Diretor de Obstetrícia do Grupo Perinatal. Mestre em Clínica Obstétrica pela Universidade Federal do Rio de Janeiro (UFRJ). Doutor em Medicina: Ginecologia e Obstetrícia pela Universidade Federal de Minas Gerais (UFMG).
Pós-Doutor em Medicina Fetal pela Université Paris Descartes, França.
Presidente da Comissão Nacional Especializada em Medicina Fetal da Federação Brasileira das Sociedades de Ginecologia e Obstetrícia (FEBRASGO).
Vice-Presidente da Sociedade de Ginecologia e Obstetrícia do Rio de Janeiro.

AMGH Editora Ltda.

2014

Obra originalmente publicada sob o título *Case files obstetrics and gynecology*, 4th Edition
ISBN 0071761713 / 9780071761710

Gerente editorial: *Letícia Bispo de Lima*

Colaboraram nesta edição

Editora: *Daniela de Freitas Louzada*

Preparação de originais: *Caroline Castilhos Melo*

Leitura final: *Bruna Correia de Souza e Ana Cláudia Regert Nunes*

Arte sobre capa original: *Márcio Monticelli*

Editoração: *Armazém Digital® Editoração Eletrônica – Roberto Carlos Moreira Vieira*

NOTA

A medicina é uma ciência em constante evolução. À medida que novas pesquisas e a experiência clínica ampliam o nosso conhecimento, são necessárias modificações no tratamento e na farmacoterapia. Os autores desta obra consultaram as fontes consideradas confiáveis, em um esforço para oferecer informações completas e, geralmente, de acordo com os padrões aceitos à época da publicação. Entretanto, tendo em vista a possibilidade de falha humana ou de alterações nas ciências médicas, os leitores devem confirmar estas informações com outras fontes. Por exemplo, e em particular, os leitores são aconselhados a conferir a bula de qualquer medicamento que pretendam administrar, para se certificar de que a informação contida neste livro está correta e de que não houve alteração na dose recomendada nem nas contraindicações para o seu uso. Essa recomendação é particularmente importante em relação a medicamentos novos ou raramente usados.

Reservados todos os direitos de publicação, em língua portuguesa, à
AMGH EDITORA LTDA., uma parceria entre GRUPO A EDUCAÇÃO S.A.
e MCGRAW-HILL EDUCATION
Av. Jerônimo de Ornelas, 670 – Santana
90040-340 – Porto Alegre – RS
Fone: (51) 3027-7000 Fax: (51) 3027-7070

Unidade São Paulo
Av. Embaixador Macedo Soares, 10.735 – Pavilhão 5 –
Cond. Espace Center – Vila Anastácio
05095-035 – São Paulo – SP
Fone: (11) 3665-1100 Fax: (11) 3667-1333

SAC 0800 703-3444

IMPRESSO NO BRASIL
PRINTED IN BRAZIL

AUTORES

Eugene C. Toy, MD
The John S. Dunn, Senior Academic Chair and Program Director
The Methodist Hospital Ob/Gyn Residency Program – Houston, Texas
Vice Chair of Academic Affairs
Department of Obstetrics and Gynecology
The Methodist Hospital – Houston, Texas
Clinical Professor and Clerkship Director
Department of Obstetrics and Gynecology
University of Texas Medical School at Houston – Houston, Texas
Associate Clinical Professor
Weill Cornell College of Medicine

Benton Baker III, MD
Professor of Obstetrics and Gynecology
University of Texas Medical School at Houston
Houston, Texas

Patti Jayne Ross, MD
Professor
University of Texas Health Science Center
Department of Obstetrics and Gynecology
University of Texas Medical School at Houston
Houston, Texas

John C. Jennings, MD
Regional Dean, School of Medicine/Roden Professor of
Obstetrics and Gynecology
Texas Tech University Health Sciences Center
Odessa, Texas

Adrienne LeGendre, MD
Resident
The Methodist Obstetrics and Gynecology Residency
Houston, Texas
Embolia pulmonar na gravidez

Alan L. Kaplan, MD
Chairman
Department of Obstetrics and Gynecology
The Methodist Hospital – Houston
Professor
Department of Obstetrics and Gynecology
Weill Cornell Medical College
Houston, Texas
Câncer cervical
Tumor ovariano (estruma ovariano)

Brandon Haney, MD
Resident
The Methodist Obstetrics and Gynecology Residency
Houston, Texas
Ameaça de abortamento

Bridgette Parish, MD
Resident
The Methodist Obstetrics and Gynecology Residency
Houston, Texas
Distocia de ombro

Carl E. Lee II, MD
Faculty
Obstetrics and Gynecology Residency Program
The Methodist Hospital – Houston
Houston, Texas
Salpingite aguda
Infecção por herpes-vírus simples no trabalho de parto

Cathleen Hoffman, MD
Resident
The Methodist Obstetrics and Gynecology Residency
Houston, Texas
Incontinência urinária

Charlie C. Kilpatrick, MD
Assistant Professor
Department of Obstetrics and Gynecology
University of Texas Medical School at Houston
LBJ Hospital
Houston, Texas
Infecção do trato urinário
Líquen escleroso vulvar

Cristo Papasakelariou, MD
Clinical Professor
Department of Obstetrics and Gynecology
University of Texas Medical Branch
Galveston, Texas
Clinical Director
Department of Gynecologic Surgery
St. Joseph Medical Center
Houston, Texas
Infertilidade e fator peritoneal

Eric Haufrect, MD
Clinical Professor
Department of Obstetrics and Gynecology
Weill Cornell Medical College
Vice Chair
Department of Obstetrics and Gynecology
The Methodist Hospital – Houston
Houston, Texas
Inversão uterina

George T. Kuhn, MD, FACOG
Assistant Professor
Department of Obstetrics and Gynecology
Weill Cornell Medical College
The Methodist Hospital – Houston
Houston, Texas
Nódulo mamário em mulheres acima de 50 anos
Mamografia anormal

Gerilynn Vine, MD
Resident
The Methodist Obstetrics and Gynecology Residency
Houston, Texas
Cervicite Gonocócica

Gizelle Brooks-Carter, MD
Faculty
The Methodist Obstetrics and Gynecology Residency
Houston, Texas
Gestação gemelar com vasos prévios
Amenorreia pós-parto

Hillary Patuwo, MD, MBA
Resident
The Methodist Obstetrics and Gynecology Residency
Houston, Texas
Abortamento espontâneo completo

Jeané Simmons Holmes, MD, FACOG
Assistant Professor
Weill Cornell Medical College
Faculty
The Methodist Obstetrics and Gynecology Residency
Houston, Texas
Cervicite por chlamydia e HIV na gravidez
Lesão ureteral após histerectomia

Jenna Sassie
Medical Student
University of Texas Medical School at Houston
Houston, Texas
Abordagem à RCIU

Jenny Van Winkle, MD
Resident
The Methodist Obstetrics and Gynecology Residency
Houston, Texas
Acretismo

John C. McBride, MD
Faculty
Obstetrics and Gynecology Residency Program
The Methodist Hospital – Houston
Houston, Texas
Anemia na gravidez (talassemia)
Hemorragia pós-parto

Juan Franco, MD, FACOG
Faculty
Department of Obstetrics and Gynecology
The Methodist Hospital – Houston
Houston, Texas
Prurido (coléstase) na gravidez
Galactorreia por hipotireoidismo

Katherine Smith
Medical Student
University of Texas Medical School at Houston
Houston, Texas
Abordagem à SOP

Kathleen Cammack
Medical Student
University of Texas Medical School at Houston
Houston, Texas
Abordagem à DIP
Abordagem à gravidez ectópica

Katie Bolt, MD
Resident
Department of Obstetrics and Gynecology
The Methodist Hospital – Houston
Houston, Texas
Tempestade tireoidiana na gravidez

Keith O. Reeves, MD
Clinical Professor
Department of Obstetrics and Gynecology
Weill Cornell Medical College
Medical Director
Methodist Center for Restorative Pelvic Medicine
Houston, Texas
Prolapso de órgão pélvico

Konrad Harms, MD, FACOG
Assistant Professor
Department of Obstetrics and Gynecology
Weill Cornell Medical College
Associate Program Director
Department of Obstetrics and Gynecology
The Methodist Hospital – Houston
Houston, Texas
Síndrome do ovário policístico
Prá-eclâmpsia e ruptura hepática

Krystal McFarlen, MD
Resident
The Methodist Obstetrics and Gynecology Residency
Houston, Texas
Pielonefrite não responsiva

Lauren Giacobbe, MD
Resident
Department of Obstetrics and Gynecology
The Methodist Hospital – Houston
Houston, Texas
Descolamento da placenta
Placenta prévia

Lisa M. Hollier, MD, MPH
Associate Professor
Department of Obstetrics, Gynecology, and Reproductive Sciences
University of Texas Medical School at Houston
Houston, Texas
Cancro sifilítico

Lori Cavender, MD
Resident
The Methodist Obstetrics and Gynecology Residency
Houston, Texas
Fibroadenoma da mama
Nódulo mamário dominante

M. Kathleen Hayes, MD
Resident
The Methodist Obstetrics and Gynecology Residency
Houston, Texas
Miomas uterinos

Michael L. Pirics, MD
Resident
The Methodist Obstetrics and Gynecology Residency
Houston, Texas
Trabalho de parto e fisiologia da gravidez

Michael P. Coselli, MD, FACS
General Surgeon
The Methodist Hospital – Houston
Houston, Texas
Nódulo mamário em mulheres acima de 50 anos
Mamografia anormal

Patricia Bellows, MD
Resident in Ob/Gyn
Baylor College of Medicine
Houston, Texas
Anemia na gravidez

Priti P. Schachel, MD, FACOG
Assistant Professor
Department of Obstetrics and Gynecology
Weill Cornell Medical College
Faculty
Obstetrics and Gynecology Residency Program
The Methodist Hospital – Houston
Houston, Texas
Manutenção da saúde, idade: 66 anos
Contracepção

Stanley Wright, MD
Resident
The Methodist Obstetrics and Gynecology Residency
Houston, Texas
Abscesso mamário e mastite

Stephen Hilgers, MD
Resident
The Methodist Obstetrics and Gynecology Residency
Houston, Texas
Infecção por parvovírus na gravidez

Tamika L. Sea, MD
Resident
The Methodist Obstetrics and Gynecology Residency
Houston, Texas
Vaginose bacteriana

Tiffany Morgan, DO
Resident
The Methodist Obstetrics and Gynecology Residency
Houston, Texas
Infecção intra-amniótica

Timothy Hickman, MD
Director, Houston IVF
Houston, Texas
Abordagem à infertilidade

Tracilyn Hall, MD
Resident
The Methodist Obstetrics and Gynecology Residency
Houston, Texas
Sangramento pós-menopausa
Tumor ovariano (estruma ovariano)

Vian Nguyen, MD
Faculty
The Methodist Obstetrics and Gynecology Residency
Houston, Texas
Trabalho de parto prematuro

Virginia A. Rauth, MD, MBA
Section Chief, Women's HealthCare – Galveston
Associate Professor, Obstetrics and Gynecology
University of Texas Medical Branch
Galveston, Texas
Abordagem à perimenopausa

Yasmin Lyons, DO
Resident
The Methodist Obstetrics and Gynecology Residency
Houston, Texas
Câncer cervical

Zuleika Pierson, MD
Resident
Department of Obstetrics and Gynecology
The Methodist Hospital – Houston
Houston, Texas
Endomiometrite pós-parto

DEDICATÓRIA

À minha esposa, Terri, por seu amor e apoio, e aos meus quatro filhos maravilhosos, Andy, Michael, Allison e Christina, que me inspiram diariamente.

– ECT

Com amor e gratidão, à minha mãe, a Joy, Ben, Anne, Jessica, Jim, John e Cel. Alvin Sholk.

– BB III

Aos residentes, professores e funcionários do Christus – St. Joseph Hospital e The Methodist Hospital – Houston Ob/Gyn Residency.

– ECT e BB III

Ao Dr. James Knight e à Tulane Medical School, por me darem a oportunidade de realizar meus sonhos. Aos meus pais, Mary e Jimmy Ross, por seu amor, inspiração e devoção.

– PJR

À minha esposa, Sue Ellen, a minhas três filhas, Beth, Allison e Amy, aos maridos de minhas filhas, e a meus cinco netos.

– JCJ

Por fim, aos excelentes estudantes de medicina da University of Texas – Houston Medical School, que gentilmente forneceram informações construtivas e receberam esta obra com entusiasmo.

OS AUTORES

AGRADECIMENTOS

Os estudos que evoluíram para as ideias desta série foram inspirados por dois talentosos e comprometidos estudantes, Philbert Yao e Chuck Rosipal, que já concluíram sua formação médica. Foi um enorme prazer trabalhar com meu amigo, colega e diretor do programa, Dr. Benton Baker III. Também foi um privilégio trabalhar com o Dr. Ross, que tem sido firme na administração do ensino médico por tantos anos. Foi uma honra e é também gratificante trabalhar com o Dr. John Jennings, um brilhante e visionário ginecologista e obstetra, um líder e um amigo. Também tenho enorme respeito pelos muitos colaboradores que continuam a trabalhar com prazos e exigências de perfeccionistas. Estou muito agradecido à minha editora, Catherine Johnson, cujo entusiasmo, experiência e visão ajudaram a criar esta série. Do mesmo modo, agradeço a Patricia Bellows, Jenna Sassie e Katie Smith, por suas cuidadosas revisões do original e por suas sugestões. Aprecio o fato de a McGraw-Hill ter acreditado no ensino por meio de casos clínicos. Agradeço a Catherine Saggese pela excelente habilidade em produção, e a Cindy Yoo por sua capacidade editorial. Lembrarei, com carinho, da organizada e precisa Ridhi Mathur, gerente do projeto, cuja perícia e talento são muito valiosos; ela me mantém concentrado e acompanha cada um dos meus livros, do original à publicação. No Methodist Hospital, reconheço o enorme apoio dos Drs. Marc Boom, Dirk Sostman, Alan Kaplan e Judy Paukert. Fui igualmente abençoado com os conselhos e o apoio de Debby Chambers e Linda Bergstrom. Sem meus caros colegas, Drs. Konrad Harms, Priti Schachel e Gizelle Brooks-Carter, este livro não poderia ter sido escrito. Agradeço a Yaki Bryant, que atuou, de forma dedicada e enérgica, como coordenador de milhares de estudantes da University of Texas Medical School, em Houston. Acima de tudo, agradeço à minha querida esposa, Terri, e a meus quatro filhos maravilhosos, Andy, Michael, Allison e Christina, por sua paciência e compreensão.

Eugene C. Toy

PREFÁCIO

Fico profundamente surpreso e grato ao ver como os livros da série *Casos clínicos* foram bem recebidos e como a aprendizagem dos estudantes tem melhorado. Desde que foi impresso o primeiro *Casos clínicos em ginecologia e obstetrícia,* a série se expandiu para a maioria das especialidades médicas e ciências básicas foi traduzida para mais de 12 idiomas. Muitos estudantes enviaram comentários encorajadores, sugestões e recomendações. Em resposta, fiz uma surpreendente modificação neste livro que orgulhosamente apresento como a 4ª edição. É importante destacar que ele agora é dividido em Obstetrícia na primeira metade e Ginecologia na segunda, o que o torna mais agradável ao usuário durante a residência, já que a maioria dos estudantes tem o rodízio dividido em duas clínicas. Além disso, muitos dos casos relacionados foram aproximados, para permitir que os estudantes usem a informação de um caso para reforçar os princípios de outro. Há um melhor cruzamento de referências dos casos relacionados. Por fim, há uma nova Seção III, uma coleção de 15 questões estratégicas, as quais podem ser utilizadas para revisão, mas que também se relacionam com os princípios dos casos. As questões da Seção III requerem domínio das informações dos 60 casos clínicos; assim, sugiro que os estudantes passem primeiro pelos casos. As questões foram cuidadosamente revisadas e reescritas, para assegurar que auxiliem na efetiva testagem do conhecimento. As explicações foram expandidas para ajudar os estudantes a compreender os mecanismos e os motivos pelos quais as outras opções estão incorretas. Foram escritos dois casos completamente novos (Diabetes na gravidez e RCIU). As seções novas ou atualizadas incluem manutenção da saúde, citologia cervical com subtipos do vírus do papiloma humano, métodos anticoncepcionais, úlceras vulvares, tecnologia da reprodução assistida, síndrome do ovário policístico, osteoporose, complicações neonatais e vírus da imunodeficiência humana. Esta 4ª edição foi um trabalho cooperativo com meus coautores e colaboradores, e teve as sugestões de quatro gerações de estudantes. Realmente, o encorajamento dos estudantes, não só dos Estados Unidos, mas também de todo o mundo, me deu a inspiração e a energia para continuar a escrever. Assim, é com humildade que agradeço sinceramente aos estudantes de todos os lugares, pois, sem eles, como um professor pode ensinar?

Eugene C. Toy

SUMÁRIO

INTRODUÇÃO

O domínio do conhecimento cognitivo dentro de um campo como a obstetrícia e a ginecologia é uma tarefa formidável. É ainda mais difícil utilizar esse conhecimento, pesquisar e filtrar os dados clínicos e laboratoriais, desenvolver um diagnóstico diferencial e, por fim, fazer um plano racional de tratamento. Para obter essas habilidades, o aluno frequentemente aprende melhor à beira do leito, orientado e instruído por professores experientes, e inspirado a uma leitura diligente e auto-orientada. Claramente, não há substituto para a educação à beira do leito. Infelizmente, as situações clínicas não abrangem todo o espectro da especialidade. Talvez a melhor alternativa seja um caso cuidadosamente produzido, projetado para estimular a abordagem clínica e a tomada de decisão. Em uma tentativa de atingir esse objetivo, foi construída uma coleção de vinhetas clínicas para ensinar abordagens diagnósticas e terapêuticas, relevantes à ginecologia e à obstetrícia. De maneira significativa, as explicações para os casos enfatizam os mecanismos e os princípios subjacentes, em vez de simplesmente dar enfoque a perguntas e respostas de rotina.

Este livro é organizado para a versatilidade: ele permite que o aluno "apressado" passe rapidamente pelos cenários e verifique as respostas correspondentes, e fornece mais informações ao aluno que deseja explicações desafiadoras. As respostas são organizadas da mais simples para a mais complexa: resumo dos pontos pertinentes, respostas explicadas, análise do caso, abordagem ao tópico, teste de compreensão, ao final, para reforço e ênfase, e lista dos recursos para leitura complementar. As vinhetas clínicas foram organizadas por assunto: Obstetrícia, na primeira metade, e Ginecologia, na segunda metade, e os casos relacionados foram agrupados. A Seção III contém 15 questões de revisão programadas para exigir um grande nível de integração das informações. Uma listagem dos casos está incluída na Seção IV para ajudar os alunos que desejam testar seus conhecimentos em uma área específica, ou que querem revisar um tópico incluindo definições básicas. Por fim, intencionalmente não utilizamos o formato de questões de múltipla escolha em nossos cenários clínicos, já que indícios (ou distrações) não estão disponíveis no mundo real. Todavia, várias questões desse tipo foram incluídas ao final de cada discussão de caso (Questões de compreensão) para reforçar os conceitos ou introduzir assuntos relacionados.

COMO OBTER O MÁXIMO DESTE LIVRO

Cada caso é planejado para simular um encontro com o paciente, por meio de questões abertas. Às vezes, a queixa do paciente é diferente dos aspectos mais preocupantes, e, em outras situações, são dadas informações estranhas. As respostas são organizadas em quatro partes distintas:

Tópico I

1. **Resumo:** Os aspectos relevantes do caso são identificados, filtrando as informações não pertinentes. Os alunos devem elaborar o resumo do caso antes de consultar as respostas. A comparação do resumo com a resposta ajudará a aperfeiçoar a capacidade de concentrar-se nos dados importantes, enquanto se desconsidera, de forma adequada, as informações irrelevantes – uma habilidade essencial na resolução de problemas clínicos.
2. Uma **Resposta direta** é fornecida para cada questão aberta.
3. A **Análise do caso** compreende duas partes:
   a) **Objetivos do caso:** Listagem de dois ou três princípios fundamentais que são cruciais para o manejo do paciente. Novamente, os estudantes são desafiados a formular hipóteses orientadas sobre os objetivos do caso a partir da revisão inicial do cenário, o que ajuda a aguçar suas habilidades clínicas e analíticas.
   b) **Considerações:** Discussão dos pontos relevantes e breve abordagem ao paciente específico.

Tópico II

A **Abordagem ao processo patológico** consiste em duas partes distintas:

a) **Definição:** Terminologia pertinente ao processo patológico.
b) **Abordagem clínica:** Discussão da abordagem do problema clínico, em geral, incluindo quadros, figuras e algoritmos.

Tópico III

Questões de compreensão: Cada caso contém várias questões de múltipla escolha, que reforçam o material ou que introduzem conceitos novos e correlatos. As questões sobre o material não encontradas no texto são explicadas nas respostas.

Tópico IV

Dicas clínicas: Vários pontos clinicamente importantes são reiterados sob forma de resumo do texto. Isso facilita a revisão do conteúdo, de modo semelhante ao que ocorre antes de um exame.

SEÇÃO I

Como abordar problemas clínicos

1. Abordagem ao paciente

A transição do aprendizado por meio de livros e/ou artigos de revistas para a aplicação da informação em uma situação clínica específica é uma das tarefas mais desafiadoras na medicina. Ela requer a retenção de informações, a organização dos fatos e a lembrança de uma grande quantidade de dados em aplicação precisa ao paciente. O objetivo deste livro é facilitar esse processo. O primeiro passo é a coleta de informações, também conhecido como criação de banco de dados. Isso inclui a tomada da história clínica, a realização do exame físico e a obtenção de exames laboratoriais selecionados ou avaliações especiais, como o teste urodinâmico e/ou exames por imagem. Dentre esses, a história clínica é o mais importante e útil. Sensibilidade e respeito devem estar presentes durante a entrevista dos pacientes.

DICA CLÍNICA

- A história é, em geral, a ferramenta isolada mais importante na obtenção do diagnóstico. A arte de buscar as informações de forma imparcial, sensível e completa deve ser exercitada.

HISTÓRIA

1. **Informações básicas:**
   a. **Idade:** A idade deve ser registrada, já que algumas condições são mais comuns em certas idades; por exemplo, mulheres grávidas com menos de 17 anos ou com mais de 35 anos têm maior risco de prematuridade, pré-eclâmpsia ou abortamento.
   b. **Gravidez:** Número de gestações, incluindo a atual (inclui abortamentos, gravidez ectópica e natimortos).
   c. **Paridade:** Número de gestações que terminaram em idade gestacional acima de 20 semanas.
   d. **Abortamentos:** Número de gestações que terminaram em idade gestacional abaixo de 20 semanas (inclui gravidez ectópica, abortamento induzido e abortamento espontâneo).

DICA CLÍNICA

- Alguns médicos utilizam um sistema de paridade de quatro dígitos para designar o número de partos a termo, o número de partos prematuros, o número de abortamentos e o número de nascidos vivos (sistema TPAL). Por exemplo, G2P1001 indica gravidez 2 (duas gestações, incluindo a atual), paridade 1001; 1 parto a termo, nenhum parto prematuro, nenhum abortamento e 1 nascido vivo.

2. **Data da última menstruação (DUM):** O primeiro dia do último período menstrual. Em pacientes obstétricas, a certeza da DUM é importante na determinação da idade

gestacional. A idade gestacional estimada (IG) é calculada a partir da DUM ou por ultrassonografia. Uma regra simples para o cálculo da data provável do parto (DPP) é subtrair 3 meses da DUM e adicionar 7 dias ao primeiro dia da DUM (p. ex., um DUM em 1º de novembro teria uma DPP em 8 de agosto). Devido ao retardo na ovulação em alguns ciclos, esse cálculo nem sempre é acurado.

3. **Queixa principal:** O que trouxe a paciente ao hospital ou ao consultório? É uma consulta agendada, ou um sintoma inesperado, como dor abdominal ou sangramento vaginal na gravidez? A duração e o caráter da queixa, os sintomas associados e os fatores de exacerbação e alívio devem ser registrados. A queixa principal produz um diagnóstico diferencial, e as possíveis etiologias devem ser exploradas por meio de nova investigação. Por exemplo, se a queixa principal é um sangramento pós-menopausa, a preocupação é com câncer de endométrio. Assim, algumas das perguntas devem estar relacionadas aos fatores de risco de câncer de endométrio, como hipertensão, diabetes, anovulação, menarca precoce, menopausa tardia, obesidade, infertilidade, nuliparidade e assim por diante.

DICA CLÍNICA

- A primeira linha de qualquer apresentação obstétrica deve incluir idade, gravidez, paridade, DUM, idade gestacional estimada (IG) e queixa principal.

Por exemplo: Uma mulher de 32 anos, G3P1011, cuja DUM foi em 2 de abril e que tem uma gravidez com IG de 32 4/7 semanas, queixa-se de cólicas abdominais baixas.

4. **História ginecológica prévia:**
   a. **História menstrual**
      i. Idade da menarca (normalmente deve estar entre acima dos 9 e abaixo dos 16 anos).
      ii. Caráter dos ciclos menstruais: Intervalo entre o primeiro dia de uma menstruação e o primeiro dia da próxima menstruação (o normal é de 28 ± 7 dias, ou entre 21 e 35 dias).
      iii. Quantidade da menstruação: O fluxo menstrual deve durar menos de 7 dias (ou ter < 80 mL de volume total). Se o fluxo menstrual for excessivo, então é chamado de menorragia.
      iv. Menstruações irregulares *e* intensas são chamadas de menometrorragia.
   b. **História de contracepção:** Duração, tipo e último uso de contraceptivos, e qualquer efeito colateral.
   c. **Doenças sexualmente transmissíveis:** História positiva ou negativa de herpes-vírus simples, sífilis, gonorreia, *Chlamydia*, vírus da imunodeficiência humana (HIV, do inglês *human immunodeficiency virus*), doença inflamatória pélvica ou papilomavírus humano (HPV, do inglês *human papillomavirus*). O número de parceiros sexuais, se houve troca recente de parceiros e o uso de método contraceptivo de barreira.

5. **História obstétrica:** A data e a idade gestacional de cada gestação ao término, e o desfecho; se houve abortamento induzido, a idade gestacional e o método. Se houve parto, se o parto foi vaginal ou por cesariana; se aplicável, extração por pinça anatômica ou a vácuo, ou tipo de cesariana (transversa baixa ou incisão longitudinal). Todas as complicações da gravidez devem ser enumeradas.
6. **História patológica pregressa (HPP):** Qualquer doença, como hipertensão, hepatite, diabetes melito, câncer, doença cardíaca, doença pulmonar e doença tireoidiana, deve ser registrada. A duração, a gravidade e as terapias devem ser incluídas. Qualquer internação deve ser descrita, com o motivo, a intervenção e a localização do hospital.
7. **História cirúrgica prévia:** O ano e o tipo de cirurgia devem ser registrados, e quaisquer complicações, documentadas. O tipo de incisão (laparoscopia e laparotomia) deve ser anotado.
8. **Alergias:** Reações a medicações devem ser registradas, incluindo a gravidade e a relação temporal com o fármaco. Alergias não medicamentosas, como ao látex ou ao iodo, também são observações importantes. A hipersensibilidade imediata deve ser distinguida de uma reação adversa.
9. **Fármacos:** Uma lista dos fármacos, dose, via de administração e frequência e duração do uso deve ser obtida. Medicações prescritas, de venda livre, fitoterápicas, todas são relevantes. O uso ou abuso de drogas ilícitas, tabaco ou álcool também é digno de registro.
10. **Revisão dos sistemas:** Uma revisão sistemática deve ser realizada, porém dirigida às doenças mais comuns. Por exemplo, em mulheres grávidas, a presença de sintomas relacionados à pré-eclâmpsia, como cefaleia, distúrbios visuais, dor epigástrica ou edema facial, deve ser questionada. Em mulheres idosas, sintomas sugestivos de doença cardíaca, como dor torácica, dispneia, fadiga, fraqueza ou palpitações, devem ser investigados.

DICA CLÍNICA

- Em cada gravidez com mais de 20 semanas, a paciente deve ser questionada sobre sintomas de pré-eclâmpsia (cefaleia, distúrbio visual, dispneia, dor epigástrica e edema da face/mãos).

EXAME FÍSICO

1. **Aspecto geral:** Caquética *versus* bem-nutrida, ansiosa *versus* calma, alerta *versus* obnubilada.
2. **Sinais vitais:** Temperatura, pressão arterial, frequência cardíaca e frequência respiratória. Altura e peso geralmente são aqui registrados.
3. **Exame da cabeça e do pescoço:** Evidências de trauma, tumores, edema facial, bócio e sopros carotídeos devem ser pesquisados. Os nódulos cervicais e supraclaviculares devem ser palpados.

4. **Exame da mama:** Inspeção para simetria, retração cutânea ou do mamilo com a paciente colocando a mão nos quadris (para acentuar os músculos peitorais) e com os braços elevados. Com o paciente em posição supina, as mamas devem ser palpadas sistematicamente para pesquisar a presença de massas. O mamilo deve ser avaliado para a ocorrência de secreção, e as regiões axilar e supraclavicular devem ser examinadas para adenopatia.
5. **Exame cardíaco:** O *ictus cordis* deve ser definido, e o coração, auscultado no ápice, bem como na base. Os batimentos cardíacos, os sopros e os cliques devem ser caracterizados. Sopros sistólico são muito comuns em mulheres grávidas devido ao aumento no débito cardíaco, mas sopros diastólicos significativos são incomuns.
6. **Exame pulmonar:** Os campos pulmonares devem ser examinados de forma sistemática e completa. A presença de sibilos, estertores, roncos e sons respiratórios brônquicos deve ser registrada.
7. **Exame abdominal:** O abdome deve ser inspecionado para cicatrizes, distensão, massas ou organomegalia (i.e., baço ou fígado) e equimoses. Por exemplo, o sinal de Grey Turner de equimoses em áreas dos flancos pode indicar hemorragia intra-abdominal ou retroperitoneal. A ausculta de sons intestinais deve ser feita com o intuito de identificar sons normais *versus* de alta tonalidade, e hiperativos *versus* hipoativos. O abdome deve ser percutido para a presença de submacicez móvel (indicando ascite). A palpação cuidadosa deve começar inicialmente fora da área de dor, envolvendo uma mão sobre a outra, para avaliar a presença de massas, sensibilidade e sinais peritoneais. A sensibilidade deve ser registrada em uma escala (p. ex., 1 a 4, em que 4 é a dor mais intensa). Defesa, quer seja voluntária ou involuntária, deve ser observada.
8. **Exame do dorso e da coluna:** As costas devem ser examinadas para simetria, sensibilidade ou massas. Em particular, é importante avaliar a região lombar para a presença de dor à percussão, uma vez que isso pode indicar doença renal.
9. **Exame pélvico** (a preparação da paciente é crucial, incluindo aconselhamento sobre o que vai acontecer, lubrificação adequada e sensibilidade à dor e desconforto):
   a. **A genitália externa deve ser observada** para a presença de massas ou lesões, descoloração, rubor ou sensibilidade. Úlceras nessa área podem indicar herpes-vírus simples, carcinoma vulvar ou sífilis; massa vulvar na posição de 5 ou 7 horas pode sugerir um cisto ou abscesso da glândula de Bartholin. Lesões pigmentadas podem necessitar de biópsia, já que o melanoma maligno não é incomum na região vulvar.
   b. **Exame especular:** A vagina deve ser inspecionada para a presença de lesões, secreção, efeito estrogênico (bem-rugosa *versus* atrófica) e de cistocele ou retocele. O aspecto do colo uterino deve ser descrito, e massas, vesículas ou outras lesões devem ser registradas.
   c. **Exame bimanual:** Inicialmente, os dedos médio e indicador da mão enluvada devem ser inseridos na vagina da paciente, abaixo do colo uterino , enquanto

a outra mão é colocada sobre o abdome, no fundo uterino. Com o útero preso entre as duas mãos, o examinador deve identificar se há sensibilidade à movimentação cervical e avaliar o tamanho, a forma e a direção axial do útero. Os anexos devem ser avaliados, com a mão que está na vagina, nos fundos de saco vaginais laterais. O ovário normal tem aproximadamente o tamanho de uma noz (Fig. I.1).

d. **Exame retal:** Um exame retal revelará massas na pelve posterior e pode identificar sangue oculto nas fezes. Nodularidade e sensibilidade no ligamento uterossacro podem ser sinais de endometriose. A parede uterina posterior e as massas palpáveis no fundo de saco podem ser identificados por exame retal.

10. **Extremidades e pele:** A presença de derrames articulares, sensibilidade, edema cutâneo e cianose deve ser registrada.
11. **Exame neurológico:** Pacientes que apresentam queixas neurológicas geralmente necessitam de uma investigação completa, incluindo avaliação dos nervos cranianos, força, sensibilidade e reflexos.

DICA CLÍNICA

- O exame vaginal avalia a pelve anterior, enquanto o exame retal é dirigido à pelve posterior.

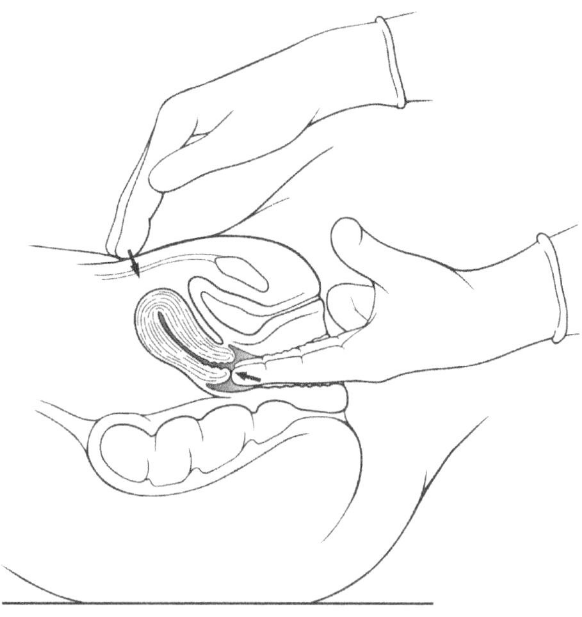

Figura I-1 Exame pélvico bimanual. O examinador avalia o útero da paciente palpando o colo uterino por via vaginal, enquanto avalia simultaneamente o fundo de útero pelo abdome.

12. **Avaliação laboratorial de pacientes obstétricas:**
    a. Exames laboratoriais pré-natais em geral incluem:
        i. **Hemograma completo** para investigar anemia e trombocitopenia.
        ii. **Tipo sanguíneo, fator Rh** e painel de anticorpos (teste de Coombs indireto) são de suma importância em todas as mulheres grávidas; em mulheres que são Rh negativo, imunoglobina anti-Rh é administrada com 28 semanas de gestação e no parto (se o concepto for Rh positivo) para prevenir isoimunização.
        iii. **Antígeno de superfície para hepatite B (HBsAg):** Indica que a paciente está infectada. Ao nascer, o recém-nato deve receber imunoglobulina para hepatite B (HBIG) e vacina para hepatite B, na tentativa de prevenir a hepatite neonatal.
        iv. **Titulação para rubéola:** Se a paciente não for imunizada para rubéola, ela deve receber a vacina imediatamente após o parto, porque é uma vacina de vírus vivo atenuado; essa imunização não é administrada durante a gravidez.
        v. **Teste não treponêmico para sífilis (RPR [reagina plasmática rápida] ou VDRL [laboratório de pesquisa de doença venérea, do inglês *venereal disease research laboratory*]):** Um teste positivo necessita de confirmação com um teste para treponêmico, como o MHATP (teste de micro-hemaglutinação para anticorpos contra *Treponema pallidum*) ou FTA-ABS (anticorpo fluorescente absorvido antitreponema). O tratamento durante a gravidez é crucial para prevenir sífilis congênita; a penicilina é o agente de escolha. Mulheres grávidas que são alérgicas à penicilina em geral são dessensibilizadas e tratadas com penicilina.
        vi. **Teste para vírus da imunodeficiência humana:** O teste de rastreamento geralmente é o Elisa e, quando positivo, há necessidade de *Western blot* ou outro teste confirmatório.
        vii. **Urinocultura ou exame de urina:** Para avaliar bacteriúria assintomática que complica 6 a 8% das gravidezes.
        viii. **Esfregaço de Papanicolaou:** Para avaliar displasia ou câncer cervical; envolve amostras dos componentes ectocervical e endocervical (Fig. I.2). Muitos clínicos preferem o meio líquido porque fornece melhor amostra celular e permite a subtipagem de HPV.
        ix. **Testes para *Chlamydia trachomatis* e/ou gonorreia:** Tradicionalmente, esse procedimento inclui teste de ácido nucleico de esfregaços de Papanicolaou em base líquida e coletas vaginais com iguais sensibilidade e especificidade da coleta cervical. Os testes de urina também estão disponíveis com índice de sensibilidade discretamente menor.
    b. **Testes pré-natais programados:**
        i. Rastreamento sérico para defeitos do tubo neural ou síndrome de Down; geralmente realizado entre 16 e 20 semanas de gestação. O rastreamento no primeiro trimestre para trissomias com proteína-A plasmática associada à gravidez (PAPP-A, do inglês *pregnancy-associated plasma protein-A*),

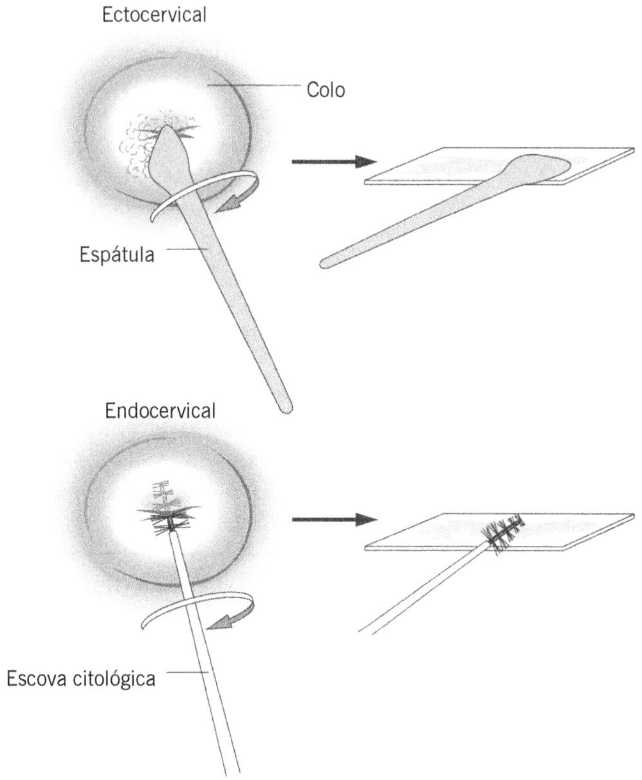

Figura I-2 Esfregaço de Papanicolaou com componentes ectocervical e endocervical. A espátula é utilizada para coletar amostra da exocérvice. A escova interna é usada para coletar células da endocérvice, e as células são aplicadas em uma lâmina e colocadas em fixador.

Fração β da gonadotropina coriônica humana livre (βhCG, do inglês *beta human chorionic-free gonadotropin*) e translucência nucal (TN) também ganharam popularidade.

ii. Rastreamento para diabetes gestacional em 26 a 28 semanas; geralmente consiste em uma dose de glicose oral de 75 g e avaliação da glicose sérica após 1 hora.
iii. Alguns médicos optam por repetir hemograma, cultura cervical ou sorologia para sífilis no terceiro trimestre.
iv. Se for adotada a estratégia de cultura para estreptococos do grupo B, são, então, obtidas culturas do introito vulvar, períneo e reto com 35 a 37 semanas de gestação.

13. **Testes laboratoriais para pacientes ginecológicas:**
    a. Depende da idade, da presença de doença coexistente e da queixa principal.

b. **Cenários comuns:**
   i. Ameaça de abortamento: Níveis de hCG quantitativa e/ou progesterona podem ajudar a estabelecer a viabilidade de uma gravidez e o risco de gravidez ectópica.
   ii. Menorragia devida a fibromas uterinos: hemograma completo, biópsia endometrial e esfregaço de Papanicolaou. A biópsia endometrial é realizada para investigar câncer endometrial, e o esfregaço de Papanicolaou, para displasia ou câncer cervical.
   iii. Mulheres com idade igual ou superior a 55 anos com massa anexial: CA-125 e CEA, marcadores tumorais para tumores ovarianos epiteliais.

14. **Procedimentos por imagem:**
   a. **Exame por ultrassonografia:**
      i. **Pacientes obstétricas:** A ultrassonografia é o procedimento por imagem mais utilizado em mulheres grávidas. Ele pode ser usado para estabelecer a viabilidade da gravidez, o número de fetos, a localização da placenta, ou a idade gestacional da gravidez. Exames direcionados podem ajudar a examinar anormalidades estruturais do feto.
      ii. **Pacientes ginecológicas:** Massas anexiais avaliadas por ultrassonografia são avaliadas para o tamanho e a textura ecogênica; simples (com fluidos) *versus* complexas (componentes fluidos e sólidos) *versus* sólidas. O útero pode ser caracterizado para a presença de massas, como fibromas uterinos, e a espessura do endométrio pode ser medida. Em mulheres na pós-menopausa, endométrio espessado pode indicar malignidade. A presença de fluido no fundo de saco pode indicar ascite. O exame de ultrassonografia ginecológica geralmente inclui também a investigação dos rins, porque hidronefrose pode sugerir processo pélvico (obstrução ureteral). A infusão salina na cavidade uterina por meio de cateter transcervical pode aperfeiçoar o exame ultrassonográfico de crescimentos intrauterinos, como pólipos.

DICA CLÍNICA

- A histerossonografia é um exame especial de ultrassonografia do útero que envolve a injeção de uma pequena quantidade de solução salina na cavidade endometrial para melhor defini-la. Ela pode ajudar a identificar pólipos endometriais ou miomas submucosos.

   b. **Tomografia computadorizada (TC):**
      i. Devido a preocupações com radiação, esse procedimento geralmente não é realizado em mulheres grávidas, a não ser que a ultrassonografia não seja útil e a TC seja considerada necessária.
      ii. A TC é útil em mulheres com possíveis massas abdominais e/ou pélvicas, e pode ajudar a delinear os linfonodos e os distúrbios retroperitoneais.

c. **Imagem por ressonância magnética (RM):**
   i. Identifica muito bem os planos dos tecidos moles e pode ajudar na definição de defeitos müllerianos, como agenesia vaginal ou útero didelfo (condição de útero duplo e colo uterino duplo), e em circunstâncias específicas também pode ajudar na avaliação de anomalias uterinas.
   ii. Pode ser útil para estabelecer a localização de uma gravidez, como na diferenciação de uma gravidez normal de uma cervical.

d. **Urografia excretora:**
   i. Corante intravenoso é utilizado para avaliar a capacidade de concentração dos rins, a patência dos ureteres e a integridade da bexiga.
   ii. Também é útil na detecção de hidronefrose, cálculo ureteral ou obstrução ureteral.

e. **Histerossalpingograma (HSG):**
   i. Uma pequena quantidade de corante radiopaco é introduzida por meio de uma cânula transcervical e são feitas radiografias.
   ii. É útil para detecção de anormalidades intrauterinas (fibromas submucosos ou aderências intrauterinas) e para verificação da patência das trompas de Falópio (obstrução tubária ou hidrossalpinge).

2. Abordagem à solução do problema clínico

Em geral, há quatro etapas distintas que um médico empreende para resolver a maioria dos problemas clínicos de forma sistemática:

1. Estabelecimento do diagnóstico.
2. Avaliação da gravidade e/ou estágio da doença.
3. Estabelecimento do tratamento com base no estadiamento da doença.
4. Acompanhamento da resposta ao tratamento.

ESTABELECIMENTO DO DIAGNÓSTICO

O diagnóstico é feito por meio da avaliação cuidadosa do banco de dados, da análise das informações, da avaliação dos fatores de risco e do desenvolvimento de uma lista de possibilidades (diagnóstico diferencial). O processo inclui saber quais partes da informação são importantes e quais podem ser descartadas. Experiência e conhecimento ajudam a orientar o médico a "selecionar" as possibilidades mais importantes. Um bom clínico também sabe como fazer a mesma pergunta de formas diferentes, utilizando terminologias diferentes. Por exemplo, as pacientes, às vezes, podem negar terem sido tratadas de "doença inflamatória pélvica", mas respondem afirmativamente a terem sido hospitalizadas por uma "infecção tubária". A determinação do diagnóstico pode ser atingida pela leitura sistemática de cada causa e doença possível. Então, a apresentação da paciente é confrontada com cada uma dessas possibilidades, e cada uma é colocada no topo da lista como uma etiologia potencial, ou movida para posições posteriores da lista devido à prevalência da doença, à apresentação da paciente, ou a outros indícios. Um fator de risco da paciente pode influenciar a probabilidade de um diagnóstico.

Em geral, uma longa lista de possíveis diagnósticos pode ser reduzida a dois ou três diagnósticos mais prováveis, com base em exames laboratoriais ou por imagem. Por exemplo, uma mulher com queixa de dor abdominal baixa *e* com história de doença sexualmente transmissível prévia pode ter salpingite; outra paciente com dor abdominal, amenorreia *e* história de cirurgia tubária prévia pode ter gravidez ectópica. Além disso, outra mulher com história de dor periumbilical há um dia, e passando a ser referida no quadrante inferior direito, pode ter apendicite aguda.

DICA CLÍNICA

- O primeiro passo na solução de problemas clínicos é a determinação do diagnóstico.

DETERMINAÇÃO DA GRAVIDADE E/OU ESTÁGIO DA DOENÇA

Após determinar o diagnóstico, o próximo passo é caracterizar a gravidade do processo patológico; em outras palavras, descrever a gravidade da doença. Com uma doença maligna, isso é feito formalmente pelo estadiamento do câncer. A maioria dos cânceres é classificada em estágio I (menos grave) até estágio IV (mais grave). Algumas doenças, como a pré-eclâmpsia, podem ser designadas como leves ou graves. Com outros distúrbios, há uma categoria moderada. Em algumas infecções, como a sífilis, o estadiamento depende da duração e da extensão da infecção, e seguem a história natural da infecção (i.e., sífilis primária, secundária, período latente e terciária/neurossífilis).

DICA CLÍNICA

- O segundo passo na solução de problemas clínicos é o estabelecimento da gravidade ou do estágio da doença. Em geral, há um significado prognóstico ou no tratamento com base no estágio.

ESCOLHA DO TRATAMENTO COM BASE NO ESTADIAMENTO DA DOENÇA

Muitas doenças são estratificadas de acordo com a gravidade porque o prognóstico e o tratamento frequentemente variam com base na gravidade. Se nem o prognóstico nem o tratamento fossem influenciados pelo estágio do processo da doença, não haveria motivo para classificar a doença em leve ou severa. Como exemplo, uma mulher com 32 semanas de gestação com pré-eclâmpsia leve tem menor risco pela doença do que se ela desenvolver pré-eclâmpsia grave (particularmente se houver edema pulmonar ou eclâmpsia). Consequentemente, na pré-eclâmpsia leve, o manejo pode ser expectante, deixando a gravidez prosseguir enquanto observa-se a ocorrência de qualquer sinal de perigo (doença grave). Por outro lado, se a pré-eclâmpsia grave complicar essa mesma gravidez de 32 semanas, o tratamento seria sulfato de magnésio para prevenir convulsões (eclâmpsia) e, mais importante, a indução do parto. É o parto, primariamente, que "cura" a pré-eclâmpsia. Nessa doença, pré-eclâmpsia grave significa que os riscos para a mãe e para o feto estão aumentados. Em outro exemplo, as infecções do trato urinário podem ser subdivididas em infecções baixas (cistite), tratadas no ambulatório com antibióticos orais, *versus* infecções altas (pielonefrite), que geralmente requerem internação hospitalar e antibióticos intravenosos.

A vaginose bacteriana (VB), que foi associada com parto prematuro, endometrite e celulite do fundo de saco vaginal (após histerectomia), não pode ser estadiada em grave ou leve. A presença de VB pode causar discreto aumento no risco de problemas, mas nem o prognóstico nem o tratamento são afetados por "mais" VB ou "menos" VB. Por conseguinte, o estudante deve abordar uma nova doença, aprendendo o seu mecanismo, a apresentação clínica e o tratamento com base no estágio.

DICA CLÍNICA

- A terceira fase da solução de problemas clínicos é que, na maioria das condições, o tratamento é adequado à extensão ou ao "estágio" da doença.

ACOMPANHAMENTO DA RESPOSTA AO TRATAMENTO

A etapa final na abordagem à doença é o acompanhamento da resposta do paciente à terapia. A "medida" da resposta deve ser registrada e monitorada. Algumas respostas são clínicas, como melhora (ou falta de melhora) na dor abdominal, temperatura ou exame pulmonar de um paciente. Obviamente, o estudante deve agir no sentido de ser mais hábil em produzir os dados de forma imparcial e padronizada. Outras respostas podem ser acompanhadas por testes de imagem, como a TC, para estabelecer o tamanho de um nódulo retroperitoneal em uma paciente tratada com quimioterapia, ou um marcador tumoral, como o nível de CA-125 em uma mulher que está sendo tratada com quimioterapia para câncer ovariano. Para sífilis, pode ser o resultado de um título RPR de anticorpos treponemais inespecíficos ao longo do tempo. O estudante deve estar preparado para saber o que fazer se o marcador medido não

DICA CLÍNICA

- A quarta etapa da solução de problemas clínicos é a monitoração da resposta ou da eficácia do tratamento, que pode ser medida de formas diferentes. O acompanhamento pode ser sintomático (a paciente se sente melhor), ou com base no exame físico (febre), em um exame laboratorial (nível de CA-125) ou em um exame por imagem (ultrassonografia para o tamanho de um cisto ovariano).

responder de acordo com o que é esperado. A próxima etapa é tratar novamente, repetir a investigação metastática, ou acompanhar com outro teste mais específico?

3. Abordagem pela leitura

A abordagem clínica orientada por problemas pela leitura é diferente da pesquisa "sistemática" de uma doença. Os pacientes raramente se apresentam com um diagnóstico claro; por conseguinte, o estudante deve desenvolver a capacidade de aplicar as informações dos livros às condições clínicas. Além disso, um leitor retém mais informação quando lê com um objetivo. Em outras palavras, o estudante deve ler com o objetivo de responder a questões específicas. Do mesmo modo, o estudante deve ter um plano para a aquisição e o uso das informações; o processo é similar a ter um "fluxograma" mental e a cada passo verificar as possibilidades diagnósticas, as complicações da terapia e os fatores de risco. Há várias questões fundamentais que facilitam o pensamento clínico. São elas:

1. Qual é o diagnóstico mais provável?
2. Qual deve ser o próximo passo?
3. Qual é o mecanismo mais provável para esse processo?
4. Quais são os fatores de risco para essa condição?
5. Quais são as complicações associadas ao processo da doença?
6. Qual é a melhor terapia?
7. Como é feita a confirmação do diagnóstico?

DICA CLÍNICA

- A leitura com o objetivo de responder às sete questões clínicas fundamentais melhora a retenção de informação e facilita a aplicação do "conhecimento de livro" ao "conhecimento clínico".

QUAL É O DIAGNÓSTICO MAIS PROVÁVEL?

A metodologia para estabelecer o diagnóstico foi descrita na seção anterior. Uma forma de atacar esse problema é o desenvolvimento de "abordagens" padronizadas para situações clínicas comuns. É útil compreender as causas mais comuns de várias apresentações, como "a causa mais comum de hemorragia pós-parto é a atonia uterina" (As "Dicas clínicas" aparecem ao final de cada caso.).

O cenário clínico seria algo como:

Uma adolescente de 18 anos, G1P0, tem um parto vaginal a termo, não complicado. Após a expulsão da placenta, ela tem um sangramento vaginal de 1.500 mL. Qual é o diagnóstico mais provável?

Sem nenhuma outra informação para auxiliar, o estudante observaria que essa paciente tem uma hemorragia pós-parto (perda sanguínea de > 500 mL em um parto vaginal). Utilizando a informação da "causa mais comum", o estudante poderia supor que a paciente tem atonia uterina.

Contudo, e se o cenário incluísse também a seguinte afirmação?

O útero apresenta-se firme.

Agora o diagnóstico mais provável é laceração do trato genital, geralmente envolvendo o colo uterino. Com um útero firme, bem-contraído, a atonia não é uma possibilidade.

DICA CLÍNICA

- A causa mais comum de hemorragia pós-parto é a atonia uterina. Assim, o primeiro passo na avaliação e no manejo da paciente é a massagem uterina para verificar se o útero está flácido.
- Se o útero estiver firme, e a mulher ainda estiver sangrando, o médico deve considerar laceração do trato genital.
- Agora, o estudante deve usar a Dica clínica: "A causa mais comum de hemorragia pós-parto com útero firme é a laceração do trato genital.".

QUAL DEVERÁ SER O PRÓXIMO PASSO?

Essa pergunta é difícil pois a próxima etapa tem muitas possibilidades; a resposta pode ser obter mais informações diagnósticas, estadiar a doença ou introduzir a terapia. Com frequência, o desafio é maior do que "Qual é o diagnóstico mais provável?" porque as informações podem ser insuficientes para se chegar ao diagnóstico e a próxima etapa pode ser a busca de mais informações diagnósticas. Outra possibilidade é a de que haja informações suficientes para um diagnóstico provável, e a próxima etapa seja o estadiamento da doença. Por fim, a resposta mais adequada pode ser tratar. Logo, a partir de dados clínicos, deve ser feito um julgamento a respeito do progresso obtido na seguinte sequência:

Fazer o diagnóstico → Estadiar a doença →
Tratar com base no estágio da doença → Acompanhar a resposta

Frequentemente, o estudante é ensinado a "regurgitar" as informações que alguém escreveu sobre uma determinada doença, mas não tem a capacidade de executar a próxima etapa. Esse talento é aprendido idealmente à beira do leito, em um ambiente adequado, com liberdade para fazer suposições e com o recebimento de críticas construtivas. Um exemplo de cenário descreve o processo de pensamento de um estudante da seguinte forma:

1. **Fazer o diagnóstico:** "Com base nas informações que tenho, acredito que esta paciente tem uma doença inflamatória pélvica porque ela não está grávida e tem sensibilidade abdominal baixa, dor cervical à movimentação e sensibilidade anexial."
2. **Estadiar a doença:** "Não acredito que esta seja uma doença grave, já que a paciente não tem febre alta, evidência de sepse ou sinais peritoneais. Uma ultrassonografia

já foi realizada, e não mostrou abscesso (um abscesso tubovariano a colocaria em uma categoria grave)."

3. **Tratar com base no estágio da doença:** "Portanto, meu próximo passo é tratá-la com ceftriaxona intramuscular e doxiciclina oral."
4. **Acompanhar a resposta:** "Quero acompanhar o tratamento, por meio da avaliação da dor (pedirei a ela para quantificar a dor em uma escala de 1 a 10 diariamente), da temperatura e do exame abdominal, reavaliando-a a cada 48 horas."

Em uma paciente semelhante, quando a apresentação clínica não for clara, talvez a melhor "próxima etapa" possa ser de natureza diagnóstica, como uma laparoscopia para visualizar as trompas.

Às vezes, essa informação é testada pela máxima: "o padrão-ouro para o diagnóstico de salpingite aguda é a laparoscopia para visualizar as trompas, e particularmente visualizar o material purulento secretado nas trompas.".

DICA CLÍNICA

- Geralmente, a pergunta vaga "Qual é seu próximo passo" é a questão mais difícil, porque a resposta pode ser diagnóstico, estadiamento ou terapêutica.

QUAL É O MECANISMO MAIS PROVÁVEL DESSE PROCESSO?

Essa pergunta vai além de definir o diagnóstico, mas também requer que o estudante compreenda o mecanismo subjacente do processo. Por exemplo, um cenário clínico pode descrever uma adolescente de 18 anos, com 24 semanas de gestação, que desenvolve dispneia dois dias após ter sido tratada para pielonefrite. Em primeiro lugar, o estudante deve diagnosticar a síndrome do desconforto respiratório agudo (SDRA), que frequentemente ocorre 1 a 2 dias após a instituição do tratamento com antibióticos. Depois, ele precisa compreender que as endotoxinas que se originam de organismos gram-negativos causam lesão pulmonar, levando a vazamento de líquidos a partir dos capilares para o espaço intersticial pulmonar. O mecanismo é, portanto, o "vazamento capilar" induzido por endotoxinas. As respostas que um estudante também poderia dar, mas provavelmente seriam menos causais, incluem pneumonia, embolia pulmonar e derrame pleural.

O estudante é aconselhado a aprender os mecanismos para cada processo de doença, e não apenas decorar um conjunto de sintomas. Em outras palavras, em vez de apenas se comprometer a decorar a apresentação clássica de pielonefrite (febre, dor nos flancos e piúria), o estudante deve compreender que os bacilos gram-negativos, como a *Escherichia coli*, poderiam ascender a partir da genitália externa para a uretra e a bexiga. A partir da bexiga, as bactérias ascenderiam ainda mais para os rins e causariam uma infecção do parênquima renal. O envolvimento renal causa febre (*versus* infecção apenas da bexiga, que geralmente não causa febre) e sensibilidade nos flancos – resposta sistêmica que não é vista nas infecções do trato urinário inferior (i.e., bacteriúria ou cistite). Além do mais, a reação do corpo às bactérias produz piúria (a presença de leucócitos na urina).

QUAIS SÃO OS FATORES DE RISCO DESSA CONDIÇÃO?

A compreensão dos fatores de risco ajuda o médico a estabelecer o diagnóstico e a determinar como interpretar os exames. Por exemplo, compreender a análise dos fatores de risco pode ajudar a manejar uma mulher de 55 anos com sangramento pós-menopausal após uma biópsia endometrial não mostrar alterações patológicas. Se a mulher não tiver nenhum fator de risco de câncer endometrial, pode ser observada porque a probabilidade de doença maligna uterina não é grande. Por outro lado, se a mesma mulher de 55 anos for diabética, tiver uma longa história de anovulação (menstruações irregulares), for nulípara e tiver hipertensão, o médico deve investigar mais o sangramento pós-menopausal, mesmo após uma biópsia endometrial normal. O médico pode querer realizar uma histeroscopia para visualizar a cavidade endometrial diretamente e fazer a biópsia das áreas de aspecto anormal. Assim, a presença de fatores de risco ajuda a classificar a probabilidade de uma doença.

DICA CLÍNICA

- Quando as pacientes têm alto risco de uma doença, com base em fatores de risco, mais exames podem ser indicados.

QUAIS SÃO AS COMPLICAÇÕES ASSOCIADAS AO PROCESSO PATOLÓGICO?

Os médicos devem estar cientes das complicações de uma doença, para que possam compreender como acompanhar e monitorar a paciente. Às vezes, o estudante terá de fazer o diagnóstico a partir de indícios clínicos, e depois aplicar seus conhecimentos das consequências do processo patológico. Por exemplo, uma mulher que apresenta dor abdominal baixa, secreção vaginal e dispareunia recebe o diagnóstico inicial de doença inflamatória pélvica ou salpingite (infecção das trompas de Falópio). As complicações desse processo, em longo prazo, incluem gravidez ectópica ou infertilidade por lesão tubária. A compreensão dos tipos de consequência também ajuda o médico a estar consciente dos perigos para a paciente. Uma complicação de um abscesso tubovariano (que é o estágio final de uma infecção que leva à acumulação de pus na região das trompas e do ovário) com risco à vida é a ruptura do abscesso. A apresentação clínica é de choque com hipotensão, e a terapia adequada é a cirurgia imediata. De fato, o não reconhecimento da ruptura comumente está associado à morte da paciente. O estudante aplica essa informação quando vê uma mulher com abscesso tubovariano nas visitas diárias, e monitora para hipotensão, confusão, apreensão e taquicardia. O clínico avisa a equipe para que esteja atenta a qualquer sinal de ruptura do abscesso e para que esteja preparada para uma cirurgia imediata, se houver necessidade.

QUAL É O MELHOR TRATAMENTO?

Para responder a essa pergunta, o médico precisa fazer um diagnóstico correto e avaliar a gravidade da condição, e depois deve considerar a situação, a fim de definir a intervenção apropriada. Para o estudante, saber as doses corretas não é tão importante quanto compreender a melhor medicação, a via de administração, o mecanismo de ação e as possíveis complicações. É importante que o estudante seja capaz de verbalizar o diagnóstico e a justificativa para a terapia. Um erro comum é o estudante "correr para um tratamento", como um palpite aleatório, e, portanto, receber uma retroalimentação "certa ou errada". De fato, a suposição do estudante pode estar correta, mas por motivos errados; por outro lado, a resposta pode ser bem razoável, com apenas um pequeno erro no raciocínio. Em vez disso, o estudante deve verbalizar as etapas, de modo que as críticas possam ocorrer a cada ponto de discussão.

Por exemplo, se a pergunta for "Qual é a melhor terapia para uma mulher de 19 anos com úlcera não dolorosa da vulva e adenopatia indolor que está com 12 semanas de gestação?", a forma incorreta de resposta para um estudante é dizer "azitromicina". Em vez disso, o estudante deve argumentar da seguinte forma: "A causa mais comum de uma úlcera infecciosa não dolorosa da vulva é sífilis. A adenopatia indolor geralmente está associada. Na gravidez, a penicilina é a única terapia efetiva para prevenir sífilis congênita. Portanto, o melhor tratamento para esta mulher com quadro clínico provável de sífilis é a penicilina intramuscular (após a confirmação do diagnóstico).".

Uma pergunta relacionada é "Qual é a melhor prevenção para essa condição?" Por exemplo, se o cenário apresentado for uma mulher de 23 anos com fator tubário de infertilidade, então a etiologia mais provável é cervicite por *Chlamydia trachomatis* que ascendeu para as trompas, causando dano. A melhor medida preventiva seria um contraceptivo de barreira, como um preservativo.

DICA CLÍNICA

- A terapia deve ser lógica, de acordo com a gravidade da doença. A terapia antibiótica deve ser adaptada para os organismos específicos.

COMO É FEITA A CONFIRMAÇÃO DO DIAGNÓSTICO?

No cenário anterior, a mulher com úlcera vulvar não dolorosa provavelmente tem sífilis. A confirmação pode ser feita por meio da sorologia (RPR ou VDRL) e testes treponemais específicos; todavia, há a possibilidade considerável de as pacientes com sífilis primária não terem desenvolvido uma resposta de anticorpos, e terem sorologia negativa. Assim, a confirmação do diagnóstico deve ser obtida por meio de microscopia em campo escuro. O estudante deve esforçar-se para conhecer as limitações dos vários testes diagnósticos e as manifestações da doença.

4. Abordagem à cirurgia

O estudante deve, geralmente, estar consciente das várias abordagens ao manejo cirúrgico da paciente ginecológica. As formas de acessar a cavidade intra-abdominal incluem (a) laparotomia (incisão do abdome), (b) laparoscopia (usando instrumentos finos e longos por meio de pequenas incisões para realizar a cirurgia), e (c) cirurgia robótica (uso de console para dirigir os instrumentos conectados). As duas últimas formas são consideradas abordagens minimamente invasivas.

Algumas das vantagens e desvantagens relativas da laparoscopia *versus* cirurgia robótica incluem:

- Cirurgia robótica: Melhores visualização 3D e ampliação; melhor capacidade de manipular instrumentos como o costurador rotativo "EndoWrist"; menor "efeito de fulcro" dos instrumentos longos; ergonomicamente melhor para o cirurgião; restauração da perspectiva ocular.
- Laparoscopia: Melhor "sensibilidade" dos tecidos e da força usada; menos dispendiosa; menor "impressão" da máquina; possivelmente menor tempo cirúrgico.

A histeroscopia é um meio de examinar ou realizar a cirurgia na cavidade intrauterina pela inserção de um meio de distensão no útero e uso de um fibroscópio pequeno, fino, o qual passa por meio do colo uterino para visualizar a cavidade endometrial.

RESUMO

1. Não há forma de substituir a história e o exame físico meticulosos.
2. Há quatro etapas para a abordagem clínica ao paciente: estabelecimento diagnóstico, determinação da gravidade, tratamento com base na gravidade e acompanhamento da resposta.
3. Há sete questões que ajudam a superar o hiato entre o livro-texto e a área clínica.

REFERÊNCIAS

Cunningham FG, Leveno KJ, Bloom SL, Gilstrap LC III, Hauth JC, Wenstrom KD. Prenatal care. In: *Williams Obstetrics*, 22nd ed. New York, NY: McGraw-Hill; 2005:221-247.

Lentz GM. History, physical examination, and preventive health care. In: Katz VL, Lentz GM, Lobo RA, Gersenson DM, eds. *Comprehensive Gynecology*, 5th ed. St. Louis, MO: Mosby-Year Book; 2007:137-150.

Moore GJ. Obstetric and gynecologic evaluation. In: Hacker NF, Moore JG, eds. *Essentials of Obstetrics and Gynecology*, 4th ed. Philadelphia, PA: Saunders; 2005:12-26.

SEÇÃO II

Casos clínicos

CASO 1

Uma mulher de 26 anos, G1P0, com 39 semanas de gestação, é internada no hospital em trabalho de parto. Ela apresenta contrações uterinas a cada 7 a 10 minutos. A história da paciente antes do parto é significativa para um estado não imune à rubéola. Ao exame, a pressão arterial (PA) é de 110/70 mmHg e a frequência cardíaca (FC) é de 80 batimentos por minuto (bpm). O peso fetal estimado é 3.175 g. Ao exame pélvico, observa-se que ela tem mudança no exame do colo uterino, de uma dilatação de 4 cm para 7 cm nas últimas duas horas. A pelve é avaliada como adequada ao toque.

- ▶ Qual deve ser o próximo passo no manejo dessa paciente?

RESPOSTA PARA O CASO 1:
Trabalho de parto (fase ativa normal)

Resumo: Uma mulher de 26 anos, G1P0, a termo, com pelve adequada na pelvimetria clínica, estado não imune para rubéola, está em trabalho de parto. O colo alterou-se de 4 cm de dilatação para 7 cm em 2 horas, com contrações uterinas a cada 7 a 10 minutos.

- **Próximo passo no manejo:** Continuar a observar o trabalho de parto.

ANÁLISE

Objetivos

1. Conhecer os parâmetros normais do trabalho de parto nas fases latente e ativa para pacientes nulíparas e multíparas.
2. Estar familiarizado com o manejo das anormalidades comuns do trabalho de parto e saber que o trabalho de parto normal não requer intervenção.
3. Saber que a vacina para rubéola, uma preparação com vírus vivo atenuado, não deve ser administrada durante a gravidez.

Considerações

A mulher de 26 anos, G1P0, está com uma gestação a termo (definida entre 37 e 42 semanas completadas pela data da última menstruação [DUM]). Ela está na fase ativa do trabalho de parto (em geral, cerca de 4 cm de dilatação) e seu colo se alterou de 4 para 7 cm em 2 horas; suas contrações ocorrem em intervalos de apenas 7 a 10 minutos. Como ela é nulípara, a expectativa é de que o colo se dilatará em uma velocidade de pelo menos 1,2 cm/h durante a fase ativa do trabalho de parto. Ela atendeu a esses critérios com alteração de 1,5 cm/h (3 cm em 2 horas). O padrão de contração uterina parece subótimo, mas é a alteração no colo por hora e não o padrão de contração uterina que indica a normalidade no trabalho de parto. Como ela está apresentando um trabalho de parto normal, o manejo adequado é observar o curso sem intervenção. A pelvimetria clínica é realizada por palpação digital dos ossos pélvicos. A pelve da paciente foi considerada adequada no exame físico. Infelizmente, essa estimativa não é muito precisa, e, na prática clínica, o médico deve observar o trabalho de parto de pacientes nulíparas. Por fim, o estado de não imunização para rubéola deve alertar o médico a realizar a imunização no período pós-parto (já que a vacina contra rubéola é de vírus vivo atenuado e é contraindicada na gravidez).

ABORDAGEM À
Avaliação do trabalho de parto

DEFINIÇÕES

TRABALHO DE PARTO: Alteração do colo acompanhada de contrações uterinas regulares.

FASE LATENTE: Parte inicial do trabalho de parto na qual o colo uterino, principalmente, se apaga (afina) em vez de se dilatar (geralmente uma dilatação cervical < 4 cm).

FASE ATIVA: Parte do trabalho de parto na qual ocorre dilatação mais rapidamente, em geral quando o colo tem uma dilatação maior do que 4 cm.

PROLONGAMENTO DA FASE ATIVA: A dilatação do colo na fase ativa é menor do que a esperada (normal ≥ 1,2 cm/h para uma mulher nulípara, e ≥ 1,5 cm/h para uma mulher que teve pelo menos um parto vaginal).

PARADA DA FASE ATIVA: Não há progresso na fase ativa do trabalho de parto por pelo menos 2 horas.

ESTÁGIOS DO TRABALHO DE PARTO: Primeiro estágio: do início do trabalho de parto até a dilatação completa do colo uterino. Segundo estágio: da dilatação do colo completa até o desprendimento do concepto. Terceiro estágio: do nascimento até a expulsão da placenta.

BATIMENTO CARDÍACO FETAL BASAL: Normalmente entre 110 e 160 bpm. A bradicardia fetal ocorre quando há frequência cardíaca basal menor do que 110 bpm, e a taquicardia fetal ocorre quando são ultrapassados 160 bpm.

DESACELERAÇÕES: Alterações episódicas do traçado de cardiotocografia (CTG) abaixo da linha de base. Há três tipos de desacelerações: inicial (imagem em espelho das contrações uterinas), variável (quedas abruptas irregulares abaixo da linha de base) e tardia, a qual se instala após o início da contração uterina.

ACELERAÇÕES: Episódios nos quais o CTG sobe acima da linha de base por pelo menos 15 bpm e dura pelo menos 15 segundos.

ABORDAGEM CLÍNICA AO TRABALHO DE PARTO

A avaliação do trabalho de parto baseia-se na alteração do colo ao longo do tempo (Quadro 1.1). O trabalho de parto normal deve ser manejado de forma expectante. Quando é diagnosticada uma anormalidade no trabalho de parto, devem ser avaliados os três "Ps" (potência, passageiro e pelve).* Quando uma "potência" inadequada parece ser a etiologia, deve ser iniciado o uso de oxitocina para aumentar a força e/ou a frequência da contração uterina. Quando a fase latente excede o limite normal

* N. de R.T. No Brasil, seria avaliar a MOT (motor, objeto e trajeto). Onde se lê "potência", leia-se "motor"; onde se lê "passageiro", leia-se "objeto" e onde se lê "pelve", leia-se "trajeto".

QUADRO 1.1 • Parâmetros normais do trabalho de parto

	Nulípara (limite normal inferior)	**Multípara (limite normal inferior)**
Fase latente (dilatação < 4 cm)	≤ 18-20 h	≤ 14 h
Fase ativa	≥ 1,2 cm/h	≥ 1,5 cm/h
Segundo estágio do trabalho de parto (dilatação completa até o desprendimento do concepto)	≤ 2 h ≤ 3 h, se epidural	≤ 1 h ≤ 2 h, se epidural
Terceiro estágio do trabalho de parto	≤ 30 min	≤ 30 min

Dados de Friedman EA. Labor: Evaluation and Management, *2nd ed. East Norwalk, CT: Appleton-Century-Crofts;1978.*

superior, então ela é chamada de fase latente prolongada. Quando o colo excede 4 a 5 cm, particularmente com apagamento quase completo, atingiu-se a fase ativa. Quando há dilatação do colo, mas menos do que o mínimo esperado, então isso é chamado de prolongamento da fase ativa. Quando o colo não se dilata por 2 horas na fase ativa, isso é chamado de parada da fase ativa.

Quando há desproporção cefalopélvica, na qual a pelve é considerada muito pequena para o feto (quer seja por uma pelve anormal ou um bebê muito grande), então deve ser considerado um parto cesáreo. Quando a "potência" é considerada como a causa, então deve ser administrada ocitocina intravenosa (IV) com titulação diluída. Clinicamente, as contrações uterinas adequadas são definidas como contrações a cada 2 a 3 minutos, firmes à palpação e que duram pelo menos 40 a 60 segundos (Fig. 1.1). Alguns clínicos preferem usar cateter uterino interno para avaliar a adequação da potência (motor). Uma ferramenta comum de avaliação é examinar uma janela de 10 minutos e adicionar cada elevação da contração acima da linha de base (cada mmHg de elevação é chamado de uma unidade Montevidéu). Um cálculo que atinja ou exceda 200 unidades Montevidéu é aceito comumente como padrão adequado de contração uterina (Fig. 1.2).

A verificação do CTG pode ajudar a avaliar o estado do feto. Uma frequência cardíaca basal normal entre 110 e 160 bpm, com acelerações e variabilidade é indicativa de um feto normal, bem-oxigenado. Taquicardia fetal pode, ocorrer devido a uma variedade de distúrbios, como febre materna. A bradicardia fetal, se for profunda e prolongada, necessita de intervenção. As desacelerações mais comuns são variáveis, causadas por compressão do cordão. Se forem intermitentes com retorno rápido à linha de base, então pode-se assumir uma conduta expectante. Desacelerações precoces, causadas por compressão da cabeça fetal, são benignas. As desacelerações tardias são "compensações" das contrações uterinas, com seu início após a instalação da contração, o nadir após o pico da contração e o retorno à linha de base após a resolução da contração. Desacelerações tardias sugerem hipoxia fetal, e, se forem recorrentes (> 50% de contrações uterinas), podem indicar acidemia fetal. Quando as desacelerações tardias ocorrem junto com redução da variabilidade, há forte suspeita de acidose (ver Fig. 1.3).

Uma classificação mais recente dos padrões de CTG é I, II e III.

- **Categoria I** é tranquilizadora – linha de base e variabilidade normais, sem desacelerações tardias ou variáveis.
- **Categoria II** necessita observação – pode haver alguns aspectos que são preocupantes, mas não são nefastos (p. ex., taquicardia fetal sem desacelerações).

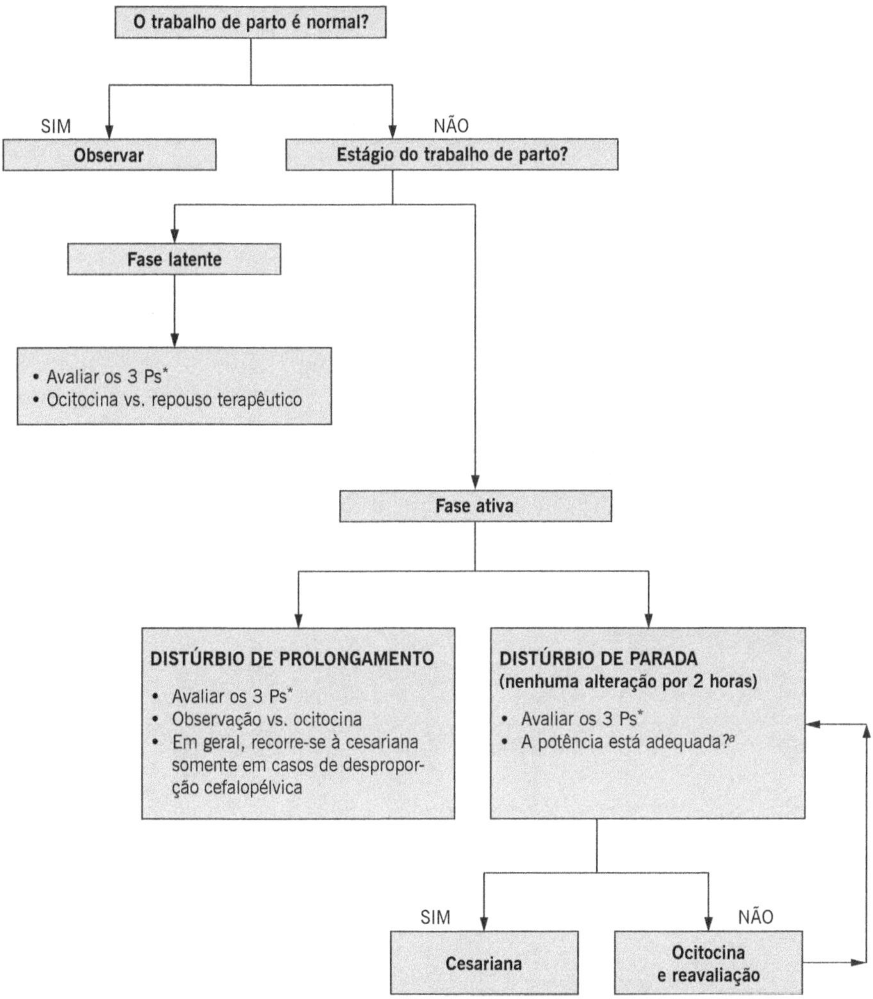

[a] As contrações adequadas geralmente têm > 200 unidades Montevidéu ou ocorrem a cada 2 a 3 minutos, são firmes e duram de 40 a 60 segundos.

Figura 1.1 Algoritmo para manejo do trabalho de parto.

* N. de R. T. Ver página 23.

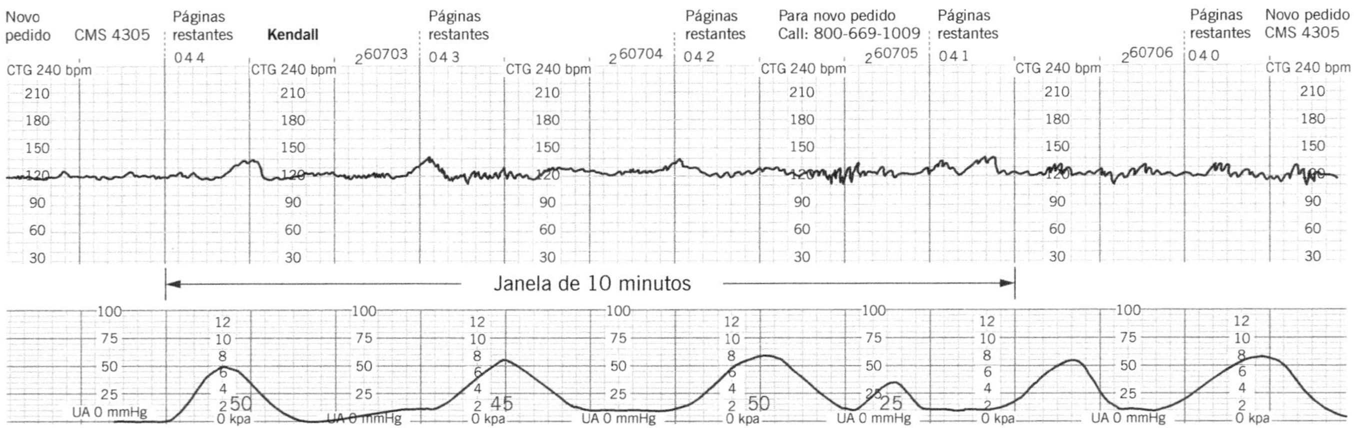

50 + 45 + 50 + 25 = 170 unidades Montevidéu

Figura 1.2 Cálculo das unidades Montevidéu. As unidades Montevidéu são calculadas pela soma das amplitudes (em mmHg) das contrações uterinas acima da linha de base dentro de uma janela de 10 minutos.

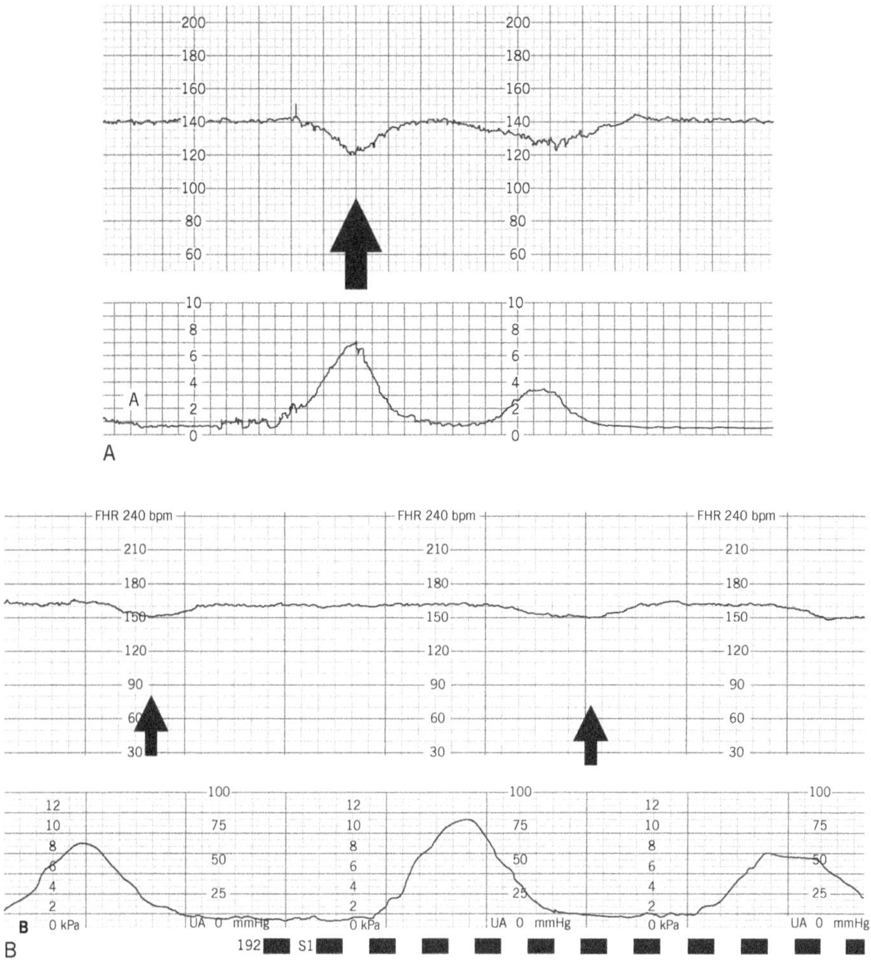

(*Continua*)

- **Categoria III** é nefasta e indica alta probabilidade de hipoxia fetal grave ou acidose – os exemplos incluem ausência de variabilidade basal com desacelerações recorrentes tardias ou variáveis ou bradicardia; ou padrão de frequência cardíaca sinusoidal (isso requer parto imediato se não houver melhora).

(*Continuação*)

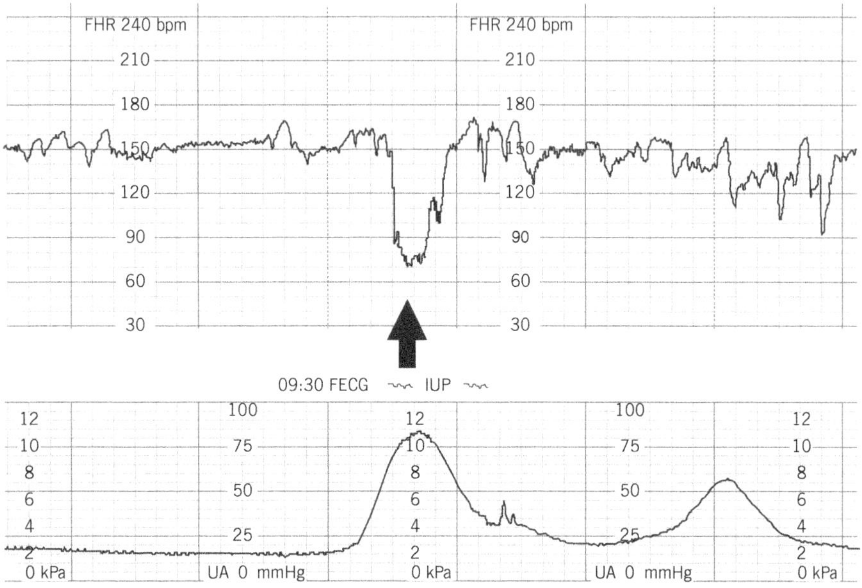

C

Figura 1.3 Desacelerações do traçado de cardiotocografia. (**A**) Desaceleração inicial – pode-se observar que a seta mostra que a desaceleração é gradual e é a imagem em espelho das contrações uterinas. (**B**) Desaceleração tardia – a seta mostra que o nadir da desaceleração está localizado após o pico da contração uterina. (**C**) Desaceleração variável – a seta mostra que a desaceleração é abrupta em seu declínio e resolução.

QUESTÕES DE COMPREENSÃO

1.1 Uma mulher de 31 anos, G2P1, com 39 semanas de gestação, queixa-se de contrações uterinas dolorosas que ocorrem a cada 3 a 4 minutos. O colo modificou-se de 1 cm de dilatação para 2 cm em 3 horas. Qual dos seguintes planos de manejo é o mais adequado?

A. Cesariana.
B. Ocitocina IV.
C. Observação.
D. Escalpo fetal para monitoração do pH.
E. Terapia com gonadotropina intranasal.

1.2 Uma mulher de 26 anos, G2P1, com 41 semanas de gestação, está fazendo força há 3 horas sem progresso. Nesse tempo, pelo exame vaginal permaneceu com o colo completamente dilatado, completamente apagado, no plano 0, com a cabeça persistentemente na variedade no occipício posterior (OP). Qual das assertivas a seguir descreve acuradamente a situação?

A. A variedade de occipício posterior frequentemente está associada a uma pelve ginecoide.
B. O progresso do trabalho de parto é normal se a paciente não tiver um cateter epidural para analgesia, mas é anormal se estiver sendo utilizada analgesia epidural.
C. A melhor descrição é que a paciente teve uma parada da descida.
D. A parte óssea da cabeça fetal provavelmente está no plano do estreito superior da pelve.

1.3 Uma mulher de 31 anos, G2P1, com 40 semanas de gestação, progrediu no trabalho de parto de 5 para 6 cm de dilatação do colo em 2 horas. O que melhor descreve o trabalho de parto?

A. Fase latente prolongada.
B. Fase ativa prolongada.
C. Parada da fase ativa.
D. Fase ativa prolongada.
E. Trabalho de parto normal.

1.4 Uma mulher de 24 anos, G2P1, com 39 semanas de gestação, apresenta contrações uterinas dolorosas. Ela também se queixa de sangramento vaginal escuro misturado com muco. Qual das seguintes situações melhor descreve a provável etiologia do sangramento?

A. Placenta prévia.
B. Descolamento da placenta.
C. Tampão mucoso sanguinolento.
D. Vasos prévios.
E. Laceração cervical.

1.5 Uma mulher de 24 anos, G2P1001, com 38 semanas pela DUM e confirmada por ultrassonografia feita com 9 semanas, afirma que sua mãe estará na cidade nos próximos 4 dias, disponível para ajudá-la a cuidar do bebê. Ela solicita indução do trabalho de parto. Qual das alternativas a seguir é a melhor resposta a esse pedido?

A. Como a gestação está a termo, não há aumento das complicações neonatais, mas há risco aumentado da cesariana, se comparada com trabalho de parto espontâneo.
B. Se o colo não for favorável, então o amadurecimento com prostaglandina melhoraria as condições para parto vaginal.
C. A indução com 38 semanas aumenta as complicações neonatais, quando comparada com o parto com 39 semanas.
D. A solicitação da paciente é razoável, e a indução pode ser realizada com poucas complicações neonatais ou maternais.

RESPOSTAS

1.1 **C.** Esta paciente ainda está na fase latente (normal); o limite superior é 14 horas. Um escalpo fetal monitor de pH é um método de obtenção de uma pequena quantidade de sangue capilar do escalpo fetal para avaliar acidemia fetal, procedimento realizado muito raramente, não indicado neste cenário e que não auxilia no progresso do trabalho de parto. A ocitocina IV aumenta a força da contração e/ou a frequência cardíaca, mas não afeta a dilatação do colo. Um parto cesáreo é considerado se houver distúrbio durante a fase ativa do trabalho de parto, e não na fase latente. A terapia com gonadotropina intranasal não está indicada durante qualquer fase do trabalho de parto.

1.2 **C.** Um trabalho de parto com três horas no segundo estágio ainda é anormal, mesmo com analgesia epidural. Uma pelve antropoide, que predispõe à posição fetal persistente em occipício posterior, é caracterizada por pelve com diâmetro anteroposterior maior do que o diâmetro transverso, com espinhas ciáticas proeminentes e segmento anterior estreito. O feto está no plano "0", significando que a parte de apresentação (na maioria dos casos, a parte óssea da cabeça fetal) está no plano das espinhas ciáticas, e não na entrada da pelve. A insinuação refere-se à passagem do maior diâmetro da parte de apresentação e pelo estreito superior da pelve em relação à entrada pélvica.

1.3 **D.** A fase ativa prolongada significa algum progresso, mas menos do que o esperado (1,5 cm/h) na fase ativa do trabalho de parto. A paciente tem > 4 cm de dilatação, de modo que está na fase ativa, e não na fase latente do trabalho de parto. Isso seria uma parada da fase ativa se não houvesse nenhum progresso. O colo alterou-se 1 cm em 2 horas, quando a alteração esperada seria 3 cm; portanto, esse não é um trabalho de parto normal.

1.4 **C.** Um tampão mucoso sanguinolento ou a perda do tampão mucoso cervical geralmente é sinal de trabalho de parto iminente. A presença do muco misturado com sangue pode diferenciar a perda do tampão mucoso de um sangramento anteparto. Placenta prévia, descolamento da placenta e rotura de vaso prévio são associados ao sangramento antes do parto. Uma laceração cervical ocorre geralmente durante um parto vaginal. Isso pode estar associado à hemorragia pós-parto.

1.5 **C.** O parto com menos de 39 semanas de gestação, como na indução do trabalho de parto ou cesariana agendada, está associado a um aumento no risco de complicações neonatais, incluindo aumento da incidência de internação na unidade de terapia intensiva neonatal (UTIN), dificuldades respiratórias, sepse, hiperbilirrubinemia, uso do respirador e permanência hospitalar que exceda 5 dias. Por esse motivo, o American College of Obstetricians and Gynecologists (ACOG) e a American Academy of Pediatrics (AAP) não recomendam o parto com menos de 39 semanas sem indicação médica.

DICAS CLÍNICAS

- A normalidade do trabalho de parto é determinada pela avaliação da alteração do colo ao longo do tempo. O trabalho de parto normal deve ser observado.
- O parto cesáreo (para as anormalidades do trabalho de parto) na ausência de desproporção cefalopélvica evidente geralmente é reservado para a parada da fase ativa com contrações uterinas adequadas.
- Contrações uterinas adequadas não é uma definição precisa, mas comumente é considerada como maior do que 200 unidades Montevidéu com um cateter de pressão intrauterina, ou por contrações uterinas a cada 2 a 3 minutos, firmes à palpação, e durante pelo menos 40 a 60 segundos.
- De modo geral, o trabalho de parto latente ocorre quando o colo tem menos de 4 cm de dilatação e o trabalho de parto ativo ocorre quando o colo tem mais de 4 cm de dilatação.
- As desacelerações iniciais são imagens em espelho das contrações uterinas, causadas por compressões da cabeça fetal.
- As desacelerações variáveis são abruptas em declínio e abruptas na resolução, e são causadas por compressão do cordão.
- As desacelerações tardias são graduais na forma, e são compensações das contrações uterinas, causadas por insuficiência uteroplacentária (hipoxia).
- O traçado de cardiotocografia normal basal é de 110 a 160 bpm.

REFERÊNCIAS

American College of Obstetricians and Gynecologists. Management of intrapartum fetal heart rate tracings. *ACOG Practice Bulletin 116*. Washington, DC: 2010.

Cunningham FG, Leveno KJ, Bloom SL, Hauth JC, Gilstrap LC III, Wenstrom KD. Dystocia: abnormal labor and fetopelvic disproportion. In: *Williams Obstetrics*, 23rd ed. New York, NY: McGraw-Hill;2010:495-520.

Hobel CJ, Zakowski M. Normal labor, delivery, and postpartum care: anatomic considerations, obstetric and analgesia, and resuscitation of the newborn. In: Hacker NF, Gambone JC, Hobel CJ, eds. *Essentials of Obstetrics and Gynecology*, 5th ed. Philadelphia, PA: Saunders; 2009:91-118.

CASO 2

Uma mulher de 29 anos, G2P1, com 20 semanas de gestação, está em sua segunda visita pré-natal. A sua história prévia não tem nada digno de nota, exceto por uma infecção do trato urinário tratada com antibióticos há 2 semanas. A paciente apresentava anemia no hemograma pré-natal, com nível de hemoglobina de 9,5 g/dL, e volume corpuscular médio (VCM) de 70 fL. Ao exame, a PA era de 100/60 mmHg, a FC era de 80 bpm e ela estava afebril. A glândula tireoide era normal à palpação; os exames cardíaco e pulmonar estavam sem alterações. O fundo de útero estava na cicatriz umbilical. Os batimentos cardíacos fetais estavam na faixa de 140 a 150 bpm. A avaliação da anemia inclui: nível de ferritina: 90 µg/L (normal, de 30 a 100); ferro sérico: 140 µg/dL (normal, de 50 a 150); eletroforese de hemoglobina: Hb A1 de 95% e Hb A2 de 5,5% (normal, de 2,2 a 3,5%).

- Qual é o diagnóstico mais provável?
- Qual é o mecanismo subjacente?

RESPOSTAS PARA O CASO 2: Anemia na gravidez (talassemia)

Resumo: Uma mulher de 29 anos, G2P1, com 20 semanas de gestação, é examinada para cuidado pré-natal. Ao exame, a PA é de 100/60, a FC, 80 bpm, e a temperatura é normal. O nível de hemoglobina é de 9,5 g/dL, com nível de Hb A2 elevado.

- **Diagnóstico mais provável:** Anemia por β-talassemia minor.
- **Mecanismo subjacente:** Diminuição da produção da cadeia β-globina.

ANÁLISE

Objetivos

1. Saber que a deficiência de ferro e a talassemia são causas comuns de anemia microcítica.
2. Compreender que a deficiência de folato e de vitamina B_{12} são causas de anemia.
3. Saber a abordagem diagnóstica à anemia na gravidez.

Considerações

A paciente grávida tem anemia leve, uma vez que o nível de hemoglobina está abaixo de 10,5 g/dL. Os índices das hemácias dão uma indicação da etiologia. Nesse caso, o VCM está baixo, microcítico. A causa mais comum de anemia microcítica é a deficiência de ferro. Geralmente, com anemia microcítica leve na ausência de fatores de risco para talassemia (como a etnia do Sudeste asiático), o próximo passo deveria ser um curso de suplementação de ferro seguido de uma reavaliação da hemoglobina em 3 semanas. Esse procedimento é chamado de teste terapêutico com ferro. Se o nível de hemoglobina melhorar, a evidência suporta a deficiência de ferro. Se o nível da hemoglobina não melhorar, então o próximo passo seria o estudo do ferro e uma eletroforese de hemoglobina. Nesse caso, os estudos do ferro foram realizados e foram normais/normais altos, eliminando a deficiência de ferro como causa. A eletroforese de hemoglobina sugere fortemente um traço β-talassêmico (heterozigótico para β-talassemia) com hemoglobina A2 elevada. Se a paciente tivesse β-talassemia homozigota, haveria complicações e manifestações clínicas desde a infância. A paciente deve então ser aconselhada sobre os achados laboratoriais e encaminhada para aconselhamento genético, e instruída de que o bebê tem chance de 1:4 de ter β-talassemia se o pai também tiver traço β-talassêmico. Não deve ser administrado ferro adicional, já que esses pacientes podem ser propensos à sobrecarga de ferro.

ABORDAGEM À
Anemia na gravidez (talassemia)

DEFINIÇÕES

ANEMIA: Nível de hemoglobina de menos de 10,5 g/dL na mulher grávida.

ANEMIA POR DEFICIÊNCIA DE FERRO: Queda no nível de hemoglobina devida à insuficiência de ferro para atender a necessidade aumentada de ferro na gravidez.

TALASSEMIA: Produção reduzida de uma ou mais cadeias peptídicas (as mais comuns são as cadeias α e β) que formam a molécula de globina. Esse processo pode resultar em eritropoiese ineficaz, hemólise e graus variáveis de anemia.

ANEMIA HEMOLÍTICA: Nível de hemoglobina anormalmente baixo, devido à destruição de hemácias, que pode ser dividido em causas congênitas e causas adquiridas.

DEFICIÊNCIA DE GLICOSE-6-FOSFATO DESIDROGENASE: Condição ligada ao X, segundo a qual as hemácias podem ter capacidade reduzida de metabolismo anaeróbio da glicose. Certos agentes oxidantes, como a nitrofurantoína, podem levar à hemólise.

ABORDAGEM CLÍNICA

Fisiologia da gravidez

A anemia é uma complicação comum na mulher grávida. Ela é **mais frequentemente devida à deficiência de ferro**, decorrente, em parte, da diminuição do armazenamento de ferro antes da gravidez, e de demandas aumentadas de ferro (devido à necessidade do feto e ao volume sanguíneo materno expandido). Um nível de hemoglobina abaixo de 10,5 g/dL geralmente é considerado sinal de anemia na mulher grávida, com anemia leve entre 8 e 10 g/dL, e anemia grave, menos de 7 g/dL.

Deficiência de ferro

Uma mulher grávida que apresenta anemia leve e não tem nenhum fator de risco de hemoglobinopatias (descendentes afro-americanos, do Sudeste asiático ou do Mediterrâneo) pode ser tratada com ferro suplementar, e o nível de hemoglobina deve ser reavaliado em 3 a 4 semanas. A anemia persistente necessita de avaliação dos depósitos de ferro, como nível de ferritina (baixo na deficiência de ferro) e eletroforese de hemoglobina.

Hemoglobinopatias

O tamanho das hemácias pode dar um indício da etiologia. Uma anemia microcítica é devida mais comumente à deficiência de ferro, embora a talassemia também possa ser a causa. O resultado da **eletroforese de hemoglobina** pode diferenciar entre os dois tipos e também pode indicar a presença de traço falciforme ou de anemia falciforme. Os diferentes tipos de talassemia são classificados de acordo com a cadeia peptídica que é deficiente em cada um deles. Na β-talassemia minor, por exemplo, há produção reduzida da cadeia β-globina. Essa talassemia particular geralmente é segura para a mãe e o feto durante a gravidez, e não há terapia específica além da profilaxia com ácido fólico. Um paciente pode ser assintomático e passar a vida inteira sem saber que tem β-talassemia minor. O aconselhamento genético em uma paciente com hemoglobinopatia conhecida é importante, porque, se o bebê herdar um traço recessivo de ambos os pais, ele nascerá com uma doença mais grave ou fatal (i.e., β-talassemia major). Um recém-nascido com β-talassemia major pode parecer saudável ao nascer, mas, à medida que o nível de hemoglobina fetal cai (e nenhuma cadeia-β é capaz de substituir as cadeias-γ da hemoglobina fetal em diminuição), o recém-nascido pode se tornar gravemente anêmico e apresentar falha no crescimento se não for transfundido adequadamente. A expectativa de vida com as transfusões vai até a terceira década.

Enquanto as talassemias são defeitos *quantitativos* na produção da cadeia da hemoglobina, a doença falciforme envolve um defeito *qualitativo* que resulta em uma molécula de hemoglobina rígida e em forma de foice. A **anemia falciforme** é um distúrbio recessivo causado por uma mutação pontual na cadeia β-globina, na qual o aminoácido ácido glutâmico é substituído pela valina. Isso causa uma dobra inadequada da molécula de hemoglobina, que resulta em doença falciforme (HbSS) ou em traço falciforme (HbS), quando apenas o traço falciforme é herdado. Uma paciente com traço falciforme não deve ser desencorajada de engravidar considerando o seu próprio risco; todavia, feto tem chance de 1:4 de herdar a doença falciforme se o pai também tiver traço falciforme. Os bebês nascidos com doença falciforme geralmente não mostram sinais de ter sido afetados até cerca dos 4 meses. Os pacientes com doença falciforme geralmente lidam com sintomas relacionados com a anemia (i.e., fadiga e falta de ar) e dor. Na gravidez, mulheres com doença falciforme frequentemente têm anemia mais intensa, surtos mais frequentes de **crise falciforme** (episódios vaso-oclusivos dolorosos) e infecções e complicações pulmonares mais frequentes. Deve ser dada atenção especial quando uma mulher grávida portadora de doença falciforme apresenta uma crise porque alguns dos sintomas podem simular outras ocorrências comuns durante a gravidez (gravidez ectópica, descolamento da placenta, pielonefrite, apendicite e colecistite) e elas podem não ser diagnosticadas. Todas as causas de febre, dor e baixos níveis de hemoglobina devem ser considerados antes de atribuí-las a uma crise dolorosa. Do mesmo modo, essas pacientes têm maior incidência de retardo no crescimento fetal e mortalidade perinatal; portanto, é recomendada a ultrassonografia seriada.

Anemia macrocítica

As anemias macrocíticas podem ser devidas às deficiências de vitamina B_{12} e de folato. Como os depósitos de vitamina B_{12} duram muitos anos, as anemias megaloblásticas na gravidez são causadas, provavelmente, por deficiência de folato.

Outras condições

Menos comumente, uma mulher com deficiência de glicose-6-fosfato desidrogenase (G6PD) pode desenvolver anemia hemolítica deflagrada por várias medicações, como sulfonamidas, nitrofurantoína e agentes antimaláricos. A nitrofurantoína é uma medicação comum utilizada nas infecções não complicadas do trato urinário. As mulheres afetadas geralmente têm urina escura devida à bilirrubina, icterícia e fadiga devida à anemia. A deficiência de G6PD é vista mais comumente na população afro-americana.

Nas mulheres grávidas com anemia, icterícia e trombocitopenia, o examinador deve considerar também outros processos hemolíticos, como a síndrome HELLP (do inglês *hemolysis, elevated liver enzymes, low platelets* – hemólise, enzimas hepáticas elevadas, plaquetas baixas), que é uma condição com risco de morte, mais bem tratada pelo parto. Na avaliação da anemia, se outras linhagens celulares também estiverem reduzidas, como leucócitos ou plaquetas, deve ser considerado um processo da medula óssea, como leucemia ou infecção tuberculosa da medula. A biópsia da medula óssea pode estar indicada nessas circunstâncias.

QUESTÕES DE COMPREENSÃO

2.1 Uma mulher de 30 anos, G1P0, queixa-se de náuseas e vômitos nos primeiros três meses da gravidez. Observa-se que ela tem nível de hemoglobina de 9,0 g/dL e VCM de 110 fL (normal de 90-105 fL). Qual das alternativas a seguir é a etiologia mais provável da anemia?

A. Deficiência de ferro.
B. Deficiência de folato.
C. Deficiência de vitamina B_{12}.
D. Anemia fisiológica da gravidez.

2.2 Uma mulher de 29 anos, G2P1, com 28 semanas de gestação, que apresentou nível de hemoglobina normal há 4 semanas, na sua primeira visita pré-natal, queixa-se de fadiga há uma semana e apresenta, agora, nível de hemoglobina de 7,0 g/dL. Ela observou a urina escura após fazer uso de um antibiótico para infecção do trato urinário. Qual das alternativas a seguir é o diagnóstico mais provável?

A. Anemia por deficiência de ferro.
B. Talassemia.
C. Hemólise.
D. Deficiência de folato.
E. Deficiência de vitamina B_{12}.

2.3 Uma mulher afro-americana de 33 anos, G1P0, com 16 semanas de gestação, é diagnosticada com traço falciforme. Seu marido também é portador do gene falciforme. Qual das alternativas a seguir melhor descreve a probabilidade de o feto ter doença falciforme?

A. 1:100.
B. 1:50.
C. 1:10.
D. 1:4.

2.4 Uma mulher de 36 anos, G2P1, com 24 semanas de gestação, apresenta fadiga há 4 semanas. O nível de hemoglobina é de 8,0 g/dL, a contagem de leucócitos é de 2 células/μL, e a contagem de plaquetas é de 20.000/μL. Qual das alternativas a seguir é o diagnóstico mais provável?

A. Anemia por deficiência de ferro.
B. Síndrome HELLP.
C. Pré-eclâmpsia grave.
D. Leucemia aguda.

RESPOSTAS

2.1 **B.** É anemia macrocítica, já que o VCM está acima do normal. As anemias macrocíticas incluem a deficiência de folato e a deficiência de vitamina B_{12}; todavia, a deficiência de folato é vista mais comumente na gravidez do que a deficiência de vitamina B_{12}. A deficiência de ferro é uma anemia microcítica (VCM abaixo do normal), e é a causa mais comum de anemia na gravidez. A anemia fisiológica da gravidez é o resultado da hemodiluição fisiológica que ocorre na vasculatura. Há aumento desproporcional no volume plasmático em relação ao volume aumentado de hemácias e esse "estado dilucional" também atribui aspecto de queda nos valores laboratoriais da hemoglobina e do hematócrito.

2.2 **C.** A mulher de 29 anos com 28 semanas de gestação queixa-se de fadiga. Ela fez uso de antibióticos para infecção do trato urinário e depois desenvolveu urina de cor escura. É provável que ela também estivesse ictérica. Atualmente, seu nível de hemoglobina é baixo, refletindo anemia. Esse conjunto de sintomas provavelmente reflete um processo hemolítico, possivelmente devido à deficiência de G6PD. A urina escura sugere bilirrubinúria. Outras causas de hemólise podem incluir malária, síndrome HELLP, anemia hemolítica autoimune ou crise falciforme. Nesse caso, a mulher ingeriu um antibiótico, que provavelmente era a nitrofurantoína, uma medicação comumente prescrita para mulheres grávidas. Ela não tem hipertensão, sintomas de lúpus eritematoso sistêmico ou outras doenças autoimunes, ou dor sugestiva de doença falciforme.

2.3 **D.** Nos distúrbios autossômicos recessivos, quando ambos os pais são heterozigóticos para o gene (transportadores genéticos), então há chance de 1:4 de os descendentes também serem afetados pela doença ou serem homozigóticos para o gene. É importante que as gestantes, que têm alto risco de ter doença ou traço falciforme, sejam submetidas a uma eletroforese de hemoglobina, além dos outros exames laboratoriais pré-natais. Elas precisam saber quais riscos podem ter durante a gravidez e ser aconselhadas sobre como ter uma gravidez saudável na doença falciforme. Elas também devem saber que tipos de riscos elas podem ter de passar a doença ou o traço para os bebês e podem buscar aconselhamento genético por esse motivo. Durante a gravidez, as crises dolorosas podem ser mais graves; logo, é especialmente importante que essas mulheres estejam bem hidratadas para evitar desidratação. Há um índice aumentado de trabalho de parto prematuro e de recém-nascidos de baixo peso em pacientes com anemia falciforme, mas com cuidados pré-natais adequados essas mulheres podem ter gestações perfeitamente normais.

2.4 **D.** A pancitopenia, uma redução no número de hemácias, leucócitos e plaquetas circulantes no corpo, sugere um processo na medula óssea. Nenhuma das outras opções envolve baixa contagem de leucócitos (leucopenia). A baixa de plaquetas (trombocitopenia) pode ser uma manifestação de pré-eclâmpsia grave e também é parte dos critérios para síndrome HELLP. A anemia por deficiência de ferro envolve baixo nível de hemoglobina e é comum na gravidez devido à diminuição dos depósitos de ferro antes da gravidez, e aumento das demandas de ferro durante a gravidez. Como o exame de sangue dessa paciente mostrou redução no volume de leucócitos, deve ser realizada uma biópsia da medula óssea. Uma mulher grávida com leucemia pode necessitar de quimioterapia, o que impõe um risco de restrição de crescimento intrauterino (RCIU) para o feto em desenvolvimento. A leucemia aguda por si tem risco de trabalho de parto prematuro, abortamento espontâneo e natimortos.

DICAS CLÍNICAS

- A causa mais comum de anemia na gravidez é a deficiência de ferro.
- As duas causas mais comuns de anemia microcítica são deficiência de ferro e talassemia.
- Um nível elevado de hemoglobina A2 é sugestivo de distúrbio β-talassêmico, enquanto um nível elevado de hemoglobina F é sugestivo de α-talassemia.
- Nas anemias leves, é aceitável iniciar um teste de suplementação de ferro e reavaliar o nível de hemoglobina.
- A causa mais comum de anemia megaloblástica na gravidez é a deficiência de folato.
- A hemólise em indivíduos com deficiência de G6PD pode ser deflagrada por sulfonamidas, nitrofurantoína ou agentes antimaláricos.

REFERÊNCIAS

American College of Obstetricians and Gynecologists. Anemia in pregnancy. *ACOG Practice Bulletin 95*. Washington, DC: 2008.

Castro LC, Ognyemi D. Common medical and surgical conditions complicating pregnancy. In: Hacker NF, Gambone JC, Hobel CJ, eds. *Essentials of Obstetrics and Gynecology*, 5th ed. Philadelphia, PA: Saunders; 2009:191-218.

Cunningham FG, Leveno KJ, Bloom SL, Hauth JC, Gilstrap LC III, Wenstrom KD. Hematological disorders. In: *Williams Obstetrics*, 23rd ed. New York, NY: McGraw-Hill; 2010:1043-1167.

Cunningham FG, Leveno KJ, Bloom SL, Hauth JC, Gilstrap LC III, Wenstrom KD. Teratology, drugs, and medications. In: *Williams Obstetrics*, 23rd ed. New York, NY: McGraw-Hill; 2010:1021.

CASO 3

Após um trabalho de parto de 4 horas, uma mulher de 31 anos, G4P3, tem um parto vaginal sem intercorrências de um recém-nascido (RN) de 3.400 g com um períneo intacto. Durante o trabalho de parto, ela apresenta desacelerações e acelerações leves variáveis que aumentam 20 bpm acima da frequência cardíaca basal. No parto, o RN do sexo masculino tem escore de Apgar de 8 no 1º minuto e de 9 no 5º minuto. Há uma discreta progressão do cordão umbilical após 28 minutos, juntamente com uma pequena quantidade de sangue pela vagina. À medida que a placenta é expelida, observa-se uma massa avermelhada, saliente e flácida no introito vaginal em torno da placenta.

- ▶ Qual é o diagnóstico mais provável?
- ▶ Qual é a complicação mais provável nessa paciente?

RESPOSTAS PARA O CASO 3: Inversão uterina

Resumo: Uma mulher de 31 anos, G4P3, tem um parto vaginal normal, e após discreta progressão do cordão umbilical, é observada uma massa avermelhada, abaulando no introito vaginal.

- **Diagnóstico mais provável:** Inversão uterina.
- **Complicação mais provável:** Hemorragia pós-parto.

ANÁLISE

Objetivos

1. Saber os sinais de separação espontânea da placenta.
2. Reconhecer a apresentação clínica da inversão uterina.
3. Compreender que a causa mais comum de inversão uterina é a tração indevida do cordão antes da separação da placenta.

Considerações

A história da paciente revela que o primeiro e o segundo estágios do trabalho de parto são normais. O terceiro estágio do trabalho de parto (secundamento) aproxima-se do limite superior normal. Há evidência de separação **parcial** da placenta, mas não houve sinais claros de separação **completa** da placenta, como progressão do cordão. Os quatro sinais de separação placentária são: (1) jorro de sangue, (2) progressão do cordão, (3) forma globular e firme do útero, e (4) elevação do útero até a parede abdominal anterior. Nesse caso, embora não haja boa evidência de separação da placenta, é exercida tração no cordão, que resulta em inversão uterina. A massa vermelha saliente observada adjacente à placenta é a superfície endometrial; por isso a massa tem aspecto desorganizado e está em torno da placenta. Outras massas e/ou órgãos podem, às vezes, apresentar prolapso, como tecido vaginal ou do colo, mas estes terão aspecto liso.

ABORDAGEM À Inversão uterina

DEFINIÇÕES

TERCEIRO ESTÁGIO DO TRABALHO DE PARTO: Da expulsão fetal até a liberação total da placenta do canal do parto (limite normal superior é de 30 minutos).

PLACENTA RETIDA ANORMALMENTE: Terceiro estágio do trabalho de parto que excede 30 minutos.

INVERSÃO UTERINA: Um "giro de dentro para fora" do útero; assim, o fundo do útero se move por meio do colo para dentro da vagina (Fig. 3.1).

SINAIS DE SEPARAÇÃO DA PLACENTA: Progressão do cordão, jorro de sangue, forma uterina globular e útero atingindo a parede abdominal anterior.

ABORDAGEM CLÍNICA

Após um parto vaginal, 95% das mulheres apresentam separação espontânea da placenta dentro de 30 minutos. Como o útero e a placenta não estão mais juntos, a placenta em geral está no segmento inferior do útero, dentro do colo, e o útero geralmente está contraído. O cordão umbilical progride em função de a placenta ter entrado na porção inferior do útero. O jorro de sangue representa sangramento

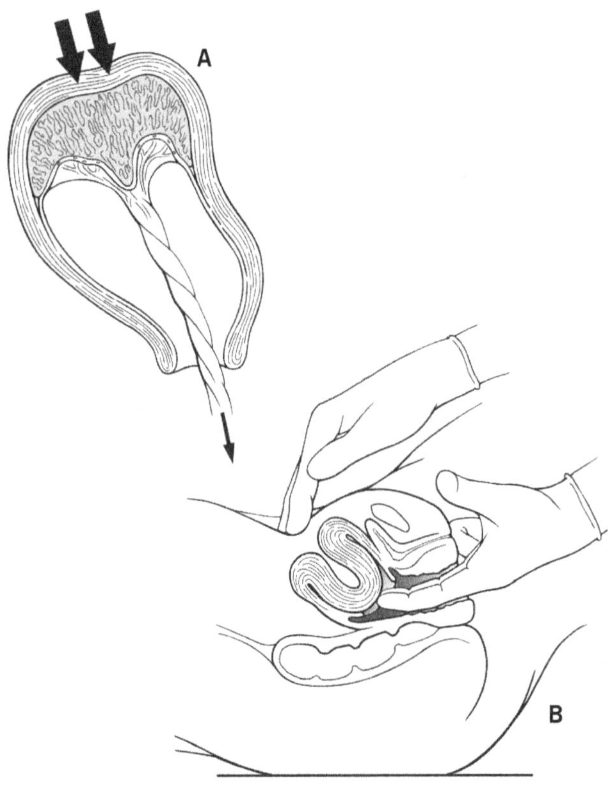

Figura 3.1 Útero invertido. A inversão uterina pode ocorrer quando é exercida tração excessiva no cordão umbilical na placenta não separada, inserida no fundo do útero (**A**). Ao reconhecer a condição, o obstetra tenta a reposição do útero invertido, usando os dedos (**B**).

a partir do leito placentário, em geral coincidindo com a separação da placenta. Se a placenta não tiver se descolado, a força excessiva no cordão pode levar à inversão uterina. Geralmente ocorre hemorragia maciça; assim, nessa situação, o médico deve estar preparado para a rápida reposição de volume. Embora classicamente seja ensinado por alguns que o choque é desproporcional à quantidade real de perda sanguínea, este não é o caso. Em outras palavras, o choque é devido à hemorragia maciça.

O melhor método de evitar a inversão uterina é esperar a separação espontânea da placenta do útero antes de aplicar tração no cordão umbilical. Mesmo após um ou dois sinais de separação placentária estarem presentes, o obstetra deve ter o cuidado de não aplicar tensão indevida no cordão. Às vezes, parte da placenta pode se separar, revelando o jorro de sangue, mas a placenta remanescente ainda ligada ao útero pode induzir inversão uterina ou separação traumática do cordão. A paciente grande-multípara com a placenta implantada no fundo do útero (topo do útero) tem maior risco de inversão uterina. Uma placenta acreta, placenta anormalmente aderente, também é um fator de risco.

Tratamento

Com diagnóstico de útero invertido, a assistência imediata – incluindo a de um anestesista – é essencial porque pode ser necessário o relaxamento uterino com agente anestésico, como halotano (para reposição uterina), e/ou a cirurgia de emergência. Se a placenta já estiver separada, o útero invertido recentemente pode, às vezes, ser reposicionado pelo uso da palma da mão e dos dedos. Dois acessos venosos devem ser puncionados logo que possível e, preferivelmente, antes da separação da placenta, uma vez que uma **hemorragia profusa** pode seguir a separação placentária. A terbutalina ou o sulfato de magnésio também podem ser utilizados para relaxar o útero, se necessário, antes da reposição uterina. Ao recolocar o fundo do útero na sua localização normal, os agentes relaxantes são suspensos e então agentes uterotônicos, como ocitocina, são administrados para prevenir uma nova inversão e também para diminuir o sangramento. A colocação do punho do médico dentro do útero, para manter sua estrutura normal, pode ajudar a prevenir a reinversão.

Nota: Mesmo com o tratamento ideal da inversão uterina, a hemorragia é quase uma certeza.

QUESTÕES DE COMPREENSÃO

3.1 Uma mulher de 23 anos, com 38 semanas de gestação, deu à luz um RN de 3.400 g, do sexo masculino, por via vaginal. No secundamento, foi observado útero invertido, que foi manejado de forma bem-sucedida com reposicionamento do útero. Qual dos seguintes locais de implante da placenta seria mais predisposto à inversão do útero?

A. Fundo.
B. Anterior.
C. Posterior.
D. Lateral.
E. Segmento inferior.

3.2 Uma mulher de 24 anos teve um parto vaginal normal de um RN a termo, do sexo feminino. Após o parto, a placenta não foi liberada, mesmo após 30 minutos. Qual das alternativas a seguir seria o próximo passo nesta paciente?

A. Início de administração de ocitocina.
B. Espera de 30 minutos adicionais.
C. Histerectomia.
D. Tentativa de extração manual da placenta.
E. Estrogênio e Misoprostol intravaginal.

3.3 Uma mulher de 32 anos, G1P0, com 40 semanas de gestação, tem parto vaginal normal. O secundamento da placenta é complicado por útero invertido, com subsequente hemorragia, levando à perda de 1.500 mL de sangue. Ela é manejada com uma transfusão de hemácias. Qual das alternativas a seguir é a melhor explicação para o mecanismo da hemorragia?

A. A inversão uterina distende o útero, causando trauma aos vasos sanguíneos e levando ao sangramento.
B. O útero invertido leva à incapacidade de contração miometrial adequada.
C. O útero invertido causa reação de coagulopatia local no útero e no endométrio.
D. O útero invertido causa abrasões musculares e lacerações, levando ao sangramento.

3.4 Uma mulher de 33 anos, G5P5, que está sendo induzida devido à pré-eclâmpsia, dá à luz um RN de 4.082 g. No secundamento, é observada inversão uterina. O médico tenta reposicionar o útero, mas o colo está fortemente contraído, impedindo que o fundo do útero seja reposicionado. Qual das alternativas a seguir é a melhor terapia para essa paciente?

A. Histerectomia vaginal.
B. Incisão de Dührssen do colo.
C. Anestesia com halotano.
D. Descontinuação do sulfato de magnésio.
E. Infusão de ocitocina IV.

RESPOSTAS

3.1 **A.** Uma placenta implantada no fundo do útero predispõe à inversão uterina. Uma placenta implantada no segmento anterior, posterior, lateral ou inferior do útero não tem o direcionamento que uma placenta implantada no fundo do útero tem para o meio do colo e da vagina. O melhor método para prevenir a inversão é esperar a separação espontânea da placenta do útero antes de aplicar tração no cordão umbilical.

3.2 **D.** Após 30 minutos, a placenta foi retida anormalmente e, em geral, é tentada uma extração manual. Esperar por mais 30 minutos pode levar à hemorragia materna, que pode então levar à indicação de histerectomia. Contudo, uma histerectomia não seria o passo inicial após 30 minutos do terceiro estágio do trabalho de parto. A ocitocina não deve ser administrada até que o secundamento se complete e o fundo uterino (quando invertido) tenha sido colocado de volta no lugar. A ocitocina é um agente uterotônico que ajuda a permitir que o útero se contraia em um esforço de parar o sangramento após a placenta ter sido removida. O estrogênio intravaginal não está indicado nesse cenário e é prescrito, geralmente, a pacientes com atrofia vaginal.

3.3 **B.** A inversão uterina torna impossível para o útero estabelecer seu tônus normal e se contrair. Assim, as fibras do miométrio não exercem o seu efeito normal de torniquete sobre as artérias espiraladas. O leito endometrial da placenta expele o sangue que previamente estava perfundindo o espaço interviloso. Assim, a atonia uterina é o motivo mais comum de hemorragia no útero invertido. O músculo do útero e a sua vasculatura raramente são danificados. O reposicionamento do útero na sua posição normal e a assistência à tonicidade uterina aliviarão o sangramento.

3.4 **C.** Um agente relaxante uterino (como anestesia com halotano) é a melhor terapia inicial para um útero não redutível. A terbutalina e o sulfato de magnésio também podem ser usados para relaxar o útero, se necessário. A ocitocina é um agente uterotônico e pode ser usado após o reposicionamento do fundo uterino em sua localização normal. As incisões de Dührssen são utilizadas para tratar a cabeça fetal aprisionada em um parto pélvico e não estão indicadas para inversão uterina. Uma histerectomia vaginal também não seria a melhor opção de tratamento para esta paciente.

DICAS CLÍNICAS

- Embora possa ocorrer espontaneamente, uma das causas mais comuns de útero invertido é a tração indevida no cordão quando a placenta ainda não está separada.
- Os sinais de separação da placenta são (1) jorro de sangue, (2) progressão do cordão, (3) forma globular do útero, e (4) elevação do útero até a parede abdominal anterior.
- A hemorragia é uma complicação comum do útero invertido devida à atonia uterina associada à inversão.
- O limite normal superior para o terceiro estágio do trabalho de parto (tempo entre o parto e a expulsão da placenta) é de 30 minutos.
- Quando a placenta não se separa espontaneamente após 30 minutos, deve ser tentada a extração manual.

REFERÊNCIAS

American College of Obstetricians and Gynecologists. Postpartum hemorrhage. *ACOG Practice Bulletin 76*. Washington, DC: American College of Obstetricians and Gynecologists; 2006. (Reaffirmed 2011.)

Baskett TF. Acute uterine inversion: a review of 40 cases. *J Obstet Gyneacol Can*. 2002;24:953.

Cunningham FG, Leveno KJ, Bloom SL, Gilstrap LC III, Hauth JC, Wenstrom KD. Obstetrical hemorrhage. In: *Williams Obstetrics*, 23rd ed. New York, NY: McGraw-Hill; 2010:809-854.

Kim M, Hyashi RH, Gambone JC. Obstetrical hemorrhage and puerperal sepsis. In: Hacker NF, Gambone JC, Hobel CJ, eds. *Essentials of Obstetrics and Gynecology*, 5th ed. Philadelphia, PA: Saunders; 2009:128-138.

You WB, Zahn CM. Postpartum hemorrhage, abnormally adherent placenta, uterine inversion, and puerperal hematomas. *Clin Obstet Gynecol*. 2006;49:184.

CASO 4

Uma mulher de 25 anos, G2P1, está dando à luz com 42 semanas de gestação. Ela é moderadamente obesa, e o peso fetal parece, clinicamente, ser de 3.700 g. Após um primeiro estágio do trabalho de parto de 4 horas, e um segundo estágio de 2 horas, a cabeça fetal é desprendida, mas está retraída em direção ao introito vaginal da paciente. Os ombros fetais não são livrados, mesmo com a mãe fazendo força.

- Qual deve ser o próximo passo no manejo dessa paciente?
- Qual é a provável complicação que pode ocorrer nessa situação?
- Qual condição materna provavelmente colocaria a paciente em risco para essa condição?

RESPOSTAS PARA O CASO 4:
Distocia de ombro

Resumo: Uma mulher de 25 anos, obesa, G2P1, está no momento do parto com 42 semanas de gestação; o feto parece, clinicamente, ter 3.700 g (peso médio). Após trabalho de parto de 4 horas no primeiro estágio e de 2 horas no segundo estágio, ocorre o desprendimento da cabeça, mas os ombros não se desprendem facilmente.

- **Próximo passo no manejo:** A manobra de McRoberts (hiperflexão dos quadris maternos sobre o abdome materno e/ou pressão suprapúbica).
- **Complicação provável:** Uma complicação materna provável é a hemorragia pós-parto; uma complicação neonatal comum é a lesão do plexo braquial, como a paralisia de Erb.
- **Condição materna:** Diabetes gestacional, que aumenta o peso fetal nos ombros e no abdome.

ANÁLISE

Objetivos

1. Compreender os fatores de risco para distocia de ombro.
2. Compreender que a distocia de ombro é uma emergência obstétrica, e estar familiarizado com as manobras iniciais utilizadas para o manejo dessa condição.
3. Conhecer as complicações neonatais que podem ocorrer com a distocia de ombro.

Considerações

A paciente é multípara e obesa, e ambas as situações são fatores de risco para distocia de ombro. Não há suspeita de diabetes gestacional, que também seria um fator de risco significativo. A paciente é pós-termo com 42 semanas, o que aumenta a probabilidade de macrossomia fetal. O segundo estágio prolongado do trabalho de parto da paciente (o limite superior para uma paciente multípara é 1 hora sem e 2 horas com analgesia epidural) pode ser um indicador inespecífico de distocia de ombro iminente. Todavia, o diagnóstico é claro, e os ombros do feto são descritos como de difícil desprendimento. A cabeça fetal é retraída para trás, em direção ao introito vaginal materno, o "sinal da tartaruga". Já que a maioria das distocias de ombro são imprevisíveis, como nesse caso, o clínico deve ter proficiência no manejo dessa situação, sobretudo devido ao potencial de lesão fetal.

ABORDAGEM À
Distocia de ombro

DEFINIÇÕES

DISTOCIA DE OMBRO: Incapacidade de os ombros fetais se desprenderem espontaneamente, em geral devida à impactação do ombro anterior por trás da sínfise pubiana materna.

MANOBRA DE McROBERTS: As coxas maternas são fletidas agudamente contra o abdome materno para retificar o sacro em relação à coluna lombar e girar a sínfise pubiana anteriormente em direção à cabeça fetal (Fig. 4.1).

PRESSÃO SUPRAPÚBICA: A mão do operador é usada para empurrar na região suprapúbica para baixo e para o lado, em um esforço para empurrar o ombro fetal em um plano oblíquo e por trás da sínfise pubiana.

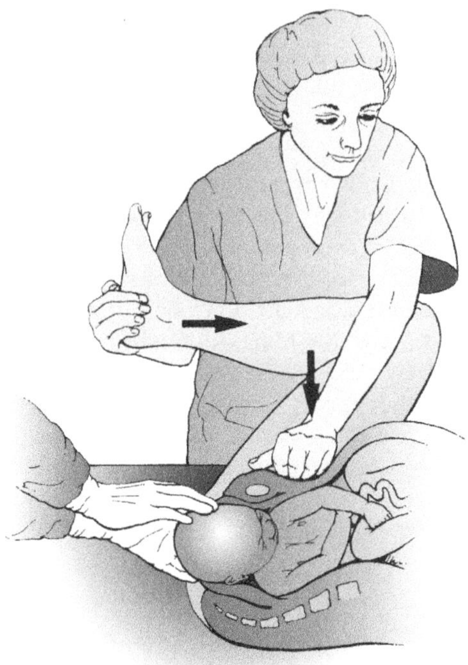

Figura 4.1 Manobras para distocia do ombro. A manobra de McRoberts envolve a flexão das coxas maternas contra o abdome. A pressão suprapúbica tenta empurrar os ombros fetais em um plano oblíquo. (Reproduzida, com permissão, de Cunningham FG, et al. *Williams Obstetrics*, 22nd ed. New York, NY: McGraw-Hill;2005:515.)

PARALISIA DE ERB: Lesão do plexo braquial envolvendo as raízes nervosas de C5-C6, que pode resultar da tração para baixo do ombro anterior; o recém-nascido geralmente tem paresia do deltoide e dos músculos infraespinhosos, bem como dos músculos flexores do antebraço. O braço com frequência fica pendurado de forma flácida lateralmente e rodado internamente.

ABORDAGEM CLÍNICA

Devido à imprevisibilidade e à urgência da distocia de ombro, o clínico deve treinar o seu manejo e estar preparado quando se depara com essa situação. A distocia de ombro deve ser suspeitada com macrossomia fetal, obesidade materna, segundo estágio prolongado do trabalho de parto e diabetes gestacional. No diabetes gestacional, os níveis fetais elevados de insulina estão associados ao aumento central do peso (ombros e abdome). Contudo, deve ser observado que quase metade de todos os casos ocorrem em fetos que pesam menos de 4.000 g, e a distocia de ombro frequentemente passa despercebida. Pode ocorrer hipoxia fetal significativa pelo retardo indevido do desprendimento da cabeça em relação ao corpo. Além disso, a tração excessiva da cabeça fetal pode levar à lesão do plexo braquial do feto. Deve-se reconhecer que a lesão do plexo braquial pode ocorrer com o parto vaginal não associado à distocia de ombro, ou mesmo com o parto cesáreo. A distocia de ombro não é resolvida com mais tração, mas por manobras para aliviar a impactação do ombro anterior (Quadro 4.1).

O diagnóstico é feito quando a rotação externa da cabeça fetal é difícil, e a cabeça fetal pode retrair para trás, em direção ao introito vaginal materno, o "sinal da tartaruga". As primeiras ações ocorrem sem manipulação do feto, como a manobra de McRoberts e a pressão suprapúbica. A pressão sobre o fundo deve ser evitada quando a distocia de ombro for diagnosticada devido à lesão neonatal associada. Outras manobras incluem o saca-rolha de Wood (girar progressivamente o ombro posterior em 180°, como um saca-rolha), desprendimento do braço posterior, e a manobra de Zavanelli (reposição cefálica com incisão cesariana imediata).

Uma área de controvérsia é a prática da cesariana em certas circunstâncias em uma tentativa de evitar a distocia de ombro; as indicações incluem macrossomia diagnosticada na ultrassonografia, particularmente no diabetes gestacional materno. Devido à imprecisão da estimativa do peso fetal e da previsão de distocia de ombro, não há concordância a respeito dessa prática. O parto cirúrgico vaginal, como os

QUADRO 4.1 • Manobras comuns para tratamento da distocia de ombro
Manobra de McRoberts (hiperflexão das coxas maternas)
Pressão suprapúbica
Manobra de saca-rolha de Wood
Desprendimento do braço posterior
Manobra de Zavanelli (reposição cefálica e cesariana)

partos a vácuo ou por pinça anatômica diante de uma possível macrossomia fetal, possivelmente podem aumentar o risco de distocia de ombro.

QUESTÕES DE COMPREENSÃO

4.1 Qual das alternativas a seguir é um fator de risco de distocia de ombro?

A. Diabetes gestacional materno.
B. Hidrocefalia fetal.
C. Prematuridade fetal.
D. Trabalho de parto precipitado (rápido).

4.2 Uma mulher de 30 anos está em trabalho de parto ativo com 40 semanas de gestação. O desprendimento da cabeça fetal ocorre, mas os ombros fetais não se desprendem com tração normal. A cabeça fetal está retraída em direção ao introito vaginal materno. Qual das alternativas a seguir é uma manobra útil nessa situação?

A. Versão podálica interna.
B. Pressão suprapúbica.
C. Pressão fúndica.
D. Fratura intencional do úmero fetal.
E. Desprendimento do braço anterior.

Combine os mecanismos seguintes (A-E) com a manobra citada (4.3-4.5):

A. Rotação anterior da sínfise pubiana.
B. Diminuição do diâmetro ósseo fetal de ombro-ombro para ombro-axila.
C. Fratura da clavícula.
D. Deslocamento do eixo do ombro fetal de anteroposterior para oblíquo.
E. Separação da sínfise pubiana materna.

4.3 O clínico realiza o desprendimento do braço posterior fetal.

4.4 A manobra de McRoberts é utilizada.

4.5 A enfermeira é instruída a aplicar a manobra de pressão suprapúbica.

RESPOSTAS

4.1 **A.** O diabetes gestacional é um fator de risco porque os ombros e o abdome fetais são desproporcionalmente maiores do que a cabeça; logo, a cabeça pode passar sem nenhum problema. Todavia, é bastante difícil desprender o ombro anterior, já que este está alojado atrás da sínfise pubiana materna. A manobra de McRoberts e a aplicação da pressão suprapúbica são duas técnicas que tentam aliviar a impactação do ombro anterior. Ao contrário do diabetes gestacional, a complicação com a hidrocefalia é que a cabeça fetal é maior do que o corpo. A cabeça por si pode apresentar dificuldade em atravessar a pelve, mas, se ela passar, os ombros não deveriam ter nenhum problema em passar, já que a sua largura deveria ser menor do que a largura da cabeça fetal. O feto prematuro tem, geralmente, um corpo bastante proporcional, mas tem, de modo geral, um tamanho menor do que um feto de tamanho médio. Nenhuma parte do corpo de um feto prematuro deve ficar impactada em nenhum local ao longo do canal de parto. No trabalho de parto precipitado, há uma menor chance de ocorrência de distocia de ombro, enquanto o segundo estágio do trabalho de parto prolongado deve levantar suspeita da existência de distocia.

4.2 **B.** A paciente tem distocia do ombro. A manobra de McRoberts, ou pressão suprapúbica, é, em geral, a primeira manobra usada. Essa manobra envolve a flexão aguda das coxas maternas contra o abdome para retificar o sacro em relação à coluna lombar e girar a sínfise pubiana anteriormente, em direção à cabeça materna. Aplicar pressão suprapúbica, ou empurrar nessa região, alivia o ombro fetal da impactação na sínfise pubiana. A versão podálica interna é um procedimento obstétrico no qual o feto, normalmente em posição transversa, é girado dentro do ventre para onde os pés ou o pé é a parte de apresentação durante o trabalho de parto e o parto. Esse método não seria aplicável nessa situação porque o feto está se apresentando na posição cefálica adequada. A fratura do úmero fetal é uma complicação que pode ocorrer com a distocia de ombro se um dos braços fetais for puxado com muita força. A tentativa de livrar o ombro anterior diante de uma distocia de ombro pode resultar em lesão do plexo braquial envolvendo as raízes nervosas de C5-C6. Como resultado, o bebê pode ter paresia dos músculos deltoide e infraespinhoso, bem como dos músculos flexores do antebraço (paralisia de Erb/"gorjeta do garçom").

4.3 **B.** Com o desprendimento do braço posterior, o diâmetro da cintura escapular e reduzida de ombro-ombro para ombro-axila, o que em geral permite o desprendimento do feto. O risco dessa manobra é o dano potencial ao úmero do feto, como fratura. Felizmente, na maioria dos casos ocorre fratura simples no terço médio, que cura com facilidade.

4.4 **A.** A manobra de McRoberts causa rotação anterior da sínfise pubiana e achatamento da espinha lombar. Isso alivia a impactação do ombro anterior e permite o desprendimento do feto. A separação da sínfise pubiana não está associada a nenhum tipo de mecanismo ou manobra para alívio de distocia de ombro. A fratura do úmero nunca está indicada e também pode levar à lesão do plexo braquial.

4.5 **D.** A justificativa da pressão suprapubiana é mover os ombros fetais de um plano anteroposterior para um plano oblíquo, permitindo que o ombro saia de baixo da sínfise pubiana. A aplicação de pressão no fundo de útero só colocaria uma força maior do ombro fetal contra a sínfise pubiana e, possivelmente, causaria uma situação mais complexa e séria, como lesão do plexo braquial do feto.

DICAS CLÍNICAS

- A distocia de ombro não pode ser prevista nem evitada na maioria dos casos.
- O maior fator de risco de distocia de ombro é a macrossomia fetal, particularmente em uma mulher que tem diabetes gestacional.
- A estimativa do peso fetal é, mais frequentemente, inacurada, assim como o diagnóstico de macrossomia.
- A lesão mais comum no neonato em uma distocia de ombro é a lesão do plexo braquial, como na paralisia de Erb.
- As primeiras ações para distocia de ombro são, geralmente, a manobra de McRoberts ou a pressão suprapúbica.
- A pressão no fundo de útero não deve ser usada quando se observa distocia de ombro.

REFERÊNCIAS

American College of Obstetricians and Gynecologists. Shoulder dystocia. *ACOG Practice Bulletin 40.* Washington, DC: 2002. (Reaffirmed 2010.)

Bashore RA, Ogunyemi D, Hayashi RH. Uterine contractility and dystocia. In: Hacker NF, Gambone JC, Hobel CJ, eds. *Essentials of Obstetrics and Gynecology,* 5th ed. Philadelphia, PA: Saunders; 2009:139-145.

Cunningham FG, Leveno KJ, Bloom SL, Hauth JC, Gilstrap LC III, Wenstrom KD. Dystocia: abnormal presentation, position, and development of the fetus. In: *Williams Obstetrics,* 23rd ed. New York, NY: McGraw-Hill; 2010:513-517.

CASO 5

Uma mulher de 22 anos, G3P2, com 40 semanas de gestação, queixa-se de fortes contrações uterinas. Ela nega perda de fluido pela vagina, bem como doenças clínicas. A sua história antes da gravidez não apresenta nada digno de registro. Ao exame, a PA é de 120/80 mmHg, a FC é de 85 bpm e a temperatura é de 36,6°C. O traçado de cardiotocografia (CTG) está na faixa de 140 a 150 bpm. O colo está dilatado em 5 cm e o polo cefálico está no plano −3. Com amniotomia, é observada bradicardia fetal na faixa de 70 a 80 bpm durante 3 minutos sem recuperação.

▶ Qual deve ser o próximo passo?

RESPOSTA PARA O CASO 5: Bradicardia fetal (prolapso do cordão)

Resumo: Uma mulher de 22 anos, G3P2, a termo, está em trabalho de parto com dilatação cervical de 5 cm; a apresentação está no plano −3. Na amniotomia, é observada bradicardia fetal persistente na faixa de 70 a 80 bpm durante 3 minutos.

- **Próximo passo:** Exame vaginal para avaliar prolapso do cordão umbilical.

ANÁLISE

Objetivos

1. Compreender que o primeiro passo na avaliação de bradicardia fetal diante de ruptura das membranas deve ser excluir prolapso do cordão umbilical.
2. Compreender que o tratamento do prolapso do cordão é o parto cesáreo de emergência.
3. Saber que uma parte de apresentação não insinuada, ou uma variedade de posição fetal transversa com ruptura das membranas, predispõe a prolapso do cordão.

Considerações

A paciente tem dois partos anteriores. Ela está, no momento, em trabalho de parto e seu colo está com 5 cm de dilatação. O polo cefálico está no plano −3, indicando que a cabeça fetal não está insinuada. Com a amniotomia, é observada bradicardia fetal. Essa situação é muito típica de prolapso de cordão, em que o cordão umbilical se projeta pelo orifício cervical. Geralmente, a cabeça fetal preencherá a pelve e impedirá o cordão de prolapsar. Contudo, com uma apresentação fetal não insinuada, como nesse caso, os acidentes com cordão umbilical são mais prováveis. Assim, como regra geral, a amniotomia deve ser evitada com uma apresentação fetal não insinuada. Situações como a variedade de posição fetal transversa ou uma apresentação pélvica também são condições predisponentes. Não é raro uma paciente multípara ter uma cabeça fetal não insinuada durante o início do trabalho de parto. O ensinamento, nesse caso, é não romper as membranas em uma apresentação fetal não insinuada. Na bradicardia fetal, o próximo passo seria um exame digital da vagina para avaliar o cordão umbilical, que seria uma estrutura semelhante a uma corda no meio do orifício do colo. Se o cordão umbilical for palpado e o diagnóstico de prolapso do cordão for confirmado, a paciente deve ser levada imediatamente para uma cesariana. O médico deve colocar a paciente em posição de Trendelenburg (cabeça mais baixa) e manter a sua mão na vagina para elevar a parte de apresentação, mantendo assim a pressão fora do cordão.

ABORDAGEM À
Bradicardia fetal

DEFINIÇÕES

INSINUAÇÃO: O maior diâmetro transverso (biparietal) da cabeça fetal atravessa o estreito superior da pelve.

BRADICARDIA FETAL: A frequência cardíaca basal fetal é menor do que 110 bpm por mais de 10 minutos.

PROLAPSO DO CORDÃO UMBILICAL: O cordão umbilical passa por meio do orifício cervical, aparecendo na frente da parte de apresentação.

AMNIOTOMIA: Manobra utilizada para perfurar as membranas amnióticas fetais.

ABORDAGEM CLÍNICA

A instalação de bradicardia fetal deve ser confirmada por eletrodo interno no escalpo fetal ou por ultrassonografia,* e distinguida da frequência de pulso materna. Os passos iniciais devem ser dirigidos à melhora da oxigenação materna e ao fornecimento de débito cardíaco ao útero. Essas manobras incluem (1) colocação da paciente de lado para mover o útero para longe dos grandes vasos, melhorando o retorno venoso para o coração; (2) fluido IV em bólus se a paciente estiver hipovolêmica; (3) administração de oxigênio a 100% por máscara facial; e (4) suspensão de ocitocina, se esta estiver sendo administrada (Quadro 5.1).

Simultaneamente a essas manobras, o médico deve tentar identificar a causa da bradicardia, como hiperestimulação com ocitocina. Com esse processo, o útero será hipertônico, ou as contrações uterinas serão frequentes (a cada 1 minuto); frequentemente um β-agonista, como a terbutalina, administrado por via IV será útil para relaxar a musculatura uterina. A hipotensão devida a cateter epidural é outra causa comum. A hidratação IV é o primeiro tratamento, e, se não for bem sucedida, então o suporte da pressão arterial com efedrina, um agente pressor, frequentemente é útil.

QUADRO 5.1 • Etapas a serem seguidas na bradicardia fetal
Confirmação do CTG (vs. frequência cardíaca materna)
Exame vaginal para avaliar prolapso do cordão
Mudança de decúbito
Oxigênio
Fluido intravenoso em bólus e agentes pressores, se a hipotensão persistir
Descontinuar a ocitocina

* N. de R.T. No Brasil, utiliza-se mais comumente o transdutor externo para a monitorização eletrônica fetal.

Um exame vaginal quando as membranas estão rompidas é mandatório para identificar o prolapso visível do cordão umbilical. Um cordão semelhante a uma corda será palpado, frequentemente com pulsações (Fig. 5.1). O melhor tratamento é a elevação de maneira digital da apresentação fetal, e a cesariana de emergência. Em mulheres com cesariana anterior, a ruptura uterina pode se manifestar como bradicardia fetal.

AVALIAÇÃO DO TRAÇADO DE CARDIOTOCOGRAFIA

O traçado de cardiotocografia (CTG) basal está, normalmente, entre 110 e 160 bpm, com bradicardia fetal quando estiver abaixo de 110 bpm, e taquicardia fetal se estiver acima de 160 bpm. O CTG tem, normalmente, variabilidade moderada, enquanto a variabilidade diminuída pode ser causada por medicações sedativas ou, mais raramente, por acidose fetal. Acelerações são aumentos abruptos no CTG de pelo menos 15 bpm durante 15 segundos, e são indicativas de oxigenação fetal adequada. Desacelerações podem ser precoces, tardias ou variáveis, dependendo da sua configuração e sincronia com a contração uterina.

CORRELAÇÃO DE CASO

Ver também Caso 1, Trabalho de parto (fase ativa normal), para revisar definições de bradicardia e tipos de desacelerações.

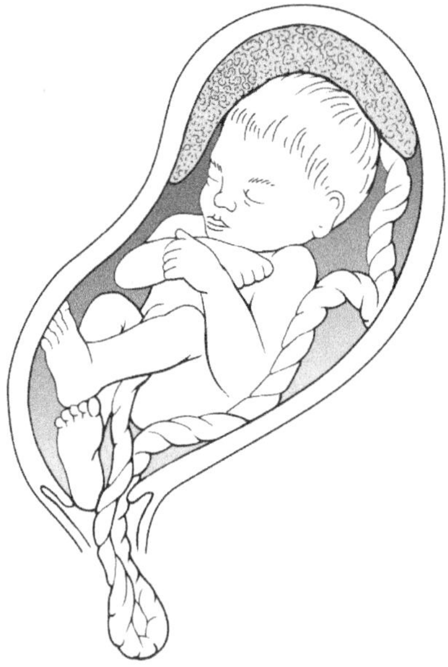

Figura 5.1 Prolapso do cordão umbilical. Uma apresentação pélvica podálica predispõe ao prolapso do cordão umbilical.

QUESTÕES DE COMPREENSÃO

5.1 Uma mulher de 18 anos, que havia sido submetida anteriormente a uma cesariana transversa baixa, é internada por trabalho de parto ativo. Durante o trabalho de parto, um cateter de pressão intrauterina mostra contrações uterinas normais a cada 3 minutos com intensidade de até 60 mmHg. Sobrevém bradicardia fetal. Qual das seguintes afirmações é a mais acurada?

A. A revelação de uma pressão intrauterina normal por cateter torna improvável a ruptura uterina.
B. O sinal mais comum de ruptura uterina é anormalidade no CTG.
C. Se a paciente tem ruptura uterina, o médico deve esperar para observar se os batimentos cardíacos retornam, a fim de decidir a via do parto.
D. O cateter de pressão intrauterina mostrou-se útil na prevenção de ruptura uterina.

5.2 Uma mulher de 32 anos, G1P0, está com 42 semanas de gestação, e está tendo o parto induzido por gravidez pós-termo. Ela teve um pré-natal sem complicações. A PA é de 100/60 mmHg. A altura do fundo é de 40 cm. O colo está fechado, tem 3 cm de comprimento, e consistência firme. O obstetra decide utilizar um agente de maturação cervical, o misoprostol intravaginal. Aproximadamente 2 horas após colocar o misoprostol, a paciente tem um episódio de desaceleração fetal prolongado para 80 bpm por 6 minutos. Qual das seguintes é a etiologia mais provável da desaceleração prolongada?

A. Descolamento da placenta.
B. Sepse.
C. Prolapso do cordão umbilical.
D. Hiperestimulação uterina.

5.3 Uma mulher de 28 anos, G1P0, com 35 semanas de gestação, está no rastreamento obstétrico com ruptura espontânea das membranas. O CTG basal é de 150 bpm com variabilidade normal. São vistas acelerações, e são observadas inúmeras desacelerações tardias. Em um esforço de melhorar a oxigenação do feto, qual das seguintes manobras provavelmente seria a mais útil nessa circunstância?

A. Posição supina.
B. Anestesia epidural.
C. Sulfato de morfina.
D. Suspensão da ocitocina.

5.4 Uma mulher de 33 anos, G2P1, com 39 semanas de gestação, em trabalho de parto ativo, apresenta um episódio de bradicardia de 10 minutos no traçado de cardiotocografia externa da ordem de 100 bpm, que não se resolveu. O colo está fechado. Qual das alternativas a seguir é o melhor passo inicial no manejo dessa paciente?

A. Avaliação do pH do escalpo fetal.
B. Cesariana de emergência.

C. Atropina IV.
D. Terbutalina IV.
E. Avaliação do pulso materno.

5.5 Uma mulher de 25 anos, G1P0, com 38 semanas de gestação, está em trabalho de parto ativo. Observa-se que a paciente tem 5 cm de dilatação, 100% de apagamento, plano −1. Ela tem dor intensa; recebeu meperidina IV e, após uma hora, a dor ainda é intensa. A paciente está com cateter epidural para controle da dor. A PA é de 90/50 mmHg e a FC é de 90 bpm. O CTG revela uma linha de base de 140 bpm com desacelerações tardias persistentes. Qual das alternativas seguintes é o melhor próximo passo no manejo dessa paciente?

A. Cesariana de emergência.
B. Efedrina IV.
C. Naloxona IV.
D. Transfusão com concentrado de hemácias.

RESPOSTAS

5.1 **B.** O achado mais comum na ruptura uterina é uma anormalidade no CTG, como bradicardia fetal, desacelerações variáveis profundas ou desacelerações tardias. O cateter de pressão intrauterina não se mostrou útil e às vezes confunde o quadro, podendo retardar o diagnóstico de ruptura uterina. O parto cesáreo imediato está indicado na suspeita de ruptura uterina.

5.2 **D.** As desacelerações fetais prolongadas ou bradicardia fetal associada à maturação cervical com misoprostol está relacionada, geralmente, à hiperestimulação uterina, definida como contrações uterinas de mais de 5 em uma janela de 10 minutos. Embora qualquer um dos agentes prostaglandínicos de maturação cervical possa induzir hiperestimulação uterina, o misoprostol geralmente está associado a um maior risco. O seu benefício é o custo muito baixo.

5.3 **D.** A posição supina causa compressão uterina sobre a veia cava, o que diminui o retorno venoso para o coração, levando à hipotensão supina. Uma manobra importante quando se encontra uma anormalidade do CTG é uma alteração postural, como a posição em decúbito lateral. A ocitocina e a anestesia epidural podem reduzir o fornecimento de oxigênio para o leito placentário. A ocitocina pode hiperestimular o útero e causar contrações frequentes; isso resulta em vasoconstrição frequente dos vasos uterinos, o que, com o tempo, diminui a quantidade de sangue que chega à placenta e ao feto. Assim, a **suspensão da ocitocina pode ajudar a melhorar a oxigenação.** Uma epidural pode causar hipotensão na mãe, o que pode levar à bradicardia fetal por redução da quantidade de sangue, perfundindo o feto em um dado período de tempo. O sulfato de morfina pode causar depressão respiratória no feto; logo, não seria um método de escolha para aumentar o fornecimento de oxigênio ao feto.

5.4 **E.** O primeiro passo na avaliação da bradicardia fetal aparente é a diferenciação do CTG do pulso materno. Isso pode ser feito com o uso de um eletrodo no escalpo fetal ou ultrassonografia. O pH do escalpo fetal é a manobra utilizada para avaliar se o feto está recebendo ou não oxigênio suficiente durante o trabalho de parto, mas não pode ser feito com o colo fechado. Ele requer uma dilatação de pelo menos 4 cm, para que seja coletada uma amostra de sangue do escalpo fetal. Isso raramente é realizado hoje. Se for confirmada a bradicardia fetal, várias manobras podem ser realizadas para melhorar a oxigenação materna (colocação da mãe sobre o lado esquerdo, fluidos IV em bólus, O_2 a 100% por máscara facial e suspensão da ocitocina). Simultaneamente, a terbutalina IV pode ser dada para ajudar a relaxar a musculatura uterina, em um esforço de aumentar o fluxo sanguíneo e o suprimento de O_2 para o feto. Se nenhum desses métodos funcionar, um exame vaginal pode revelar prolapso do cordão; nesse caso, o melhor tratamento é a elevação de maneira digital da fetal apresentação e um parto cesáreo de emergência. A atropina pode ser usada em pacientes não grávidas para tratar bradicardia ou arritmias, mas não está indicada para bradicardia fetal.

5.5 **B.** Essa paciente provavelmente tem desacelerações tardias devidas à hipotensão causada pela epidural. O bloqueio simpático pela epidural leva à vasodilatação. O primeiro tratamento é a administração de fluidos IV, e, se a hipotensão e/ou desacelerações tardias forem persistentes, então é utilizado um agente vasopressor, como a efedrina. A meperidina (Demerol) está associada à diminuição da variabilidade do CTG, mas não à hipotensão. A cesariana pode ser necessária se o traçado da cardiotocografia não melhorar, mas a hipotensão induzida pela epidural responderá à terapia.

DICAS CLÍNICAS

- Os primeiros passos na avaliação da bradicardia fetal após a amniotomia são: a distinção do CTG; da frequência cardíaca do pulso materno e o exame da vagina para avaliar prolapso de cordão.
- As melhores terapias para o prolapso do cordão umbilical são a elevação de apresentação fetal e o parto cesáreo de emergência.
- O risco de prolapso do cordão com apresentação de vértice ou apresentação pélvica é muito baixo; o risco com apresentação pélvica podólica ou transversa é substancialmente maior.
- O achado mais comum na ruptura uterina é uma anormalidade do CTG, como desacelerações profundas variáveis ou bradicardia.
- O melhor tratamento para suspeita de ruptura uterina é o parto cesáreo imediato.

REFERÊNCIAS

American College of Obstetricians and Gynecologists. Management of intrapartum fetal heart rate tracings. *ACOG Practice Bulletin 116,* Washington, DC: 2010.

Bayshore RA, Koos BJ. Fetal surveillance during labor. In: Hacker NF, Gambone JC, Hobel CJ, eds. *Essentials of Obstetrics and Gynecology,* 5th ed. Philadelphia, PA: Saunders; 2009:119-127.

Cunningham FG, Leveno KJ, Bloom SL, Hauth JC, Gilstrap LC III, Wenstrom KD. Intrapartum assessment. In: *Williams Obstetrics*, 23rd ed. New York, NY: McGraw-Hill; 2010:447-456.

CASO 6

Uma mulher multípara de 29 anos, G5P4, com 39 semanas de gestação, e com pré-eclâmpsia, tem um parto vaginal. O curso pré-natal não teve complicações, exceto por bacteriúria assintomática causada por *Escherichia coli* no primeiro trimestre, tratada com cefalexina oral. Ela nega história familiar de diátese hemorrágica. Após o secundamento, há sangramento vaginal considerável, estimado em 1.000 mL.

- Qual é o diagnóstico mais provável?
- Qual deve ser o próximo passo na terapia?

RESPOSTAS PARA O CASO 6: Hemorragia pós-parto

Resumo: Uma mulher multípara, G5P4, com 39 semanas de gestação, e com pré-eclâmpsia, tem um parto vaginal. Ela nega história familiar de diátese hemorrágica. Após o secundamento, há sangramento vaginal significativo, estimado em 1.000 mL.

- **Diagnóstico mais provável:** Atonia uterina.
- **Próximo passo na terapia:** Ocitocina IV diluída, e, se isso não for eficaz, usar prostaglandina F_2-α intramuscular (IM)* ou misoprostol retal.

ANÁLISE

Objetivos

1. Saber a definição de hemorragia pós-parto.
2. Compreender que a causa mais comum de hemorragia pós-parto é a atonia uterina.
3. Saber o tratamento para atonia uterina e as contraindicações para os vários agentes.

Considerações

Essa mulher de 29 anos dá à luz com 39 semanas de gestação e tem perda sanguínea estimada de 1.000 mL após o secundamento. Essas características atendem à definição de hemorragia pós-parto, que consiste em perda de 500 mL ou mais após parto vaginal. A etiologia mais comum é atonia uterina, na qual o miométrio não se contraiu para isolar as artérias espiraladas uterinas que estão suprindo o leito placentário. A massagem uterina e a ocitocina diluída são as primeiras terapias. Se estas forem ineficazes, então a prostaglandina F_2-α* ou o misoprostol retal são os próximos agentes a serem utilizados nessa paciente. Como ela é hipertensa, o maleato de metilergonovina (Methergin) é contraindicado. Deve-se observar que se o útero for palpado e estiver firme, e ainda assim o sangramento continuar, há suspeita de laceração do trato genital. Os fatores de risco da paciente para atonia uterina incluem pré-eclâmpsia, e ela provavelmente será tratada com sulfato de magnésio.

ABORDAGEM À Hemorragia pós-parto

DEFINIÇÕES

HEMORRAGIA PÓS-PARTO (HPP): Definida classicamente como perda sanguínea de mais de 500 mL em um parto vaginal, e de mais de 1.000 mL durante um parto

* N. de R.T.: No Brasil, a prostaglandina F2-α IM não está disponível.

cesáreo. De forma prática, constitui sangramento significativo que, se não for contido, pode resultar em instabilidade hemodinâmica.

ATONIA UTERINA: Falta de contração miometrial, manifestada clinicamente por útero flácido.

MALEATO DE MERTILERGONOVINA (METHERGIN): Agente alcaloide do ergot que induz contração miometrial como tratamento de atonia uterina, contraindicado na hipertensão.

PROSTAGLANDINA F_2-α: Prostaglandina que causa contração dos músculos lisos, contraindicada em pacientes asmáticos.

ABORDAGEM CLÍNICA

A hemorragia pós-parto é definida como precoce, se ela ocorrer dentro das primeiras 24 horas, ou tardia, se ocorrer após esse período. **A causa mais comum de HPP precoce é a atonia uterina**, com o sangramento se originando do local de implante da placenta. (Ver Quadro 6.1 para os fatores de risco.)

O exame físico revela útero flácido.

- Manejo inicial: **massagem uterina** (compressão bimanual com uma das mãos no abdome e a outra na vagina). Concomitantemente, é administrada **ocitocina IV diluída.**
- Se o sangramento continuar, agentes uterotônicos podem ser administrados (alcaloides do ergot, prostaglandina F_2-α ou misoprostol).
- Se o sangramento persistir: puncionar dois acessos venosos com bom calibre, cateterização com cateter de Foley, requisitar sangue, monitorar sinais vitais, encaminhar à sala de cirurgia.
- Se continuar a sangrar e ainda estiver estável, considerar balão intrauterino ou embolização.
- Se continuar a sangrar, laparotomia:
  - se for desejada nova gravidez no futuro, considerar sutura compressiva, ligadura dos vasos sanguíneos;
  - se não for desejada nova gravidez, histerectomia.

Os agentes uterotônicos incluem a metilergonovina IM (Methergin), a prostaglandina F_2-α IM e o misoprostol retal. Os alcaloides do ergot não devem ser administrados em mulheres com doença hipertensiva devido ao risco de acidente vascular cerebral. A prostaglandina F_2-α não deve ser administrada nas mulheres com asma devido ao potencial de broncoconstrição. Dentre esses três agentes, o misoprostol retal tem surgido em muitos centros como o agente preferido devido à sua alta eficácia, ao baixo custo e aos poucos efeitos colaterais. Se a terapia clínica for ineficaz, então devem ser instituídos dois acessos venosos de grande calibre, o banco de sangue deve ser notificado e um anestesiologista, alertado. A terapia cirúrgica pode incluir laparotomia exploradora, com ligadura dos vasos sanguíneos para o útero como a ligadura da artéria uterina ou a ligadura da artéria ilíaca interna. Mais recentemente, métodos de sutura que tentam a compressão do útero, como a sutura de B-Lynch, foram descritos. Se estes falharem, então a histerectomia pode salvar a vida.

QUADRO 6.1 • Fatores de risco de atonia uterina
Sulfato de magnésio
Uso de ocitocina durante o trabalho de parto
Trabalho de parto e/ou parto rápidos
Hiperdistensão do útero (macrossomia, gravidez multifetal, polidrâmnio)
Infecção intra-amniótica (corioamnionite)
Trabalho de parto prolongado
Elevada paridade

Outras causas de HPP precoce incluem **lacerações do trato genital**, que devem ser suspeitadas com **útero firmemente contraído.** As paredes vaginais laterais e o colo devem ser inspecionados cuidadosamente. O reparo da extensão completa da laceração é importante. A **inversão uterina** (ver Caso 3), quer seja parcial ou completa, também deve ser considerada. As causas placentárias incluem **acretismo** ou **retida.** Se o útero estiver firme e não houver lacerações, deve-se considerar uma **coagulopatia.**

A **HPP tardia**, definida como a que ocorre após as primeiras 24 horas, pode ser causada por **subinvolução do local da placenta**, em geral ocorrendo 10 a 14 dias após o parto. Nesse distúrbio, a escara sobre o leito placentário geralmente cai e a ausência de contração miometrial no local leva a sangramento. Classicamente, a paciente não apresenta sangramento até 2 semanas após o parto, e não é significativamente anêmica. O uso de alcaloides do ergot por via oral e o acompanhamento cuidadoso constituem o tratamento-padrão; outras opções incluem ocitocina IV diluída ou compostos de prostaglandina F_2-α IM.

Outro processo causal é a retenção de produtos de concepção (POC). Mulheres com POC retidos geralmente têm cólicas uterinas e sangramento, e podem ter febre e/ou secreção de odor fétido. A ultrassonografia ajuda a confirmar o diagnóstico. O tratamento inclui curetagem uterina e antibióticos de amplo espectro.

Conceitos emergentes

Estudos recentes têm indicado que o manejo ativo do terceiro estágio do trabalho de parto reduz a incidência e a gravidade da HPP. Isso inclui ocitocina administrada imediatamente após o nascimento do bebê, clampeamento precoce do cordão e tração suave do cordão com pressão uterina para baixo com um útero bem contraído. Vários estudos randomizados observaram uma redução de 25 a 50% na incidência de HPP. Embora a placenta retida seja um risco teórico com a administração precoce da ocitocina, estudos não têm observado essa complicação.

Correlação de caso

- Ver também Caso 3, Inversão uterina, que está fortemente associado à hemorragia pós-parto; ver também a Seção I – Abordagem pela leitura e Qual é o diagnóstico mais provável – para a abordagem clínica.

QUESTÕES DE COMPREENSÃO

6.1 Uma mulher de 24 anos, G1P0, com 39 semanas de gestação, teve indução do trabalho de parto devido à hipertensão gestacional. Ela recebeu sulfato de magnésio para profilaxia de convulsão. Foi infundida ocitocina por 15 horas e a paciente atingiu uma dilatação cervical de 6 cm. Após estar com 6 cm de dilatação por 3 horas a despeito de contrações uterinas adequadas, julgadas por 240 unidades Montevidéu, ela foi submetida a um parto cesáreo. O feto foi retirado sem dificuldade por meio de incisão transversa baixa. Após o secundamento, foi observado sangramento uterino profuso atingindo 1.500 mL. Qual das alternativas a seguir é a causa mais provável da hemorragia nessa paciente?

A. Atonia uterina.
B. Laceração uterina.
C. Coagulopatia.
D. Inversão uterina.
E. Placenta retida.

6.2 Uma mulher de 26 anos, G2P1001,* teve um parto vaginal normal de um recém-nascido viável de 3.290 g. A placenta foi expelida espontaneamente. O obstetra observou perda sanguínea significativa a partir da vagina, totalizando 700 mL. O fundo do útero parecia bem contraído. Qual das alternativas seguintes é a etiologia mais comum para o sangramento dessa paciente?

A. Placenta retida.
B. Laceração do trato genital.
C. Atonia uterina.
D. Coagulopatia.
E. Ulceração endometrial.

6.3 Uma mulher de 32 anos tem hemorragia pós-parto grave que não responde à terapia clínica. O obstetra afirma que o manejo cirúrgico é o melhor tratamento. A paciente deseja ter nova gravidez no futuro. Qual das alternativas seguintes é a mais apropriada para que sejam atingidos objetivos terapêuticos?

A. Ligadura do ligamento útero-ovariano.
B. Ligadura da artéria hipogástrica.
C. Histerectomia supracervical.
D. Ligadura da artéria ilíaca externa.
E. Cerclagem cervical.

6.4 Uma mulher de 34 anos apresenta sangramento uterino significativo após parto vaginal complicado por descolamento da placenta. Ela apresenta também sangramento a partir de múltiplos locais de punção venosa. Qual das alternativas a seguir é a melhor terapia?

A. Histerectomia imediata.

---

* N. de R.T. Ver dica clínica, na p. 02.

B. Enchimento uterino.
C. Ligadura da artéria hipogástrica.
D. Ligadura dos ligamentos útero-ovarianos.
E. Correção de coagulopatia.

RESPOSTAS

6.1 **A.** Atonia uterina é a causa mais comum de HPP, mesmo após parto cesáreo. Com o trabalho de parto prolongado, como na parada da fase ativa, a paciente tem o risco de atonia uterina. O achado de útero flácido seria indicativo. Certamente, lacerações ou lesão dos vasos uterinos constituem aspecto potencial, e devem estar visíveis ao exame. O tratamento da atonia uterina durante a cesariana é similar ao de uma paciente com parto vaginal, incluindo ocitocina IV diluída, compostos de prostaglandina (como prostaglandina F_2-α ou misoprostol retal). Se essas medidas não forem bem-sucedidas, então o manejo cirúrgico da atonia uterina inclui a ligadura do suprimento sanguíneo para o útero a fim de reduzir a pressão de pulso (ligadura cirúrgica do ramo ascendente da artéria uterina, ou do ligamento útero-ovariano, ou da artéria ilíaca interna), ou a sutura de B-Lynch para tentar comprimir o útero com uma "rede" de sutura externa. Às vezes, a histerectomia precisa ser realizada em função de hemorragia não responsiva ao tratamento.

6.2 **B.** A laceração do trato genital é a causa mais comum de HPP em um útero bem contraído. Isso é mais provável a partir de uma laceração cervical comumente lateral ou adjacente ao suprimento arterial do colo uterino. Após o reconhecimento da HPP, o médico deve abordar o ABC, avaliar a pressão arterial e a frequência cardíaca da paciente e infundir solução cristaloide isotônica IV rapidamente. Uma segunda punção venosa de grande calibre deve ser iniciada. A causa mais comum de HPP é a atonia uterina e, portanto, a atenção deve ser dirigida para massagem do fundo uterino e infusão de ocitocina. Se o fundo de útero estiver firme e o útero, bem contraído, o próximo passo deve ser avaliar a presença de laceração do trato genital. A inspeção para definir se o sangramento é supracervical (uterino) *versus* cervical ou mais baixo no trato genital é fundamental. Sangramento supracervical (uterino) pode estar relacionado a coagulopatia, retenção de produtos da concepção (POC) ou atomia uterina atípica. O colo e, depois, a vagina devem ser inspecionados cuidadosamente para lacerações. Com frequência, se a paciente estiver em trabalho de parto regular e na sala de parto, remover a paciente para sala de cirurgia com iluminação adequada e anestesia pode ser útil. Derivados de sangue devem estar disponíveis se o sangramento persistir. Às vezes, uma laceração do trato genital pode se estender até o fórnice vaginal; a avaliação cuidadosa de toda a extensão da laceração e o reparo cirúrgico prudente estão indicados.

6.3 **B.** As ligaduras do ramo ascendente das artérias uterinas ou da artéria ilíaca interna (hipogástrica) são métodos para reduzir a pressão de pulso para o útero e podem ajudar na HPP. A ligadura dos ligamentos cardinais leva à interrupção das artérias uterinas, o que em geral significa que é necessária uma histerectomia. A ligadura da artéria ilíaca externa levaria à necrose da extremidade inferior. Uma cerclagem cervical não é uma opção de tratamento para hemorragia; em vez disso, é um procedimento realizado para prevenir trabalho de parto e parto prematuro em uma mulher grávida que tem insuficiência cervical.

6.4 **E.** O sangramento por múltiplos pontos de punção venosa, juntamente com avulsão, sugere coagulopatia. Essa é uma resposta sistêmica; logo, nenhum tipo de tratamento localizado resolverá o problema. Uma paciente com coagulação intravascular disseminada (CID) pode apresentar simultaneamente um problema trombótico e hemorrágico, o que torna difícil escolher uma opção de tratamento.

DICAS CLÍNICAS

- A causa mais comum de hemorragia pós-parto é a atonia uterina.
- A causa mais comum de HPP precoce com útero firme e bem contraído é a laceração do trato genital.
- A causa mais comum de HPP tardia (após as primeiras 24 horas) é a subinvolução do útero.
- A doença hipertensiva é uma contraindicação aos alcaloides do ergot e a asma é uma contraindicação à prostaglandina F_2-α.
- A avaliação e o tratamento da HPP devem ser sistemáticos e eficientes e envolvem dois aspectos: estabilização do estado circulatório e abordagem da hemorragia.
- A estabilização da paciente começa com a abordagem do ABC, garantindo uma punção venosa de grande calibre para infusão de cristaloide isotônico, garantindo a disponibilidade de hemoderivados, se necessário, e a monitoração constante de parâmetros hemodinâmicos essenciais (estado mental, PA, FC, débito urinário, sangramento, reenchimento capilar).
- A busca sistemática da etiologia da HPP deve começar com a atonia uterina, seguida pelas lacerações do trato genital com inspeção cuidadosa para definir se o sangramento é supracervical, cervical ou do trato genital inferior.

REFERÊNCIAS

American College of Obstetricians and Gynecologists. Postpartum hemorrhage. *ACOG Practice Bulletin 76*. Washington, DC: 2006. (Reaffirmed 2011.)

Cunningham FG, Leveno KJ, Bloom SL, Hauth JC, Gilstrap LC III, Wenstrom KD. Obstetrical hemorrhage. In: *Williams Obstetrics*, 23rd ed. New York, NY: McGraw-Hill; 2010:619-670.

Kim M, Hyashi RH, Gambone JC. Obstetrical hemorrhage and puerperal sepsis. In: Hacker NF, Gambone JC, Hobel CJ, eds. *Essentials of Obstetrics and Gynecology*, 5th ed. Philadelphia, PA: Saunders; 2009:128-138.

CASO 7

Uma mulher de 20 anos, G1P0, com 16 semanas de gestação definida por seu último período menstrual, realizou teste de α-fetoproteína sérica materna (msA-FP, do inglês *maternal serum α-fetoprotein*), cujo valor correspondeu a 2,8 múltiplos da mediana (MoM, do inglês *multiples of the median*). Ela tem razoável certeza do seu último período menstrual e tem menstruações regulares; nega história familiar de anomalias congênitas ou anormalidades cromossômicas. Ao exame, a paciente está afebril, a PA é de 100/70 mmHg e a frequência cardíaca é de 70 bpm. Os exames do coração e do pulmão são normais. O fundo do útero está no meio da distância entre a sínfise pubiana e o umbigo. Os batimentos cardíacos fetais estão na faixa de 140 bpm.

▶ Qual deve ser o próximo passo no diagnóstico dessa paciente?

RESPOSTA PARA O CASO 7: Rastreamento bioquímico na gravidez

Resumo: Uma mulher de 20 anos, G1P0, com 16 semanas de gestação e último período menstrual razoavelmente regular, realizou teste de α-fetoproteína materna, cujo valor correspondeu a 2,8 MoM.

- **Próximo passo no diagnóstico:** Exame obstétrico básico por ultrassonografia para avaliar as datas e as gestações múltiplas.

ANÁLISE

Objetivos

1. Compreender que as causas mais comuns de rastreamento bioquímico anormal são datas erradas e gestações múltiplas.
2. Saber que o nível de msAFP elevada pode estar associado a um defeito de tubo neural aberto.
3. Saber que o nível baixo de msAFP pode estar associado à síndrome de Down fetal.
4. Estar consciente de alguns teratógenos e de seus efeitos fetais.

Considerações

A paciente está com 16 semanas de gestação definida por um último período menstrual razoavelmente regular, consistente com o exame clínico. A janela da idade gestacional de 16 a 20 semanas é o momento adequado para fazer o rastreamento com testes bioquímicos. A msAFP foi compatível com 2,8 MoM, que excede o ponto de corte comum de 2 a 2,5 MoM. A interpretação da msAFP depende da idade gestacional e do número de fetos. Os componentes de um período menstrual certo são: (1) paciente certa da DUM, (2) menstruações regulares, (3) último período menstrual (UPM) normal, (4) ausência de sangramento após o UPM. O tamanho uterino correlaciona-se com as datas. Com 16 semanas de gestação, o fundo geralmente está na distância média entre a sínfise pubiana e o umbigo. Com 20 semanas de gestação, a altura do fundo geralmente está no nível da cicatriz umbilical. Embora essa paciente tenha uma DUM certa e consistência de data e tamanho, ainda há risco significativo de anormalidade da data ou de uma gestação múltipla. Assim sendo, o próximo passo deve ser o exame ultrassonográfico básico. Se houver erro de data, a msAFP seria recalculada com base na idade gestacional correta. Se a msAFP ainda estiver anormalmente elevada, em uma idade gestacional precoce, como 16 semanas, a opção seria repetir o teste. Em mulheres com msAFP anormalmente elevada em uma idade gestacional mais tardia, como 20 semanas, pode ser considerado o aconselhamento genético e o encaminhamento para amniocentese.

ABORDAGEM AO Rastreamento bioquímico anormal na gravidez

DEFINIÇÕES

α-FETOPROTEÍNA: Glicoproteína produzida pelo fígado fetal, análoga à albumina do adulto.

RASTREAMENTO DO PRIMEIRO TRIMESTRE: Uso de marcadores bioquímicos (proteína plasmática associada à gravidez [PAPP-A, do inglês *pregnancy-associated plasma protein*] e β-hCG) e/ou ultrassonografia transvaginal na medição do aspecto posterior do pescoço, chamado de "translucência nucal", fornecendo o risco de síndrome de Down e trissomia do 18. Realizam-se esses procedimentos entre a 10ª e a 13ª semanas de gestação.

DEFEITO DO TUBO NEURAL: Falha no fechamento das dobras neurais embrionárias, levando à ausência de crânio e de hemisférios cerebrais (anencefalia) ou ao não fechamento dos arcos vertebrais (espinha bífida).

DEFEITO DO TUBO NEURAL ABERTO: Defeito do tubo neural que não é recoberto por pele.

α-FETOPROTEÍNA SÉRICA MATERNA: Nível de α-fetoproteína (AFP) coletada do sangue materno; pode estar aumentado devido ao aumento da AFP do fluido amniótico.

RASTREAMENTO TRISSÔMICO: Três ou quatro marcadores séricos que podem indicar aumento do risco de anormalidades cromossômicas, coletados no segundo trimestre (em geral, entre as semanas 15 e 21). Uma combinação comum inclui msAFP, gonadotropina coriônica humana (hCG, do inglês *human chorionic gonadotropin*), inibina-A e estriol livre (uE3).

TERATÓGENO: Agente ou fator que causa malformação no embrião.

ABORDAGEM CLÍNICA

O teste triplo (ou trissômico) é utilizado em mulheres grávidas entre a 15ª e 21ª semanas de gestação para identificar as gravidezes que podem ser complicadas por defeito do tubo neural, síndrome de Down ou trissomia do 18. É um teste de múltiplos marcadores, e o termo "triplo" frequentemente é usado para indicar que ele analisa três substâncias químicas no soro materno para determinar o risco de defeito do tubo neural ou aneuploidia fetal: AFP, hCG e uE3. Embora o teste triplo possa ser oferecido a mulheres acima dos 35 anos, ou em idade materna avançada, a amniocentese genética oferece mais informações diagnósticas.

A AFP é uma glicoproteína sintetizada inicialmente pelo saco germinativo fetal e depois pelo trato gastrintestinal e pelo fígado do feto. Ela passa para a circulação materna por difusão por meio das membranas corioamnióticas. Quando há abertura no feto não coberta por pele, os níveis da AFP aumentam no fluido amniótico e no soro materno. A msAFP é medida em MoM. Laboratórios diferentes têm pontos de corte diferentes para AFP anormal; em geral, **níveis acima de 2 a 2,5 MoM são suspeitos para defeitos do tubo neural e indicam investigação adicional.** Todavia, um nível de AFP sérica anormalmente elevada não necessariamente coincide com defeitos do tubo neural. Outras causas de aumento da msAFP estão listadas no Quadro 7.1.

Ao contrário dos defeitos do tubo neural, que têm uma msAFP anormalmente elevada, as gestações complicadas por síndrome de Down têm uma msAFP baixa. Outras causas de níveis de AFP anormalmente diminuídos foram identificadas e estão listadas no Quadro 7.2.

O uE3 também está diminuído em fetos com síndrome de Down. A hCG, contudo, está elevada nesses fetos. Combinando essas substâncias químicas séricas em um teste de rastreamento com múltiplos marcadores, cerca de 60% de todas as gestações com síndrome de Down podem ser identificadas. Na trissomia do 18, todos os marcadores séricos estão anormalmente baixos. Há diferentes variações do teste de marcadores múltiplos, como a que adiciona a inibina-A como um quarto analisador para melhorar os índices de detecção.

Recentemente, um rastreamento de síndrome de Down no primeiro trimestre se tornou disponível para mulheres. Isso permite prever uma gravidez anormal no estágio inicial da gravidez. O rastreamento do primeiro trimestre combina dois componentes séricos: PAPP-A e β-hCG livre com medição ultrassonográfica da

QUADRO 7.1 • Causas de α-fetoproteína sérica materna elevada
Subestimativa da idade gestacional
Gestações múltiplas
Defeitos do tubo neural
Defeitos da parede abdominal
Higroma cístico
Defeitos da pele fetal
Teratoma sacrococcígeo
Peso materno diminuído
Oligoidrâmnio

QUADRO 7.2 • Causas de α-fetoproteína sérica materna baixa
Hiperestimativa da idade gestacional
Trissomias cromossômicas
Gravidez molar
Morte fetal
Aumento do peso materno

translucência nucal (ver Quadro 7.3). A translucência nucal é uma área ecolucente vista no dorso do pescoço fetal. Em gestações anormais, os níveis de PAPP-A e β-hCG livre tendem a estar diminuídos, enquanto a translucência nucal está aumentada. Quando realizado entre a 10ª e a 13ª semanas de gestação, 85% das síndromes de Down podem ser identificadas, e 90% das trissomias do 18 podem ser identificadas. Além do mais, o rastreamento do primeiro trimestre pode ser combinado com rastreamento do segundo trimestre para melhorar a taxa de detecção da síndrome de Down para 90%.

O primeiro passo no manejo de um rastreamento triplo anormal é a ultrassonografia básica para determinar a idade gestacional correta, identificar a possibilidade de gestação múltipla e excluir morte fetal. A causa mais comum de rastreamento sérico anormal é a data errada. Se o risco de trissomia ou de defeitos do tubo neural ainda é alto após um ultrassonograma básico, é oferecida a amniocentese ou o ultrassonografia dirigida. Um exame dirigido pode identificar, de maneira correta, fetos com defeitos do tubo neural por visualização direta da cabeça e da espinha fetal. Além disso, a ultrassonografia também pode detectar os fetos com suspeita de síndrome de Down pela identificação de prega nucal espessada, comprimento do fêmur encurtado ou intestino ecogênico. Outras condições associadas a uma msAFP anormalmente baixa ou alta, como defeitos da parede abdominal, oligoidrâmnios e defeitos cutâneos fetais, podem ser identificadas por meio da ultrassonografia.

Como a ultrassonografia de alta resolução pode detectar até 95% dos defeitos do tubo neural, alguns médicos não realizam testes invasivos para uma msAFP elevada. Contudo, quando a amniocentese é escolhida para uma msAFP elevada, o fluido amniótico é testado para os níveis de AFP. O cariótipo fetal também é obtido por meio da amniocentese, o qual identificará aneuploidia fetal, como as trissomias. O índice de perda fetal por uma amniocentese é de cerca de 0,5%. Outras complicações incluem ruptura das membranas e corioamnionite.

A identificação de um feto afetado por defeito do tubo neural ou anormalidade cromossômica pode ser um dilema ético e moral para os pais, cujos sonhos e esperanças iniciais de ter uma criança "normal" são extintos. Os pais não devem ser forçados a tomar nenhuma decisão, e devem ser informados de forma imparcial.

QUADRO 7.3 • Componentes séricos associados a anomalias fetais

Distúrbio genético	AFP	uE3	hCG	Inibina-A	PAPP-A	β-hCG
Trissomia do 21	↓	↓	↑	↑	↓	↑
Trissomia do 18	↓	↓	↓	N/A	↓	↓
Trissomia do 13	N/A	N/A	N/A	N/A	↓	↓

AFP, α-fetoproteína; uE3, estriol livre; hCG, gonadotropina coriônica humana; PAPP-A, proteína plasmática associada à gravidez; β-hCG, gonadotropina coriônica humana β; N/A, não aplicável.

Conceitos emergentes

Quando este capítulo foi escrito, a Food and Drug Administration (FDA) havia acabado de aprovar a utilização de testes sanguíneos não invasivos no sangue materno que avaliavam o DNA fetal para trissomia do 21, do 18 e do 13 para uso entre a 10ª e a 22ª semanas de gestação. Aproximadamente 13% do DNA celular fetal livre (cffDNA, do inglês *cell free fetal DNA*) no soro materno têm origem fetal. A tecnologia conhecida como sequenciamento paralelo maciçamente fracionado (MPSS, do inglês *massively parallel shotgun sequencing*) analisa e amplifica o cffDNA para detectar excesso de cromossomos fetais. Os estudos iniciais indicam sensibilidade de quase 97% e especificidade de quase 99% para a síndrome de Down, mas estudos populacionais são pequenos. Outros algoritmos estão sendo desenvolvidos para incorporar da mesma forma o risco relacionado com a idade com resultados laboratoriais do cffDNA. Essa tecnologia ainda não foi bem estudada em grandes populações, e sua função no momento da impressão foi delegada às mulheres com alto risco de terem filhos com síndrome de Down.

Teratógenos

Cada bebê tem risco basal de 3 a 5% de ter defeito congênito. Exposições específicas a agentes durante a organogênese – dias 15 a 60 – podem levar a malformações. Durante as duas primeiras semanas de gestação, o teratógeno geralmente tem efeito "tudo ou nada". Em outras palavras, o embrião pode ou morrer, ou se recuperar da exposição. Para algumas medicações prescritas, os benefícios podem superar os riscos. Há consenso, contudo, de que alguns agentes nunca devem ser usados durante a gravidez (derivados do ácido retinoico). Ver o Quadro 7.4 para uma lista parcial de teratógenos comuns.

QUADRO 7.4 • Listagem seletiva de teratógenos

Agente	Efeito no embrião
Androgênios	Masculinização de feto feminino, fusão labial
Álcool	Síndrome alcoólica fetal, RCIU, microcefalia
Fenitoína (Dilantin)	Síndrome fetal da hidantoína, RCIU, microcefalia, defeitos faciais
Carbonato de lítio	Defeitos no coração e nos grandes vasos (anomalia de Epstein)
Metotrexato	Defeitos esqueléticos, defeitos nos membros
Ácido retinoico (vitamina A)	Defeitos faciais, defeitos no tubo neural
IECAs	Anomalias cranianas, defeitos nos membros, abortamento; disgenesia do túbulo renal, insuficiência renal no recém-nascido, oligoidrâmnio
Varfarina	Defeitos esqueléticos e no SNC
Ácido valproico, carbamazepina	Defeitos no tubo neural

RCIU, restrição de crescimento intrauterino; IECAs, inibidores da enzima de conversão da angiotensina; SNC, sistema nervoso central.

QUESTÕES DE COMPREENSÃO

7.1 Uma mulher de 23 anos, G1P0, com 20 semanas de gestação, é submetida a um exame ultrassonográfico devido a uma biometria discordante. A ultrassonografia revela polidrâmnio com índice de líquido amniótico de 30 cm. O abdome fetal revela uma massa cística na região abdominal direita, e outra na área abdominal esquerda. Qual das alternativas seguintes é a condição associada mais provável?

A. Diabetes gestacional.
B. Tumores ovarianos congênitos.
C. Síndrome de Down.
D. Isoimunização Rh.

7.2 Uma mulher de 28 anos dá à luz a um recém-nascido com fissuras palatina e labial, mas que é saudável em outros aspectos. A paciente pergunta se há razão genética para essa anomalia. Qual das alternativas seguintes é a melhor explicação para a genética dessa condição?

A. Autossômica dominante.
B. Autossômica recessiva.
C. Dominante ligada ao X.
D. Recessiva ligada ao X.
E. Multifatorial.

7.3 Uma mulher de 22 anos, G2P1, com 25 semanas de gestação, que tem certeza de seu último período menstrual, solicita um rastreamento sérico. A irmã da paciente tem uma criança com síndrome de Down, mas não há história familiar de anomalias ou distúrbios genéticos. Qual das alternativas seguintes é a resposta mais adequada?

A. A amniocentese é o teste apropriado.
B. O rastreamento sérico deve ser realizado.
C. Explicar à paciente que é muito tarde para realizar rastreamento sérico, mas que o risco de síndrome de Down não é muito maior do que o risco relacionado à idade.
D. A paciente, por ter apenas 22 anos, não necessita de rastreamento sérico.
E. A paciente tem chance de 25% de o seu bebê ter síndrome de Down.

7.4 Uma mulher de 28 anos, G1P0, com 16 semanas de gestação, apresenta msAFP elevada de 2,9 MoM. Ela é submetida ao exame ultrassonográfico direcionado, que não revela defeito do tubo neural. O médico dela também realiza uma busca cuidadosa para a etiologia da msAFP elevada sem identificar uma etiologia. Para qual das seguintes condições essa paciente tem risco aumentado?

A. Incidência aumentada de natimorto.
B. Diabetes gestacional.
C. Placenta prévia.
D. Gravidez molar.
E. Síndrome de Down.

7.5 Uma mulher de 22 anos é vista na sua primeira visita pré-natal com 16 semanas de gestação e história familiar de surdez congênita e doença renal neonatal. A audição da paciente é normal. Qual das alternativas seguintes é o melhor próximo passo?

A. Amniocentese para cariótipo.
B. Amniocentese para diagnóstico por reação em cadeia da polimerase (PCR, do inglês *polymerase chain reaction*) para rubéola.
C. Aconselhamento genético.
D. Teste de tolerância a glicos.e

7.6 Uma mulher de 34 anos está com 34 semanas de gestação. A biometria está menor do que a datação. Uma ultrassonografia é realizada e revela oligoidrâmnio com ILA de 2,1 cm. Qual dos agentes a seguir pode ser responsável por essa condição?

A. Exposição ao lítio.
B. Inibidor da enzima de conversão da angiotensina.
C. Agente hipoglicemiante oral.
D. Fenitoína (Dilantin).

RESPOSTAS

7.1 **C.** O feto tem a "dupla bolha" da atresia duodenal. O polidrâmnio resulta da incapacidade de deglutição do feto. A atresia duodenal está fortemente associada à síndrome de Down fetal. O diabetes gestacional está associado ocasionalmente ao polidrâmnio; todavia, a atresia duodenal não está relacionada ao diabetes. A isoimunização Rh também pode levar ao polidrâmnio e à hidropsia, mas não à atresia duodenal.

7.2 **E.** A genética para fissura palatina e fissura labial na ausência de outras anomalias é multifatorial, e não uma transmissão genética definida. O risco de recorrência é, em geral, de cerca de 5%. O risco é maior se um dos pais também tiver fissura labial ou fissura palatina. Outros distúrbios multifatoriais incluem malformações cardíacas e defeitos do tubo neural.

7.3 **C.** A janela para rastreamento sérico geralmente está entre a 15ª e a 21ª semanas, de modo que a idade gestacional de 25 semanas é muito avançada. A história da irmã ter um filho com síndrome de Down confere um risco muito pouco ou nada aumentado à sua própria gravidez. Se a própria paciente tivesse tido um filho com síndrome de Down, o risco estaria substancialmente aumentado, e o aconselhamento genético com possível amniocentese para cariótipo seria adequado.

7.4 **A.** A gravidez com msAFP elevada, que após a avaliação é inexplicada, tem risco aumentado de natimorto, restrição ao crescimento, pré-eclâmpsia e descolamento da placenta. Logo, muitos médicos realizarão exames ultrassonográficos seriados, monitorarão a ocorrência dessas complicações e farão teste fetal pré-natal como teste do perfil biofísico.

7.5 **C.** O aconselhamento genético é apropriado quando há história familiar de possíveis síndromes hereditárias. Um teste de tolerância a glicose não seria útil para avaliar as síndromes hereditárias porque é utilizado como rastreamento para diabetes gestacional. O aconselhamento genético, recomendado antes de um procedimento de risco como uma amniocentese, é realizado porque, com base na história familiar, o procedimento pode não estar indicado nessa situação.

7.6 B. O oligoidrâmnio é encontrado na exposição fetal aos inibidores da enzima de conversão da angiotensina. A insuficiência renal neonatal também pode ser observada. O lítio está associado à anomalia de Epstein (que é uma malformação cardíaca fetal); o Dilantin está associado ao RCIU da síndrome fetal da hidantoína, à microcefalia e a defeitos faciais.

DICAS CLÍNICAS

- A causa mais comum de teste triplo anormal é data errada.
- O próximo passo na avaliação de rastreamento triplo anormal é a ultrassonografia básica.
- Até 95% dos defeitos do tubo neural são detectáveis por ultrassonografia direcionada.
- Cerca de 60% dos casos de síndrome de Down são detectados com o rastreamento triplo com nível elevado de hCG, msAFP baixa e uE3 baixo.
- A msAFP elevada sugere defeito do tubo neural, mas há muitas outras etiologias.
- A exposição teratogênica antes de 2 semanas de gestação leva ao efeito "tudo ou nada". A organogênese ocorre entre os dias 15 e 60 da vida embrionária.

REFERÊNCIAS

American College of Obstetricians and Gynecologists. Screening for fetal chromosomal abnormalities. *ACOG Practice Bulletin* 77. Washington, DC: 2007. (Reaffirmed 2011.)

Cunningham FG, Leveno KJ, Bloom SL, Hauth JC, Gilstrap LC III, Wenstrom KD. Prenatal diagnosis and fetal therapy. In: *Williams Obstetrics*, 23rd ed. New York, NY: McGraw-Hill; 2010:313-339.

Lu MC, Williams III, J, Hobel CJ. Antepartum care: preconception and prenatal care, genetic evaluation and teratology, and antenatal fetal assessment. In: Hacker NF, Gambone JC, Hobel CJ, eds. *Essentials of Obstetrics and Gynecology*, 5th ed. Philadelphia, PA: Saunders; 2009:71-90.

Sifakis S, Papantoniou N, Kappou D, Antsaklis A. Noninvasive prenatal diagnosis of Down syndrome: current knowledge and novel insights. *J Perinat Med.* 2012;40:319-327.

CASO 8

Uma mulher de 31 anos, G4P3003, com 36 semanas de gestação, é internada na unidade obstétrica para avaliação de contrações uterinas. Ela tem uma gravidez gemelar conhecida e durante a gravidez teve náuseas e vômitos substanciais; além disso, ela teve um curso pré-natal sem nada digno de registro. Exames ultrassonográficos seriados foram realizados mostrando crescimento concordante dos gêmeos. Ela faz uso de vitaminas, suplemento de ferro e ácido fólico. Ao exame, a PA é de 110/70 mmHg, o pulso é de 80 bpm e a frequência respiratória é de 18 incursões por minuto (ipm). A altura do fundo do útero é de 41 cm. O colo tem 4 cm de dilatação com apagamento de 90%. A ultrassonografia revela gravidez gemelar com membrana divisora e quantidade adequada de líquido amniótico. Os gêmeos apresentam-se de cefólico/cefólico. Após 2 horas de trabalho de parto, a paciente atinge 6 cm de dilatação. A ruptura artificial das membranas é realizada para permitir a colocação de eletrodo no escalpo fetal do gêmeo A. Após a ruptura da membrana, é observada quantidade moderada de sangramento vaginal. O traçado da cardiotocografia do gêmeo A era inicialmente 140 bpm e depois aumenta para 170 bpm, apresentando aspecto sinusoidal.

- Qual é o diagnóstico mais provável?
- Qual é a causa dessa condição?
- Qual deve ser o próximo passo no manejo?

RESPOSTAS PARA O CASO 8:
Gestação gemelar com vasa prévia

Resumo: Uma mulher de 31 anos, G4P3, com 36 semanas de gestação com gravidez gemelar, entra em trabalho de parto. Com a ruptura das membranas, há sangramento vaginal moderado. O gêmeo A tem taquicardia fetal e, depois, padrão sinusoidal da frequência cardíaca.

- **Diagnóstico mais provável:** Gestação gemelar com vasa prévia.
- **Causa dessa condição:** O mecanismo fisiopatológico exato da vasa prévia não é conhecido, mas está associado a uma inserção velamentosa do cordão (explicado a seguir), lobos placentários acessórios e placenta prévia no segundo trimestre. A incidência de vasa prévia está aumentada em gestações concebidas por fertilização *in vitro* (FIV).
- **Próximo passo:** Realizar cesariana imediatamente e alertar o pediatra para a probabilidade de anemia no gêmeo A.

ANÁLISE

Objetivos

1. Familiarizar-se com os mecanismos responsáveis por gravidez gemelar.
2. Compreender as implicações da gestação gemelar para uma gravidez (efeitos maternos e fetais).
3. Reconhecer os fatores de risco para vasa prévia e suas complicações.

Considerações

Essa mulher de 31 anos apresenta-se com gestação gemelar conhecida e achados de ultrassonografia consistentes com vasa prévia, na qual um vaso fetal está posicionado sobre o orifício cervical interno. Isso representa perigo para o feto quando ocorre ruptura das membranas, pois o feto pode dessangrar rapidamente. O diagnóstico pré-natal dessa condição é da maior importância, já que há **aumento de quase duas vezes na chance de sobrevida com o diagnóstico pré-natal**; infelizmente, é difícil fazer o diagnóstico pré-natal. A gestação gemelar tem suas próprias complicações que devem ser consideradas. Estas incluem risco aumentado de anomalias congênitas, trabalho de parto prematuro, pré-eclâmpsia, hemorragia pós-parto e morte materna.

ABORDAGEM À Gestação múltipla

DEFINIÇÕES

INSERÇÃO VELAMENTOSA DO CORDÃO: Os vasos umbilicais separam-se antes de atingir a placenta, protegidos apenas por uma fina dobra do âmnio, em vez do cordão ou da própria placenta; esses vasos são suscetíveis à laceração após a ruptura das membranas.

VASA PRÉVIA: Vasos umbilicais não protegidos pelo cordão umbilical ou pelas membranas, que atravessam o orifício cervical interno na frente da apresentação; isso ocorre mais comumente com inserção velamentosa do cordão ou com placenta com um ou mais lobos acessórios.

PLACENTA BILOBULADA OU SUSCENTURIADA: Placenta com um ou mais lobos acessórios.

GÊMEOS MONOZIGÓTICOS: Gêmeos formados pela fertilização de um óvulo por um espermatozoide.

GÊMEOS DIZIGÓTICOS: Gêmeos formados pela fertilização de dois óvulos por dois espermatozoides.

CORIONICIDADE: Número de placentas em uma gestação gemelar ou de ordem maior; em gêmeos monozigóticos, pode ser monocoriônica ou dicoriônica. Gêmeos dizigóticos sempre são dicoriônicos.

AMNIONICIDADE: Número de sacos amnióticos em uma gestação gemelar ou de ordem maior; gêmeos monozigóticos podem ser monoamnióticos ou diamnióticos, enquanto os gêmeos dizigóticos são sempre diamnióticos.

ABORDAGEM CLÍNICA

A incidência de gestação gemelar tem aumentado drasticamente nos Estados Unidos nas últimas duas ou três décadas. Isso é resultado do uso crescente de tratamentos contra infertilidade, inclusive indução de ovulação e FIV. Esse aumento drástico criou uma nova preocupação de saúde pública, uma vez que gestações gemelares são associadas a uma maior taxa de parto prematuro e a todas as complicações associadas ao parto prematuro. As outras complicações da gestação gemelar incluem maior taxa de malformações congênitas, aumento de duas vezes no risco de pré-eclâmpsia e hemorragia pós-parto, e síndrome de transfusão feto-fetal (STFF).

Há dois tipos possíveis de gêmeos: monozigóticos e dizigóticos. Os gêmeos monozigóticos são formados quando um óvulo é fertilizado por um espermatozoide seguido por um erro de clivagem; a incidência não está relacionada com raça, hereditariedade ou paridade. O mecanismo exato da gravidez gemelar monozigótica não é conhecido, mas pode ser causado por retardo em eventos normais, como quando a motilidade tubária está reduzida. Os anticoncepcionais orais (ACOs) reduzem a motilidade tubária, portanto é importante saber se uma mãe usou ACO nos três meses anteriores à gravidez. Isso está associado a aumento da incidência de gêmeos. A corionicidade e a amnionicidade dos gêmeos monozigóticos são determinadas pelo momento da divisão dos embriões (ver Quadro 8.1, e Figs. 8.1 e 8.2). Em comparação à gravidez gemelar dizigótica, os gêmeos monozigóticos estão associados a uma maior incidência de crescimento discordante e malformações, como gêmeos monocoriônicos estando associados a uma taxa muito maior de abortamento espontâneo.

Gêmeos dizigóticos são formados pela fertilização de dois óvulos por dois espermatozoides. A incidência é influenciada por raça, hereditariedade, idade materna, paridade e utilização de fármacos para fertilidade. A incidência é de 1:100 em mulheres brancas e 1:80 em mulheres negras. A taxa de gêmeos dizigóticos aumenta

QUADRO 8.1 • Corionicidade e amnionicidade dos gêmeos monozigóticos

Momento da divisão (após a fertilização)	Corionicidade e amnionicidade resultantes
Nas primeiras 72 horas	Dicoriônico/diamniótico
Nos dias 4 a 8	Monocoriônico/diamniótico
Nos dias 8 a 12	Monocoriônico/monoamniótico
Após o dia 12	Gêmeos unidos

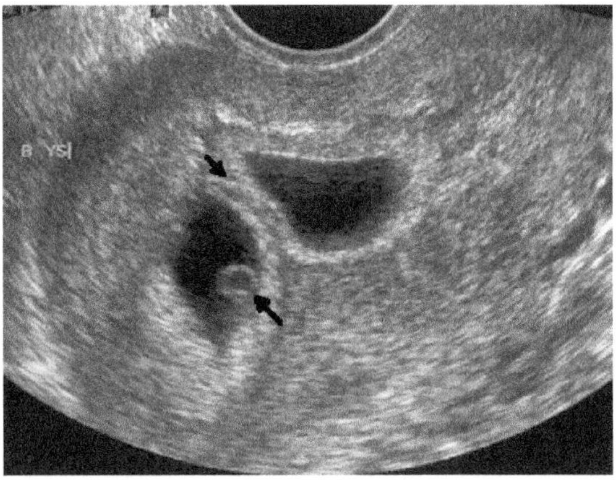

Figura 8.1 Gestação gemelar com membrana divisora espessa, indicando membrana dicoriônica e diamniótica. A seta inferior aponta o saco germinativo e a seta superior aponta para a membrana divisora. (Reproduzida, com permissão, de Cunningham FG, Leveno KJ, Bloom SL, et al. *Williams Obstetrics*, 23rd ed. New York, NY: McGraw-Hill; 2010, Fig. 39-7*a*.)

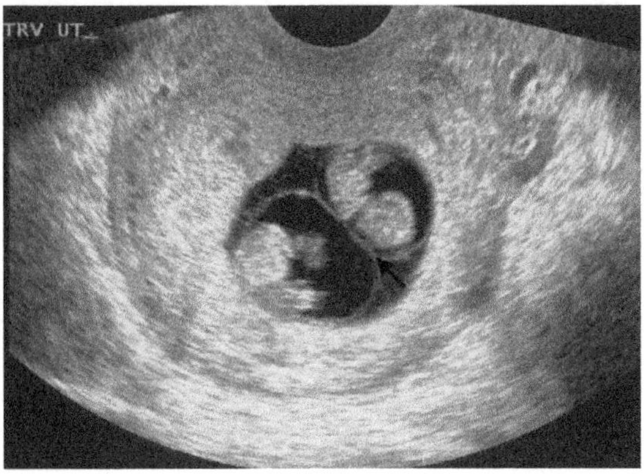

Figura 8.2 Gestação gemelar com membrana divisora fina, indicando membrana monocoriônica e diamniótica. A imagem mostra gêmeos monozigóticos. (Reproduzida, com permissão, de Cunningham FG, Leveno KJ, Bloom SL, e col. *Williams Obstetrics*, 23rd ed. New York, NY: McGraw-Hill; 2010, Fig. 39-7*b*.)

com a idade materna e atinge o pico aos 37 anos. Há maior incidência de gravidez gemelar quando a mãe é uma gêmea dizigótica. Tratamentos para fertilidade são responsáveis por muitas gestações gemelares. O clomifeno induz a ovulação e promove a maturação de múltiplos folículos; portanto, aumenta o número de óvulos liberados durante a ovulação e disponíveis para fertilização. A FIV envolve a transferência de dois a quatro embriões para o útero. Se mais de um deles se implantar, ocorre gestação gemelar ou de ordem maior. Todos os gêmeos dizigóticos são dicoriônicos/diamnióticos.

Em qualquer tipo de gestação gemelar, é importante lembrar que o rastreamento materno e a fisiologia podem ser diferentes dos que ocorrem na gravidez única.

A msAFP aumentada pode ser equivocada, especialmente no caso de um *vanishing twin* (óbito unifetal seguido de sua involução), em que apenas um dos fetos é visto na ultrassonografia. Náuseas e vômitos podem ser mais intensos em uma gravidez gemelar, devido aos altos níveis séricos de hCG. Hemodinamicamente, o volume sanguíneo e o volume sistólico estão mais aumentados do que em uma gravidez única. Todavia, a massa de hemácias aumenta proporcionalmente menos, logo a anemia fisiológica é mais pronunciada. A pressão arterial com 20 semanas geralmente é mais baixa do que na gravidez única, mas é mais alta no parto. Por fim, como o esperado, há maior aumento no tamanho e no peso do útero.

As complicações maternas mais comuns nas gestações múltiplas incluem pré-eclâmpsia, diabetes gestacional, anemia, trombose venosa profunda (TVP), hemorragia pós-parto e necessidade de parto cesáreo. As complicações fetais ou placentárias incluem parto prematuro, RCIU, polidrâmnio, natimorto, anomalias fetais, placenta prévia, descolamento da placenta e STFF. Na STFF, um dos gêmeos é o doador e o outro, o receptor, de modo que um gêmeo é maior e com mais líquido amniótico do que o outro gêmeo, que é menor e tem oligoidrâmnio. O tratamento inclui ablação a *laser* dos vasos anastomóticos compartilhados em centros especializados, ou amniocentese seriada para descompressão. Quando não há membrana divisora entre os gêmeos, pode ocorrer embaraço do cordão, levando a uma taxa de 50% de mortalidade perinatal. Assim, uma parte importante da avaliação ultrassonográfica de gestações gemelares é a identificação da membrana divisora.

Quando uma gestação múltipla é diagnosticada, a paciente deve ser acompanhada em clínica especializada de alto risco com exames ultrassonográficos seriados para verificar o crescimento e comparar o peso, e monitorar cuidadosamente a ocorrência das complicações supracitadas. O parto pode ser vaginal quando ambos os gêmeos estão em apresentação cefálica. Quando o primeiro gêmeo não está em apresentação cefálica, geralmente é feita uma cesariana. Quando o primeiro gêmeo está em apresentação cefálica, o parto do segundo gêmeo, que não está em apresentação cefálica, é individualizado.

A **vasa prévia** constitui uma condição grave que pode causar morte fetal rapidamente após a ruptura das membranas. A sobrevida aumenta mais de duas vezes com o diagnóstico pré-natal, de 44 para 97%. Contudo, o diagnóstico pré-natal é difícil. A identificação ao exame vaginal é difícil, especialmente após a ruptura das membranas, e a ultrassonografia pode dar algum indício. Atualmente, os fatores de risco aceitos são placenta bilobulada, suscenturiada ou de implantação baixa, gravidez multifetal e gestação resultante de FIV. Mulheres com esses fatores de risco ou achados ultrassonográficos sugestivos devem ser submetidas a um exame com Doppler colorido. Se for identificada vasa prévia, um parto cesáreo planejado deve ocorrer antes da ruptura das membranas, em torno de 35 a 36 semanas de gestação. O exame vaginal digital é contraindicado no caso de vasa prévia.

Como o volume de sangue fetal a termo é de apenas 250 a 500 mL, não é difícil imaginar que o feto pode dessangrar dentro de minutos a partir da ruptura de vasos umbilicais. Anormalidades do CTG, como taquicardia, desacelerações recorrentes, bradicardia prolongada e padrão sinusoidal, podem indicar grave comprometimento fetal e devem apressar a investigação da causa. Se o sangramento fetal for incerto, o teste de Apt e o teste de Kleihauer-Betke podem ser utilizados para diferenciar o sangue fetal do sangue materno.

QUESTÕES DE COMPREENSÃO

8.1 Uma mulher de 28 anos, G1P0, recebe o diagnóstico de gestação gemelar com 15 semanas. O exame cuidadoso das membranas revela uma membrana fina entre os dois fetos. Qual das seguintes afirmativas é mais acurada?

A. É provável que um feto seja do sexo masculino e o outro, do sexo feminino.
B. É provável que essa seja uma gestação dizigótica.
C. É provável que essa seja uma gestação monozigótica.
D. É provável que haja duas placentas separadas.

8.2 Uma mulher de 25 anos, G2P1001, com 27 semanas de gestação, está sendo acompanhada para gravidez gemelar. Ela está sendo submetida à terceira ultrassonografia. Os achados são os seguintes:

	Gêmeo A	Gêmeo B
Peso estimado	500 g	1.100 g
Líquido amniótico	2 cm	26 cm

Qual das seguintes afirmativas deve ser o melhor próximo passo para essa paciente?

A. Coleta de amostra das vilosidades coriônicas.
B. Repetição da ultrassonografia em 3 semanas.
C. Ablação dos vasos a *laser*.
D. Revisão das datas para o gêmeo B.

8.3 Uma mulher de 32 anos, G1P0, é submetida a um ciclo de FIV e engravida de triplos. Ela foi acompanhada em uma clínica obstétrica especializada em situações de alto risco com um curso de gravidez não complicada. Ela chega à unidade obstétrica do hospital com 30 semanas de gestação e PA de 150/100 mmHg, e proteinúria de 2+. Além disso, ela se queixa de dispneia. A saturação de oxigênio é de 82% em ar ambiente. Ela apresenta contrações a cada 4 minutos. A paciente recebe o diagnóstico de pré-eclâmpsia. Qual das seguintes afirmativas é a mais acurada?

A. A paciente deve ser tratada com heparina IV.
B. A paciente deve ser tratada com furosemida IV.
C. A paciente deve ser tratada com corticosteroides e com agente tocolítico.
D. A paciente provavelmente tem descolamento de placenta oculto.

RESPOSTAS

8.1 **C.** Os achados da ultrassonografia são consistentes com gêmeos monocoriônicos e diamnióticos, já que há apenas uma fina membrana entre os dois fetos. Como uma gestação dizigótica sempre dá origem a uma gestação dicoriônica e diamniótica, essa paciente deve ter uma gravidez monozigótica que se dividiu 4 a 8 dias após a fertilização. Uma gravidez monozigótica tem maior risco de RCIU, natimortos e STFF.

8.2 **C.** A grande discrepância do peso fetal e do volume de líquido amniótico entre as duas gestações é consistente com STFF. O melhor tratamento é a ablação a *laser* dos vasos compartilhados, mas esse procedimento está disponível apenas em centros selecionados. Outra opção é a amniodrenagem seriada. Na STFF, um gêmeo age como doador (menor) e o outro como receptor (maior). Há alto risco de natimortalidade nessa condição.

8.3 **B.** Essa paciente provavelmente tem edema pulmonar devido à pré-eclâmpsia, bem como volume plasmático aumentado devido a múltiplas gestações. Quanto maior o número de gestações, maior o volume plasmático e maior o risco de edema pulmonar. Essa paciente deve receber furosemida IV para diminuir o volume intravascular, sulfato de magnésio para profilaxia de convulsões e ter o parto planejado. Embora TVP e embolia pulmonar sejam sempre consideradas em mulheres grávidas com dispneia e hipoxemia, o edema pulmonar seria mais provável. A radiografia de tórax seria útil na diferenciação das duas condições (infiltrados no edema pulmonar, claro na embolia pulmonar). Tocólise e corticosteroides seriam úteis no trabalho de parto prematuro isolado, embora muitos especialistas evitem o seu uso em gestações múltiplas, devido ao risco de edema pulmonar.

DICAS CLÍNICAS

- Os dois tipos de gestação gemelar são monozigótica e dizigótica. Gêmeos monozigóticos estão associados a uma maior taxa de anomalias e complicações maternas.
- Os efeitos maternos da gravidez são aumentados na gestação gemelar: aumento de náuseas e vômitos, maior anemia fisiológica, maior aumento na PA após 20 semanas, e maior aumento no tamanho e no peso do útero.
- Deve-se suspeitar de STFF quando há discordância substancial entre os gêmeos e discrepância do volume de líquido amniótico entre os gêmeos.
- A gestação gemelar sem membrana divisora está associada a uma alta taxa de natimortos devido ao enovelamento do cordão.
- Vasa prévia constitui uma condição que pode causar morte fetal rápida após a ruptura das membranas.
- O diagnóstico pré-natal de vasa prévia é feito por meio de ultrassonografia com Doppler colorido, e o manejo é a cesariana planejada antes da ruptura das membranas.

REFERÊNCIAS

Chasen, ST, Chervenak, FA. "Twin pregnancy: prenatal issues" UpToDate, 2012, accessed Feb 10, 2012.

Cunningham FG, Leveno KJ, Bloom SL, Hauth JC, Rouse, DJ, Spong Y. Abnormalities of the placenta, umbilical cord, and membranes. In: *Williams Obstetrics*, 23rd ed. New York, NY: McGraw-Hill; 2010:577-587.

Cunningham FG, Leveno KJ, Bloom SL, Hauth JC, Rouse, DJ, Spong, Y. Multifetal gestation. In: *Williams Obstetrics*, 23rd ed. New York, NY: McGraw-Hill; 2010:859-889.

Lockwood, CJ, Russo-Stieglitz, K. "Vasa previa and velamentous cord" UpToDate, 2012, accessed Feb 10, 2012.

Oyelese Y, Sulian JC. Placenta previa, placenta accreta, and vasa previa. *ACOG Clinical Expert Series. Obstet Gynecol*, 2006;107:927-941.

Strehlow S, Uzelac P. Complications of labor & delivery. In: DeCherne y AH, Nathan L, Goodwin TM, Laufer N, eds. *Current Diagnosis & Treatment of Obstetrics & Gynecology*, 10th ed. New York, McGraw-Hill; 2007.

CASO 9

Uma mulher de 31 anos, G3P2, com 39 semanas de gestação, chega à unidade obstétrica se queixando de fortes contrações uterinas de 4 horas de duração; as membranas romperam-se há 2 horas. Ela tem história de infecção por herpes-vírus simples (HSV, do inglês *herpes simplex virus*); nega a presença de vesículas e seu último surto foi há 4 meses, e está em uso de aciclovir oral. Ela observa história de formigamento há um dia na área perineal. Ao exame, a PA é de 110/60 mmHg, a temperatura, 37,2°C e a frequência cardíaca, 80 bpm. Os pulmões estão limpos. O abdome revela uma altura do fundo de útero de 40 cm. A cardiotocografia (CTG) é de 140 bpm, reativa e sem desacelerações. As contrações uterinas ocorrem a cada 3 minutos. A genitália externa é normal, sem evidência de lesão. A vagina, o colo e a região perianal têm aspecto normal. O fluido vaginal é consistente com ruptura das membranas, mostrando cristalização arboriforme e pH alcalino.

- ▶ Qual deve ser o próximo passo?
- ▶ Qual é o diagnóstico mais provável?

RESPOSTAS PARA O CASO 9:
Infecção por herpes-vírus simples no trabalho de parto

Resumo: Uma mulher de 31 anos, G3P2, com 39 semanas de gestação, está em trabalho de parto e suas membranas se romperam há 2 horas. Ela tem história de infecção por HSV e está em uso de terapia supressiva com aciclovir oral. Ela relata história de formigamento há um dia na área perineal.

- **Próximo passo:** Aconselhar a paciente a respeito dos riscos de infecção neonatal por HSV e oferecer cesariana.
- **Diagnóstico mais provável:** Recorrência de infecção por HSV com sintomas prodrômicos.

ANÁLISE

Objetivos

1. Compreender as indicações da cesariana devido à infecção por HSV na gravidez.
2. Saber que o HSV pode causar encefalite neonatal.
3. Compreender que os sintomas de infecção prodrômica podem indicar disseminação viral.

Considerações

A paciente está em trabalho de parto e apresentou ruptura das membranas. Ela tem história de infecções por HSV. Embora não tenha lesões visíveis e esteja em uso de terapia supressiva com aciclovir, ela se queixa de formigamento na região perineal. Esses sintomas são suficientes para sugerir um surto de HSV. Com a disseminação viral para o trato genital, há o risco de infecção neonatal, especialmente encefalite, que pode levar a comprometimento permanente e grave do sistema nervoso central (SNC). A paciente deve ser aconselhada sobre os riscos neonatais e deve-se sugerir que opte pelo parto cesáreo, a fim de reduzir o risco de exposição neonatal ao HSV.

ABORDAGEM AO
Herpes-vírus simples na gravidez

DEFINIÇÕES

SINTOMAS PRODRÔMICOS DE HERPES-VÍRUS SIMPLES: Antes do aparecimento das vesículas clássicas, a paciente pode se queixar de queimação, prurido ou formigamento.

INFECÇÃO NEONATAL POR HERPES: O HSV pode causar infecção disseminada com envolvimento de órgãos importantes. A infecção pode ser confinada à encefalite, à infecção dos olhos, da pele ou da mucosa, ou pode ser assintomática. A grande maioria das infecções neonatais por herpes ocorrem por exposição ao vírus nos fluidos e nas secreções do trato genital, embora 5 a 10% possam ocorrer por via transplacentária antes do parto. Isso ocorre mais provavelmente devido a episódios primários e viremia significativa.

ABORDAGEM CLÍNICA

As culturas para herpes e a PCR não são úteis no manejo agudo de mulheres grávidas que se apresentam em trabalho de parto ou com ruptura das membranas. Elas são úteis para fazer o diagnóstico durante o curso pré-natal, quando a paciente pode desenvolver lesões e o diagnóstico está em questão. Quando uma mulher é diagnosticada com HSV, o médico utiliza o seu melhor julgamento clínico para avaliar a presença de HSV no trato genital durante o trabalho de parto. Uma inspeção meticulosa da genitália externa, da vagina, do colo uterino (inclusive exame especular) e da área perianal deve ser realizada para as lesões herpéticas típicas, como vesículas ou úlceras (Fig. 9.1). Adicionalmente, a paciente deve ser questionada de maneira minu-

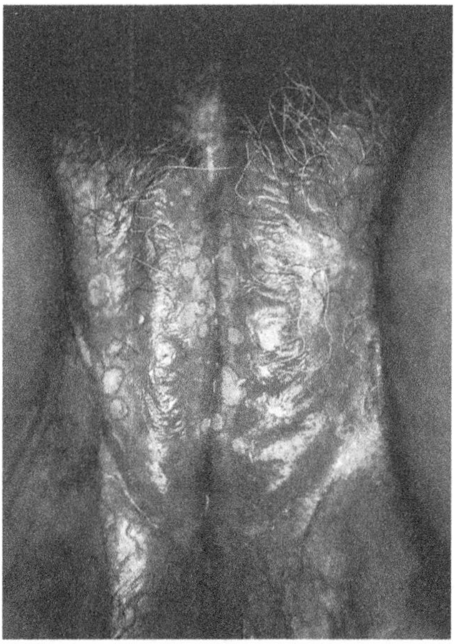

Figura 9.1 Primeiro episódio de infecção genital primária por herpes-vírus simples. (Reproduzida, com permissão, de Wendel GD, Cunningham FG. *Sexually Transmitted Diseases in Pregnancy*. In: Williams Obstetrics, 18th ed. (Suppl. 13). Norwalk, CT: Appleton & Lange.)

ciosa sobre a presença de sintomas prodrômicos. Quando não há lesões ou sintomas prodrômicos, a paciente deve ser informada de que tem baixo risco de disseminação viral e, provavelmente, tem risco pequeno, porém, possível, de infecção herpética neonatal. Em geral, a paciente optará pelo parto vaginal nessas circunstâncias. Por outro lado, a **presença de sintomas prodrômicos ou de lesões genitais suspeitas de HSV é suficiente para indicar recomendação de parto cesáreo, a fim de prevenir infecção neonatal.**

O maior o fator de risco de infecção neonatal é a infecção por HSV próxima ao período do parto. Por esse motivo, o Centers for Diasease Control and Prevention (CDC) recomenda que mulheres que não foram infectadas com HSV se abstenham de sexo com parceiros com infecção por HSV conhecida no terceiro trimestre.

Foram identificados dois tipos de HSV. O HSV-1 é responsável pela maioria das doenças não genitais; todavia, o HSV-1 tem sido implicado cada vez mais na infecção genital em adolescentes e jovens adultas. O HSV-2 é encontrado quase exclusivamente na região genital. A grande maioria das recorrências é ocasionada pelo HSV-2. O aciclovir tem atividade contra o HSV-1 e o HSV-2. Em um surto primário de herpes, o aciclovir oral reduz a disseminação viral e os sintomas dolorosos, e está associado a uma cicatrização mais rápida das lesões. Medicações mais recentes, como valaciclovir ou fanciclovir, requerem dose menos frequente devido à maior biodisponibilidade, mas são mais caras.

O uso de terapia supressiva antiviral oral depois de 36 semanas em mulheres que tiveram recorrência ou primeiro episódio durante a gravidez mostrou reduzir a disseminação viral e a frequência dos surtos a termo, e diminuir a necessidade de parto cesáreo. Não está claro se a profilaxia é útil nos casos sem recorrência durante a gravidez, embora muitos médicos recomendem a profilaxia. Se não houver envolvimento da mama pelo HSV, a paciente poderá amamentar.

Controvérsias

Alguns especialistas recomendam rastreamento sorológico para anticorpos anti-HSV-2 em casais, de modo que possam ser realizadas a supressão antiviral e as práticas de sexo seguro, bem como o aconselhamento das mulheres. Por exemplo, na circunstância na qual a mulher grávida é negativa para anticorpo HSV-2 e o parceiro é positivo, deve ser adotado o sexo seguro. Contudo, não há evidência de que essa prática tenha um bom custo-benefício e reduza a infecção neonatal por HSV.

QUESTÕES DE COMPREENSÃO

9.1 Uma mulher de 32 anos, G1P0, com 24 semanas de gestação é vista por seu obstetra por ter vesículas dolorosas na vulva. A PCR é realizada e evidencia HSV-2. O obstetra aconselha a paciente sobre a possibilidade de uma cesariana quando ela entrar em trabalho de parto. Qual das seguintes alternativas é uma indicação de cesariana por HSV materno?

A. Lesões vesiculares observadas no colo uterino.
B. História de lesões observadas na vagina um mês antes, não visíveis no momento.
C. Lesões observadas na parte posterior da coxa.
D. Formigamento na parede torácica com lesões consistentes com herpes-zóster.

9.2 Uma mulher de 29 anos, G2P1, é vista no consultório para sua gravidez de 16 semanas. Ela queixa-se de queimação na área vulvar. São observadas duas bolhas nos grandes lábios. É realizada a PCR das lesões, a qual evidencia HSV-1. Qual das seguintes afirmativas é mais acurada no aconselhamento dessa paciente?

A. Como esse resultado é HSV-1, o achado é, provavelmente, um resultado falso-positivo, e a paciente provavelmente não tem infecção por herpes.
B. Devido ao achado de HSV-1, o neonato não está em risco de encefalite por herpes.
C. A paciente deve ser tratada, quer a infecção seja por HSV-1 ou por HSV-2.
D. É provável que a paciente tenha infecção por HIV, já que o HSV-1 foi isolado na área da vulva.

9.3 Uma mulher de 35 anos, saudável, G2P1, com 20 semanas de gestação, apresenta episódio primário de herpes-vírus simples, confirmado pela PCR. O aciclovir oral é administrado por 10 dias. Qual das alternativas a seguir é a justificativa para a terapia com aciclovir?

A. Diminuição da probabilidade de recorrência e da necessidade de cesariana.
B. Diminuição da probabilidade de transmissão transplacentária para o feto.
C. Diminuição da duração da disseminação viral e da duração da infecção atual.
D. Aumento da imunidade da paciente e dos níveis de IgG para HSV.

9.4 Uma mulher de 34 anos é vista no consultório do seu clínico com queixas de dor vulvar. Ao exame, são observadas três úlceras no grande lábio direito. As lesões têm bordas irregulares e base necrótica, e há adenopatia observada na região inguinal direita. Qual das alternativas seguintes é o diagnóstico mais provável?

A. Sífilis.
B. Herpes-vírus simples.
C. Cancroide.
D. Carcinoma de células escamosas.
E. Abscesso da glândula de Bartholin.

RESPOSTAS

9.1 **A.** A presença de sintomas prodrômicos ou de lesões ao longo do trato genital (i.e., colo uterino) suspeitas de HSV é suficiente para indicar parto cesáreo, a fim de prevenir infecção neonatal. Quando não há lesões ou sintomas prodrômicos, a paciente deve ser informada de que ela tem baixo risco de disseminação viral e de que tem risco desconhecido de infecção herpética neonatal. Em geral, a paciente optará por parto vaginal. A parte posterior da coxa é improvável de contaminar o bebê durante o parto, e não é uma indicação para parto cesáreo. As lesões na parede torácica consistentes com herpes-zóster não necessitam de parto cesáreo; contudo, o recém-nascido não deve entrar em contato com essas lesões, e a amamentação deve ser evitada. A infecção por herpes-zóster em um recém-nascido pode ter consequências fatais.

9.2 **C.** Embora o HSV-1 em geral seja encontrado na região acima da cintura e o HSV-2, abaixo, frequentemente há exceções. A PCR é altamente sensível e específica, e é improvável que o subtipo viral esteja errado. O HSV-1 também pode causar encefalite neonatal, e a paciente deve ser aconselhada e tratada como se fosse HSV-2. Um achado de HSV-1 na região vulvar não sugere infecção por HIV; todavia, a paciente deve ser rastreada para infecções sexualmente transmissíveis.

9.3 **C.** A justificativa para o uso do aciclovir oral no surto primário é reduzir a disseminação viral e a duração da infecção. O aciclovir não afeta a probabilidade de recorrência futura e não altera a resposta imunológica da paciente. A terapia supressiva antiviral oral iniciada com 36 semanas também deve ser considerada nessa paciente, para reduzir a chance de disseminação viral e recorrência próxima ao momento do parto. Não há evidência de que o aciclovir oral altere a transmissão transplacentária para o feto, embora a redução da viremia possa ajudar.

9.4 **C.** Cancroide é uma causa rara de úlceras vulvares infecciosas nos Estados Unidos, embora seja bastante comum em todo o mundo; assim, casos que ocorram lá estão relacionados a portas de entrada. **Cancroide** é uma doença sexualmente transmissível (DST) causada pela bactéria gram-negativa *Haemophilus ducreyi* e, como o HSV, é caracterizada por lesões genitais dolorosas. O HSV é a causa mais comum de úlceras vulvares infecciosas nos Estados Unidos, e os indivíduos são infectados, normalmente, com vírus HSV-2 transmitido sexualmente. O herpes genital pode causar úlceras genitais dolorosas recorrentes, e a infecção por herpes pode se tornar grave em pessoas imunossuprimidas. A **sífilis** apresenta-se geralmente durante o primeiro estágio da doença como um cancro pequeno, redondo e indolor na área do corpo exposta à espiroqueta. As glândulas de Bartholin, responsáveis pelas secreções vaginais, estão localizadas na entrada da vagina; elas podem aumentar e se tornar um abscesso indolor quando são obstruídas e infectadas. O carcinoma da vulva é, normalmente, indolor, ulcerativo, e é mais comum em mulheres na pós-menopausa.

DICAS CLÍNICAS

- A cesariana deve ser oferecida às mulheres com história de HSV que têm sintomas prodrômicos ou lesões suspeitas do trato genital.
- O HSV é a causa mais comum de úlceras vulvares infecciosas nos Estados Unidos.
- A maioria das infecções herpéticas neonatais ocorre por HSV das secreções e fluidos do trato genital, embora 5% das infecções neonatais sejam adquiridas no útero. Estas geralmente se devem a episódios primários.
- O colo uterino, a vagina e a vulva devem ser inspecionados cuidadosamente para lesões em pacientes em trabalho de parto que tenham história de HSV.
- O aciclovir e os agentes análogos administrados na gravidez durante episódios primários podem reduzir a duração da disseminação viral e das lesões.
- A supressão com aciclovir, quando uma infecção por HSV primária ou recorrente ocorre na gravidez, pode diminuir a probabilidade de recorrência e a necessidade de cesariana.

REFERÊNCIAS

American College of Obstetricians and Gynecologists. Gynecologic herpes simplex virus infections. *ACOG Practice Bulletin 57*. Washington, DC: 2004. (Reaffirmed 2010.)

American College of Obstetricians and Gynecologists. Management of herpes in pregnancy. *ACOG Practice Bulletin 82*. Washington, DC: 2007. (Reaffirmed 2009.)

Castro LC, Ognyemi D. Common medical and surgical conditions complicating pregnancy. In: Hacker NF, Gambone JC, Hobel CJ, eds. *Essentials of Obstetrics and Gynecology*, 5th ed. Philadelphia, PA: Saunders; 2009:191-218.

Centers for Disease Control and Prevention (CDC): Sexually-Transmitted Diseases Treatment Guidelines, 2010, http://www.cdc.gov/std/treatment/2010/genital-ulcers.htm, accessed Feb 18, 2012.

Cunningham FG, Leveno KJ, Bloom SL, Hauth JC, Gilstrap LC III, Wenstrom KD. Sexually transmitted diseases. In: *Williams Obstetrics*, 23rd ed. New York, NY: McGraw-Hill; 2010:1241-1245.

CASO 10

Uma mulher de 30 anos, G5P4, com 32 semanas de gestação, queixa-se de sangramento vaginal vermelho-vivo significativo. Ela nega contrações uterinas, perda de líquido ou trauma. A paciente afirma que 4 semanas antes, após uma relação sexual, ela apresentou perda sanguínea vaginal. Ao exame, a PA é de 110/60 mmHg e a FC, 80 bpm. A temperatura é de 37,2°C. Os exames do coração e do pulmão são normais. O abdome está flácido e o útero não está dolorido. Os batimentos cardíacos fetais estão na faixa de 140 a 150 bpm.

- Qual deve ser o próximo passo?
- Qual é o diagnóstico mais provável?
- Qual é o manejo em longo prazo dessa paciente?

RESPOSTAS PARA O CASO 10: Placenta prévia

Resumo: Uma mulher de 30 anos, G5P4, com 32 semanas de gestação, queixa-se de sangramento vaginal indolor. Quatro semanas antes, ela apresentou sangramento discreto após relação sexual. O abdome está flácido e o útero, indolor. Os batimentos cardíacos fetais estão na faixa de 140 a 150 bpm.

- **Próximo passo:** Exame ultrassonográfico.
- **Diagnóstico mais provável:** Placenta prévia.
- **Manejo em longo prazo:** Manejo expectante, desde que o sangramento não seja excessivo. A cesariana deve ser feita com 34 semanas de gestação (ver nova referência mais adiante neste caso).

ANÁLISE

Objetivos

1. Saber o diagnóstico diferencial do sangramento antes do parto.
2. Compreender que o sangramento vaginal indolor é consistente com placenta prévia.
3. Compreender que o exame ultrassonográfico é um bom método para avaliar a localização da placenta.

Considerações

A paciente está apresentando sangramento vaginal anteparto (sangramento após 20 semanas de gestação). Devido à natureza indolor do sangramento e à ausência de fatores de risco de descolamento da placenta, este caso é, provavelmente, de placenta prévia, definida como a placenta ocluindo o orifício cervical interno. O descolamento da placenta (separação prematura da placenta) geralmente está associado a contrações uterinas dolorosas ou tônus uterino excessivo. A história anterior de sangramento após relação sexual é consistente com placenta prévia, uma vez que a relação sexual vaginal pode induzir sangramento. O exame ultrassonográfico é realizado antes de um exame vaginal porque a manipulação vaginal (inclusive o exame com espéculo) pode induzir sangramento. Como a paciente está estável hemodinamicamente, e os batimentos cardíacos fetais são normais, a conduta expectante é a melhor terapia com 32 semanas (devido ao risco de prematuridade). Se a mesma paciente estivesse com 35 ou 36 semanas de gestação, então seria prudente realizar uma cesariana.

ABORDAGEM AO
Sangramento vaginal antes do parto

DEFINIÇÕES

SANGRAMENTO VAGINAL ANTEPARTO: Sangramento vaginal que ocorre após 20 semanas de gestação.

PLACENTA PRÉVIA TOTAL: A placenta recobre completamente o orifício interno do colo uterino (Fig. 10.1).

PLACENTA PRÉVIA PARCIAL: A placenta recobre parcialmente o orifício cervical interno.

PLACENTA PRÉVIA MARGINAL: A placenta bordeja o orifício cervical interno.

PLACENTA DE IMPLANTAÇÃO BAIXA: A borda da placenta está a 2 a 3 cm do orifício cervical interno.

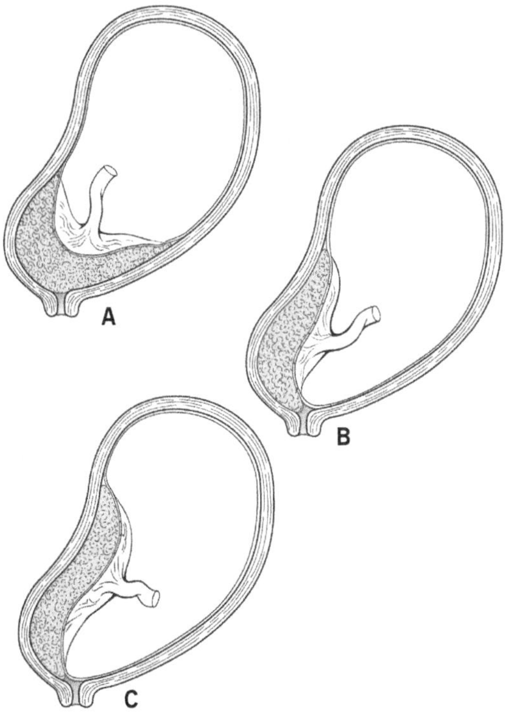

Figura 10.1 Tipos de placenta prévia. Estão representadas a placenta prévia total (A), a placenta prévia marginal (B), e a implantação baixa da placenta (C).

DESCOLAMENTO DA PLACENTA: Separação prematura da placenta implantada normalmente.

VASA PRÉVIA: Vasos do cordão umbilical que se inserem nas membranas, com os vasos recobrindo o orifício cervical interno, estando, assim, vulnerável ao dessangramento fetal no rompimento das membranas.

ABORDAGEM CLÍNICA

A **hemorragia anteparto** é definida como sangramento vaginal significativo após 20 semanas de gestação. As duas causas mais comuns são o **descolamento da placenta** e a **placenta prévia** (Quadro 10.1). A apresentação clássica do sangramento da placenta prévia é hemorragia vaginal indolor após a metade do segundo trimestre, enquanto o descolamento da placenta frequentemente se apresenta com contrações dolorosas. Quando a paciente se queixa de hemorragia anteparto, o médico deve primeiro excluir a placenta prévia por ultrassonografia, mesmo antes de um exame especular ou digital, já que essas manobras podem induzir sangramento. A ultrassonografia é um método acurado de avaliar a localização da placenta. Às vezes, a ultrassonografia transabdominal pode não ser capaz de visualizar a placenta, e é necessário uma ultrassonografia transvaginal.

A história natural da placenta prévia tem uma evolução na qual o primeiro episódio de sangramento nem sempre causa preocupação suficiente para indicar o parto. Logo, uma mulher com gestação prematura e placenta prévia em geral é observada em repouso no leito na esperança de haver ganho de tempo para a maturação do feto. Frequentemente, o segundo ou terceiro episódio de sangramento força o parto. O sangramento pela placenta prévia raramente leva à coagulopatia, ao contrário do descolamento prematuro da placenta. Como o segmento uterino inferior é pouco contrátil, pode ocorrer sangramento pós-parto. O **acretismo** (invasão da placenta na parede uterina) é mais comum com a placenta prévia, sobretudo na presença de cicatriz uterina, como após a cesariana. Embora haja variabilidade a respeito do momento do parto na placenta prévia e no acretismo, o parto cesáreo com 34 semanas de gestação parece equilibrar o risco fetal de prematuridade e o benefício materno de um parto agendado. Não há benefício demonstrado na realização de amniocentese para maturidade pulmonar fetal antes do parto em qualquer idade gestacional.

QUADRO 10.1 • Fatores de risco para placenta prévia
Grande multiparidade
Cesariana prévia
Curetagem uterina prévia
Antecedentes de placenta prévia
Gestação múltipla

QUESTÕES DE COMPREENSÃO

10.1 Uma mulher de 28 anos, que está com 32 semanas de gestação, é examinada na área de triagem obstétrica devido a sangramento vaginal, descrito como significativo e com coágulos. Ela nega cólica ou dor. Uma ultrassonografia é realizada, revelando que a placenta está recobrindo o orifício interno do colo. Qual das alternativas a seguir é um fator de risco para a condição dessa paciente?

A. Salpingite prévia.
B. Hipertensão.
C. Gestação múltipla.
D. Polidrâmnio.

10.2 Uma paciente de 21 anos, que está com 28 semanas de gestação, tem sangramento vaginal e é diagnosticada com placenta prévia. Qual das alternativas seguintes é uma característica típica dessa condição?

A. Sangramento doloroso.
B. Associação comum com coagulopatia.
C. O primeiro episódio de sangramento geralmente é profuso.
D. Associado ao sangramento pós-coital.

10.3 Uma mulher de 33 anos, que está com 37 semanas de gestação, confirmada por ultrassonografia no primeiro trimestre, apresenta sangramento vaginal moderadamente grave. Na ultrassonografia, é observada placenta prévia. Qual das alternativas seguintes é o melhor manejo para essa paciente?

A. Indução do trabalho de parto.
B. Tocólise do trabalho de parto.
C. Cesariana..
D. Manejo expectante.
E. Transfusão intrauterina.

10.4 Uma mulher de 22 anos, G1P0, que está com 34 semanas de gestação, apresenta sangramento vaginal moderado e não apresenta contrações uterinas. A PA é de 110/60 mmHg e a FC é de 103 bpm. O abdome está indolor. Qual das sequências de exames a seguir é a mais adequada?

A. Exame especular, exame por ultrassonografia, exame digital.
B. Exame por ultrassonografia, exame digital, exame especular.
C. Exame digital, exame por ultrassonografia, exame especular.
D. Exame por ultrassonografia, exame especular, exame digital.

10.5 Uma adolescente de 18 anos apresenta placenta prévia marginal no exame ultrassonográfico, com 22 semanas de gestação. Ela não tem sangramento vaginal. Qual das alternativas a seguir é o manejo mais adequado?

A. Agendar parto cesáreo para a 39ª semana.
B. Agendar amniocentese para 34 semanas, e parto cesáreo se os pulmões fetais estiverem maduros.

C. Agendar um exame de ressonância magnética nuclear (RMN) para 35 semanas, a fim de avaliar possível placenta percreta envolvendo a bexiga.
D. Reavaliar a posição da placenta por ultrassonografia com 32 semanas
E. Recomendar o término da gravidez.

RESPOSTAS

10.1 **C.** Gestação múltipla, com aumento da área da superfície de placentação, é fator de risco de placenta prévia. A hipertensão não é fator de risco de placenta prévia; todavia, é um dos principais fatores de risco de descolamento de placenta. Polidrâmnio, devido ao excesso de líquido amniótico no saco amniótico, também é um fator de risco de descolamento de placenta. A salpingite envolve inflamação e infecção das trompas de Falópio e, ao longo do tempo, pode levar a cicatrizes permanentes das trompas. Como esse processo em particular é limitado às trompas, não há aumento do risco de placenta prévia; em vez disso, há risco aumentado de gravidez ectópica.

10.2 **D.** A perda sanguínea após relação sexual é queixa comum em pacientes com placenta prévia. Ao contrário do descolamento da placenta, a placenta prévia não está comumente associada à coagulopatia, ao sangramento doloroso ou a um primeiro episódio de sangramento profuso. O principal fator de diferenciação entre a placenta prévia e o descolamento da placenta é a presença ou a ausência de dor. No descolamento, as contrações uterinas dolorosas são, geralmente, a principal queixa, enquanto a placenta prévia é indolor. Embora o primeiro episódio de sangramento na placenta prévia em geral não cause grande preocupação, a ponto de ser indicado o parto imediato, o segundo ou o terceiro episódios mandarão a paciente para a sala de cirurgia para parto cesáreo.

10.3 **C.** O melhor planejamento para a placenta prévia a termo é o parto cesáreo. Não há necessidade de colocar a paciente em risco de hemorragia quando os pulmões fetais estiverem maduros o suficiente para a vida extrauterina; portanto, o manejo expectante não seria a melhor opção nesse cenário. A paciente com cesariana agendada não necessita ter seu parto induzido, nem necessita de tocólise, já que o seu estado de trabalho de parto é insignificante para um parto cesáreo. Uma paciente com placenta prévia, mesmo que não seja total, não deve ter parto vaginal, uma vez que o segmento uterino inferior é pouco contrátil, e pode ocorrer sangramento pós-parto. A transfusão intrauterina também não está indicada nessa paciente porque, quando o feto nascer, não precisará do suprimento sanguíneo materno. Mesmo diante de uma mãe Rh− com feto Rh+, a transfusão intrauterina antes do parto imporia risco substancialmente maior à mãe e ao feto do que se houvesse um tempo de espera para avaliar a situação após o nascimento.

10.4 **D.** Primeiro, a ultrassonografia deve ser realizada para excluir placenta prévia, depois faz-se o exame especular para avaliar o colo uterino e para buscar lacerações e, por fim, realiza-se o exame digital. Realizar exame especular ou exame digital antes de avaliar por ultrassonografia coloca a paciente em risco de hemorragia. Diante de placenta prévia, o segmento uterino inferior e o colo uterino estão altamente vascularizados, e varizes cervicais podem ser visualizadas ao exame especular em algumas situações; contudo, o próprio espéculo pode causar trauma às varizes e induzir sangramento. Um exame digital às cegas pode resultar em maior separação da placenta do útero, o que também poderia causar sangramento importante.

10.5. **D.** Com muita frequência, placenta prévia marginal ou baixa no início do segundo trimestre se resolverá por transmigração da placenta. É muito cedo para discutir o agendamento de uma cesariana, já que a placenta prévia pode se resolver e permitir um parto vaginal. A ultrassonografia deve ser repetida no terceiro trimestre para que se verifique se a placenta migrou ou não. Não haveria motivo para preocupação com placenta percreta se a placenta migrar para uma posição mais favorável; portanto, o agendamento de uma RMN não está indicado nesse momento. Além disso, a RMN tem alto custo e apresenta sensibilidade de apenas 38%. Se houver suspeita da existência de placenta percreta, provavelmente a placenta prévia já foi diagnosticada no final do segundo ou terceiro trimestre, logo uma cesariana agendada já estaria nos planos. Durante a cesariana, o médico será capaz de avaliar a extensão da implantação placentária e basear o manejo na profundidade em que a placenta penetrou na parede uterina. A placenta percreta e a placenta increta em geral são diagnosticadas durante a cesariana e não por radiografia. A amniocentese para maturidade pulmonar fetal não é necessária diante de placenta prévia em qualquer idade gestacional. A recomendação para o término da gravidez seria inadequada nesse caso. Mesmo se a paciente tiver placenta prévia no momento do parto, tanto a mãe quanto o feto têm excelente prognóstico se for realizada uma cesariana.

DICAS CLÍNICAS

- Um sangramento vaginal anteparto indolor sugere o diagnóstico de placenta prévia.
- A ultrassonografia é o teste diagnóstico de escolha na avaliação da placenta prévia e deve ser realizado antes do exame digital ou do exame especular.
- A cesariana é a melhor via de parto para placenta prévia.
- A placenta prévia, diante de partos cesáreos anteriores, aumenta o risco de acretismo.
- Quando a placenta prévia é diagnosticada no início da gestação, como no segundo trimestre, está indicada a repetição da ultrassonografia, já que muitas vezes a placenta se moverá para longe do colo uterino (transmigração).

REFERÊNCIAS

American College of Obstetricians and Gynecologists. Postpartum hemorrhage. *ACOG Practice Bulletin 76*. Washington, DC: 2006. (Reaffirmed 2008.)

Cunningham FG, Leveno KJ, Bloom SL, Hauth JC, Gilstrap LC III, Wenstrom KD. Obstetrical hemorrhage. In: *Williams Obstetrics*, 23rd ed. New York, NY: McGraw-Hill; 2010:757-803.

Kim M, Hyashi RH, Gambone JC. Obstetrical hemorrhage and puerperal sepsis. In: Hacker NF, Gambone JC, Hobel CJ, eds. *Essentials of Obstetrics and Gynecology*, 5th ed. Philadelphia, PA: Saunders; 2009:128-138.

Robinson BK, Grobman WA. Effectiveness of timing strategies for delivery of individuals with placenta previa and accreta. *Obstet Gynecol.* 2010 Oct;116(4):835-842.

CASO 11

Uma mulher de 22 anos, G2P1, com 35 semanas de gestação, que admite fazer uso de cocaína, queixa-se de dor abdominal. Ela informa que está apresentando sangramento vaginal moderado sem perda de líquido pela vagina, e que não tem história de trauma. Ao exame, a PA é 150/90 mmHg e a FC é 110 bpm. O exame do fundo de útero revela sensibilidade, e é observada uma quantidade moderada de sangue escuro no fundo de saco. O exame ultrassonográfico não mostra anormalidades placentárias. O colo uterino mostra 1 cm de dilatação. Os batimentos cardíacos fetais estão na faixa de 160 a 170 bpm.

- ▶ Qual é o diagnóstico mais provável?
- ▶ Quais são as complicações que podem ocorrer devido a essa situação?
- ▶ Qual é o melhor manejo para essa condição?

RESPOSTAS PARA O CASO 11:
Descolamento prematuro de placenta

Resumo: Uma usuária de cocaína de 22 anos, G2P1, com 35 semanas de gestação, queixa-se de dor abdominal e sangramento vaginal moderado. Ao exame, a PA é 150/90 mmHg e a FC é 110 bpm. O fundo de útero revela sensibilidade. A ultrassonografia é normal. Os batimentos cardíacos fetais estão na faixa de 160 a 170 bpm.

- **Diagnóstico mais provável:** Descolamento prematuro de placenta (DPP).
- **Complicações que podem ocorrer:** Hemorragia, sangramento fetal para a mãe, coagulopatia e parto prematuro.

Melhor manejo para essa condição: Parto (com 35 semanas, os riscos de descolamento superam significativamente os riscos de prematuridade).

ANÁLISE

Ver também as respostas para o Caso 10.

Objetivos

1. Compreender que o DPP e a placenta prévia são as principais causas de hemorragia prematura.
2. Conhecer a apresentação clínica do descolamento de placenta.
3. Compreender que a coagulopatia é uma complicação do DPP.

Considerações

A paciente queixa-se de sangramento prematuro doloroso, que é consistente com DPP. Ela também tem vários fatores de risco de DPP, como hipertensão e uso de cocaína (Quadro 11.1). Como a história natural de descolamento de placenta é a extensão da separação, levando a um descolamento completo entre a placenta e o

QUADRO 11.1 • Fatores de risco para descolamento de placenta
Hipertensão (crônica e pré-eclâmpsia)
Uso de cocaína
Cordão umbilical curto
Trauma
Insuficiência uteroplacentária
Leiomioma submucoso
Descompressão uterina súbita (hidrâmnio)
Tabagismo
Ruptura prematura das membranas

útero, o melhor tratamento em uma idade gestacional (IG) próxima ao termo (> 34 semanas) é o parto. Ao contrário do diagnóstico de placenta prévia (ver Caso 10), o exame de ultrassonografia é um método ruim de avaliação do descolamento. Isso ocorre porque o coágulo sanguíneo recém-desenvolvido por trás da placenta tem a mesma textura sonográfica que a placenta.

ABORDAGEM À Suspeita de descolamento de placenta

DEFINIÇÕES

DPP OCULTO: Quando o sangramento ocorre completamente por trás da placenta e não é observado sangramento externo; essa condição é menos comum do que a hemorragia visível, porém, é mais perigosa.

HEMORRAGIA FETOMATERNA: Sangue fetal que entra na circulação materna.

ÚTERO DE COUVELAIRE: Apoplexia uterina decorrente do sangramento para dentro do miométrio, conferindo aspecto pálido à superfície uterina.

ABORDAGEM CLÍNICA

Quando comparado com a placenta prévia (ver Caso 10), o **DPP é mais perigoso e imprevisível**. Além disso, o diagnóstico é muito mais difícil de ser estabelecido. O exame por ultrassonografia não é útil na maioria dos casos; um exame ultrassonográfico normal não exclui descolamento de placenta. Não há um teste que seja diagnóstico de DPP, mas o quadro clínico deve ser considerado como um todo. Dessa forma, uma paciente em risco de DPP (paciente hipertensa ou que tenha se envolvido recentemente em um acidente automobilístico), que se queixa de sangramento vaginal após 20 semanas de gestação, deve ter suspeita de DPP. Além disso, o sangramento frequentemente está associado à dor uterina ou à hipertonia. O sangue pode penetrar no músculo uterino e causar uma apoplexia uterina, também conhecida como útero de Couvelaire. Podem ocorrer atonia uterina e hemorragia pós-parto. No parto, com frequência é visto um coágulo aderente à placenta. Outra complicação do descolamento de placenta é a coagulopatia. Quando o **descolamento é grave o suficiente para causar morte fetal, a coagulopatia é encontrada em um terço ou mais dos casos**. A coagulopatia é secundária à hipofibrinogenemia, e o sangramento clinicamente evidente em geral não é encontrado, a menos que o nível de fibrinogênio esteja abaixo de 100 a 150 mg/dL.

O diagnóstico de DPP é difícil porque a apresentação clínica é variável. Embora o sangramento vaginal doloroso seja a característica principal, também podem ser vistos trabalho de parto prematuro, natimortalidade e/ou anormalidades da cardiotocografia (CTG). O diagnóstico por ultrassonografia não tem boa sensibilidade. Um DPP oculto pode ocorrer quando o sangue é aprisionado atrás da placenta de forma que a hemorragia não é vista externamente. Níveis de hemoglobina seriados, após a medição da altura do fundo de útero e a avaliação do padrão da CTG, frequentemente são úteis. A hemorragia fetomaterna é mais comum no descolamento de placenta, e alguns médicos recomendam fazer o teste para eritrócitos fetais no sangue materno. Um dos testes de eluição ácida é chamado de teste de Kleihauer-Betke, que leva vantagem sobre as diferentes solubilidades de hemoglobina materna *versus* hemoglobina fetal.

O manejo do descolamento de placenta depende da IG, do estado fetal e do estado hemodinâmico da mãe. O nascimento é a conduta usual. Em uma mulher com feto prematuro e diagnóstico de "descolamento crônico", pode ser realizado o manejo expectante se a paciente estiver estável, sem sangramento ativo e sem sinais de comprometimento fetal. Embora não haja contraindicações ao parto vaginal, a cesariana frequentemente é o método escolhido por indicação fetal. No caso de descolamentos associados à morte fetal e à coagulopatia, a via vaginal é, mais frequentemente, a mais segura para a mãe. Neste último cenário, hemoderivados e fluidos IVs são administrados para manter o hematócrito acima de 25 a 30% e um débito urinário de pelo menos 30 mL/h. Essas mulheres geralmente têm um trabalho de parto muito rápido. Muitas delas apresentarão hipertensão ou pré-eclâmpsia após a reposição de volume e pode ser necessário iniciar o uso de sulfato de magnésio para profilaxia de eclâmpsia.

CORRELAÇÃO DE CASO

- Ver também Caso 8 (Gestação gemelar com vasa prévia) e Caso 10 (Placenta prévia) para outras apresentações da hemorragia anteparto. Entre essas causas, o DPP é discretamente mais comum do que a placenta prévia, com a vasa prévia sendo a mais rara.

QUESTÕES DE COMPREENSÃO

11.1 Uma mulher de 18 anos, grávida, apresenta sangramento vaginal. Ela está sangrando a partir de locais de punção venosa, de sítios IVs e das gengivas. Qual das alternativas a seguir é o diagnóstico subjacente mais provável?

A. Descolamento de placenta.
B. Placenta prévia.
C. Diabetes gestacional.
D. Gestação multifetal.
E. Doença trofoblástica gestacional.

11.2 Uma mulher de 32 anos é examinada na unidade obstétrica do hospital. Ela está com 29 semanas de gestação, com queixa principal de sangramento vaginal significativo; teve um natimorto na sua gestação anterior devido ao descolamento de placenta. A paciente pergunta ao médico sobre a acurácia da ultrassonografia no diagnóstico do descolamento de placenta. Qual das alternativas a seguir é a mais acurada?

A. A ultrassonografia fetal é mais acurada para o diagnóstico do descolamento de placenta do que para o de placenta prévia.
B. A ultrassonografia fetal é bastante sensível no diagnóstico do descolamento de placenta.
C. A ultrassonografia é sensível no diagnóstico do descolamento de placenta que ocorre no aspecto inferior do útero.
D. A ultrassonografia fetal não é sensível no diagnóstico do descolamento de placenta.

11.3 Qual das alternativas a seguir é o fator de risco mais significativo para descolamento de placenta?

A. Cesariana prévia.
B. Apresentação pélvica.
C. Trauma.
D. Uso de maconha.
E. Acretismo.

11.4 Uma mulher de 35 anos apresenta sangramento vaginal vermelho-vivo com 30 semanas de gestação. O rastreamento da urina é positivo para drogas. Qual das alternativas seguintes provavelmente está presente no rastreamento para drogas?

A. Maconha.
B. Álcool.
C. Barbitúricos.
D. Cocaína.
E. Benzodiazepínicos.

RESPOSTAS

11.1 **A.** O DPP é uma causa comum de coagulopatia. A coagulopatia consumptiva, também conhecida como coagulação intravascular disseminada (CID), envolve a hiperativação das vias procoagulantes e pode ser uma complicação fatal do DPP ou de outras causas de hemorragia. A placenta prévia raras vezes resulta em coagulopatia consumptiva, já que em geral há uma quantidade significativamente menor de sangramento envolvido em comparação com o DPP. O diabetes gestacional é associado mais comumente à macrossomia fetal, e coloca o feto em risco de distocia do ombro no momento do parto. A coagulopatia provavelmente não é vista no diabetes gestacional. Uma gestação multifetal coloca a paciente em maior risco de placenta prévia devido à maior área de superfície necessária para a(s) placenta(s), mas, como citado anteriormente, a coagulopatia não é comum na placenta prévia. A gestação multifetal por si só não aumenta o risco materno de coagulopatia. A doença trofoblástica gestacional pode ser um câncer benigno ou maligno que se desenvolve no ventre de uma mulher e é em geral associado à gravidez molar. O sangramento a partir de um sítio de metástase pode levar a choque hemorrágico, mas isso não é muito comum e, portanto, a chance de desenvolver CID a partir dessa complicação é ainda menos provável.

11.2 **D.** A ultrassonografia é acurada na identificação da placenta prévia, mas não é sensível no diagnóstico do DPP. O exame ultrassonográfico é um método fraco para avaliação do descolamento porque o sangue depositado recentemente por trás da placenta tem a mesma textura ultrassonográfica que a própria placenta. Deve haver alto grau de suspeita de DPP quando se avalia o quadro clínico como um todo. Há uma situação ainda mais desafiadora diante de um descolamento oculto, no qual o sangramento ocorre por trás da placenta e não é observado sangramento externo. Isso é extremamente perigoso, uma vez que possivelmente passará bastante tempo antes que o descolamento de placenta seja diagnosticado.

11.3 **C.** Trauma é o fator de risco mais significativo para DPP, em comparação com as outras opções. Forças extremas podem cisalhar a placenta para fora do útero nessas situações. A maconha, ao contrário da cocaína, não está associada ao descolamento, já que não causa hipertensão materna e vasoconstrição como a cocaína. Um parto cesáreo prévio pode predispor a paciente à placenta prévia com acretização associada em gestações futuras, mas nem uma cesariana prévia, nem um acretismo são fatores de risco significativos de descolamento. O risco fetal mais significativo associado à apresentação pélvica é o prolapso do cordão, que pode levar à privação considerável de oxigênio para o feto. Outros fatores de risco de DPP incluem: leiomioma uterino (especialmente do tipo submucoso), hipertensão, uso de cocaína, cordão umbilical curto, insuficiência uteroplacentária, polidrâmnio, tabagismo e ruptura prematura das membranas prematura (PPROM).

11.4 **D.** O uso de cocaína é fortemente associado ao desenvolvimento de DPP devido ao seu efeito sobre a vasculatura (vasoespasmo).

DICAS CLÍNICAS

- O sangramento doloroso anteparto deve levantar suspeita de DPP.
- O diagnóstico de DPP é clínico, uma vez que pode se apresentar de várias formas.
- Os principais fatores de risco do DPP são hipertensão, trauma e consumo de cocaína, sendo a hipertensão a mais comum.
- Um DPP oculto pode esconder sangramento significativo sem hemorragia externa.
- A causa mais comum de sangramento anteparto com coagulopatia é o DPP.
- O DPP pode levar à hemorragia fetomaterna.

REFERÊNCIAS

Cunningham FG, Leveno KJ, Bloom SL, Hauth JC, Gilstrap LC III, Wenstrom KD. Obstetrical hemorrhage. In: *Williams Obstetrics,* 23rd ed. New York, NY: McGraw-Hill; 2010:757-803.

Kim M, Hyashi RH, Gambone JC. Obstetrical hemorrhage and puerperal sepsis. In: Hacker NF, Gambone JC, Hobel CJ, eds. *Essentials of Obstetrics and Gynecology,* 5th ed. Philadelphia, PA: Saunders; 2009:128-138.

CASO 12

Uma mulher de 35 anos, G5P4, com 39 semanas de gestação, está tendo um parto vaginal. Ela tem história anterior de miomectomia e de cesariana transversa baixa. Recebeu orientação sobre riscos, benefícios e alternativas do parto vaginal após uma cesariana, e elegeu uma tentativa de trabalho de parto. Ela progrediu normalmente e o parto ocorreu sem problemas. O secundamento não ocorreu após 30 minutos, e então foi realizada a extração manual. A placenta parecia estar firmemente aderida ao útero.

- Qual é o diagnóstico mais provável?
- Qual é o próximo passo no manejo dessa paciente?

RESPOSTAS PARA O CASO 12: Acretismo

Resumo: Uma mulher de 35 anos, G5P4, a termo, com história prévia de miomectomia e parto cesáreo, tem um parto vaginal. A placenta retida está firmemente aderida ao útero, então é feita uma tentativa de extração manual.

- **Diagnóstico mais provável:** Acretismo.
- **Próximo passo no manejo dessa paciente:** Histerectomia.

ANÁLISE

Objetivos

1. Conhecer os fatores de risco e o diagnóstico clínico de acretismo.
2. Compreender que a histerectomia é, geralmente, o melhor tratamento para acretismo.

Considerações

Essa paciente teve duas incisões uterinas prévias, o que aumenta o risco de acretismo. Observou-se que a placenta estava muito aderida ao útero, o que é uma definição clínica de acretismo, embora o diagnóstico histológico evidencie um defeito da decídua basal. O manejo comum da verdadeira acretismo é a histerectomia, já que as tentativas de remover uma placenta firmemente aderida com frequência levam à hemorragia e/ou à morte materna. O manejo conservador de acretismo, como a remoção da maior quantidade possível de placenta e o tamponamento uterino, em muitos casos, leva a uma mortalidade excessiva quando comparado com a histerectomia imediata. Todavia, em uma paciente jovem que deseja intensamente ter mais filhos, essa opção pode, raramente, ser considerada.

ABORDAGEM AO Acretismo

DEFINIÇÕES

ACRETISMO: Aderência anormal da placenta à parede uterina devido a uma anormalidade da decídua basal do útero. As vilosidades placentárias estão presas ao miométrio.

PLACENTA INCRETA: A placenta implantada anormalmente penetra no miométrio.

PLACENTA PERCRETA: A placenta implantada anormalmente penetra de maneira completa por meio do miométrio até a serosa. A invasão da bexiga é observada com frequência.

ABORDAGEM CLÍNICA

Os fatores de risco para aderência da placenta incluem placentação baixa ou placenta prévia, parto cesáreo prévio ou curetagem uterina, ou miomectomia anterior. O sangramento anteparto pode ocorrer, sobretudo quando associado à placenta prévia (ver também Casos 10 [Placenta prévia] e 11 [Descolamento prematuro da placenta] para causas mais comuns de hemorragia anteparto). Com o acretismo completo, pode não haver sangramento: apenas placenta retida. A tração indevida no cordão pode levar à inversão uterina. Com a placenta retida, os clínicos geralmente tentam a extração manual da placenta, em um esforço de encontrar um plano de clivagem entre a placenta e o útero. Com o acretismo, nenhum plano de clivagem é encontrado. A histerectomia geralmente é a melhor escolha nessa circunstância. Em função de a placenta estar aderida de maneira tão firme, as tentativas de conservar o útero, como deixar a placenta *in situ*, a curetagem da placenta ou a remoção da placenta "pouco a pouco", geralmente não são bem-sucedidas e podem levar à hemorragia e ao dessangramento. Uma pesquisa recente apontou a importância de uma abordagem multidisciplinar quando o acretismo é conhecido ou diagnosticado precocemente para melhorar a morbidade e a mortalidade materna e neonatal.

Deve-se suspeitar de acretismo em circunstâncias de placenta prévia, particularmente com história de parto cesáreo prévio (Quadro 12.1). **Quanto maior o número de cesáreas prévias diante de uma placenta prévia atual, maior o risco de acretismo.** Por exemplo, uma mulher com três ou mais cesarianas anteriores e uma placenta anterior de implantação baixa sugestiva de placenta prévia parcial ou uma placenta prévia conhecida tem chance de 40 a 50% de ter acretismo. Alguns médicos aconselham a realização de exame ultrassonográfico para avaliar a localização placentária nas mulheres que tiveram cesarianas prévias. Estudos que examinam a acurácia da RMN no diagnóstico de acretismo antes do parto revelam sensibilidade de apenas 38%. Quando a placenta é anterior ou está em posição baixa, há risco maior de acretismo. Deve-se ter atenção com uma placenta de implante baixo ou placenta prévia diagnosticada no segundo trimestre, já que ela pode se resolver no terceiro trimestre, à medida que o segmento uterino inferior cresce mais rapidamente, fenômeno conhecido como "transmigração da placenta". Quando um diagnóstico pré-natal de acretismo é feito, uma histerectomia cesariana planejada geralmente é agendada antes do início do trabalho de parto. Nesse caso, o feto nasce entre 34 e 39 semanas e

QUADRO 12.1 • Fatores de risco para acretismo
Placenta prévia
Implantação sobre o segmento uterino inferior
Cicatriz de cesariana prévia ou outra cicatriz uterina
Curetagem uterina
Síndrome de Down fetal
Idade ≥ 35 anos
Risco acentuadamente aumentado em caso de múltiplas cesarianas com placenta prévia

a placenta é deixada no local, já que a histerectomia é realizada imediatamente após a retirada do feto.

CORRELAÇÃO DE CASO

- Ver também Caso 3 (Inversão uterina), uma vez que a acretismo é um fator de risco para a inversão uterina.

QUESTÕES DE COMPREENSÃO

12.1 Uma mulher de 33 anos, G3P2002,* que teve duas cesarianas prévias, está atualmente com 38 semanas de gestação. Ela apresenta placenta posterior. Na ultrassonografia, há evidência de possível acretismo. A paciente é orientada a respeito do possível risco de necessidade de histerectomia. Qual das alternativas a seguir é a afirmativa mais acurada?

A. O fato de ter duas cesarianas prévias está associado a um risco de 50% de acretismo.
B. O acretismo está associado a um defeito na camada miometrial do útero.
C. Se a paciente tiver diabetes gestacional, o risco de acretismo será ainda maior.
D. A placenta posterior está associada a menor risco de acretismo do que a placenta anterior.

12.2 Uma mulher de 25 anos, com 34 semanas de gestação, tem diagnóstico de placenta prévia após ter apresentado sangramento vaginal e ter sido submetida à ultrassonografia. Com 37 semanas, ela foi agendada para uma cesariana. Na cesariana, foi observado um tecido azulado densamente aderente entre o útero e a bexiga materna. Qual das alternativas a seguir é o diagnóstico mais provável?

A. Acretismo.
B. Melanoma da placenta.
C. Placenta percreta.
D. Pólipo placentário.

12.3 Uma mulher de 29 anos, G1P0, com 39 semanas de gestação, teve parto vaginal. O secundamento não ocorre facilmente. É tentada uma extração manual da placenta, a qual parece estar aderida ao útero. Uma histerectomia é contemplada, mas a paciente recusa devido ao forte desejo de ter mais filhos. O cordão é ligado com sutura o mais alto possível. A paciente recebe a opção de terapia com metotrexato. Qual das alternativas a seguir é a complicação mais provável após essa intervenção?

A. Coagulopatia.
B. Fístula uterovaginal.

* N. de R.T. Ver dica clínica, p. 2.

C. Infecção.
D. Degeneração maligna.

12.4 Uma mulher de 32 anos é submetida à miomectomia para miomas uterinos sintomáticos, todos subserosos. A cavidade endometrial não foi penetrada durante o procedimento. Qual das alternativas a seguir está provavelmente correta sobre o risco de acretismo placentário?

A. É provável que o risco de acretismo esteja aumentado devido à miomectomia.
B. É provável que o risco de acretismo esteja diminuído devido à miomectomia.
C. É provável que o risco de acretismo não seja afetado pela miomectomia.
D. Se as incisões da miomectomia forem anteriores, então ela tem risco aumentado de pólipos placentários.

RESPOSTAS

12.1 **D.** O acretismo é mais comum com número maior de cesarianas e placentas prévias. Três cesarianas prévias *com* placenta prévia estão associadas a um risco de até 50% de acretismo, na qual a decídua basal é defeituosa. É a camada endometrial que é defeituosa, e não a miometrial. Todavia, a placenta pode crescer para dentro do miométrio ou até mesmo por todo o útero até a serosa.

12.2 **C.** O tecido azul densamente aderente entre o útero e a bexiga é muito característico de placenta percreta, na qual a placenta penetra totalmente no miométrio até a serosa e adere à bexiga. Hematúria pode estar presente nessa situação. Esses achados geralmente não são encontrados em acretismo ou pólipos. O melanoma maligno pode desenvolver metástase para a placenta, mas isso é muito menos comum nessas circunstâncias.

12.3 **C.** O melhor manejo de acretismo é a histerectomia, devido ao grande risco de hemorragia se for tentada a remoção da placenta. Quando a paciente recusa a histerectomia, então a ligadura do cordão umbilical o mais alto possível e uma tentativa com terapia à base de metotrexato têm sido tentadas com sucesso limitado. Além de hemorragia, a outra complicação que causa preocupação é a infecção. A necrose do tecido placentário pode ser um foco de infecção.

12.4 **C.** Em geral, as incisões da miomectomia na superfície da serosa (externa) do útero não predispõem ao acretismo porque o endométrio não é comprometido. Contudo, o risco de acretismo também não é reduzido devido à miomectomia. Os pólipos placentários resultam de produtos retidos após uma gravidez a termo ou um abortamento incompleto, e ocorrem dentro do útero. Portanto, a localização das incisões para miomectomias não influenciará o desenvolvimento (ou o não desenvolvimento) de pólipos.

DICAS CLÍNICAS

- O manejo comum de acretismo (aderência anormal da placenta ao útero) é a histerectomia.
- O acretismo está associado a um defeito na decídua basal.
- O risco de acretismo aumenta em uma mulher com incisão uterina prévia e placenta prévia. Quanto maior o número de cesarianas, maior o risco de acretismo.
- Placenta com inserção baixa ou placenta prévia marginal, diagnosticadas no segundo trimestre, poderão ser resolvida mais tardiamente na gestação, assim é prudente repetir a ultrassonografia.

REFERÊNCIAS

American College of Obstetricians and Gynecologists. Postpartum hemorrhage. *ACOG Practice Bulletin 76*. Washington, DC: 2006. (Reaffirmed 2008.)

Cunningham FG, Leveno KJ, Bloom SL, Hauth JC, Gilstrap LC III, Wenstrom KD. Obstetrical hemorrhage. In: *Williams Obstetrics,* 23rd ed. New York, NY: McGraw-Hill; 2010;830-832.

Eller AG, Bennett, MA, Sharshiner M, et al. Maternal morbidity in cases of placenta accreta managed by a multidisciplinary care team compared with standard obstetric care. *Obstet Gynecol.* 2011 Feb;117(2 Pt 1):331-337.

Eller AG, Porter TF, Soisson P, Silver RM. Optimal management strategies for placenta accreta. *BJOG.* 2009 Apr;116(5):648-654. Epub 2009 Feb 4.

Kim M, Hyashi RH, Gambone JC. Obstetrical hemorrhage and puerperal sepsis. In: Hacker NF, Gambone JC, Hobel CJ, eds. *Essentials of Obstetrics and Gynecology,* 5th ed. Philadelphia, PA: Saunders; 2009:128-138.

Robinson BK, Grobman WA. Effectiveness of timing strategies for delivery of individuals with placenta previa and accreta. *Obstet Gynecol.* 2010 Oct;116(4):835-842.

Silver RM, Landon MB, Rouse DJ, et al. National Institute of Child Health and Human Development Maternal–Fetal Medicine Units Network. Maternal Morbidity Associated with Multiple Repeat Cesarean Deliveries. *Obstet Gynecol.* 2006 June;107(6):1226-1232.

Warshak CR, Ramos GA, Eskander R, et al. Effect of predelivery diagnosis in 99 consecutive cases of placenta accreta. *Obstet Gynecol.* 2010 Jan;115(1):65-69.

CASO 13

Uma mulher de 23 anos, G2P1, com 16 semanas de gestação, relata história de cólicas que já duram 12 horas, dor na parte inferior do abdome à direita, com náuseas e vômitos. Ela nega sangramento vaginal ou perda de líquido pela vagina; também nega diarreia ou consumo de alimentos estragados. Ela tem história de um cisto ovariano de 8 cm, mas tem boa saúde em outros aspectos. Ela nega disúria ou febre, e não tem história de cirurgia. Os sinais vitais incluem PA de 100/70 mmHg, FC de 105 bpm, frequência respiratória (FR) de 12 ipm e temperatura de 37,2°C. Ao exame abdominal, o peristaltismo está diminuído. O abdome é doloroso no quadrante inferior direito com defesa involuntária significativa. O colo está fechado. Os batimentos cardíacos fetais estão na faixa de 140 bpm.

- ▶ Qual é o diagnóstico mais provável?
- ▶ Qual é o melhor tratamento para essa condição?

RESPOSTAS PARA O CASO 13: Dor abdominal na gravidez (torção ovariana)

Resumo: Uma mulher de 23 anos, G2P1, com 16 semanas de gestação, tem um cisto ovariano de 8 cm e relata história de cólica que persiste há 12 horas, dor na parte inferior do abdome à direita, acompanhada de náuseas e vômitos. O abdome é sensível no quadrante inferior direito com defesa involuntária significativa.

- **Diagnóstico mais provável:** Torção ovariana.
- **Melhor tratamento para essa condição:** Cirurgia (laparotomia, devido à gravidez).

ANÁLISE

Objetivos

1. Conhecer a apresentação clínica de algumas causas comuns de dor abdominal na gravidez (apendicite aguda, colecistite aguda, torção ovariana, descolamento de placenta e gravidez ectópica).
2. Compreender que a cirurgia é o melhor tratamento para torção ovariana.
3. Saber que a ooforectomia não necessita necessariamente ser realizada na torção ovariana.

Considerações

Essa mulher, que está com 16 semanas de gestação, tem história de um cisto ovariano de 8 cm. A massa ovariana é, provavelmente, um cisto dermoide devido à idade dela. O início agudo de dor abdominal baixa, em cólica, com náuseas e vômitos, é consistente com torção ovariana, que é a torção dos vasos ovarianos, o que leva à isquemia. As queixas gastrintestinais (GIs) são comuns. Ela não tem história de cirurgias abdominais e o abdome não está acentuadamente distendido, tornando a obstrução intestinal menos provável. O tratamento da torção ovariana é cirúrgico. Como a sua IG é de 16 semanas, a laparoscopia é uma opção. Às vezes, o tamanho da massa torna a laparotomia exploratória a melhor escolha. Ao abrir o abdome, o cirurgião deve examinar o ovário para viabilidade. Em algumas ocasiões, desenrolar o pedículo ovariano pode levar à reperfusão do ovário. Uma cistectomia ovariana, que consiste em remover apenas o cisto e deixar o restante do tecido ovariano normal intacto, é o melhor tratamento. Essa paciente é, de certo modo, atípica em relação à IG, uma vez que a maioria das mulheres grávidas com torção ovariana apresenta esse quadro com 14 semanas de gestação, quando o útero se eleva acima da borda pélvica, ou imediatamente após o parto, quando o útero apresenta involução rápida.

ABORDAGEM À
Dor abdominal na gravidez

ABORDAGEM CLÍNICA

As doenças relacionadas e não relacionadas à gravidez devem ser consideradas. Além disso, o estado gravídico pode alterar os fatores de risco para as diferentes causas de dor abdominal e alterar a apresentação e os sintomas. As causas comuns de dor abdominal em mulheres grávidas incluem apendicite, colecistite aguda, torção ovariana, descolamento de placenta e gravidez ectópica. Menos comum é a degeneração carnosa ou vermelha de um mioma uterino, causada pelo rápido crescimento devido a altos níveis de estrogênio. As pacientes afetadas se queixarão de sensibilidade pontual no mioma uterino, confirmada na ultrassonografia. Frequentemente, é difícil diferenciar entre essas diferentes etiologias, mas a história e o exame físico cuidadosos e o reexame são as etapas mais importantes (Quadro 13.1).

Apendicite aguda

O diagnóstico de apendicite aguda pode ser difícil porque muitos dos sintomas de apresentação são queixas comuns da gravidez. Além disso, o retardo no diagnóstico (especialmente no terceiro trimestre) frequentemente leva à morbidade materna e a problemas perinatais, como trabalho de parto prematuro e abortamento. As pacientes em geral apresentam náuseas, vômitos, febre e anorexia. A localização da dor abdominal não é, em geral, no quadrante inferior direito (como é clássico em pacientes não grávidas), mas sim superior e lateral ao ponto de McBurney. Isso ocorre devido ao efeito do **útero aumentado que empurra o apêndice para cima e para fora em direção ao flanco**, às vezes simulando pielonefrite. O diagnóstico é feito clinicamente, e devido à morbidade envolvida em um diagnóstico perdido, geralmente é melhor errar por excesso do que por falta de diagnóstico. Quando há suspeita de apendicite, o tratamento é cirúrgico a despeito da IG, juntamente com antibióticos IVs.

Colecistite aguda

Um efeito fisiológico comum da gravidez é o aumento no volume da vesícula e do sedimento biliar (sobretudo após o primeiro trimestre). O sedimento biliar então serve como precursor dos cálculos biliares. Embora os cálculos biliares frequentemente sejam assintomáticos, os sintomas mais comuns são dor no quadrante superior direito após uma refeição, náusea, "sensação de inchaço" e, possivelmente, vômitos. Na ausência de infecção ou febre, isso é chamado de **cólica biliar**. Menos comumente, quando a obstrução do ducto cístico ou do ducto biliar comum ocorre, a dor pode ser

QUADRO 13.1 • Diagnóstico diferencial da dor abdominal na gravidez

	Momento durante a gravidez	**Localização**	**Sintomas associados**	**Tratamento**
Apendicite	Qualquer trimestre	Quadrante inferior direito → Flanco direito	Náuseas e vômitos Anorexia Leucocitose Febre	Cirúrgico
Colecistite	Após o primeiro trimestre	Quadrante superior direito	Náuseas e vômitos Anorexia Leucocitose Febre	Cirúrgico
Torção ovariana	Mais comumente com 14 semanas de gestação ou após o parto	Unilateral, abdominal ou pélvica	Náuseas e vômitos	Cirúrgico
Descolamento de placenta	Segundo e terceiro trimestres	Linha média, persistente, uterina	Sangramento vaginal Traçados cardíacos fetais anormais	Parto
Gravidez ectópica	Primeiro trimestre	Dor pélvica ou abdominal, geralmente unilateral	Náuseas e vômitos Síncope Perda sanguínea	Cirúrgico ou clínico
Ruptura do corpo lúteo	Primeiro trimestre	Abdome inferior, às vezes unilateral	Início súbito de dor aguda, às vezes associada com síncope	Observação, se autolimitado; às vezes requer cirurgia se houver sangramento persistente

grave e incessante, e a paciente pode se tornar ictérica. Quando há febre e leucocitose, é provável que a paciente com cálculo biliar tenha colecistite. Outras complicações dos cálculos biliares incluem pancreatite e colangite ascendente, uma grave infecção com risco de morte. O diagnóstico de colelitíase frequentemente é estabelecido por meio de ultrassonografia abdominal que revela cálculos biliares e dilatação e espessamento da parede da vesícula. A simples cólica biliar na gravidez geralmente é tratada com dieta hipolipídica e observada até o pós-parto. Contudo, diante de **colecistite, obstrução biliar ou pancreatite na gravidez, a cirurgia é o tratamento de escolha**; em geral, o tratamento clínico de suporte é utilizado inicialmente durante a fase aguda.

Torção ovariana

Pacientes com grandes massas ovarianas conhecidas ou recém-diagnosticadas estão em risco de torção ovariana. **A torção ovariana é a complicação mais frequente e**

grave de um cisto ovariano benigno. A gravidez é um fator de risco, sobretudo em torno de 14 semanas e após o parto. Os sintomas incluem dor abdominal unilateral e dor pélvica em cólica associada a náuseas e vômitos. **O início agudo de dor em cólica é típico.** O tratamento é cirúrgico, com a conservação do ovário, se possível. Se o desenrolar dos anexos resultar em reperfusão, pode ser realizada uma cistectomia ovariana. Contudo, se a perfusão não puder ser restaurada, é indicada a ooforectomia.

Descolamento prematuro de placenta (DPP)

O DPP é uma causa comum de sangramento no terceiro trimestre e geralmente está associado à dor abdominal. Os fatores de risco incluem história de DPP prévio, doença hipertensiva na gravidez, trauma, uso de cocaína, tabagismo ou ruptura prematura das membranas prematuro. As pacientes geralmente apresentam sangramento vaginal com sensibilidade persistente, espástica, na linha média uterina e, às vezes, traçados cardíacos fetais anormais. O diagnóstico é feito clinicamente e a ultrassonografia não é muito confiável. O tratamento é, na maioria das vezes, o parto, em geral por cesariana.

Gravidez ectópica

A principal causa de mortalidade materna no primeiro e no segundo trimestres é a gravidez ectópica. As pacientes geralmente têm amenorreia com alguma perda sanguínea vaginal e dor abdominal baixa e pélvica. A dor em geral é aguda e lancinante e pode estar associada a náuseas e vômitos. Os achados físicos incluem útero discretamente aumentado e, talvez, massa anexial palpável. No caso de prenhes ectópica rota, a paciente pode experimentar síncope ou hipovolemia. A ultrassonografia transvaginal e os níveis séricos de hCG podem ajudar com o diagnóstico de gravidez ectópica em mais de 90% dos casos. As opções de tratamento incluem cirurgia (especialmente em pacientes hemodinamicamente instáveis) e, em pacientes adequadamente selecionadas, metotrexato.

Ruptura de corpo lúteo

Os cistos de corpo lúteo desenvolvem-se a partir de folículos de Graaf maduros e estão associados à função endócrina normal ou à secreção prolongada de progesterona. Em geral, eles têm menos de 3 cm de diâmetro. Pode haver sangramento intrafolicular devido a capilares de paredes finas que invadem as células granulosas da teca interna. **Quando a hemorragia é excessiva, o cisto pode aumentar e há risco aumentado de ruptura.** Os cistos tendem a se romper mais durante a gravidez, provavelmente devido à maior incidência e friabilidade de corpos lúteos na gravidez. A terapia anticoagulante também predispõe à ruptura de cistos, e essas mulheres devem receber medicação para anovulatória. Pacientes com corpo lúteo hemorrágico geralmente apresentam início súbito de dor abdominal baixa grave. Essa apresentação é especialmente comum em mulheres com hemoperitônio. Algumas mulheres se queixarão de espasmos unilaterais e dor abdominal baixa por 1 a 2 semanas antes da ruptura evidente. Os cistos de corpo lúteo rompem-se com mais frequência entre o 20º e o 26º dias do ciclo menstrual.

O diagnóstico diferencial da suspeita de corpo lúteo hemorrágico deve incluir gravidez ectópica, ruptura de endometrioma, torção anexial, apendicite e lesão ou ruptura esplênica. O exame por ultrassonografia pode mostrar a presença de fluido livre intraperitoneal e talvez fluido em torno de um ovário. O diagnóstico é confirmado por laparoscopia. O primeiro passo no tratamento de ruptura de cisto de corpo lúteo é assegurar a hemostasia. Se o sangramento parar, não é necessária outra terapia; se continuar, contudo, deve ser realizada cistectomia com preservação da porção normal remanescente do ovário.

A progesterona é produzida amplamente pelo corpo lúteo até as 10 semanas de gestação. Até aproximadamente 7 semanas, a gravidez depende da progesterona produzida pelo corpo lúteo. O hCG serve para manter a função lútea até que a esteroidogênese placentária seja estabelecida. Há uma função compartilhada entre a placenta e o corpo lúteo a partir de 7 até e 10 semanas; após 10 semanas, a placenta surge como a maior fonte de progesterona. Portanto, se o corpo lúteo for removido cirurgicamente antes de 10 a 12 semanas de gestação, é necessário administrar progesterona para sustentar a gravidez. Se o corpo lúteo for excisado após 10 a 12 semanas de gestação, a suplementação de progesterona não é necessária.

CORRELAÇÃO DE CASO

- Ver também Caso 11 (Descolamento prematuro de placenta), que se apresenta geralmente como sangramento vaginal doloroso no terceiro trimestre. Menos comumente, um descolamento de placenta oculto pode não apresentar sangramento visível.

QUESTÕES DE COMPREENSÃO

13.1 Uma mulher de 28 anos, G1P0, com 28 semanas de gestação, apresenta-se no hospital com febre, náuseas e vômitos e anorexia de dois dias de duração. Ao exame, a temperatura é 38,16°C, a FC, 104 bpm e a PA, 100/60 mmHg. O abdome mostra sensibilidade no aspecto lateral direito ao nível do umbigo. Há uma leve sensibilidade no flanco direito. O exame de urina é normal. Considerando as possibilidades diagnósticas, qual das alternativas a seguir é a mais acurada a respeito dessa paciente?

A. Apendicite deve ser considerada, já que a localização do apêndice se altera durante a gravidez.
B. A colecistite é melhor diagnosticada por tomografia computadorizada (TC) do abdome.
C. A pielonefrite apresenta-se comumente com achados normais no exame de urina.
D. A doença inflamatória intestinal deve ser fortemente considerada nessa paciente.

13.2 Ao realizar laparoscopia para suspeita de torção ovariana em uma mulher nulípara de 18 anos, o cirurgião vê que o pedículo vascular ovariano está torcido 1 a 1,5 vez, e que o ovário parece, de certo modo, azulado. Qual das alternativas a seguir é o melhor manejo nesse momento?

A. Ooforectomia com excisão próxima ao ovário.
B. Ooforectomia com excisão do pedículo vascular para prevenir possível embolização da trombose.
C. Distorção do pedículo vascular para avaliação da viabilidade do ovário.
D. Salpingo-ooforectomia bilateral.
E. Terapia com heparina IV.

13.3 Uma mulher de 32 anos, G1P0, com 29 semanas de gestação, apresenta-se com história de um dia de dor abdominal mesogástrica intensa com irradiação para o dorso, e múltiplos episódios de náuseas e vômitos. Ao exame, a PA é 100/60 mmHg, a FC, 110 bpm e a temperatura, 36,6°C. O exame abdominal tem sensibilidade e rebote difuso. O nível de amilase sérica está acentuadamente aumentado. Qual das alternativas a seguir é o próximo passo?

A. Início de dieta hiperproteica e hipolipídica.
B. Excisão cirúrgica imediata do aspecto inflamado do pâncreas.
C. Imagem de ultrassonografia do abdome.
D. Parto.

13.4 Uma mulher de 18 anos, G1P0, queixa-se de história de dois meses de dor abdominal à direita em cólica quando se alimenta. A dor está associada a náuseas e vômitos. Ela afirma que a dor se irradia para o ombro direito. A paciente tem história familiar de diabetes. Qual das alternativas seguintes é o diagnóstico mais provável?

A. Doença ulcerativa péptica.
B. Colelitíase.
C. Apendicite.
D. Torção ovariana.

13.5 Uma mulher de 19 anos, G1P0, com 28 semanas de gestação, chega à área de triagem obstétrica queixando-se de dor abdominal que já dura 12 horas. Ela nega trauma, sangramento vaginal ou febre. Ao exame, a temperatura é 37,2°C, a FC, 100 bpm e a PA, 100/70 mmHg. O exame abdominal revela peristaltismo diminuído e dor abdominal difusa com defesa. Qual das alternativas a seguir é a mais acurada a respeito da dor abdominal?

A. A ausência de sangramento vaginal exclui descolamento de placenta como etiologia.
B. A torção ovariana é caracterizada geralmente por dor constante.
C. A vesícula geralmente move-se para cima e para o lado na gravidez.
D A degeneração leiomiomatosa apresenta-se em geral com sensibilidade localizada sobre o mioma.

13.6 Uma mulher de 20 anos, G1P0, com 12 semanas de gestação, apresenta suspeita de gravidez ectópica rota. Na ultrassonografia, há quantidade moderada de líquido livre na cavidade abdominal. O estudante de medicina designado para avaliar a paciente está surpreso pela aparente estabilidade da mulher. Qual das alternativas seguintes é o indicador mais precoce de hipovolemia?

A. Taquicardia.
B. Hipotensão.
C. Teste de inclinação (*tilt*) positivo.
D. Letargia e confusão.
E. Débito urinário diminuído.

RESPOSTAS

13.1 **A.** O útero em crescimento empurra o apêndice para cima e para o lado. O diagnóstico de apendicite durante a gravidez pode ser difícil, já que a paciente frequentemente apresenta sintomas que são comuns na gravidez. Um retardo no diagnóstico, por outro lado, pode levar à morbidade materna e a problemas perinatais. Em geral, as pacientes apresentam náusea, vômitos, febre e anorexia. A dor abdominal não está localizada no quadrante inferior direito como nas pacientes não grávidas, porque o útero em crescimento empurra o apêndice para cima e para fora, em direção ao flanco, às vezes, simulando pielonefrite. A despeito da IG, o tratamento é cirúrgico com antibióticos IVs. A colecistite também é comum na gravidez, mas geralmente se apresenta com dor abdominal direita na região subcostal e pode se irradiar para o ombro direito. Os cálculos biliares são mais bem diagnosticados com ultrassonografia em vez de TC. A pielonefrite quase sempre está associada à piúria (leucócitos na urina), e geralmente causa febre e dor nos flancos. A doença inflamatória intestinal apresenta-se em pacientes jovens com diarreia sanguinolenta e dor abdominal. Essa paciente não tem diarreia nem fezes amolecidas.

13.2 **C.** A menos que o ovário pareça necrótico, o pedículo ovariano pode ser distorcido e o ovário pode ser observado para viabilidade. Uma ooforectomia não estaria indicada nessa paciente, a não ser que o ovário estivesse necrótico por ausência prolongada de perfusão sanguínea, ou se após a distorção a reperfusão não fosse restabelecida. É importante tentar conservar o ovário – sobretudo em pacientes jovens. Previamente, acreditava-se que vasculatura ovariana torcida e com trombo precisava ser excisada devido à possibilidade de embolização. Isso foi refutado, e nem a excisão dos vasos coagulados nem a heparina são necessárias.

13.3 **C.** Com o diagnóstico de pancreatite, os próximos passos diagnósticos incluem a avaliação da gravidade da situação (como critérios de Ranson de hipoxia, complicações hemorrágicas, insuficiência renal, etc.) e a investigação da causa subjacente da pancreatite. Na gravidez, a causa mais comum de pancreatite é o cálculo biliar, embora o consumo de álcool, a hiperlipidemia e as medicações às vezes estejam implicados. Assim, o melhor próximo passo é o exame por ultrassonografia para avaliar os cálculos biliares. Se estes forem encontrados, deve-se considerar uma eventual colecistectomia quando a paciente estiver estabilizada, ou uma colangiopancreatografia retrógrada endoscópica (CPRE) se houver suspeita de cálculo no ducto biliar comum. Uma paciente com pancreatite não deve ingerir nada por via oral. A cirurgia do pâncreas inflamado é lesiva. O parto não está indicado.

13.4 **B.** A paciente tem apresentação clássica de colelitíase sintomática (cólica biliar). Na gravidez, essa condição geralmente é tratada com dieta hipolipídica e observada até o pós-parto. Contudo, se a paciente desenvolver colecistite (cálculo biliar com febre e leucocitose), obstrução biliar ou pancreatite na gravidez, a cirurgia é o tratamento de escolha; em geral, o manejo clínico de suporte é utilizado inicialmente durante a fase aguda.

13.5 **D.** O mioma uterino pode estar associado à degeneração vermelha ou carnosa durante a gravidez devido aos níveis de estrogênio que levam ao rápido crescimento do mioma. O mioma supera o seu suprimento sanguíneo levando à isquemia e à dor. Geralmente, a dor de um mioma em degeneração é localizada sobre ele. O descolamento de placenta pode ser oculto, com sangramento por trás da placenta. A vesícula geralmente não se movimenta durante a gravidez, enquanto o apêndice se move para cima e para o lado. A torção ovariana está associada a uma dor abdominal em cólica intermitente.

13.6 **E.** O fluxo sanguíneo renal está diminuído com a hipovolemia inicial que se reflete por um débito urinário diminuído. Esse é um mecanismo compensatório para tornar o volume sanguíneo disponível para o corpo. Em geral, antes que ocorra taquicardia e hipotensão, é observado um teste de inclinação (*tilt*) positivo. Quando é observada hipotensão em repouso em uma paciente jovem e saudável, 30% do volume sanguíneo já foi perdido.

DICAS CLÍNICAS

- Na gravidez, o apêndice move-se para cima e para o lado a partir da localização normal.
- O início agudo de dor abdominal em cólica é típico de torção ovariana.
- Na torção ovariana, o clínico pode distorcer o pedículo e observar o ovário para viabilidade.
- Deve-se suspeitar de gravidez ectópica em qualquer mulher com dor abdominal.
- A causa mais comum de hemoperitônio no início da gravidez é a gravidez ectópica.
- A ruptura do corpo lúteo pode simular uma gravidez ectópica.
- Um corpo lúteo hemorrágico pode ocorrer mais comumente em pacientes com tendências hemorrágicas, quer sejam congênitas (von Willebrand) ou iatrogênicas (induzidas por Coumadin).
- Quando o corpo lúteo é excisado em uma gravidez com menos de 10 a 12 semanas de gestação, a progesterona deve ser suplementada.

REFERÊNCIAS

Castro LC, Ognyemi D. Common medical and surgical conditions complicating pregnancy. In: Hacker NF, Gambone JC, Hobel CJ, eds. *Essentials of Obstetrics and Gynecology*, 5th ed. Philadelphia, PA: Saunders; 2009:191-218.

Katz VL. Benign gynecologic lesions. In: Katz VL, Lentz GM, Lobo RA, Gersenson DM, eds. *Comprehensive Gynecology*, 5th ed. St. Louis, MO: Mosby-Year Book; 2007:419-470.

CASO 14

Uma mulher de 24 anos, G1P0, com 28 semanas de gestação, queixa-se de prurido generalizado que já dura duas semanas. Ela nega erupções cutâneas, exposições a insetos ou alergias. Suas medicações incluem vitaminas pré-natais e suplementação de ferro. Ao exame, a PA é 100/60 mmHg, a FC, 80 bpm e o peso, 63 kg. Ela é anictérica. A pele não apresenta erupções. Os batimentos cardíacos fetais estão na faixa de 140 bpm.

- ▶ Qual é o diagnóstico mais provável?

RESPOSTA PARA O CASO 14: Prurido (coléstase) da gravidez

Resumo: Uma mulher de 24 anos, G1P0, com 28 semanas de gestação, queixa-se de prurido generalizado que já dura duas semanas. Ela está anictérica e normotensa. A pele não apresenta erupções. Os batimentos cardíacos fetais estão na faixa de 140 bpm.

- **Diagnóstico mais provável:** Coléstase da gravidez.

ANÁLISE

Objetivos

1. Conhecer o diagnóstico diferencial do prurido na gravidez.
2. Compreender a apresentação clínica da coléstase da gravidez.
3. Saber que a primeira linha de tratamento da coléstase da gravidez é um anti-histamínico oral.

Considerações

Essa mulher de 24 anos, que está com 28 semanas de gestação, queixa-se de prurido generalizado. A localização difusa do prurido e a ausência de erupções cutâneas torna improvável o diagnóstico de dermatite de contato. Outra causa de prurido única da gravidez são as placas e pápulas urticariformes pruriginosas da gravidez (PPUPG), que são pápulas e placas eritematosas na área abdominal, frequentemente disseminadas para as nádegas. Isso é improvável, já que a paciente não tem erupções. O quadro clínico dessa paciente não lembra o herpes gestacional, uma condição que causa prurido intenso, mas que está associada a bolhas eritematosas no abdome e em extremidades. Logo, a etiologia mais provável nesse caso é a coléstase intra-hepática, um processo no qual os sais biliares são eliminados de forma incompleta pelo fígado, acumulam-se no corpo e são depositados na derme, causando prurido. Esse distúrbio geralmente começa no terceiro trimestre. Não há erupção cutânea associada, somente escoriações causadas pela paciente ao coçar.

ABORDAGEM AO Prurido na gravidez

DEFINIÇÕES

COLÉSTASE INTRA-HEPÁTICA DA GRAVIDEZ (CIG): Coléstase intra-hepática de etiologia desconhecida da gravidez na qual a paciente geralmente se queixa de prurido com ou sem icterícia e sem erupção cutânea.

PLACAS E PÁPULAS URTICARIFORMES PRURIGINOSAS DA GRAVIDEZ (PPUPG): Condição cutânea comum de etiologia desconhecida, exclusiva da gravidez, caracterizada por prurido intenso e pápulas eritematosas no abdome e em extremidades.

HERPES GESTACIONAL: Rara condição cutânea vista apenas na gravidez; caracteriza-se por prurido intenso e vesículas no abdome e em extremidades.

ABORDAGEM CLÍNICA

Coléstase intra-hepática da gravidez

O prurido da gravidez pode ser causado por muitos distúrbios, dos quais um dos mais comuns é a **coléstase intra-hepática da gravidez** (**CIG**), condição que geralmente começa no terceiro trimestre. Ela começa como prurido leve sem lesões, em geral à noite, e aumenta gradualmente em severidade. Em geral, o prurido é mais intenso nas extremidades do que no tronco. A condição pode recorrer em gestações subsequentes e com a ingestão de ACOs, sugerindo patogênese hormonal. A doença é comum em algumas populações étnicas como os suecos, sugerindo uma base genética para o processo da doença. Cerca de 15% estão associados ao gene de ligação do trifosfato de adenosina, que transporta fosfolipídeos por meio das membranas dos hepatócitos. Assim, uma história familiar de CIG pode sugerir esse defeito.

Níveis aumentados de ácidos biliares circulantes podem ajudar a confirmar o diagnóstico, mas a CIG é um diagnóstico clínico. Testes de função hepática (TFHs) elevados são incomuns e não há sequela hepática na mãe. A colestase da gravidez deve ser distinguida da hepatite viral e de outras causas de prurido ou doença hepática. Efeitos adversos fetais foram observados com a CIG, **especialmente quando acompanhada de icterícia ou elevação acentuada de ácidos biliares. Uma incidência aumentada de prematuridade, sofrimento fetal e perda fetal tem sido observada, de etiologia indefinida.** Há também incidência aumentada de cálculos biliares associada ao prurido da gravidez. A primeira linha de tratamento tem sido, tradicionalmente, anti-histamínicos e banhos com amido de milho. Outros tratamentos incluem sequestrador de ácidos biliares e colestiramina, mas este foi associado à deficiência de vitamina K. Mais recentemente, o ácido ursodesoxicólico mostrou reduzir o prurido e parece ser melhor tolerado do que a colestiramina. Não há concordância a respeito do manejo da gravidez, mas alguns médicos utilizarão testes fetais semanais como perfis biofísicos, e parto com 37 semanas para prevenir natimortalidade.

O **herpes gestacional**, que não tem nenhuma relação com o HSV, é uma doença bolhosa pruriginosa da pele. Ela geralmente começa no segundo trimestre da gravidez e a incidência relatada é de menos de 1:1.000 gestações. A etiologia parece ter uma relação autoimune. A presença de autoanticorpo IgG dirigido à membrana basal foi demonstrada e pode resultar na ativação da via clássica do complemento por autoanticorpos direcionados para a zona da membrana basal. As características clínicas incluem prurido intenso, seguido por extensas placas de eritema cutâneo e formação subsequente de pequenas vesículas e bolhas tensas. Os membros são afetados com mais frequência do que o tronco. O diagnóstico definitivo é feito pelo exame imunofluorescente de amostras de biópsia. Há relatos de aumento da incidência de retardo do crescimento fetal e de natimortos. O herpes gestacional neonatal transitório também tem sido relatado ao nascimento. O tratamento principal tem sido o uso de corticosteroides orais.

As lesões de PPUPG geralmente começam no abdome e se espalham para as coxas e, às vezes, para as nádegas e os braços. As lesões, como o nome descreve, consistem em placas urticariformes eritematosas e pequenas pápulas cercadas por um halo estreito e pálido. A incidência de PPUPG é de menos de 1% das mulheres grávidas. Os estudos imunofluorescentes são negativos para os níveis de IgG e de complemento. Os achados histológicos consistem em epiderme normal acompanhada por infiltrado perivascular superficial de linfócitos e histiócitos, associados a edema da derme papilar. Não há estudos sugerindo efeitos adversos no feto e na mãe. A terapia inclui esteroides tópicos e anti-histamínicos.

Degeneração gordurosa hepática aguda da gravidez

A degeneração gordurosa hepática aguda da gravidez (DGHAG) é uma condição grave e rara, que envolve esteatose microvesicular do fígado, a qual parece ser ocasionada por disfunção mitocondrial na oxidação de ácidos graxos, o que leva ao seu acúmulo nas células hepáticas. As mulheres afetadas frequentemente são heterozigóticas para a deficiência de 3-hidroxiacil-coenzima A desidrogenase de cadeia longa (LCHAD, do inglês *long chain 3-hydroxyacyl-coenzyme A dehydrogenase*). Essa condição apresenta-se como dor no quadrante superior direito, mal-estar, náuseas e vômitos, insuficiência renal aguda, hipoglicemia, coagulopatia e insuficiência hepática aguda e fulminante. Hiperbilirrubinemia e icterícia são comuns. O parto é o único tratamento definitivo e deve ser realizado imediatamente, devido às elevadas mortalidades materna e fetal por essa condição.

QUESTÕES DE COMPREENSÃO

14.1 Uma mulher de 31 anos, G2P1001,* com 28 semanas de gestação, apresenta prurido generalizado. Ela não tem erupções no corpo e é diagnosticada com provável CIG. Qual das alternativas a seguir é a mais acurada?

A. Os níveis de transaminase hepática geralmente estão na faixa de 2.000 UI/L.
B. Está associada à hipertensão.
C. Pode estar associada a uma morbidade perinatal aumentada.
D. Frequentemente está associada à trombocitopenia.

14.2 Uma mulher de 30 anos, G1P0, apresenta-se para seu exame pré-natal de rotina com 36 semanas de gestação com erupção cutânea pruriginosa no abdome. Ela é diagnosticada com PPUPG. Qual das alternativas a seguir melhor descreve o desfecho da gravidez com esse diagnóstico?

* N. de R.T. Ver dica clínica, p. 2.

A. Morbidade e mortalidade perinatal um pouco aumentadas.
B. Aumento da incidência de parto prematuro.
C. Aumento de pré-eclâmpsia.
D. Nenhum efeito na gravidez.

14.3 Uma mulher de 33 anos, G1P0, com 39 semanas de gestação, está em trabalho de parto. Ela tem diagnóstico de herpes gestacional com prurido e lesões vesiculares características no abdome. Qual das seguintes precauções é o melhor conselho para essa paciente?

A. O parto cesáreo está indicado.
B. Lesões neonatais podem ser observadas e se resolverão.
C. O parto vaginal é permitido se as lesões não estiverem na região do introito e se for administrado aciclovir oral ao bebê.
D. Tocólise e uso de esteroide oral são aconselháveis até que as lesões estejam cicatrizadas.

14.4 Uma mulher de 24 anos, G2P1001,* está com 34 semanas de gestação, e nota-se que ela está ictérica. Ela também tem náuseas e vômitos e mal-estar. É feito um diagnóstico de degeneração gordurosa hepática aguda da gravidez, e o obstetra recomenda o parto imediato. Qual das alternativas a seguir é a mais consistente com degeneração gordurosa hepática aguda da gravidez?

A. Níveis séricos de ácidos biliares elevados.
B. Hipoglicemia que requer múltiplas injeções de glicose a 50%.
C. Proteinúria de 500 mg em 24 h.
D. Oligoidrâmnio observado na ultrassonografia.

RESPOSTAS

14.1 **C.** A CIG pode estar associada ao aumento da morbidade perinatal, especialmente quando acompanhada por icterícia. É raro que as enzimas hepáticas estejam elevadas ou que haja qualquer sequela hepática na mãe; contudo, cada paciente que tem suspeita de coléstase da gravidez deve ter as enzimas hepáticas verificadas para evitar morbidade e mortalidade fetal. Os níveis das enzimas hepáticas normalmente estão abaixo de 3 UI/L; mulheres com coléstase intra-hepática podem ter níveis discretamente elevados, mas quase nunca nos milhares. Na apresentação, nenhuma erupção acompanha o prurido. A trombocitopenia não está envolvida nesse distúrbio; todavia, está envolvida em uma condição com risco à vida da gravidez conhecida como síndrome HELLP.

14.2 **D.** A PPUPG não parece estar associada a desfechos adversos na gravidez. O diagnóstico é feito de forma presumível com base na apresentação clínica, com a erupção cutânea começando quase sempre nas estrias abdominais, ou próxima a elas. Geralmente são pequenas elevações vermelhas intensamente pruriginosas. O tratamento é sintomático. É interessante notar que essa condição frequentemente

---

* N. de R.T. Ver dica clínica, p. 2.

ocorre com a primeira gravidez e, em geral, não se repete; e o início ocorre com mais frequência com 35 a 36 semanas de gestação.

14.3 **B.** Lesões neonatais são vistas, às vezes, com herpes gestacional causado por anticorpos IgG que cruzam a placenta, e essas lesões se resolvem. O herpes gestacional não é o mesmo que HSV. Este último necessita de parto cesáreo, a fim de evitar infecção o bebê.

14.4 **B.** A hipoglicemia é relativamente exclusiva da degeneração gordurosa hepática aguda da gravidez. Devido à insuficiência hepática, o armazenamento de glicogênio está comprometido, levando a baixos níveis de glicose séricos, que frequentemente requerem múltiplas doses de glicose. A proteinúria é mais consistente com pré-eclâmpsia, o oligoidrâmnio é inespecífico, e ácidos biliares são mais consistentes com CIG.

DICAS CLÍNICAS

- A causa mais comum de prurido generalizado na gravidez na ausência de lesões cutâneas é a coléstase da gravidez.
- A icterícia colestática na gravidez pode estar associada ao aumento de desfechos adversos na gravidez.
- As lesões de PPUPG geralmente começam no abdome e se disseminam para as coxas e, às vezes, para nádegas e braços.
- A CIG está associada a desfechos fetais adversos, a PPUPG não.
- A degeneração gordurosa hepática aguda da gravidez é uma condição rara, porém, grave que pode levar à insuficiência hepática fulminante. O parto imediato está indicado.

REFERÊNCIAS

Castro LC, Ognyemi D. Common medical and surgical conditions complicating pregnancy. In: Hacker NF, Gambone JC, Hobel CJ, eds. *Essentials of Obstetrics and Gynecology*, 5th ed. Philadelphia, PA: Saunders; 2009:191-218.

Cunningham FG, Leveno KJ, Bloom SL, Hauth JC, Gilstrap LC III, Wenstrom KD. Gastrointestinal disorders. In: *Williams Obstetrics*, 23rd ed. New York, NY: McGraw-Hill; 2010:1126-1128.

Rajasri AG, Srestha R, Mitchell J. Acute fatty liver of pregnancy (AFLP) – an overview. *J Obstet Gynecol.* 2007;27(3):237-240.

CASO 15

Uma mulher de 19 anos, G1P0, com 20 semanas de gestação, queixa-se de início agudo de dor torácica do tipo pleurítica e dispneia grave. Ela nega história de doença reativa das vias aéreas ou tosse, e não tem relato de trauma. Ao exame, a temperatura é 36,6°C, a FC, 120 bpm, a PA, 130/70 mmHg e a FR, 40 ipm. O exame pulmonar revela pulmões limpos bilateralmente, e o exame cardíaco mostra taquicardia. Os batimentos cardíacos fetais estão na faixa de 140 a 150 bpm. O nível de saturação de oxigênio é 82%. Oxigênio suplementar é administrado.

- Qual exame provavelmente levaria ao diagnóstico?
- Qual é a preocupação?

RESPOSTAS PARA O CASO 15: Embolia pulmonar na gravidez

Resumo: Uma mulher de 19 anos, G1P0, com 20 semanas de gestação, queixa-se de início agudo de dor torácica pleurítica e dispneia intensa. Ao exame, a FC é 120 bpm e a FR, 40 ipm. O exame pulmonar revela pulmões limpos bilateralmente. A saturação de oxigênio é baixa.

- **Exame que provavelmente levará ao diagnóstico:** TC helicoidal ou angiorressonância magnética (ARM) pulmonar.
- **Preocupação:** Embolia pulmonar.

ANÁLISE

Objetivos

1. Compreender que a dor torácica pleurítica e a dispneia intensa são sintomas comuns de apresentação da embolia pulmonar.
2. Saber que a mulher grávida está predisposta à TVP devido à obstrução venosa e a um estado hipercoagulável.
3. Compreender que a TC helicoidal ou a ARM são testes diagnósticos iniciais para embolia pulmonar.

Considerações

Essa mulher de 19 anos, com 20 semanas de gestação, queixa-se de início agudo de dispneia intensa e dor pleurítica. O exame físico confirma desconforto respiratório devido a taquicardia e taquipneia. Os pulmões são limpos na ausculta e a paciente não se queixa de tosse ou febre, o que exclui doença reativa das vias aéreas ou pneumonia significativa. Pulmões limpos também indicam que não há edema pulmonar. A paciente tem hipoxia significativa com saturação de oxigênio de 82%. Assim, o diagnóstico mais provável é embolia pulmonar. Embora muitos testes diagnósticos devam ser considerados na avaliação inicial de uma paciente com distúrbio respiratório (como gasometria arterial, radiografia de tórax, eletrocardiografia [ECG]), nesse caso a TC helicoidal (ou espiral) ou a angiorressonância magnética provavelmente levariam ao diagnóstico. Antigamente, as cintilografias de ventilação-perfusão (V/Q) eram recomendadas na gravidez; contudo, evidências recentes indicam que a cintilografia V/Q expõe o feto a um pouco mais de radiação e está associada a uma maior taxa de casos indeterminados. O teste do dímero D também pode ser usado em pacientes não grávidas. Esse teste mostrou ter bom valor preditivo negativo, tornando-o útil para excluir embolia pulmonar se for negativo. Todavia, o teste tem valor limitado nesse caso, já que um nível elevado de dímero D é encontrado normalmente em pacientes grávidas.

Se os exames por imagem confirmarem embolia pulmonar, então a paciente deve receber anticoagulação para ajudar a estabilizar a TVP e reduzir a probabilidade de mais embolização. A gravidez causa estase venosa devido ao efeito mecânico do útero sobre a veia cava; além disso, o alto nível de estrogênio induz um estado hipercoagulável em função do aumento em fatores de coagulação, particularmente fibrinogênio.

ABORDAGEM AO Sofrimento respiratório na gravidez

DEFINIÇÕES

TROMBOSE VENOSA PROFUNDA: Coágulo sanguíneo que envolve as veias profundas das extremidades inferiores, em vez de apenas envolvimento superficial do sistema safena.

EMBOLIA PULMONAR: Coágulo sanguíneo alojado na circulação arterial pulmonar, geralmente originado de um trombo da extremidade inferior ou da pelve.

TOMOGRAFIA COMPUTADORIZADA HELICOIDAL: Imagem de alta resolução que utiliza contraste IV com múltiplas secções, a fim de permitir análise tridimensional e exame de defeitos de enchimento na vasculatura pulmonar.

ANGIORRESSONÂNCIA MAGNÉTICA: Imagem de ressonância magnética de alta resolução que utiliza contraste IV para avaliar defeitos vasculares.

PROCEDIMENTO CINTILOGRAFIA VENTILAÇÃO-PERFUSÃO: Uso de pequena quantidade de albumina IV marcada com substância radioativa, como tecnécio, em conjunto com imagem de ventilação com xenônio ou tecnécio inalatório, com o objetivo de encontrar grandes incompatibilidades de ventilação-perfusão sugestivas de embolia pulmonar.

ESTUDO DE FLUXO POR ULTRASSONOGRAFIA DUPLEX: Técnica de ultrassonografia que utiliza ultrassonografia e fluxo Doppler em tempo real para avaliar TVP.

ABORDAGEM CLÍNICA

O sofrimento respiratório é uma emergência aguda e necessita de avaliação e terapia rápidas. **O oxigênio é o substrato mais importante para o corpo humano**, e cinco ou 10 minutos de hipoxemia podem levar a consequências devastadoras. Então, rápida avaliação da condição respiratória da paciente, incluindo a FR e o esforço respiratório, uso de músculos acessórios, como intercostais e supraclaviculares, ansiedade e cianose podem indicar doença leve ou grave. (Ver Fig. 15.1 para um algoritmo para avaliar dispneia na gravidez.) A maior prioridade é identificar insuficiência respiratória iminente, já que essa condição requer entubação imediata e ventilação mecânica. A oximetria de pulso e os estudos de gasometria arterial devem ser soli-

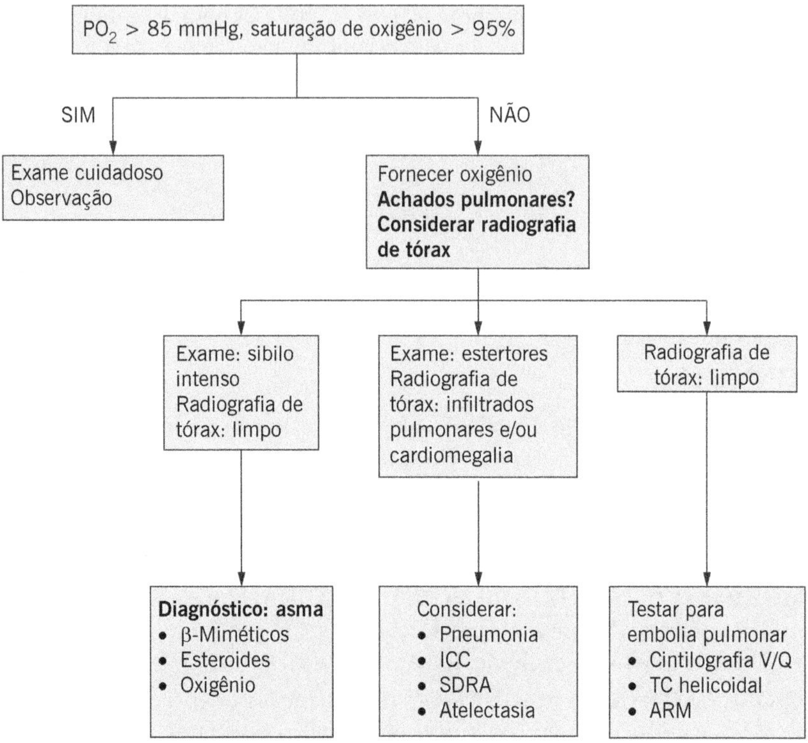

Figura 15.1 Algoritmo para avaliação de dispneia na gravidez.
ARM, angiorressonância magnética; cintilografia V/Q, cintilografia ventilação-perfusão; ICC, insuficiência cardíaca congestiva; PO_2, pressão parcial de oxigênio ; SDRA, síndrome do desconforto respiratório agudo; TC, tomografia computadorizada.

citados enquanto as informações são colhidas durante a história e o exame físico. É importante história rápida e direcionada aos sistemas cardíaco e pulmonar, como história de doença reativa das vias aéreas, exposição a estímulos anafilactoides como penicilina ou picada de abelha, trauma torácico, doença valvular cardíaca, dor torácica ou palpitações. Entretanto, o exame físico deve ser dirigido à avaliação do coração e dos pulmões. O coração deve ser investigado quanto a cardiomegalia e distúrbios valvulares. Os pulmões devem ser auscultados para a presença de sibilos, roncos, estertores ou ausência de sons respiratórios. O abdome, o dorso e a pele também devem ser examinados.

Uma leitura de oximetria de pulso de menos de 90% corresponde a uma tensão de oxigênio de menos de 60 mmHg. Oxigênio suplementar deve ser administrado imediatamente. Uma gasometria arterial deve ser obtida para avaliar a presença de hipoxemia, retenção de dióxido de carbono e estado acido-básico. Esses achados devem ser avaliados no contexto de alterações fisiológicas na gravidez (ver Quadro 15.1). Uma radiografia de tórax deve ser realizada imediatamente para diferenciar causas cardíacas de causas pulmonares de hipoxemia. Uma silhueta cardíaca alargada pode indicar miocardiopatia periparto, que é tratada com diuréticos e agentes inotrópicos; infiltrados pulmonares podem indicar pneumonia ou edema pulmonar. Uma radiografia de tórax limpa diante de hipoxemia sugere embolia pulmonar, embora no início do curso de uma pneumonia a radiografia de tórax possa parecer normal.

O diagnóstico de embolia pulmonar pode ser feito de maneira presumível com base na apresentação clínica, na hipoxemia na análise da gasometria arterial e na radiografia de tórax limpa. Heparina IV pode ser iniciada para estabilizar TVP, que em geral está localizada na pelve ou nas extremidades inferiores. Anteriormente, cintilografias nucleares V/Q eram utilizadas para diagnosticar embolia pulmonar; entretanto, recentemente a TC helicoidal ou a ARM surgiram como métodos acurados e que envolvem pouca radiação para o feto.

Quando o diagnóstico de tromboembolismo agudo é confirmado, a mulher grávida geralmente é colocada em terapia IV de anticoagulação plena por cinco a sete dias. Posteriormente, a terapia, em geral, é trocada para medicação subcutânea (SC) para manter o tempo de tromboplastina parcial ativada (TTPa) em 1,5 a 2,5 vezes o controle por pelo menos três meses após o evento agudo. A heparina de baixo peso molecular também pode ser utilizada; as suas vantagens são menos complicações hemorrágicas e menos necessidade de exames de sangue para avaliar a anticoagulação terapêutica. Tanto a heparina não fracionada quanto a de baixo peso molecular são seguras para uso na gravidez com muito pouca transferência placentária. A varfarina é associada à teratogenicidade e raramente é utilizada na gravidez.

Após três meses, a heparinização plena ou heparinização profilática pode ser utilizada pelo restante da gravidez e por seis semanas no pós-parto. Novos testes por

QUADRO 15.1 • Alterações da gasometria arterial normal na gravidez

Parâmetro	Valor ânfora da gravidez	Valor na gravidez	Comentário
pH	7,40	7,45	Alcalose respiratória com compensação metabólica parcial
PO_2 (mmHg)	90-100	95-105	Aumento do volume corrente leva ao aumento da ventilação/minuto e a maior nível de oxigênio
PCO_2 (mmHg)	40	28	Maior volume corrente leva ao aumento da ventilação/minuto e a menor PCO_2
HCO_3 (mEq/L)	24	19	Excreção renal de bicarbonato para compensar parcialmente a alcalose respiratória leva a baixo bicarbonato sérico, tornando a mulher grávida mais propensa à acidose metabólica

imagem mais sensíveis para embolia pulmonar incluem a angiorressonância magnética e avaliação por TC helicoidal.

Produtos estrogênicos, como os agentes ACOs, são relativamente contraindicados em mulheres diagnosticadas com embolia pulmonar. A anticoagulação profilática para futuras gravidezes é mais controversa, mas é usada com frequência. Embora a gravidez propriamente dita possa induzir trombose, muitos especialistas aconselham a obtenção de exames para outras causas de trombose, como **níveis de proteína S e proteína C, atividade da antitrombina III, mutação do fator V de Leiden e hiper-homocisteinemia** e **síndrome antifosfolipídeo**, ou outras trombofilias.

Trombose venosa profunda

A trombose venosa profunda (TVP) ocorre em quase 1% das gestações. O estado gravídico aumenta em cinco vezes o risco de estase venosa, com o grande útero gravídico pressionando a veia cava e o estado hipercoagulável devido ao aumento dos fatores de coagulação. O parto cesáreo aumenta ainda mais o risco de TVP. Embora os coágulos que envolvem o sistema venoso superficial quase não ofereçam risco e possam ser tratados com analgesia, a TVP está associada à embolia pulmonar em 40% dos casos não tratados. O risco de morte aumenta 10 vezes quando a embolia pulmonar não é reconhecida nem tratada. Portanto, o diagnóstico precoce e o tratamento de anticoagulação são cruciais.

Os sinais e os sintomas de TVP incluem dor muscular, cordões lineares profundos na panturrilha e sensibilidade e edema na extremidade inferior. Às vezes, uma diferença de 2 cm na circunferência da perna também é útil no diagnóstico. Infelizmente, nenhum desses achados são muito específicos para TVP, e, de fato, o exame é normal em metade dos casos de TVP. Então, os exames por imagem são necessários para confirmação.

Na gravidez, o teste diagnóstico de escolha é a imagem por ultrassonografia Doppler, que geralmente utiliza o transdutor Doppler de 5 a 7,5 MHz para medir o fluxo sanguíneo venoso com e sem compressão das veias profundas. Essa modalidade é quase tão sensível e específica quanto o consagrado método de venografia com contraste.

O manejo da TVP consiste principalmente em anticoagulação com repouso no leito e elevação da extremidade. A heparina, que é um potente inibidor da trombina que bloqueia a conversão do fibrinogênio em fibrina, combina-se com a antitrombina III para estabilizar o coágulo e inibir a sua propagação. Após uma terapia IV de anticoagulação plena por cinco a sete dias, a terapia geralmente é trocada por terapia SC para manter a TTPa em 1,5 a 2,5 vezes o controle por pelo menos três meses após um evento agudo. Após três meses, pode ser utilizada a heparinização plena ou a heparinização profilática pelo restante da gravidez e por seis semanas pós-parto.

QUESTÕES DE COMPREENSÃO

15.1 Uma mulher de 32 anos, com 29 semanas de gestação, apresenta sintomas relacionados à embolia pulmonar. A avaliação incluiu radiografia de tórax, gasometria arterial, ECG e TC helicoidal. O diagnóstico de embolia pulmonar é feito. Qual das alternativas seguintes provavelmente está presente nessa paciente?

A. Dispneia.
B. Dor torácica.
C. Palpitações.
D. Hemoptise.
E. Morte súbita.

15.2 Um estudante de medicina do terceiro ano é designado para realizar uma revisão de prontuário de casos de mortalidade materna que ocorreram em um hospital nos últimos 20 anos. Quando os casos são comparados, o estudante organiza as mortes por etiologia. Qual das alternativas a seguir provavelmente é o mecanismo subjacente comum de morte?

A. Atonia uterina.
B. Estado hipercoagulável.
C. Doença hipertensiva.
D. Sepse.
E. Ruptura de gravidez pela trompa de Falópio.

15.3 Uma mulher de 28 anos, saudável, foi submetida a cesariana um dia antes do dia que tinha sido previamente marcado. Qual das alternativas seguintes é o método mais adequado para prevenir o desenvolvimento de TVP?

A. Infusão IV de heparina não fracionada.
B. Repouso no leito.
C. Deambulação precoce.
D. Acetato de medroxiprogesterona de depósito (Depo-Provera).

15.4 Uma mulher de 29 anos, G1P0, com 14 semanas de gestação, é examinada na unidade de emergência por possível cetoacidose diabética (CAD). O médico da emergência está avaliando a gasometria arterial realizada, e os achados estão listados a seguir. Com base nestes achados, qual das alternativas seguintes é a afirmativa mais acurada?

pH, 7,45; PO_2, 103 mmHg; PCO_2, 31 mmHg; HCO_3, 18 mEq/L.

A. O nível acentuadamente reduzido de bicarbonato indica que é provável que a paciente tenha CAD.
B. A PCO_2 reduzida indica que a paciente provavelmente está tendo um ataque de pânico.
C. Esse resultado da gasometria arterial é normal para a gravidez.
D. A leitura do pH arterial elevada indica condição de alcalose metabólica.

15.5 Uma mulher de 19 anos, G1P0, com 29 semanas de gestação, tem doença reativa das vias aéreas. Ela recebeu dois tratamentos com albuterol inalatório em nebulização e ainda tem alguns sibilos. Os achados da gasometria arterial estão listados a seguir. Com base nestes achados, qual das alternativas seguintes é a afirmação mais acurada?

pH, 7,40; PO_2, 94 mmHg; PCO_2, 35 mmHg; HCO_3, 20 mEq/L.

A. O baixo nível de PO_2 indica exacerbação significativa da doença reativa das vias aéreas.
B. O nível de PCO_2 indica retenção significativa de PCO_2 e insuficiência respiratória preocupante.
C. Esse resultado da gasometria arterial é normal para a gravidez.
D. O nível de bicarbonato sérico está elevado para a gravidez e indica alcalose metabólica.

15.6 Uma mulher de 27 anos, G1P1, teve parto vaginal normal há 10 dias. Ela foi examinada por seu médico por apresentar dor na perna direita e sensibilidade na panturrilha. Um estudo de fluxo Doppler indica TVP da extremidade inferior direita. Qual das alternativas seguintes é um motivo para a incidência aumentada de tromboembolismo venoso na gravidez ou no estágio pós-parto?

A. Estase venosa.
B. Diminuição dos níveis de fator de coagulação.
C. Contagem de plaquetas elevada.
D. Dano endotelial.

15.7 Uma mulher de 38 anos, G2P1, foi diagnosticada com TVP da perna direita com oito semanas de gestação. Ela permaneceu em tratamento com heparina SC por seis meses. Qual das alternativas seguintes é o resultado mais provável da terapia em longo prazo com a heparina?

A. Osteoporose.
B. Trombofilia.
C. Hemorragia intracraniana fetal.
D. Diabetes melito.

RESPOSTAS

15.1 **A.** A dispneia é o sintoma mais comum da embolia pulmonar, enquanto a taquipneia é o sinal mais comum. Outro sintoma comum é a dor pleurítica. Uma pessoa com embolia pulmonar também pode apresentar palpitações ou sentir-se como se estivesse tendo um ataque de ansiedade. Algumas pacientes terão hemoptise. Contudo, esses sintomas não são tão comuns quanto a dispneia. Morte súbita é incomum, mas é mais provável em uma embolia maciça. Pacientes com condição cardíaca ou pulmonar preexistente têm maior risco de morte. Quando uma paciente apresenta dispneia, o médico deve priorizar o exame e a avaliação para a possibilidade de hipoxia significativa.

15.2 **B.** Tromboembolismo é a causa mais comum de mortalidade materna. Mulheres grávidas estão predispostas à TVP devido a efeitos obstrutivos que o útero em crescimento tem sobre os grandes vasos (i.e., veia cava) e ao estado hipercoagulável da gravidez. O estado hipercoagulável persiste por cerca de seis semanas pós-parto. Hemorragia ocorre, geralmente, após o parto, na maioria das vezes por atonia uterina. Os hemoderivados prontamente disponíveis reduzem a probabilidade de morte. A doença hipertensiva geralmente não é fatal no momento do diagnóstico e pode ser manejada clinicamente antes, durante e após a gravidez. A gravidez ectópica em geral não é fatal, a não ser que ocorra ruptura e a paciente entre em choque. Embora isso possa ocorrer, é menos comum do que a embolia. As pacientes geralmente apresentam sinais (i.e., sangramento vaginal) e sintomas (i.e., dor anexial) precoces de gravidez ectópica antes que ocorra ruptura. Sepse também pode causar choque; todavia, em geral há sinais e sintomas de infecção bacteriana (i.e., febre, calafrios, vômitos) que farão a paciente procurar o médico antes que o quadro progrida para choque.

15.3 **C.** A deambulação precoce, em geral, é o método mais importante de prevenção da TVP após o parto cesáreo. A Depo-Provera, ao contrário dos ACOs que contêm estrogênio, é um progestogênico e não é uma causa importante de TVP. O repouso no leito aumentará o risco de essa paciente desenvolver TVP. A heparina IV não está indicada em esquema profilático, mas é administrada dessa forma na anticoagulação plena. Alguns médicos colocam mulheres submetidas a parto cesáreo em equipamentos de compressão sequencial ou heparina SC profilática (ou heparina de baixo peso molecular).

15.4 **C.** Essa gasometria arterial é normal em uma mulher grávida. A gravidez induz alcalose respiratória com compensação metabólica parcial. Esse é o motivo pelo qual o nível de bicarbonato sérico está reduzido quando comparado com o uma paciente não grávida.

15.5 **B.** Essa gasometria arterial revela PCO_2 de 35 mmHg, que está elevada. Diante de doença reativa das vias aéreas, essa PCO_2 retida é preocupante, e pode indicar insuficiência respiratória. Inicialmente, com asma, a hiperventilação deve estar associada a uma PCO_2 diminuída. Quando a PCO_2 aumenta, fadiga, ventilação ineficaz ou insuficiência respiratória são possibilidades.

15.6 **A.** A estase venosa é um dos principais fatores que contribuem para o estado de hipercoagulação na gravidez. A estase venosa está presente devido à compressão da veia cava pelo útero. Geralmente, a contagem de plaquetas está discretamente mais baixa na gravidez. O limite normal inferior é 150.000/mm^3 na paciente não grávida e 120.000/mm^3 na mulher grávida. Há nível aumentado de fatores de coagulação na gravidez, e isso, juntamente com a estase venosa, são os dois fatores que aumentam em cinco vezes o risco de TVP na mulher grávida. O dano endotelial está associado ao desenvolvimento de hipertensão e não ao estado de hipercoagulação na gravidez.

15.7 **A.** O efeito colateral mais comum do uso prolongado da heparina na gravidez é a osteoporose, geralmente não aparente, a não ser que já esteja presente há pelo menos um mês. O mecanismo parece ser uma hiperatividade dos osteoclastos, bem como diminuição da atividade dos osteoblastos. Trombocitopenia e episódios hemorrágicos também são efeitos adversos. A trombocitopenia induzida pela heparina ocorre em menos de 0,5% das mulheres grávidas que estão em uso de heparina SC, e é menos comum do que em mulheres não grávidas. A trombocitopenia geralmente se manifesta dentro dos primeiros 10 dias de uso da heparina. Tanto a heparina não fracionada quanto a heparina de baixo peso molecular estão associadas à osteoporose e à trombocitopenia.

DICAS CLÍNICAS

- Suspeita-se do diagnóstico de embolia pulmonar em uma paciente com dispneia e hipoxemia, e que tenha uma radiografia de tórax limpa, e o diagnóstico é confirmado com testes por imagem, como cintilografia V/Q ou TC helicoidal.
- O sintoma de apresentação mais comum da embolia pulmonar é a dispneia.
- A causa mais comum de mortalidade materna é a embolia (tromboembolismo e embolia por fluido amniótico).
- Uma PO_2 de menos de 80 mmHg em uma mulher grávida é anormal.
- O exame físico não é muito útil na avaliação de TVP.
- A ultrassonografia Doppler duplex é um método acurado para o diagnóstico de TVP.
- Após o diagnóstico de TVP ou embolia pulmonar, está indicada a anticoagulação.
- As localizações mais comuns de TVP após cirurgia ginecológica são as extremidades inferiores e as veias pélvicas.

REFERÊNCIAS

American College of Obstetricians and Gynecologists. Prevention of deep vein thrombosis and pulmonary embolism. *ACOG Practice Bulletin 84.* Washington, DC: 2007.

American College of Obstetricians and Gynecologists. Thromboembolism in pregnancy. *ACOG Practice Bulletin 123.* Washington, DC: Nov 2011.

Castro LC, Ognyemi D. Common medical and surgical conditions complicating pregnancy. In: Hacker NF, Gambone JC, Hobel CJ, eds. *Essentials of Obstetrics and Gynecology,* 5th ed. Philadelphia, PA: Saunders; 2009:191-218.

Cunningham FG, Leveno KJ, Bloom SL, Hauth JC, Gilstrap LC III, Wenstrom KD. Pulmonary disorders. In: *Williams Obstetrics,* 22nd ed. New York, NY: McGraw-Hill; 2005:1055-1072.

CASO 16

Uma mulher de 19 anos, G1P0, com 29 semanas de gestação, tem pré-eclâmpsia grave, com aferições da PA de 160/110 mmHg ou mais, e proteinúria de 4+. Ela nega cefaleia ou anormalidades visuais. Há história de sensibilidade epigástrica intensa que persiste há dois dias. A contagem de plaquetas é de 130.000/mL, nível de hemoglobina, 13 mg/dL e transaminase glutâmica oxalacética (TGO), 2.100 UI/L. Logo após a internação, ela recebe sulfato de magnésio IV e é induzida com ocitocina; tem parto vaginal. Duas horas após o parto, ela se queixa de início súbito de dor abdominal intensa e tem um episódio de síncope. A paciente apresenta, então, PA de 80/60 mmHg, abdome distendido, e FC de 140 bpm, com pulso filiforme.

- ▶ Qual é o diagnóstico mais provável?
- ▶ Qual é o próximo passo?

RESPOSTAS PARA O CASO 16: Pré-eclâmpsia e ruptura hepática

Resumo: Uma mulher de 19 anos, G1P0, que teve um parto com 29 semanas de gestação, apresenta pré-eclâmpsia grave, dor epigástrica e enzimas hepáticas muito elevadas. Logo após o parto, ela desenvolve dor abdominal intensa súbita, distensão abdominal, síncope, hipotensão e taquicardia.

- **Diagnóstico mais provável:** Ruptura hepática.
- **Próximo passo:** Laparotomia exploratória de emergência e reposição de hemoderivados.

ANÁLISE

Objetivos

1. Conhecer a apresentação clínica da pré-eclâmpsia.
2. Conhecer as sérias sequelas da pré-eclâmpsia grave, inclusive a ruptura hepática.
3. Compreender que a laparotomia imediata e a reposição significativa de hemoderivados são importantes no manejo da ruptura hepática.

Considerações

A paciente é nulípara, o que é um fator de risco para pré-eclâmpsia. Ela tem pré-eclâmpsia grave com base em critérios de PA, proteinúria, sensibilidade epigástrica e enzimas hepáticas elevadas. A sensibilidade hepática ocorre devido à isquemia do fígado. Raramente, pode formar-se um hematoma hepático, e se ocorrer a ruptura do hematoma, pode sobrevir uma hemorragia catastrófica, levando a um dessangramento rápido se não for realizada uma laparotomia exploratória imediata.

ABORDAGEM À Pré-eclâmpsia

DEFINIÇÕES

HIPERTENSÃO CRÔNICA: PA de 140/90 mmHg antes da gravidez ou antes de 20 semanas de gestação.

HIPERTENSÃO GESTACIONAL: Hipertensão sem proteinúria após 20 semanas de gestação.

PRÉ-Eclâmpsia: Hipertensão com proteinúria (> 300 mg em 24 horas) em uma IG superior a 20 semanas, causada por vasospasmo.

ECLÂMPSIA: Distúrbio convulsivo associado à pré-eclâmpsia.

PRÉ-ECLÂMPSIA GRAVE: Vasospasmo associado à pré-eclâmpsia com tal extensão que os órgãos-alvo maternos estão ameaçados, e geralmente há necessidade de parto imediato, independentemente da IG.

PRÉ-ECLÂMPSIA SOBREPOSTA: Desenvolvimento de pré-eclâmpsia em paciente com hipertensão crônica, frequentemente diagnosticada por aumento da PA e/ou novo aparecimento de proteinúria.

ABORDAGEM CLÍNICA

Os distúrbios hipertensivos complicam 3 a 4% das gravidezes e podem ser organizados em várias categorias: hipertensão gestacional, pré-eclâmpsias leve e grave, hipertensão crônica, pré-eclâmpsia sobreposta e eclâmpsia. Pacientes com **hipertensão gestacional** têm apenas aumento da PA sem proteinúria. A **hipertensão crônica** inclui hipertensão preexistente ou hipertensão que se desenvolve antes de 20 semanas de gestação. Uma paciente com hipertensão crônica tem risco de desenvolver pré-eclâmpsia e, se isso ocorrer, o diagnóstico é chamado de pré-eclâmpsia sobreposta. A **eclâmpsia** ocorre quando a paciente com pré-eclâmpsia desenvolve convulsões, mas isso pode ocorrer sem PA elevada ou proteinúria.

A pré-eclâmpsia é caracterizada por hipertensão e proteinúria. Embora não seja um critério, em geral o edema não dependente também está presente. A PA é considerada elevada quando a PA sistólica é igual ou maior do que 140 mmHg ou a PA diastólica é igual ou maior do que 90 mmHg. Duas aferições de PA elevadas, tomadas com seis horas de diferença uma da outra (em posição sentada), são necessárias para o diagnóstico formal de pré-eclâmpsia, embora quando a termo, o diagnóstico presumível com hipertensão persistente durante um intervalo mais curto frequentemente oriente o manejo. A proteinúria geralmente é baseada em uma coleta de urina por tempo, definida como igual ou maior do que 300 mg de proteína em 24 horas. O edema facial e o edema das mãos poderiam ser considerados edemas não dependentes.

A pré-eclâmpsia também pode ser classificada em leve e grave. A doença grave é diagnosticada com PA sistólica igual ou maior do que 160 mmHg, PA diastólica igual ou maior do que 110 mmHg ou nível de proteína na urina de 24 horas de mais de 5 g. Se não houver tempo para a coleta de urina de 24 horas (i.e., durante o trabalho de parto), a medição por tira reagente ajuda a estimar a proteinúria, com 3+ a 4+ sendo consistente com doença grave e 1+ a 2+, com doença leve. Os pacientes também podem ser diagnosticados com doença grave quando os sintomas de pré-eclâmpsia, como cefaleia, dor epigástrica ou no quadrante superior direito e alterações visuais, ocorrerem.

A fisiopatologia subjacente da pré-eclâmpsia é vasospasmo e vasos permeáveis, mas a sua origem não está clara. Ela é curada apenas com o término da gravidez, e o processo da doença quase sempre se resolve após o parto. O vasospasmo e o dano endotelial resultam em vazamento sérico entre as células endoteliais e causam hipoxemia tecidual local. A hipoxemia leva à hemólise, à necrose e a outros danos nos órgãos-alvo. Os pacientes geralmente desconhecem a hipertensão e a proteinúria, e em geral a presença de sintomas indica doença grave. Por conseguinte, um papel importante do cuidado pré-natal é identificar pacientes com hipertensão e proteinúria antes da doença grave. As complicações da pré-eclâmpsia incluem descolamento de placenta, eclâmpsia (com possível hemorragia intracerebral), coagulopatia, insuficiência renal, hematoma hepático subcapsular, ruptura hepática e insuficiência uteroplacentária. Restrição ao crescimento fetal, escores de Apgar deficientes e acidose fetal também são vistos com frequência.

Os fatores de risco para pré-eclâmpsia incluem: nuliparidade, extremos de idade, etnia afro-americana, história pessoal de pré-eclâmpsia grave, história familiar de pré-eclâmpsia, hipertensão crônica, doença renal crônica, obesidade, síndrome antifosfolipídeo, diabetes e gestação múltipla. A história e o exame físico são focados em doença de órgão-alvo (Quadro 16.1).

É importante revisar e avaliar a PA antes das 20 semanas de gestação (para investigar hipertensão crônica). Pacientes com hipertensão crônica podem, às vezes, já ter proteinúria leve; portanto, é importante estabelecer a linha de base para documentar posteriormente a pré-eclâmpsia sobreposta (aumento substancial na proteinúria). Do mesmo modo, também se deve documentar qualquer aumento súbito no

QUADRO 16.1 • Critérios para pré-eclâmpsia grave

Órgão-alvo (por sistema)	Sinais e sintomas de pré-eclâmpsia
Neurológico	Cefaleia Alterações visuais Convulsões Hiper-reflexia Cegueira
Renal	Diminuição da taxa de filtração glomerular Proteinúria Oligúria
Pulmonar	Edema pulmonar
Hematológico e vascular	Trombocitopenia Anemia microangiopática Coagulopatia Hipertensão grave (160/110 mmHg)
Fetal	Restrição ao crescimento intrauterino Oligoidrâmnio Diminuição da perfusão uterina (i.e., desacelerações tardias)
Hepático	Aumento das enzimas hepáticas Hematoma subcapsular Ruptura hepática

peso (indicando possível edema). Ao exame físico, aferições seriadas da PA devem ser verificadas junto com o exame de urina.

Os exames laboratoriais devem incluir avaliação hematológica (hemograma completo, contagem de plaquetas e hemoconcentração), coleta de urina e urina de 24 horas, se possível (pesquisar proteinúria), enzimas hepáticas, lactato desidrogenase (LDH) (elevada com hemólise) e ácido úrico (geralmente aumentado com a pré-eclâmpsia). Os exames fetais (como o perfil biofísico) também podem ser realizados para avaliar insuficiência uteroplacentária.

Após fazer o diagnóstico de pré-eclâmpsia, o manejo dependerá da IG do feto e da gravidade da doença (ver Fig. 16.1 para o esquema de manejo). O parto é o tratamento definitivo, e os riscos de pré-eclâmpsia devem ser ponderados contra o risco de prematuridade. Quando a gravidez atinge o termo, o parto está indicado. Quando o feto é prematuro, a gravidade da doença precisa ser avaliada. Quando é diagnosticada pré-eclâmpsia grave, em geral o parto está indicado, independentemente da IG. Em pacientes prematuras, a pré-eclâmpsia leve pode ser monitorada com atenção para a piora da doença até que o risco de prematuridade tenha diminuído.

A eclâmpsia é uma das complicações mais temidas da pré-eclâmpsia, e o maior risco de ocorrência é imediatamente antes do parto, durante o trabalho de parto (intraparto), e nas primeiras 24 horas após o parto. Durante o trabalho de parto, a paciente pré-eclâmptica deve receber o anticonvulsivante **sulfato de magnésio**. Como o magnésio é excretado pelos rins, é importante monitorar débito urinário, depressão respiratória, dispneia (um efeito colateral do sulfato de magnésio é edema pulmo-

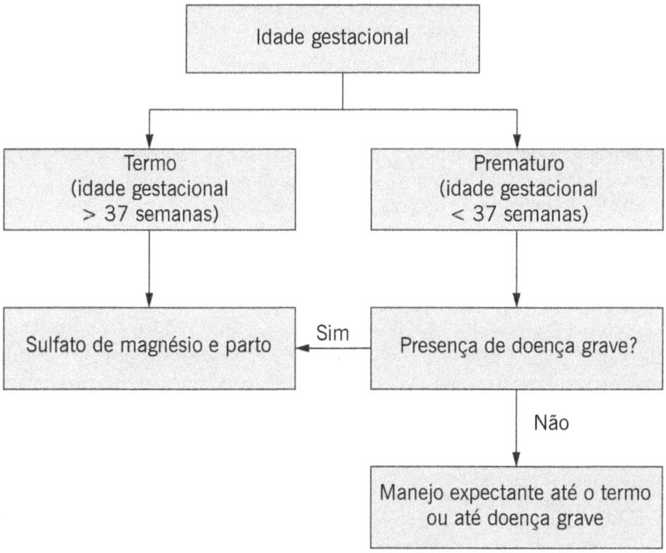

Figura 16.1 Algoritmo para o manejo da pré-eclâmpsia.

nar) e abolição dos reflexos tendinosos profundos (primeiro sinal de efeitos tóxicos de hiporreflexia). A hipertensão não é afetada pelo magnésio. A hipertensão grave precisa ser controlada com medicação anti-hipertensiva, como hidralazina ou labetalol. Após o parto, o sulfato de magnésio é descontinuado cerca de 24 horas após o parto. A hipertensão e a proteinúria frequentemente se resolverão. Em algumas situações, a PA da paciente permanece elevada e é necessária medicação anti-hipertensiva depois do parto. Após a alta, a paciente deve ser acompanhada durante uma a duas semanas para verificar a PA e para a proteinúria.

Conceitos emergentes

Pode haver mecanismos diferentes para a pré-eclâmpsia. Há evidências de que a doença inicial (antes de 34 semanas) pode ser ocasionada por fatores placentários, como invasão trofoblástica inadequada ou anormal nas artérias espirais. Os pesquisadores observaram "entalhes" anormais nos formatos de onda Doppler das artérias uterinas nas pacientes antes do desenvolvimento clínico de pré-eclâmpsia; essas pacientes parecem ter a doença de forma pior e de início mais precoce. Por outro lado, mulheres com pré-eclâmpsia de início tardio podem ser predispostas devido a fatores constitucionais, como obesidade. Essas pacientes tendem a ter um curso mais favorável. Do mesmo modo, há alguma evidência de que em pacientes consideravelmente obesas, a cirurgia bariátrica antes da gravidez pode reduzir o risco de pré-eclâmpsia (e o risco de obesidade).

CORRELAÇÃO DE CASO

- Ver também Caso 14 (Prurido [coléstase] da gravidez) e a discussão sobre a degeneração gordurosa hepática aguda da gravidez.
- Um diagnóstico diferencial comum dos testes de função hepática (TFHs) anormais na gravidez incluem DGHAG, pré-eclâmpsia, síndrome HELLP e CIG. As seguintes características podem ajudar a diferenciar:
- DGHAG – Náuseas e vômitos, icterícia, hipoglicemia, coagulopatia.
- Pré-eclâmpsia – TFHs na faixa de 100 a 300 UI/L, hipertensão, proteinúria.
- Síndrome HELLP – Hemólise, TFHs podem ser de até 1.000 UI/L, plaquetas < 100.000/μL.
- CIG – Prurido generalizado, TFHs levemente elevados, sais biliares elevados.

QUESTÕES DE COMPREENSÃO

16.1 Uma mulher de 29 anos, G1P0, com 28 semanas de gestação, é internada no hospital por pré-eclâmpsia. A PA é 150/100 mmHg e a proteinúria é 500 mg em 24 horas. No 7º dia de internação, ela é diagnosticada com pré-eclâmpsia grave e decide-se pelo tratamento com sulfato de magnésio e realização do parto. Qual dos achados a seguir provavelmente está presente nessa paciente como critério de pré-eclâmpsia grave?

A. Níveis elevados de ácido úrico.
B. 5 g de proteinúria excretados em um período de 24 horas.

C. Edema de membros inferiores de 4+.
D. Contagem de plaquetas de 115.000/μL.

16.2 Qual das alternativas a seguir é o melhor manejo para uma mulher de 18 anos, G1P0, com 28 semanas de gestação, com PA de 160/110 mmHg, TFHs elevados e contagem de plaquetas de 60.000/μL?

A. Terapia anti-hipertensiva oral.
B. Transfusão de plaquetas.
C. Terapia com sulfato de magnésio e indução do trabalho de parto.
D. Terapia com imunoglobulina IV.

16.3 Uma mulher de 19 anos, G1P0, com 39 semanas de gestação, é diagnosticada com pré-eclâmpsia com base na sua PA de 150/90 mmHg e proteinúria de 2+ medida por tira reagente. A paciente recebe sulfato de magnésio, e desenvolve rubor e fadiga. Ela pergunta sobre a necessidade do sulfato de magnésio e o médico explica que é para prevenir convulsões que podem complicar a pré-eclâmpsia e até causar morte. A paciente pergunta como as convulsões associadas à pré--eclâmpsia podem causar morte. Qual das alternativas a seguir é o mecanismo mais comum?

A. Hemorragia intracerebral.
B. Infarto do miocárdio.
C. Anormalidades eletrolíticas.
D. Aspiração.

16.4 Uma mulher de 33 anos, com 29 semanas de gestação, apresenta PA de 150/90 mmHg e proteinúria de 2+. A contagem de plaquetas e os TFHs são normais. Qual das alternativas a seguir é o melhor manejo para essa paciente?

A. Indução do trabalho de parto.
B. Cesariana.
C. Terapia anti-hipertensiva.
D. Manejo expectante.

16.5 Uma mulher de 25 anos, G1P0, com 28 semanas de gestação, é diagnosticada com pré-eclâmpsia com base em PA de 160/100 mmHg e 3 g de proteína na coleta de urina de 24 horas. A paciente é tratada com hidralazina para hipertensão. Qual das alternativas a seguir é o motivo mais apropriado para o parto?

A. A PA persiste na faixa de 150/95 mmHg.
B. A proteína urinária aumenta para 5 g em 24 horas.
C. A paciente atinge 32 semanas de gestação.
D. A paciente desenvolve edema pulmonar.

RESPOSTAS

16.1 **B.** A pré-eclâmpsia grave está associada a um nível de proteína urinária em 24 horas de mais de 5 g; o motivo para isso é que a proteinúria grave é indicativa de lesão renal disseminada e significativa, e se não for contida, pode sobrevir insuficiência renal. Outros critérios de pré-eclâmpsia grave incluem: PA acima de 160/110 mmHg, cefaleia intensa, dor epigástrica ou no quadrante superior direito e alterações visuais. O edema de membros inferiores não é patológico; edema não dependente, como na face e nas mãos, pode ser consistente com pré-eclâmpsia, mas não indica a gravidade da doença. Uma contagem de plaquetas baixa está associada à síndrome HELLP, uma forma de anemia hemolítica que ocorre na gravidez, e que é muito preocupante. O nível de ácido úrico está elevado na pré-eclâmpsia; contudo, não é um critério para pré-eclâmpsia grave. Em geral, os critérios para pré-eclâmpsia grave indicam ameaça aos órgãos-alvo, e geralmente requerem indução do parto, mesmo em uma gestação prematura.

16.2 **C.** Embora a gravidez seja de apenas 28 semanas, o melhor tratamento diante de pré-eclâmpsia grave é o parto. Quando é feito o diagnóstico de pré-eclâmpsia, o parto geralmente está indicado, independentemente da IG. Portanto, nenhuma das outras opções estaria indicada porque nenhum tipo de terapia resolveria o quadro da paciente. A terapia anti-hipertensiva oral, como labelatol, pode ser administrada à paciente para controle da PA; contudo, ele não deve ser usado como "tratamento" para pré-eclâmpsia grave. O nível das plaquetas não está baixo o suficiente para que haja necessidade de transfusão; a imunoglobulina IV é utilizada para várias doenças autoimunes, mas não está indicada nessa paciente.

16.3 **A.** A causa mais comum de morte materna por eclâmpsia é a hemorragia intracerebral. A eclâmpsia é uma das complicações mais temidas da pré-eclâmpsia, e o maior risco para ocorrência é imediatamente antes do parto, durante o trabalho de parto (intraparto) e dentro das primeiras 24 horas do pós-parto. Durante o trabalho de parto, a paciente deve iniciar a terapia com sulfato de magnésio para profilaxia de convulsões. O sulfato de magnésio mostrou ser superior a outros anticonvulsivantes como diazepam, fenitoína ou fenobarbital. Uma máxima útil na unidade de emergência ou na unidade obstétrica é que "uma paciente grávida com mais de 20 semanas de gestação sem história de epilepsia, que apresenta convulsões, tem eclâmpsia até que se prove o contrário".

16.4 **D.** Na paciente prematura com pré-eclâmpsia leve, o manejo expectante geralmente é utilizado até que critérios de gravidade sejam observados ou que a gravidez atinja o termo. Em outras palavras, os riscos de prematuridade geralmente superam os riscos de pré-eclâmpsia até que a ameaça aos órgãos-alvo seja manifestada. Se essa paciente estivesse a termo, o melhor passo no manejo seria o uso de sulfato de magnésio e a indução do trabalho de parto, já que a termo, os riscos de prematuridade seriam mínimos. A hipertensão grave, mas não a leve associada à pré-eclâmpsia, deve ser controlada com medicação anti-hipertensiva. Os agentes anti-hipertensivos são úteis na hipertensão crônica, mas não na pré-eclâmpsia, a não ser que a PA esteja na faixa de gravidade; a redução da PA pode evitar o acidente vascular cerebral. Em pacientes nesse cenário, não está indicada nem a indução, nem a cesariana, já que elas não estão a termo. Não é necessário que uma paciente pré-eclâmptica tenha um parto cesáreo.

16.5 **D.** O edema pulmonar é uma indicação de parto na gestação prematura. Embora uma proteinúria de 5 g em 24 horas seja critério de pré-eclâmpsia grave, o tratamento para o bem-estar materno não é tão significativo quanto o do edema pulmonar, o qual levará à hipoxemia e à morte eventual. De fato, alguns médicos observam cuidadosamente uma gravidez precoce com proteinúria grave.

DICAS CLÍNICAS

- Em geral, o tratamento da pré-eclâmpsia a termo é o sulfato de magnésio e o parto.
- O manejo da pré-eclâmpsia em uma gravidez prematura é a observação, até que seja atingido critério de gravidade, ou a gestação atinja a termo.
- A causa mais comum de proteinúria significativa na gravidez é a pré-eclâmpsia.
- O sulfato de magnésio é o melhor anticonvulsivante para prevenir eclâmpsia.
- O primeiro sinal de toxicidade por magnésio é a perda dos reflexos tendinosos profundos.
- A hipertensão crônica é diagnosticada quando uma mulher grávida tem hipertensão antes das 20 semanas de gestação ou se a hipertensão persiste além de 12 semanas após o parto.
- A hipertensão gestacional ocorre quando uma mulher grávida tem hipertensão após 20 semanas de gestação sem proteinúria.

REFERÊNCIAS

American College of Obstetricians and Gynecologists. Diagnosis and management of preeclampsia and eclampsia. *ACOG Practice Bulletin 33*. Washington, DC: Jan 2002. (Reaffirmed 2010.)

Castro LC. Hypertensive disorders of pregnancy. In: Hacker NF, Gambone JC, Hobel CJ, eds. *Essentials of Obstetrics and Gynecology*, 5th ed. Philadelphia, PA: Saunders; 2009:173-182.

Cunningham FG, Leveno KJ, Bloom SL, Hauth JC, Rouse DJ, Spong, CY. Pregnancy hypertension. In: *Williams Obstetrics*, 23rd ed. New York, NY: McGraw-Hill; 2010:706-756.

CASO 17

Uma mulher saudável de 19 anos, G1P0, com 29 semanas de gestação, apresenta-se na unidade obstétrica com queixa de dor abdominal intermitente. Ela nega perda de fluidos e de sangue pela vagina. A história pré-natal não tem nada digno de registro. Ela tem se alimentado e ingerido líquidos normalmente. Ao exame, a PA é 110/70 mmHg, a FC, 90 bpm e a temperatura, 37,2°C. O traçado da CTG revela uma FC basal de 120 bpm com padrão reativo. As contrações uterinas ocorrem a cada 3 a 5 minutos. Ao exame pélvico, o colo tem 3 cm de dilatação, 90% de apagamento e a cabeça fetal está em −1.

- Qual é o diagnóstico mais provável?
- Qual é o próximo passo no manejo?
- Qual teste do fluido vaginal antes do exame digital pode indicar risco de parto prematuro?
- Qual medicação pode ser administrada para reduzir o risco de comprometimento neurológico do feto?

RESPOSTAS PARA O CASO 17: Trabalho de parto prematuro

Resumo: Uma mulher saudável de 19 anos, G1P0, com 29 semanas de gestação, queixa-se de dor abdominal intermitente. Os sinais vitais são normais. O traçado de CTG revela FC basal reativa de 120 bpm. As contrações uterinas são observadas a cada 3 a 5 minutos. O colo tem 3 cm de dilatação, 90% de apagamento e a cabeça fetal está a −1.

- **Diagnóstico mais provável:** Trabalho de parto prematuro.
- **Próximo passo no manejo:** Tocólise, tentativa de identificação da causa do trabalho de parto prematuro, esteroide pré-natal e antibióticos para profilaxia de GBS (Estreptococus do grupo B).
- **Teste do fluido vaginal:** Ensaio da fibronectina fetal (fFN, do inglês *fetal fibronectin*).
- **Medicação para neuroproteção:** Sulfato de magnésio pode ser administrado na gestação com menos de 32 semanas quando há parto iminente.

ANÁLISE

Objetivos

1. Saber como diagnosticar o trabalho de parto prematuro.
2. Compreender que a abordagem básica ao trabalho de parto prematuro consiste em tocólise, identificação da etiologia, esteroides e sulfato de magnésio (se adequado).
3. Saber as causas comuns do parto prematuro.

Considerações

Essa mulher nulípara de 19 anos está com 29 semanas de gestação e queixa-se de dor abdominal intermitente. O monitor indica contrações uterinas a cada 3 a 5 minutos, e o colo está dilatado em 3 cm e com 90% de apagamento. Isso é suficiente para diagnosticar o trabalho de parto prematuro em uma mulher nulípara. Se ela tivesse tido um parto vaginal prévio, o diagnóstico não seria tão nítido. Devido à significativa prematuridade, muitos médicos podem preferir tratar o trabalho de parto prematuro. Um único exame revelando dilatação de 2 cm e 80% de apagamento em uma mulher nulípara seria suficiente para diagnosticar trabalho de parto prematuro. Antes do exame digital, deve-se realizar um esfregaço do fórnice vaginal para fFN, que, se positivo, pode indicar risco de nascimento prematuro. Em contrapartida, fFN negativo está fortemente associado à ausência de parto no período de uma semana. Outro teste objetivo para risco de parto prematuro é a medida do comprimento cervical por ultrassonografia transvaginal. Um colo encurtado, especialmente com alterações do segmento uterino inferior (afunilamento da cavidade amniótica para dentro do colo), é preocupante. A tocólise deve ser iniciada, a não ser que haja contraindicação (como infecção intra-amniótica ou pré-eclâmpsia grave). Do mesmo modo, como a gravidez tem menos de 34 semanas, os esteroides IMs pré-natais devem ser administrados para melhorar a maturidade pulmonar fetal. Deve ser realizada investigação cuidadosa para identificar a causa subjacente do trabalho de parto prematuro, como infecção urinária, infecção cervical, vaginose bacteriana, infecção generalizada, trauma ou descolamento, polidrâmnio ou gestações múltiplas. Por fim, antibióticos IVs, como penicilina, são úteis se a tocólise não for bem sucedida, para reduzir a probabilidade de sepse por GBS no neonato. Por último, estudos recentes têm mostrado que se a gravidez tiver menos de 31 6/7 semanas, a administração de magnésio pode ajudar no neurodesenvolvimento do bebê prematuro, reduzindo casos de paralisia cerebral em bebês prematuros.

ABORDAGEM AO Trabalho de parto prematuro

DEFINIÇÕES

TRABALHO DE PARTO PREMATURO: Alteração cervical associada a contrações uterinas antes de 37 semanas completadas e após 20 semanas de gestação. Em uma mulher nulípara, as contrações uterinas e um único exame cervical revelando dilatação de 2 cm e apagamento de 80% ou mais são suficientes para fazer o diagnóstico.

TOCÓLISE: Agentes farmacológicos utilizados para retardar o parto quando é diagnosticado trabalho de parto prematuro. Os agentes mais usados são indometacina, nifedipina, terbutalina e ritodrina. Evidências recentes indicam que o sulfato de magnésio pode ser ineficaz.

ESTEROIDES PRÉ-NATAIS: Betametasona ou dexametasona administradas por via IM à mulher grávida em um esforço para reduzir algumas complicações da prematuridade, particularmente síndrome de desconforto respiratório agudo (hemorragia intraventricular na prematuridade extrema).

ANÁLISE DA FIBRONECTINA FETAL: Proteína da membrana basal que ajuda a ligar as membranas placentárias à decídua do útero. Um esfregaço vaginal é utilizado para detectar a sua presença. A melhor utilidade é um resultado negativo, que está associado a uma chance de 99% de não haver o parto dentro de uma semana.

AVALIAÇÃO DO COMPRIMENTO CERVICAL: Exame ultrassonográfico transvaginal para medir o comprimento cervical. Uma medida de menos de 25 mm resulta em risco aumentado de parto prematuro. Do mesmo modo, uma invasão da cavidade amniótica para dentro do colo, chamada afunilamento, aumenta o risco de parto prematuro.

GESTAÇÃO PREMATURA TARDIA: O parto que ocorre entre 34+0 semanas e 36+6 semanas. Esse é o subgrupo de nascimentos prematuros que está crescendo mais rapidamente e que compreende a maioria dos partos prematuros.

ABORDAGEM CLÍNICA

O trabalho de parto prematuro é definido como uma alteração cervical acompanhada de contrações uterinas regulares que ocorrem entre 20 e 37 semanas de gestação. A incidência nos Estados Unidos é de aproximadamente 11% das gravidezes, e é causa considerável de morbidade e mortalidade. Há muitos fatores de risco associados ao parto prematuro, mas o fator de risco mais significativo é uma história de nascimento prematuro espontâneo prévio (ver Quadro 17.1).

Os principais sintomas do trabalho de parto prematuro são as contrações uterinas e a rigidez abdominal. Às vezes, pressão pélvica ou aumento da secreção vaginal também podem estar presentes. O diagnóstico é estabelecido pela confirmação de alteração cervical ao longo do tempo pelo mesmo examinador, se possível, ou pelo achado de dilatação cervical de 2 cm com apagamento de 80% em uma mulher nulípara. Quando o diagnóstico é feito, deve-se buscar uma etiologia. A tocólise é considerada se a IG for de menos de 34 a 35 semanas, e os esteroides são administrados se a IG for de menos de 34 semanas. A investigação do trabalho de parto prematuro está resumida no Quadro 17.2.

Estudos randomizados controlados recentes sugeriram que o sulfato de magnésio não é efetivo como agente tocolítico. Outras medicações incluem terbutalina, ritodrina, nifedipina e indometacina. O mecanismo de ação especulado do magnésio é a inibição competitiva do cálcio para reduzir a sua disponibilidade para interação actina-miosina, diminuindo, assim, a atividade miometrial (ver Quadro 17.3).

QUADRO 17.1 • Fatores de risco do trabalho de parto prematuro
Ruptura prematura das membranas prematuro
Gestações múltiplas
Trabalho de parto ou nascimento prematuro prévio
Hidrâmnio
Anomalia uterina
História de biópsia do cone cervical
Consumo de cocaína
Etnia afro-americana
Trauma abdominal
Pielonefrite
Cirurgia abdominal na gravidez

QUADRO 17.2 • Investigação de trabalho de parto prematuro
História para avaliar os fatores de risco
Exame físico com exame especular para avaliar ruptura de membranas
Exames cervicais digitais seriados
Hemograma completo
Rastreamento para drogas na urina (especialmente para metabólitos de cocaína)
Exame de urina, urinocultura e sensibilidade antibiótica
Testes cervicais para gonorreia (possivelmente *Chlamydia*)
Cultura vaginal para estreptococo do grupo B
Exame por ultrassonografia para peso fetal e apresentação fetal

A nifedipina reduz o cálcio intracelular pela inibição dos canais de cálcio ativados eletricamente. Os efeitos colaterais incluem edema pulmonar, depressão respiratória, depressão neonatal e, se administrada por período prolongado, osteoporose. O **edema pulmonar** em geral é o efeito colateral mais grave e é visto com mais frequência na presença de agentes β-agonistas. Uma complicação da indometacina é o fechamento do ducto arterioso, levando à hipertensão pulmonar neonatal grave.

Os esteroides pré-natais são administrados entre 24 e a 34 semanas de gestação quando não houver evidência de infecção. Apenas um curso de corticosteroides é utilizado. Em outras palavras, eles não são repetidos para ameaça repetida de parto prematuro. No início da gestação, o efeito é a redução do risco de hemorragia intraventricular; em gestações com mais de 28 semanas, o objetivo principal é reduzir a incidência de síndrome do desconforto respiratório agudo. Injeções semanais de caproato de 17-α-hidroxiprogesterona a partir da 16ª até a 36ª semana de gestação mostraram ajudar a prevenir o nascimento prematuro em mulheres de alto risco. Esses riscos incluem história de parto prematuro espontâneo prévio.

PESQUISA EMERGENTE

O uso de ultrassonografia vaginal para avaliar o comprimento e as características cervicais e o uso de progesterona ou cerclagem nas pacientes com colo curto está sendo estudado de maneira intensiva. Não está claro se a preparação de progesterona mais eficaz é a injeção IM ou o gel vaginal.

QUADRO 17.3 • Agentes tocolíticos comuns

Agentes tocolíticos	Classe de fármacos	Modo de ação	Efeitos colaterais/Complicações	Contraindicações
Sulfato de magnésio	Minerais	Inibição competitiva do cálcio	**Edema pulmonar**, depressão respiratória	Lesão miocárdica, bloqueio cardíaco, coma diabético (não usar com os bloqueadores dos canais de cálcio).
Terbutalina, Ritodrina	β-agonistas	Seletivo para receptores β_2; relaxa o músculo liso	**Edema pulmonar, aumento da pressão de pulso, hiperglicemia, hipocalemia e taquicardia.**	Arritmias, hipertensão, distúrbios convulsivos.
Nifedipina	Bloqueadores dos canais de cálcio	Inibe a entrada do íon cálcio no músculo liso vascular	ICC, IM, edema pulmonar e hipotensão grave.	**Hipotensão; não administrar com sulfato de magnésio (ambos agem nos canais de cálcio).**
Indometacina	DAINEs	Diminuição da síntese de prostaglandina	**Fechamento do ducto arterioso do feto, que pode levar a hipertensão pulmonar, oligoidrâmnio.**	Terceiro trimestre da gravidez devido a possíveis efeitos no ducto arterioso.
Caproato de 17α-hidroxiprogesterona	Progesterona sintética, terapia de reposição hormonal.	Inibe a liberação de gonadotrofina pituitária; mantém a gravidez	Dor e sensibilidade mamária, tontura, dor abdominal, sangramento intermitente.	Sangramento vaginal não diagnosticado.

QUESTÕES DE COMPREENSÃO

17.1 Uma mulher de 26 anos está com 29 semanas de gestação. A última gravidez terminou em um parto com 30 semanas de gestação. No rastreamento para vários tipos de infecção, qual das alternativas a seguir provavelmente está associada ao parto prematuro?

A. HSV.
B. *Candida vaginitis.*
C. *Chlamydia cervicitis.*
D. Cervicite gonocócica.
E. Estreptococo do grupo B da vagina.

17.2 Uma mulher de 25 anos, G1P0, está com 28 semanas de gestação. Ela apresenta contrações uterinas regulares, e tem 2 cm de dilatação e 80% de apagamento. É feito o diagnóstico de trabalho de parto prematuro. O médico revisa o prontuário e observa que a paciente não deve receber terapia tocolítica. Qual das alternativas a seguir é uma contraindicação à tocólise?

A. Suspeita de descolamento de placenta.
B. Bacteriúria por estreptococos do grupo B.
C. Laparotomia recente.
D. Miomas uterinos.

17.3 Uma mulher de 35 anos, G1P0, com 32 semanas de gestação, foi vista na unidade de triagem obstétrica no dia anterior com contrações uterinas. Na internação, a CTG é de 140 bpm com acelerações e sem desacelerações. Uma análise da fFN é realizada, e é positiva. No curso das próximas 24 horas, a paciente foi examinada e apresentou dilatação de 1 para 2 cm e apagamento de 30 para 90%. Foi usado um agente tocolítico. Um novo padrão da CTG revela FC basal de 140 bpm com desacelerações moderadas variáveis repetitivas. Qual das alternativas a seguir provavelmente é o agente tocolítico usado?

A. Nifedipina.
B. Indometacina.
C. Sulfato de magnésio.
D. Terbutalina.

17.4 Uma mulher de 28 anos, G1P0, com 29 semanas de gestação, é tratada com terbutalina para trabalho de parto prematuro. O colo havia dilatado até 3 cm e estava com 90% de apagamento. Ela também recebeu betametasona IM para melhorar a maturidade pulmonar fetal. No dia seguinte, a paciente desenvolveu dispneia, taquipneia e saturação de oxigênio de 80%. Foi administrado oxigênio. Qual das alternativas a seguir é o melhor agente terapêutico?

A. Terapia antibiótica IV para provável pneumonia.
B. Terapia com heparina IV para provável TVP.
C. Furosemida IV para provável edema pulmonar.
D. Digoxina oral para provável miocardiopatia.

RESPOSTAS

17.1 **D.** Infecções de vários tipos estão associadas ao parto prematuro. A cervicite gonocócica está bastante associada ao parto prematuro, enquanto a infecção por *chlamydia* não está tão fortemente associada. As infecções do trato urinário (ITU), particularmente a pielonefrite, estão associadas ao parto prematuro. A vaginose bacteriana pode estar associada ao parto prematuro, embora o tratamento dessa condição não pareça afetar o risco.

17.2 **A.** A suspeita de descolamento de placenta é uma contraindicação relativa para tocólise porque o descolamento pode se estender. A história natural do descolamento é a extensão da separação, levando ao cisalhamento completo da placenta do útero. Se isso ocorrer, o parto será o melhor tratamento com a administração de esteroides pré-natais para diminuir a chance de síndrome do desconforto respiratório agudo no recém-nascido prematuro; o manejo expectante pode ser aplicado se a paciente estiver estável, sem sangramento ativo ou sinal de comprometimento fetal, já que se trata de um feto prematuro. Todavia, administrar tocolíticos aumentaria a chance materna de hemorragia após o parto porque será mais difícil que a contração do útero aconteça, já que os tocolíticos são relaxantes uterinos. A bacteriúria por estreptococos do grupo B não é uma contraindicação para tocólise; contudo, deve-se iniciar a profilaxia antibiótica na mãe para a eventualidade do parto ou para uma ruptura prematura das membranas prematuro (PROM). Laparotomia recente e miomas uterinos podem aumentar o risco de trabalho de parto prematuro, mas não seriam contraindicação para a administração de tocolíticos, presumindo-se que tanto a mãe quanto o feto estão estáveis.

17.3 **B.** Essa paciente tem alteração no traçado da CTG após o uso de tocólise. Agora ela apresenta desacelerações variáveis significativas, causadas por compressão do cordão. Uma piora súbita na frequência e/ou na gravidade das desacelerações variáveis pode ser causada por oligoidrâmnio (menos fluido amniótico para proteger o cordão de compressão), ruptura das membranas ou descida da cabeça fetal, como no trabalho de parto, de modo que a circular de cordão (em torno do pescoço) pode apertar. A indometacina está associada a diminuição do fluido amniótico e a oligoidrâmnio, e essa é a etiologia mais provável.

17.4 **C.** Em uma paciente em terapia tocolítica, o edema pulmonar é um perigo, particularmente quando há o uso de β-agonistas. A taquicardia que frequentemente ocorre diminui o tempo de enchimento diastólico, levando ao aumento da pressão diastólica final. Além do oxigênio, a furosemida IV é efetiva na redução do fluido intravascular, reduzindo a pressão hidrostática, e possivelmente diminuindo o fluido dos espaços intersticiais dos pulmões. Obviamente, a terbutalina também deve ser descontinuada. Uma terapia β-agonista está associada à pressão de pulso aumentada, à hiperglicemia, à hipopotassemia e à taquicardia.

DICAS CLÍNICAS

- A dispneia que ocorre em uma mulher com trabalho de parto prematuro e tocólise geralmente é causada por edema pulmonar.
- O objetivo no tratamento do trabalho de parto prematuro é identificar a causa, administrar esteroides (se a gestação estiver entre 24 e 34 semanas), tocólise e sulfato de magnésio para neuroproteção.
- A causa mais comum de morbidade neonatal em um feto prematuro é a síndrome do desconforto respiratório agudo.
- A terapia β-agonista tem múltiplos efeitos colaterais, incluindo taquicardia, pressão de pulso alargada, hiperglicemia e hipopotassemia.
- Um estudo de fFN cervical negativa praticamente garante a ausência de parto dentro de uma semana.
- A ultrassonografia transvaginal que indica colo uterino encurtado, especialmente com afunilamento, é sugestiva de risco de parto prematuro.
- Injeções de progesterona administradas semanalmente a partir de 16 semanas de gestação até 36 semanas, em mulheres com história de nascimentos prematuros espontâneos, diminuem o risco de nascimento prematuro em um terço.

REFERÊNCIAS

American College of Obstetricians and Gynecologists. Management of preterm labor. *ACOG Practice Bulletin 43*. Washington, DC: 2003.

American College of Obstetricians and Gynecologists. Use of progesterone to reduce preterm birth. *ACOG Committee Opinion 419*. Washington, DC: 2008.

American College of Obstetricians and Gynecologists. Magnesium sulfate before anticipated preterm birth for neuroprotection. *Committee Opinion 455*. Washington, DC: March 2010.

Cunningham FG, Leveno KJ, Bloom SL, Hauth JC, Gilstrap LC III, Wenstrom KD. Preterm birth. In: *Williams Obstetrics*, 22nd ed. New York, NY: McGraw-Hill; 2005:855-880.

Hobel CJ. Obstetrical complications: preterm labor, PROM, IUGR, postterm pregnancy, and IUFD. In: Hacker NF, Gambone JC, Hobel CJ, eds. *Essentials of Obstetrics and Gynecology*, 5th ed. Philadelphia, PA: Saunders; 2009:146-159.

CASO 18

Uma mulher de 24 anos, G2P1, com 30 semanas de gestação, foi internada no hospital há dois dias por ruptura prematura das membranas. A história pré-natal não registrava nada importante. No momento, ela informa que o feto está se movimentando normalmente, e nega febre ou calafrios. A história clínica e cirúrgica prévia não tem nada digno de registro. Ao exame, a temperatura é 38,2°C, a PA, 100/60 mmHg e a FC, 90 bpm. Os pulmões estão limpos à ausculta. Não foi observada sensibilidade no ângulo costovertebral. A altura do fundo de útero é 30 cm, e o útero é discretamente sensível à palpação. Não são palpados cordões nas extremidades inferiores. Os batimentos cardíacos fetais estão persistentemente na faixa de 170 a 175 bpm, sem desacelerações. Não há contrações uterinas.

- ▶ Qual é o diagnóstico mais provável?
- ▶ Qual é o melhor manejo para essa paciente?
- ▶ Qual é a etiologia mais provável para essa condição?

RESPOSTAS PARA O CASO 18: Infecção intra-amniótica

Resumo: Uma mulher de 24 anos, G2P1, com 30 semanas de gestação, foi internada há dois dias por ruptura prematura das membranas. A temperatura é 38,2°C. O fundo de útero é discretamente sensível. Há taquicardia fetal persistente, na faixa de 170 a 175 bpm.

- **Diagnóstico mais provável:** Infecção intra-amniótica (corioamnionite).
- **Melhor manejo para essa paciente:** Antibióticos IVs (ampicilina e gentamicina) e indução do trabalho de parto.
- **Etiologia dessa condição:** Infecção ascendente a partir de microrganismos vaginais.

ANÁLISE

Objetivos

1. Saber que infecção e trabalho de parto são as duas complicações agudas mais comuns da ruptura prematura das membranas prematuro.
2. Conhecer a apresentação clínica da infecção intra-amniótica, e saber que a taquicardia fetal é um sinal precoce dessa infecção.
3. Compreender que a terapia com antibióticos de amplo espectro e o parto são os tratamentos adequados para a infecção intra-amniótica.

Considerações

Essa mulher de 24 anos, com 30 semanas de gestação, tem ruptura prematura das membranas prematuro. Na apresentação no hospital, o médico deve avaliar a presença de infecção; na ausência de sinais de infecção, deve ser administrada terapia com corticosteroides para reduzir o risco de síndrome do desconforto respiratório agudo (SDRA) no recém-nato, se ocorrer o parto. Além disso, é administrado antibiótico de amplo espectro para ajudar a reduzir a incidência de infecção intra-amniótica, retardar o parto e reduzir o risco de infecção uterina materna. Nesse caso, os riscos de prematuridade superam os riscos de infecção, de modo que foi escolhido o manejo expectante. Após dois dias no hospital, a paciente desenvolveu febre, sensibilidade uterina e taquicardia fetal, que são sinais consistentes com infecção intra-amniótica. Ao reconhecer esse diagnóstico, a paciente deve receber terapia antibiótica IV, como ampicilina e gentamicina. Os neonatos são afetados mais comumente por estreptococos do grupo B e microrganismos entéricos gram-negativos, como *Escherichia coli*. Como o parto é também um aspecto importante da terapia para os bem-estares neonatal e materno, a indução de trabalho de parto e parto vaginal é a melhor conduta nesse caso.

ABORDAGEM À
Ruptura prematura das membranas prematuro

DEFINIÇÕES

RUPTURA PREMATURA DAS MEMBRANAS: Ruptura das membranas antes do início do trabalho de parto.

Ruptura prematura das membranas: Ruptura das membranas em uma gestação com menos de 37 semanas, antes do início do trabalho de parto.

PERÍODO DE LATÊNCIA: Duração de tempo desde a ruptura das membranas até o início do trabalho de parto.

ABORDAGEM CLÍNICA

A ruptura prematura das membranas prematuro (PPROM) é definida como a ruptura das membranas antes do início do trabalho de parto e antes de 37 semanas de gestação. Essa complicação ocorre em cerca de 1% de todas as gravidezes. Aproximadamente um terço dos nascimentos prematuros estão associados à PPROM. Os fatores de risco estão listados no Quadro 18.1.

A história consistente com PPROM é a de perda ou "fluxo" de fluido pela vagina, que é muito acurada e deve ser levada em consideração. O diagnóstico é confirmado pelo exame especular que mostra acúmulo de fluido amniótico no fundo de saco vaginal posterior, teste de nitrazina positivo mostrando alterações alcalinas no fluido vaginal e padrão de arborização do fluido quando visto ao microscópio. Ocasionalmente, o exame especular pode ser negativo, mas a suspeita clínica é alta; nesses casos, um exame por ultrassonografia revelando oligoidrâmnio é consistente com PPROM.

O desfecho depende da IG. Cerca de metade das pacientes com PPROM entrará em trabalho de parto dentro de 48 horas, e 90%, em uma semana. As complicações

QUADRO 18.1 • Fatores de risco de ruptura prematura das membranas prematuro
Baixo nível socioeconômico
Doenças sexualmente transmissíveis
Tabagismo
Conização cervical
Cerclagem de emergência
Gestações múltiplas
Polidrâmnio
Descolamento de placenta

do parto prematuro, como SDRA, são comuns. Outras complicações incluem corioamnionite (infecção intra-amniótica), descolamento de placenta e enterocolite necrosante.

A corioamnionite afeta cerca de 1% de todas as gravidezes, e 7 a 10% das pacientes com PPROM com ruptura prolongada das membranas. Febre materna, taquicardia materna, sensibilidade uterina e secreção vaginal malcheirosa são alguns indicadores clínicos. Um **sinal precoce é a taquicardia fetal**, que consiste em FC basal maior do que 160 bpm.

O tratamento da PPROM é controverso. Antes de 32 semanas de gestação, os esteroides pré-natais podem ser administrados para melhorar a maturidade pulmonar fetal na ausência de infecção evidente. A terapia com antibióticos de amplo espectro mostrou retardar o parto e reduzir a incidência de corioamnionite. O manejo expectante é realizado quando o risco de infecção parece ser menor do que o risco de prematuridade. Após a IG de 34 a 35 semanas, o tratamento geralmente é o parto. Alguns riscos do manejo expectante incluem natimortalidade, acidentes com cordão, infecção e descolamento de placenta. Quando a infecção é aparente, os antibióticos de amplo espectro, como ampicilina e gentamicina IV, devem ser iniciados e o trabalho de parto deve ser induzido. O parto também deve ser induzido quando há evidência de maturidade pulmonar fetal, como na presença de fosfatidil glicerol no líquido amniótico acumulado na vagina.

Controvérsias

Alguns médicos utilizam agentes tocolíticos com PPROM para retardar o parto por 48 horas, permitindo que os corticosteroides façam efeito. Outros argumentam que o trabalho de parto prematuro provavelmente indica infecção subclínica e que a tocólise causa dano. Não há consenso definido sobre esse tema. A progesterona pode se mostrar útil em mulheres que tiveram PPROM em uma gravidez prévia ou que têm PPROM no momento; estudos estão sendo realizados enquanto este capítulo está sendo escrito.

CORRELAÇÃO DE CASO

- Ver também Caso 17 (Trabalho de parto prematuro) já que a PROM prematuro é responsável por uma fração significativa dos partos prematuros.

QUESTÕES DE COMPREENSÃO

18.1 Uma mulher de 31 anos, G1P0, com 33 semanas de gestação, é internada por ruptura prematura das membranas prematuro. Qual das alternativas a seguir está correta?

A. A terapia com corticosteroides IMs deve ser administrada para melhorar a maturidade pulmonar fetal se não houver evidência de infecção.

B. A terapia com antibióticos de amplo espectro está indicada apenas se houver febre materna.

C. O trabalho de parto é a complicação aguda mais comum a ser esperada.
D. A candidíase vaginal é um fator de risco de ruptura prematura das membranas prematuro.

18.2 Uma mulher de 30 anos, G2P1, com 28 semanas de gestação, com ruptura prematura das membranas prematuro tem suspeita de ter infecção intra-amniótica com base em taquicardia fetal. A temperatura materna é normal. Qual das alternativas a seguir é o método mais acurado para confirmação da infecção intra-amniótica?

A. Contagem de leucócitos no soro materno.
B. Exame especular da secreção vaginal.
C. Coloração Gram do fluido amniótico por amniocentese.
D. Palpação do útero materno.
E. Elevação da temperatura oral.

18.3 Uma mulher hispânica de 18 anos, G1P0, tem apresentação clínica de infecção intra-amniótica. Ela nega qualquer perda de fluido pela vagina, e exames especulares repetidos não identificam ruptura das membranas. Qual dos seguintes microrganismos provavelmente é a etiologia subjacente?

A. Estreptococo do grupo B.
B. *Listeria monocytogenes.*
C. *Clostridia difficile.*
D. *Chlamydia trachomatis.*
E. *Escherichia coli.*

18.4 Uma mulher de 32 anos, com 33 semanas de gestação, observa perda de fluido vaginal claro. Ela nega contrações uterinas. O peso fetal estimado por ultrassonografia é 2.000 g. O fluido vaginal mostra a presença de fosfatidil glicerol. Qual das alternativas a seguir é o próximo passo?

A. Manejo expectante.
B. Corticosteroide IM.
C. Indução de trabalho de parto.
D. Amniocentese orientada por ultrassonografia.

18.5 Uma mulher de 30 anos, G2P1001,* está com 32 semanas de gestação e é diagnosticada com PPROM. Ela é colocada em repouso no leito e relata perda continuada diária de líquido claro. Não há sinais de infecção. Um traçado de cardiotocografia (CTG) é realizado duas vezes por semana. No momento, há anormalidade do traçado da CTG. Qual das alternativas a seguir provavelmente é vista?

A. Desacelerações precoces.
B. Desacelerações tardias.
C. Desacelerações variáveis.
D. Padrão de FC sinusoidal.

---

* N. de R.T. Ver dica clínica, p. 2.

RESPOSTAS

18.1 **C. O trabalho de parto é a complicação mais comum associada à PPROM.** Os antibióticos devem ser administrados para prolongar a gravidez e diminuir o risco de infecção. A IG é **superior a 32 semanas, então não são necessários esteroides pré-natais.** Pode-se observar que os corticosteroides estão indicados em gravidezes de até 34 semanas com membranas intactas. A candidíase vaginal não é fator de risco de PPROM; contudo, baixo nível socioeconômico, DSTs, tabagismo, conização cervical, cerclagem de emergência, gestação múltipla, polidrâmnio e descolamento de placenta são fatores de risco.

18.2 **C. Microrganismos revelados por coloração Gram de material de amniocentese são diagnósticos de infecção.** Uma contagem elevada de leucócitos materna pode ser sugestiva de infecção, mas não seria específica de infecção intra-amniótica. Do mesmo modo, o exame especular pode revelar secreção vaginal com aspecto infeccioso; contudo, isso não confirmaria a presença de infecção e tampouco a presença de um tipo específico de infecção, especialmente porque aumento da secreção vaginal é comum na gravidez. A palpação do útero materno e a elevação da temperatura oral também não seriam diagnósticos.

18.3 **B.** A **listéria** pode induzir **corioamnionite sem ruptura das membranas**; o mecanismo é a disseminação transplacentária. História de ingestão de leite e derivados não pasteurizados (p. ex., algumas variedades de queijo de cabra) devem levantar a suspeita de listéria. **Os estreptococos do grupo B e os microrganismos entéricos gram-negativos como *E. coli* são os organismos que mais afetam os neonatos.**

18.4 **C.** São as anomalias renais fetais que levam ao oligoidrâmnio, e não o contrário. O oligoidrâmnio grave em uma IG inicial pode causar hipoplasia pulmonar. Quando a **maturidade fetal pulmonar** é demonstrada no fluido amniótico vaginal pela **presença de fosfatidil glicerol, o parto é a melhor conduta** em situações de perda de líquido. O manejo expectante e os corticosteroides IMs colocam a mãe em risco aumentado de desenvolvimento de infecção intra-amniótica. Os corticosteroides suprimem o sistema imune, e o manejo expectante prolonga o período de tempo em que uma infecção ascendente a partir da vagina pode causar infecção intra-amniótica. O manejo expectante é feito quando o risco de infecção parece ser menor do que o risco de prematuridade, mas esse não é o caso nesse cenário, no qual o feto mostra sinais de maturidade pulmonar. Não há indicação para amniocentese guiada por ultrassonografia.

18.5 **C.** O achado mais comum na PPROM consistiria em desacelerações variáveis, provavelmente causadas por oligoidrâmnio por ruptura das membranas. Com a ruptura das membranas, há pouco líquido para "proteger o cordão" de compressão, e as desacelerações variáveis são comuns. Uma alteração na posição da paciente frequentemente alivia as desacelerações.

DICAS CLÍNICAS

- O manejo para gravidezes complicadas por ruptura prematura das membranas após 34 a 35 semanas de gestação geralmente é a indução do trabalho de parto.
- Em geral, gravidezes com PPROM com menos de 32 semanas de gestação têm manejo expectante.
- Na maioria das vezes, o sinal mais precoce de corioamnionite (infecção intra-amniótica) é a taquicardia fetal.
- Gravidezes complicadas por PPROM e corioamnionite devem ser tratadas com antibióticos de amplo espectro (como ampicilina e gentamicina) e parto.
- A infecção clínica é uma contraindicação ao uso de corticosteroides.

REFERÊNCIAS

American College of Obstetricians and Gynecologists. Premature rupture of membranes. *ACOG Practice Bulletin 80*. Washington, DC: 2007.

Cunningham FG, Leveno KJ, Bloom SL, Hauth JC, Rouse DJ, Spong CY. Preterm birth. In: *Williams Obstetrics*, 23rd ed. New York, NY: McGraw-Hill; 2010:804-831.

Hobel CJ. Obstetrical complications: preterm labor, PROM, IUGR, postterm pregnancy, and IUFD. In: Hacker NF, Gambone JC, Hobel CJ, eds. *Essentials of Obstetrics and Gynecology*, 5th ed. Philadelphia, PA: Saunders; 2009:146-159.

CASO 19

Uma mulher de 24 anos, G2P1, com 22 semanas de gestação, queixa-se de episódio de mialgias e febre baixa há um mês. Seu filho de dois anos teve febre alta e bochechas vermelhas. Ao exame, a PA é 110/60 mmHg e a FC, 82 bpm, e ela está afebril. Os exames do coração e do pulmão são normais. A altura do fundo de útero é 28 cm e as partes fetais são de difícil palpação.

- Qual é o diagnóstico mais provável?
- Qual é o mecanismo mais provável?

RESPOSTAS PARA O CASO 19: Infecção por parvovírus na gravidez

Resumo: Uma mulher de 24 anos, G2P1, com 22 semanas de gestação, queixa-se de episódio de mialgia e febre baixa um mês atrás. Seu filho de dois anos teve febre alta e bochechas vermelhas. A altura do fundo de útero é 28 cm e as partes fetais são difíceis de palpar.

- **Diagnóstico mais provável:** Polidrâmnio, com provável hidropisia fetal devido à infecção por parvovírus B19.
- **Mecanismo mais provável:** Anemia fetal por infecção por parvovírus, que inibe a produção de eritrócitos pela medula.

ANÁLISE

Objetivos

1. Conhecer a apresentação clínica da infecção por parvovírus em crianças e adultos.
2. Compreender os possíveis efeitos da infecção por parvovírus B19 na gravidez.
3. Saber a apresentação clínica do polidrâmnio.

Considerações

Essa mulher de 24 anos apresenta história de mialgias e febre baixa. Seu filho de dois anos teve bochechas vermelhas e febre alta. Isso ilustra a diferença na apresentação clínica da infecção por parvovírus B19 em um adulto comparada com a apresentação em uma criança. Os adultos raramente têm febre alta, mas apresentam mal-estar, artralgias e mialgias com mais frequência, e erupção reticular (rendada) suave que aparece e desaparece. Até 20% dos adultos não apresentam sintomas. Por outro lado, as crianças frequentemente desenvolvem o aspecto clássico de "tapa nas bochechas" e febre alta, que é a manifestação da "quinta doença". As infecções por parvovírus na gravidez podem causar infecção fetal, levando à supressão dos precursores dos eritrócitos na medula óssea, que pode resultar em anemia fetal grave, ocasionando hidropisia fetal. Um dos sinais mais precoces da hidropisia fetal é o polidrâmnio, que consiste em excesso de fluido amniótico. A altura do fundo uterino dessa paciente é maior do que o previsto pela data da gravidez, e as partes fetais são de difícil palpação, que são achados clássicos de polidrâmnio. Um exame ultrassonográfico poderia confirmar os efeitos fetais e sobre o fluido amniótico. O diagnóstico de infecção por parvovírus B19 é feito por sorologia (ver Quadro 19.1).

ABORDAGEM À
Infecção por parvovírus na gravidez

DEFINIÇÕES

QUINTA DOENÇA: Doença causada por um vírus de cadeia única de DNA, o parvovírus B19, também conhecida como eritema infeccioso.

HIDROPISIA FETAL: Condição grave de excesso de fluido nas cavidades corporais, como ascite, edema cutâneo, derrame pericárdico e/ou derrame pleural.

POLIDRÂMNIO: Excesso de fluido amniótico.

PADRÃO SINUSOIDAL DA FREQUÊNCIA CARDÍACA: Um padrão de FC que lembra uma onda senoidal, com ciclos de 3 a 5 por minuto, indicativo de anemia fetal grave ou asfixia fetal.

ABORDAGEM CLÍNICA

A infecção por parvovírus B19 é comum, e até 50% dos adultos foram infectados na infância ou na adolescência. Ele geralmente causa sintomas mínimos (ou nenhum sintoma) no adulto, mas pode levar a consequências devastadoras no feto. Um pequeno vírus de cadeia única de DNA, o parvovírus B19, causa aspecto avermelhado de "tapa na bochecha" e febre na criança; adultos geralmente são menos sintomáticos e, com frequência, têm mialgias e erupção cutânea reticular característica, que aparece e desaparece (Fig. 19.1).

QUADRO 19.1 • Paciente grávida exposta ao parvovírus B19

IgM	IgG	Diagnóstico	Manejo
Negativa	Positiva	Infecção prévia, imune	Tranquilização
Negativa	Negativa	Se o tempo for superior ao tempo de incubação (20 dias) desde a exposição, está suscetível, mas não infectado	Orientar para distanciar-se de ambiente infectado
Negativa	Negativa	Se o tempo for inferior a 20 dias desde a exposição, é possível que haja infecção inicial* ou não infecção	Repetir IgG e IgM em 1 a 2 semanas
Positiva	Negativa	Provável infecção aguda*, porém, é possível que a IgM seja falso-positiva	Repetir IgG e IgM em 1 a 2 semanas, e esperar que ambas resultem positivas, o que indica infecção aguda

* Quando a infecção aguda for diagnosticada, deve-se realizar ultrassonografia semanalmente para avaliar a presença de hidropisia.

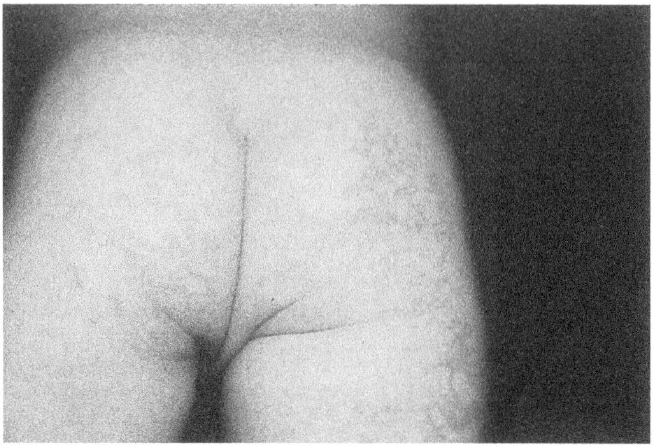

Figura 19.1 Quinta doença. Erupção cutânea reticular rendada do eritema infeccioso. (Reproduzida, com permissão, de Kasper DL, et al. *Harrison's Principles of Internal Medicine*, 16th ed. New York: McGraw-Hill, 2005:1056.)

Crianças em idade escolar são comumente afetadas e, com frequência, transmitem o vírus para os adultos. O anticorpo IgM específico confirma o diagnóstico. Embora não haja um consenso universal sobre como acompanhar mulheres grávidas infectadas com parvovírus B19, uma estratégia bastante utilizada inclui ultrassonografias fetais semanais por 10 semanas para avaliar hidropisia fetal; se for encontrada, deve-se encaminhar para possível transfusão intrauterina. O vírus pode causar anemia aplástica pela destruição de precursores eritroides na medula óssea.

Cerca de metade das mulheres grávidas tiveram infecção por parvovírus e serão imunes. A sorologia IgG e IgM é útil (ver Quadro 19.1). Menos de 5% das mulheres grávidas suscetíveis que são infectadas terão fetos complicados por anemia. Não há vacina disponível para parvovírus.

A infecção por parvovírus pode levar a abortamento do feto, natimortalidade e hidropisia. A hidropisia fetal é definida como o excesso de fluido localizado em duas ou mais cavidades corporais fetais, e muitas vezes está associada ao polidrâmnio (ver Quadro 19.2 para causas de polidrâmnio); gravidezes com menos de 20 semanas têm um risco particular. O parvovírus é a causa infecciosa mais comum de hidropisia não imune (as arritmias cardíacas fetais constituem a causa mais comum de hidropisia não imune global). As teorias sobre o mecanismo da hidropisia incluem a observação de que a anemia grave pode causar insuficiência cardíaca, ou indução dos centros hematopoiéticos no fígado para substituir o tecido hepático normal, levando à baixa proteína sérica. A anemia geralmente é transitória.

As ondas Doppler da artéria cerebral média podem ser utilizadas para avaliar possível anemia fetal com velocidade sistólica elevada. Para as pacientes que são

QUADRO 19.2 • Causas de polidrâmnio
Anomalias do sistema nervoso central fetal
Malformações do trato gastrintestinal fetal
Anormalidades cromossômicas fetais
Hidropisia fetal não imune
Diabetes materna
Isoimunização
Gestação múltipla
Sífilis

suscetíveis e estão expostas ao parvovírus, a sorologia é obtida para avaliar possível infecção, e os exames seriados com ultrassonografia e Doppler da artéria cerebral média até 10 semanas após a exposição.

Nos fetos gravemente afetados, a transfusão intrauterina é uma opção, enquanto os casos leves podem, às vezes, ser observados. Outras causas de anemia fetal são isoimunização – por exemplo, a mulher Rh-negativa é sensibilizada para desenvolver anticorpos anti-D –, grande hemorragia fetomaterna ou talassemia. Um padrão incomum de cardiotocografia (CTG), chamado **padrão sinusoidal**, está associado à anemia fetal grave ou à asfixia.

QUESTÕES DE COMPREENSÃO

19.1 Uma mulher de 24 anos, G1P0, com 27 semanas de gestação, tem bebê com tamanho fetal maior do que o previsto pela data. Uma ultrassonografia fetal realizada revela hidropisia fetal. Os batimentos cardíacos fetais estão na faixa de 140 bpm. Os estudos Doppler da artéria cerebral média indicam fluxo aumentado. Qual das alternativas a seguir é a etiologia mais provável?

A. Taquiarritmia cardíaca fetal.
B. Púrpura trombocitopênica imune (PTI).
C. Isoimunização Rh.
D. RCIU.
E. Diabetes gestacional.

19.2 Uma mulher de 32 anos, G2P1, com 32 semanas de gestação, é examinada em um centro de medicina materno-fetal de um hospital. Um diagnóstico de polidrâmnio é feito com base no índice do líquido amniótico (ILA) de 32 cm (normal de 5 a 25 cm). Qual das alternativas seguintes é a causa mais provável da condição da paciente?

A. Atresia duodenal fetal.
B. Doença renal fetal.
C. Insuficiência uteroplacentária.
D. Síndrome HELLP.
E. PTI.

19.3 Uma professora de 22 anos, com 28 semanas de gestação, tem história de erupção cutânea leve e febre baixa. Ela afirma que a quinta doença está se disseminando na escola em que trabalha. A sorologia é obtida para parvovírus B19, e revela que a IgM é negativa e a IgG é negativa. Qual das alternativas a seguir é a mais acurada?

A. Essa paciente é imune ao parvovírus B19, e não há necessidade de preocupação.
B. Essa paciente não está infectada com parvovírus B19, e é suscetível.
C. Essa paciente está infectada com parvovírus B19 e está em risco de hidropisia fetal.
D. As informações são insuficientes para que se chegue a uma conclusão sobre o estado de infecção dessa paciente.

RESPOSTAS

19.1 **C.** A isoimunização Rh pode levar à anemia fetal significativa se o bebê for Rh-positivo. Com o uso de imunoglobulina anti-Rh, esse é um evento raro nos dias de hoje. Outras causas de isoimunização, como a doença anti-Kell, ainda preocupam. Os estudos Doppler da artéria cerebral média indicando aumento da velocidade de fluxo são consistentes com anemia fetal significativa. Isso deve-se à autorregulação cerebral. As arritmias cardíacas fetais, especialmente taquicardia supraventricular, estão associadas à hidropisia não imune, mas não afetam a medula óssea. A PTI está associada à trombocitopenia materna e, raramente, à trombocitopenia fetal. A RCIU geralmente está associada à policitemia. Na maioria das vezes, o diabetes gestacional não afeta o nível de hemoglobina.

19.2 **A.** O polidrâmnio está associado a problemas como deglutição fetal ou atresias intestinais ou associado à hidropisia. A atresia duodenal fetal, diagnosticada pela "dupla bolha" na ultrassonografia está associada a polidrâmnia. A doença renal fetal ou a insuficiência placentária estão associadas a oligoidrâmnia. Com PTI na gravidez, os anticorpos antiplaquetários podem cruzar a placenta e causar trombocitopenia neonatal. A síndrome HELLP é uma síndrome grave, possivelmente fatal, associada à pré-eclâmpsia. Em vez do polidrâmnio, o **oligoidrâmnio** está associado à HELLP.

19.3 **D.** A sorologia IgM e IgG é o método mais comum para diagnosticar a quinta doença aguda. Geralmente, em condições agudas, se a IgG for positiva e a IgM for negativa, a paciente foi exposta ao parvovírus previamente e é imune. Quando a IgG é negativa e a IgM é positiva, em geral há infecção aguda por parvovírus; às vezes, pode ocorrer IgM falso-positiva, então a IgG e a IgM são repetidas em uma a duas semanas, período no qual a IgG deve ser positiva com uma infecção verdadeira. Quando a IgG e a IgM são negativas, a paciente não será infectada e não será suscetível, desde que tenha passado tempo suficiente desde o período de incubação. Nesse caso, a paciente tem alguns sintomas de infecção por parvovírus em uma situação de alto risco, de modo que embora IgG e IgM sejam negativas, seria prudente repeti-las em uma a duas semanas para garantir que o período de incubação (até 20 dias) tenha passado.

DICAS CLÍNICAS

- A infecção por parvovírus na gravidez pode causar anemia fetal, levando à hidropisia fetal.
- O polidrâmnio é uma das manifestações mais precoces de hidropisia fetal.
- A infecção por parvovírus em indivíduos adultos leva comumente a achados sutis de mialgias, mal-estar e erupção cutânea reticular, enquanto as crianças infectadas com frequência têm febre alta e aspecto de "tapa na bochecha".
- Algumas causas de polidrâmnio incluem diabetes gestacional, isoimunização, sífilis, arritmias cardíacas fetais e atresias intestinais fetais.

REFERÊNCIAS

American College of Obstetricians and Gynecologists. Perinatal viral and parasitic infections. *ACOG Practice Bulletin* 20. Washington, DC: 2000. (Reaffirmed 2009.)

Castro LC, Ognyemi D. Common medical and surgical conditions complicating pregnancy. In: Hacker NF, Gambone JC, Hobel CJ, eds. *Essentials of Obstetrics and Gynecology*, 5th ed. Philadelphia, PA: Saunders; 2010:191-218.

Cunningham FG, Leveno KJ, Bloom SL, Hauth JC, Rouse DJ, Spong CY. Disorders of amnionic fluid volume. In: *Williams Obstetrics*, 23rd ed. New York, NY: McGraw-Hill; 2010:490-499.

CASO 20

Uma mulher de 18 anos, G1P0, com 22 semanas de gestação, tem um estudo de DNA da endocérvice positivo para *Chlamydia*. Ela nega secreção vaginal, dor abdominal baixa ou febre. Ao exame, a PA é 110/70 mmHg e a FC, 70 bpm, e ela está afebril. Os exames do coração e dos pulmões são normais. O abdome é indolor e gravídico. A altura do fundo de útero é 20 cm e os batimentos cardíacos fetais estão na faixa de 140 bpm. A cultura para gonococos é negativa e o esfregaço de Papanicolaou é normal. O teste de vírus da imunodeficiência humana (HIV, do inglês *human immunodeficiency virus*) pelo ensaio imunoabsorvente ligado à enzima (Elisa, do inglês *enzyme-linked immunosorbent assay*) também é positivo.

- ▶ Qual é o próximo passo na terapia do teste para *chlamydia*?
- ▶ Qual é o próximo passo diagnóstico para o teste positivo para HIV?
- ▶ Qual é o tratamento ideal para uma mulher grávida que tem infecção por HIV?

RESPOSTAS PARA O CASO 20:
Cervicite por *chlamydia* e HIV na gravidez

Resumo: Uma mulher de 18 anos, G1P0, com 22 semanas de gestação, tem um teste de DNA para *Chlamydia* positivo na endocérvice. Ela nega dor abdominal baixa e está afebril. O abdome é indolor e gravídico. A cultura para gonococo é negativa.

- **Próximo passo na terapia:** Eritromicina, azitromicina ou amoxicilina oral.
- **Próximo passo diagnóstico para HIV:** Confirmação pelo *Western blot* ou por PCR.
- **Tratamento ideal para infecção por HIV na gravidez:** Avaliação do estágio de infecção por HIV, iniciação de terapia antirretroviral altamente ativa, oferta de parto cesáreo eletivo, zidovudina oral para o neonato.

ANÁLISE

Objetivos

1. Compreender que a *Chlamydia trachomatis* é causa comum de cervicite.
2. Saber que as tetraciclinas (a doxiciclina também) são contraindicadas na gravidez.
3. Saber que as infecções por *chlamydia* podem levar à pneumonia ou à conjuntivite neonatal se não forem tratadas.

Considerações

Essa mulher nulípara de 18 anos, com 22 semanas de gestação, tem um teste de DNA positivo para *Chlamydia*. Esses tipos de teste frequentemente são utilizados em função de sua elevada sensibilidade e especificidade, embora sejam de baixo custo, se comparados com as culturas para *chlamydia*. Essa paciente tem infecção por *chlamydia*, que é mais comum do que a infecção gonorreica; portanto, a sua cultura para gonococos foi negativa. A infecção endocervical por *chlamydia* não provou ser causadora de problemas adversos na gravidez, como trabalho de parto prematuro ou ruptura prematura das membranas prematuro. Ela foi implicada na conjuntivite e na pneumonia neonatais. É interessante notar que o unguento ocular de eritromicina administrado ao nascer não previne a conjuntivite por *chlamydia*, embora proteja contra infecção gonocócica ocular. Os bebês com infecções oftálmicas por *chlamydia* documentadas recebem eritromicina oral por 14 dias. Já que o que basicamente preocupa é a doença neonatal, um momento importante para realizar o rastreamento do microrganismo seria o terceiro trimestre, próximo ao momento do parto. O tratamento da paciente grávida inclui eritromicina ou amoxicilina por sete dias ou azitromicina em dose única.

ABORDAGEM A
Cervicite e HIV na gravidez

DEFINIÇÕES

INFECÇÃO POR *CHLAMYDIA* NO NEONATO: Conjuntivite ou pneumonia adquirida por inoculação durante o processo de nascimento.

EFEITO DA TETRACICLINA: Os compostos da tetraciclina, como doxiciclina, tomados por mulheres grávidas, podem levar à coloração amarelada dos dentes fetais.

ABORDAGEM CLÍNICA

Clamídia e gonorreia

A *chlamydia trachomatis* é um microrganismo intracelular obrigatório com vários sorotipos. É um dos microrganismos sexualmente transmissíveis mais comuns nos Estados Unidos, e causa uretrite, cervicite mucopurulenta e endometrite pós-parto tardia. A maioria das mulheres, contudo, é assintomática. A transmissão vertical pode ocorrer durante o trabalho de parto e o processo do parto, levando à conjuntivite ou à pneumonia neonatais. Não está claro se a infecção do colo uterino por *chlamydia* está associada ao trabalho de parto prematuro ou à ruptura das membranas pré-termo; assim, a preocupação principal é com o recém-nascido. A profilaxia ocular é efetiva para prevenir a conjuntivite gonocócica, mas não o envolvimento clamídico. A **conjuntivite por *chlamydia*** é atualmente a **causa mais comum de conjuntivite** no **primeiro mês de vida**. A endometrite pós-parto tardia, que ocorre duas a três semanas após o parto, está associada à doença clamídica.

Alguns fatores de risco de infecção por *chlamydia* incluem estado civil solteira, idade abaixo dos 25 anos, múltiplos parceiros sexuais e cuidados pré-natais tardios ou ausentes. A secreção frequentemente é de difícil detecção devido ao aumento do muco cervical na gravidez. Os testes de anticorpos fluorescentes diretos e testes de detecção de DNA que utilizam a PCR são altamente sensíveis e específicos, e têm custo menor do que a cultura. O tratamento inclui eritromicina, amoxicilina ou azitromicina oral. A tetraciclina e a doxiciclina são contraindicadas na gravidez devido à possibilidade de manchar os dentes do bebê. Como a reinfecção é comum, é recomendada a repetição do teste no terceiro trimestre.

A infecção gonocócica pode complicar a gravidez, especialmente em adolescentes ou em mulheres com história de DST. A cervicite gonocócica está associada a abortamento, trabalho de parto prematuro, Ruptura prematura das membranas, corioamnionite, sepse neonatal e infecção pós-parto. A doença gonocócica disseminada é mais comum na mulher grávida (especialmente no segundo e no terceiro trimestres), apresentando-se como lesões cutâneas em pústula, artralgias e artrite séptica. A oftalmia gonocócica não tratada pode progredir para cicatrização corneana e cegueira. É comum que a *Chlamydia* esteja presente em pacientes infectadas com gonorreia. Assim, o tratamento comum para cervicite gonocócica é ceftriaxona por via IM e antibiótico adicional para *C. trachomatis*, como eritromicina.

Infecção por HIV

A **disseminação heterossexual do HIV é o modo mais comum de transmissão**, sendo responsável por 72% da transmissão do HIV entre mulheres nos Estados Unidos. As mulheres negras respondem por 80% das infeções por HIV em mulheres. A infecção por HIV leva à debilitação progressiva do sistema imune, tornando os indivíduos infectados suscetíveis a infecções oportunistas e neoplasias que raramente afligem pacientes com sistemas imunes intactos. Além disso, o feto pode ser infectado por via transplacentária ou durante o processo do parto. O neonato também pode adquirir HIV a partir de leite materno infectado. Já que as medidas na gravidez, durante o parto e no pós-parto podem **reduzir drasticamente o risco de transmissão vertical** para o feto, o estado sorológico de HIV deve ser obtido de cada mulher grávida o mais cedo possível e repetido no momento do trabalho de parto ou do parto. De fato, durante os últimos 10 anos, a transmissão vertical foi reduzida de maneira significativa.

Inicialmente, as pacientes podem ser assintomáticas ou ter sintomas que simulam doenças semelhantes à mononucleose. Os anticorpos contra o HIV geralmente são detectáveis um mês após a infecção e são quase sempre detectáveis dentro de três meses. Os testes para anticorpos começam com um teste de rastreamento, que pode ser um Elisa ou um teste rápido. Um teste de rastreamento positivo é seguido por um teste de confirmação, que pode ser um *Western blot* ou um IFA (estudo de imunofluorescência). Uma pessoa só é considerada positiva para HIV após a realização de um teste de confirmação. Os testes de anticorpos padrão podem levar três a cinco dias, enquanto os testes rápidos produzem resultados em minutos ou horas. Estudos têm sido incapazes de determinar, com certeza, o efeito da gravidez sobre a progressão da doença por HIV. Continua a haver correlação entre o estágio da doença materna no momento do diagnóstico com a carga viral e as taxas de transmissão. Quando as cargas são reduzidas a níveis indetectáveis, a transmissão para o feto se torna incomum. A carga viral e a contagem das células T CD4 são formas de monitorar as condições de saúde da mulher. Na gravidez, a carga viral deve ser avaliada mensalmente até que não seja mais detectável. O objetivo na gravidez é manter a carga viral abaixo de 1.000 cópias de RNA por mililitro.

Esquemas de tratamento incluem politerapia para reduzir a resistência, e cumpri-los é essencial. As pacientes devem ter monitoração regular de testes de função hepática e contagem sanguínea para detectar toxicidade. A terapia retroviral combinada diminui o risco de transmissão perinatal para menos de 2%. Há evidências que mostram que a via de fornecimento pode reduzir ainda mais a transmissão vertical. O parto cesáreo agendado (antes do trabalho de parto ou da ruptura das membranas) deve ser discutido para mulheres HIV-positivas, com cargas virais inferiores a 1.000 cópias por mililitro. As mulheres infectadas por HIV que optam por parto vaginal devem receber zidovudina IV durante o trabalho de parto. A amamentação deve ser desencorajada. O recém-nascido geralmente também recebe zidovudina oral em xarope.

Recentemente, o CDC recomendou que as unidades obstétricas considerem o uso de testes rápidos de HIV (os resultados ficam prontos em 45 minutos) para as mulheres com estado HIV desconhecido, de modo que a infecção por HIV possa ser identificada e que possam ser tomadas medidas para reduzir o risco de transmissão vertical.

QUESTÕES DE COMPREENSÃO

20.1 Qual das alternativas a seguir é uma característica da infecção clamídica?

A. Tem aspecto característico na coloração Gram.
B. Tem propensão pelo epitélio transicional e colunar.
C. Causa pneumonia neonatal, geralmente com febre alta e sepse.
D. É uma das principais causas de surdez em todo o mundo.

20.2 Qual das alternativas a seguir é VERDADEIRA a respeito das infecções por *chlamydia trachomatis*?

A. O microrganismo tem um ciclo de replicação razoavelmente rápido, de cerca de 6 horas.
B. A *C. trachomatis* é um microrganismo intracelular obrigatório.
C. O colírio de eritromicina é um meio ineficaz de prevenir a conjuntivite por *chlamydia*.
D. Estão associadas à endometrite aguda precoce.
E. Causam artrite infecciosa.

20.3 Uma mulher de 28 anos, que já teve filho, está com 16 semanas de gestação e apresenta exame positivo para *Chlamydia* na endocérvice. Ela é assintomática. Qual das alternativas a seguir é um tratamento aceitável?

A. Azitromicina IM.
B. Ceftriaxona IM.
C. Amoxicilina oral.
D. Ciprofloxacino oral.
E. Doxiciclina oral.

20.4 Uma mulher de 18 anos, G1P0, com 38 semanas de gestação, vai à unidade obstétrica em trabalho de parto ativo. Ela nega perda de fluido; afirma que é infectada por HIV, mas não recebeu nenhum tratamento ou cuidado pré-natal. Ela apresenta 5 cm de dilatação. Qual das alternativas a seguir é a conduta mais adequada?

A. Parto cesáreo imediato.
B. Aciclovir IV e permissão do trabalho de parto.
C. Zidovudina IV e permissão do trabalho de parto.
D. Ruptura das membranas, colocação de eletrodo no escalpo fetal e monitor de contração uterina.

20.5 Uma mulher de 27 anos foi diagnosticada com infecção por HIV com base em um teste Elisa positivo e confirmado por análise *Western blot*. Qual das alternativas seguintes provavelmente é o meio pelo qual a paciente foi infectada?

A. Exposição ao sangue infectado por contaminação por respingo.
B. Relações sexuais heterossexuais.
C. Relações sexuais homossexuais.
D. Uso de drogas IVs.
E. Diálise renal.

RESPOSTAS

20.1 **B.** A *Chlamydia* geralmente não é vista na coloração Gram porque é um organismo intracelular. Ela tem uma propensão por epitélio colunar e transicional e é a principal causa de cegueira evitável em todo o mundo. Ela pode causar pneumonia ou conjuntivite neonatais. Contudo, a apresentação de pneumonia geralmente não está associada à febre alta ou à sepse.

20.2 **B.** A *Chlamydia* é um microrganismo intracelular obrigatório associado à **endometrite pós-parto tardia** e tem um longo ciclo de replicação. O colírio de eritromicina é um meio efetivo de prevenir a infecção ocular por gonococos, mas a infecção clamídica deve ser tratada sistemicamente com eritromicina. A cervicite gonocócica é mais provável de se disseminar durante a gravidez, e a paciente pode se apresentar com artrite séptica, artralgias e lesões cutâneas em pústulas.

20.3 **C.** A amoxicilina oral é bem tolerada e é um tratamento eficaz da cervicite clamídica na gravidez. A azitromicina oral também pode ser bem tolerada. O estolato de eritromicina pode levar à disfunção hepática na gravidez; assim, o sal de estolato é contraindicado em mulheres grávidas. A ceftriaxona IM é utilizada para tratar a cervicite gonocócica. A doxiciclina, ou tetraciclina, é contraindicada na gravidez devido à possibilidade de manchar os dentes do feto. O ciprofloxacino também é contraindicado na gravidez porque pode levar a problemas musculoesqueléticos neonatais.

20.4 **C.** Em função de o trabalho de parto já ter começado, a cesariana eletiva não afetará a transmissão vertical. Em outras palavras, a cesariana precisaria ser realizada antes da ruptura das membranas ou do trabalho de parto para que a redução da transmissão vertical efetivamente ocorra. É aconselhável utilizar **zidovudina IV** e minimizar o trauma ao feto, por exemplo, evitar o eletrodo do escalpo fetal ou cateteres de pressão intrauterino ou os partos com fórceps ou vácuo. O aciclovir é usado para prevenir a disseminação viral em pacientes infectadas com HSV. O recém-nascido geralmente também recebe xarope oral de zidovudina.

20.5 **B.** Atualmente, o método mais comum de transmissão de HIV em mulheres nos Estados Unidos é por meio de relações heterossexuais.

DICAS CLÍNICAS

- Os melhores tratamentos para a cervicite clamídica na gravidez são eritromicina, azitromicina e amoxicilina.
- A *Chlamydia* pode causar conjuntivite ou pneumonia no neonato.
- Os antibióticos oftálmicos administrados aos recém-nascidos ajudam a prevenir a doença gonocócica, mas não a conjuntivite clamídica.
- O modo mais comum de transmissão do HIV em mulheres é o contato heterossexual.
- As mulheres respondem pela maioria dos casos de transmissão de HIV nos Estados Unidos.

REFERÊNCIAS

American College of Obstetricians and Gynecologists. Scheduled cesarean delivery and the prevention of vertical transmission of HIV infection. *ACOG Committee Opinion 234.* Washington, DC: May 2000.

American College of Obstetricians and Gynecologists. Routine human immunodeficiency virus screening. ACOG *Committee Opinion 411.* Washington, DC: 2008.

American College of Obstetricians and Gynecologists. *Gynecologic care of women with HIV. The ACOG Practice Bulletin* 117. Washington, DC: December 2010.

Castro LC, Ognyemi D. Common medical and surgical conditions complicating pregnancy. In: Hacker NF, Gambone JC, Hobel CJ, eds. *Essentials of Obstetrics and Gynecology*, 5th ed. Philadelphia, PA: Saunders; 2009:191-218.

Cunningham FG, Leveno KJ, Bloom SL, Hauth JC, Gilstrap LC III, Wenstrom KD. Sexually transmitted diseases. In: *Williams Obstetrics*, 23rd ed. New York, NY: McGraw-Hill; 2010:1235-1258.

Gibbs RS, Sweet RI, Duff PW. Maternal and fetal infectious disorders. In: Creasy RK, Resnik R, Iams JD, eds. *Maternal–Fetal Medicine*, 6th ed., Philadelphia, PA: Saunders; 2009:362-384.

Minkoff HL. Human immunodeficiency virus. In: Creasy RK, Resnik R, Iams JD, eds. *Maternal–Fetal Medicine*, 6th ed. Philadelphia, PA: Saunders 2009:803-813.

CASO 21

Uma mulher de 18 anos, G2P1, com 35 semanas de gestação, tem história de doença de Graves e está em tratamento com propiltiouracil (PTU) oral. Ela afirma que há um dia está sentindo-se como se o "coração estivesse dando golpes". Ela também se queixa de nervosismo, sudorese e diarreia. Ao exame, a PA é 150/110 mmHg, a FC, 140 bpm, a FR, 25 ipm e a temperatura, 38,2°C. A paciente parece ansiosa, desorientada e, de certo modo, confusa. A glândula tireoide está levemente sensível e aumentada. O exame cardíaco revela taquicardia com sopro sistólico III/VI. O traçado da CTG mostra uma linha de base na faixa de 160 bpm, sem desacelerações. Os reflexos tendinosos profundos são 4+ com clono. A contagem de leucócitos é 20.000/mm^3.

- Qual é o diagnóstico mais provável?
- Qual é o melhor manejo para essa condição?

RESPOSTAS PARA O CASO 21:
Tempestade tireoidiana na gravidez (Crise tireotóxica)

Resumo: Uma mulher de 18 anos, G2P1, com 35 semanas de gestação, está em uso de PTU para doença de Graves. Ela tem história de um dia de duração de palpitações, nervosismo, sudorese e diarreia. Ao exame, a PA é 150/110 mmHg, a FC, 140 bpm, a FR, 25 ipm e a temperatura, 38,2°C. A paciente parece ansiosa, desorientada e um pouco confusa. A tireoide está levemente aumentada e dolorida. Os reflexos tendinosos profundos são 4+ com clono. Ela tem leucocitose.

- **Diagnóstico mais provável:** Tempestade tireoidiana.
- **Melhor manejo para essa condição:** β-bloqueador (como propranolol), corticosteroides e PTU.

ANÁLISE

Objetivos

1. Saber que a causa mais comum de hipertireoidismo nos Estados Unidos é a doença de Graves.
2. Reconhecer a apresentação clínica e o risco da tempestade tireoidiana.

Considerações

Essa mulher de 18 anos, com 35 semanas de gestação, tem história de hipertireoidismo devido à doença de Graves. Nos Estados Unidos, a maioria dos casos de hipertireoidismo é causada pela doença de Graves; a apresentação clínica geralmente é de uma glândula tireoide indolor, uniformemente aumentada, com proptose ocasional. Ela está sendo tratada com PTU, que é a medicação mais usada para hipertireoidismo na gravidez. Por algum motivo, que não foi informado, a paciente tem sintomas de crise tireotóxica de um dia de duração. Algumas razões possíveis incluem a não adesão ao tratamento, ou um agente estressor, como cirurgia ou doença. Essa mulher não apenas tem o nervosismo e as palpitações do hipertireoidismo, mas também a instabilidade autonômica, que é a principal característica da tempestade tireoidiana. A PA é 150/110 mmHg e a temperatura está elevada. Ela está desorientada e muito confusa. A tempestade tireoidiana precisa ser reconhecida, já que há risco significativo de morte. A terapia consiste em um agente β-bloqueador, como propranolol, corticosteroides e PTU adicional. Na paciente não grávida ou em uma paciente que está suficientemente doente, uma solução saturada de iodeto de potássio em gotas orais também pode ser utilizada; contudo, esse agente pode afetar a glândula tireoide fetal. Notavelmente, essa paciente tem elevada contagem de leucócitos. Esse fato é importante, já que raramente o PTU pode induzir aplasia da medula óssea, que leva à leucopenia, e sepse.

ABORDAGEM À
Tireotoxicose na gravidez

DEFINIÇÕES

HIPERTIREOIDISMO: Síndrome causada por excesso de hormônio tireoidiano, levando a nervosismo, taquicardia, palpitações, perda de peso, diarreia e intolerância ao calor.

TEMPESTADE TIREOIDIANA (CRISE TIREOTÓXICA): Tireotoxicose extrema que leva à disfunção do SNC (coma ou *delirium*) e à instabilidade autonômica (hipertermia, hipertensão ou hipotensão).

DOENÇA DE GRAVES: Doença autoimune caracterizada pela produção de anticorpos anormais que agem no receptor do hormônio estimulador da tireoide (TSH, do inglês *thyroid-stimulating hormone*), causando hiperestimulação da tireoide. É a causa mais comum de tireotoxicose nos Estados Unidos, associado ao bócio difusamente alargado.

TIROXINA LIVRE (T_4): Hormônio tiroxina não ligado ou biologicamente ativo.

MEDICAÇÕES ANTITIREOIDIANAS TIONAMIDAS: PTU e metimazol (MMI), medicações que inibem a síntese dos hormônios tireoidianos, são as duas medicações tionamidas aprovadas para uso nos Estados Unidos.

ABORDAGEM CLÍNICA

O hipertireoidismo é raro na gravidez, ocorrendo em 1:2.000 gestações. Os sintomas de tireotoxicose incluem taquicardia, intolerância ao calor, náuseas, perda de peso ou falha em ganhar peso apesar de ingestão adequada de alimento, tireomegalia, sopro tireoidiano, tremor, exoftalmia e hipertensão sistólica. A causa mais comum de hipertireoidismo na gravidez é a doença de Graves, distúrbio autoimune no qual são produzidos anticorpos que imitam a função do TSH. Esses anticorpos estimulam a glândula tireoide a produzir mais hormônio tireoidiano, levando aos sintomas responsáveis pela tireotoxicose. O diagnóstico de hipertireoidismo é confirmado na presença de tiroxina livre elevada e níveis baixos de TSH sérico. O tratamento durante a gravidez pode ser clínico ou cirúrgico; todavia, geralmente o hipertireoidismo na gravidez é tratado clinicamente. O PTU em geral é aceito como fármaco de escolha na gravidez. O PTU inibe a conversão periférica do T_4 em T_3, mas pode, de certa forma, cruzar a placenta. O MMI é outra opção. Tanto o PTU quanto o MMI cruzam a placenta e podem levar ao hipotireoidismo neonatal transitório. Como o MMI tem sido associado, possivelmente, à aplasia da pele (defeitos congênitos da pele ou do escalpo), o PTU geralmente é o fármaco de escolha na gravidez. O iodo radioativo é contraindicado na gravidez devido aos efeitos fetais. A tireoidectomia é reservada aos pacientes que não obedecem ao tratamento ou que não toleram a terapia. Os riscos da cirurgia incluem paralisia das cordas vocais e hipoparatireoidismo.

A tempestade tireoidiana é uma complicação rara do hipertireoidismo, porém, com risco à vida. Os sintomas sugestivos de tempestade tireoidiana incluem **estado**

mental alterado, hipertermia, arritmia cardíaca, hipertensão, vômitos e **diarreia**. Infecção, cirurgia, trabalho de parto ou parto, ou outros estressores podem desencadear a tempestade tireoidiana em pacientes com hipertireoidismo. Insuficiência cardíaca congestiva pode resultar dos efeitos da tiroxina sobre o miocárdio. Como a taxa de mortalidade associada à tempestade tireoidiana é alta, a identificação precoce acurada é crucial. Essas pacientes são melhor monitoradas na unidade de tratamento intensivo (UTI). O PTU é administrado por via oral ou por sonda nasogástrica. Os β-bloqueadores são utilizados para controlar os sintomas de taquicardia; contudo, eles devem ser usados com cautela em pacientes com insuficiência cardíaca congestiva. Acetaminofeno ou mantas de resfriamento são usados para hipertermia. Os corticosteroides também podem ser usados para prevenir a conversão periférica de T_4 em T_3.

O hipertireoidismo materno pode resultar em hipertireoidismo ou hipotireoidismo fetal. Quando identificado antes do nascimento, o feto deve ser tratado com a administração materna de PTU ou com injeção intra-amniótica de tiroxina (hipotireoidismo fetal). A falha em identificar tireotoxicose fetal pode resultar em hidropisia não imune e morte fetal.

Recentemente, o hipotireoidismo subclínico materno tem despertado interesse, uma vez que a condição pode estar associada a efeitos adversos sobre o desenvolvimento neurológico e a inteligência na infância. Há alguma evidência de que a reposição de levotiroxina no primeiro trimestre pode levar a um melhor resultado. Atualmente, não há consenso sobre o rastreamento universal para hipotireoidismo materno; contudo, as pacientes com risco aumentado ou com sintomas devem, certamente, ser submetidas a rastreamento.

QUESTÕES DE COMPREENSÃO

21.1 Uma estudante de medicina do terceiro ano, de 25 anos, G1P0, foi diagnosticada com hipotireoidismo limítrofe há quatro anos e faz exames na tireoide anualmente. No ano passado, o exame da tireoide estava dentro dos limites da normalidade. Ela atualmente está com 15 semanas de gestação e fez novo exame laboratorial da tireoide. Qual das seguintes alterações provavelmente ocorreu hoje, quando comparado com o resultado do último ano?

A. Elevação dos níveis séricos de TSH.
B. Elevação dos níveis da tiroxina sérica total.
C. Diminuição dos níveis da globulina sérica de ligação da tireoide.
D. Diminuição nos níveis de T_4 sérica livre.
E. Nenhum efeito nos níveis de TSH ou tiroxina total.

21.2 Uma mulher de 25 anos, G1P0, com 16 semanas de gestação, queixa-se de palpitações intermitentes e de sensação de calor, apesar do ar condicionado. Qual das alternativas a seguir é o melhor teste de rastreamento para hipertireoidismo?

A. Nível sérico do TSH.
B. Nível sérico da globulina ligadora de tiroxina (TBG do inglês *Thyroid-Binding Globulin*).
C. Nível sérico de anticorpo antitireoide.

D. Nível sérico de tiroxina total.
E. Nível sérico de transferrina.

21.3 Uma mulher de 24 anos teve parto vaginal a termo há cerca de dois meses. Ela estava saudável até uma semana atrás, quando começou a queixar-se de nervosismo, tremor e palpitações. O TSH é de 0,01 mUI/L (normal 0,5 a 5). Qual das alternativas a seguir é a anormalidade mais provável?

A. Anticorpos IgG que estimulam o receptor do TSH.
B. Anticorpos antimicrossomais.
C. Nódulo dominante da glândula tireoide.
D. Rastreamento positivo para drogas na urina.
E. Catecolaminas urinárias.

21.4 Uma mulher de 23 anos, G1P0, com 16 semanas de gestação, tem suspeita de hipotireoidismo. Qual das alternativas a seguir é mais consistente com hipotireoidismo na gravidez?

	TSH	**Tiroxina livre**	**Globulina ligadora da tiroxina (TBG)**	**Tiroxina total**
A.	Inalterado	Elevada	Diminuída	Inalterada
B.	Diminuído	Elevada	Inalterada	Diminuída
C.	Aumentado	Diminuída	Elevada	Inalterada
D.	Inalterado	Diminuída	Diminuída	Elevada
E.	Inalterado	Inalterada	Inalterada	Diminuída

RESPOSTAS

21.1 **B.** Os níveis altos de estrogênio durante a gravidez levam a **níveis aumentados de TBG e T_4 total**, mas **os níveis de T_4 livre ou ativo e os níveis de TSH permanecem inalterados**. Em geral, a gravidez é um estado eutireoidiano.

21.2 **A.** Um **nível de TSH é considerado o melhor teste de rastreamento para hipertireoidismo**. Um baixo nível sugere hipertireoidismo; nível elevado sugere hipotireoidismo. O diagnóstico de hipertireoidismo é confirmado pela presença de um nível elevado de T_4 livre. O hipertireoidismo materno pode resultar em hipertireoidismo ou hipotireoidismo fetal. A falha na identificação de tireotoxicose fetal pode resultar em hidropisia não imune e morte fetal. Por esse motivo, é importante rastrear mulheres nos seus exames pré-natais com um exame de TSH. Se o TSH for limítrofe ou se estiver sendo buscado um diagnóstico mais definitivo, então um bom teste de acompanhamento é o T_4 livre.

21.3 **B.** De modo geral, a causa mais comum de hipertireoidismo nos Estados Unidos é a doença de Graves. Contudo, no período pós-parto, mulheres com hipertireoidismo têm mais probabilidade de ter tireoidite linfocítica destrutiva. Isso ocorre porque os altos níveis de corticosteroide na gravidez suprimem os anticorpos autoimunes, e ocorre reativação pós-parto quando os níveis de corticosteroide caem após o secundamento. **Os anticorpos antimicrossomais**

e antiperoxidase estão presentes com frequência. Assim, a causa de hipertireoidismo no pós-parto geralmente é a tireoidite linfocítica e não doença de Graves.

21.4 **C.** Com o **hipotireoidismo**, o **nível de TSH está elevado** e o T_4 livre está diminuído. No hipertireoidismo, o TSH está diminuído e o T_4 livre está aumentado. Normalmente, na gravidez, a única alteração fisiológica é o T_4 total aumentado. No hipotireoidismo inicial ou leve, é possível encontrar, ocasionalmente, nível normal de TSH (limite normal superior) e T_4 livre baixo; todavia, os achados mais consistentes com hipotireoidismo seriam TSH elevado e T_4 baixo.

DICAS CLÍNICAS

- A doença de Graves é a causa mais comum de hipertireoidismo na gravidez. A tempestade tireoidiana deve ser considerada quando disfunção do SNC e instabilidade autonômica estão presentes. O tratamento para a tempestade tireoidiana inclui MMI ou PTU, esteroides e β-bloqueadores.
- A doença de Graves materna pode levar ao hipertireoidismo fetal devido a anticorpos IgG que cruzam a placenta.
- A gravidez (ou o uso de estrogênios) causa aumento da tiroxina total, o T_4 livre não se altera, o TSH não se altera e há aumento da TBG.
- A tireoidite pós-parto frequentemente ocorre de um a quatro meses pós-parto, e está associada a anticorpos antimicrossomais. Após vários meses, pode ocorrer hipotireoidismo.
- O hipotireoidismo materno não tratado pode levar a retardo no desenvolvimento neurológico neonatal e na infância.

REFERÊNCIAS

American College of Obstetricians and Gynecologists. *ACOG Practice Bulletin 37*, August 2002. Thyroid Disease in Pregnancy. *Obstet Gynecol.* 2002;100:387.

American College of Obstetricians and Gynecologists. Subclinical hypothyroidism in pregnancy. *ACOG Committee Opinion 381*. Washington, DC: 2007.

Castro LC, Ognyemi D. Common medical and surgical conditions complicating pregnancy. In: Hacker NF, Gambone JC, Hobel CJ, eds. *Essentials of Obstetrics and Gynecology*, 5th ed. Philadelphia, PA: Saunders; 2009:191-218.

Cunningham FG, Leveno KJ, Bloom SL, Hauth JC, Dwight JR, Spong CY. Thyroid and other endocrine disorders. In: Cunningham FG, Leveno KJ, Bloom SL, Hauth JC, Gilstrap LC III, Wenstrom KD, eds. *Williams Obstetrics*, 23rd ed. New York, NY: McGraw-Hill; 2010:1126-1144.

CASO 22

Uma primigrávida de 32 anos é examinada no consultório com 33 semanas de gestação para uma visita pré-natal de rotina. A IG foi calculada a partir do UPM normal, que foi consistente com uma ultrassonografia realizada com 8 semanas de gestação. A gravidez correu normalmente até o momento, embora ela continue a fumar um maço ou mais de cigarros ao dia. Ela afirma que tem sentido movimentos fetais normais e que não sente contrações uterinas. Ao exame, ela tem 1,67 m de altura, 53,5 kg e PA, 90/60 mmHg. A altura do fundo de útero é 26 cm. Na ultrassonografia, observa-se gravidez única com peso fetal estimado (PFE) de 900 g, que está no 3º percentil para a IG.

- Qual é o diagnóstico mais provável?
- Quais outros itens importantes devem ser observados na ultrassonografia?
- Qual é o próximo passo no manejo dessa paciente?
- Quais são as complicações potenciais do distúrbio da paciente?

RESPOSTAS PARA O CASO 22:
Restrição do crescimento intrauterino

Resumo: Essa mulher de 32 anos, com 33 semanas de gestação, continua a fumar durante a gravidez e mostra restrição do crescimento intrauterino no exame ultrassonográfico.

- **Diagnóstico mais provável: Restrição do crescimento intrauterino** (RCIU), provavelmente devido ao tabagismo.
- **Outros itens da ultrassonografia:** (a) Determinar se a RCIU é simétrica ou assimétrica, e (b) avaliar o volume do líquido amniótico.
- **Próximo passo:** Avaliar o bem-estar fetal.
- **Complicações potenciais:** Nascimento prematuro; sofrimento fetal; morte intrauterina.

ANÁLISE

Objetivos

1. Descrever a definição e os fatores de risco da RCIU.
2. Compreender os sinais na gravidez que podem indicar feto com crescimento restrito.
3. Ser capaz de avaliar uma paciente com suspeita de RCIU.
4. Desenvolver um plano de manejo para uma paciente cujo feto apresenta restrição do crescimento.

Considerações

O principal risco dessa gestante para RCIU é o fato de ela ser fumante. Embora haja sobreposição, quando a RCIU é diagnosticada, os parâmetros da ultrassonografia fetal são amplamente classificados como RCIU simétrica (cabeça afetada) ou assimétrica (cabeça poupada). Pela comparação das medidas relativas da circunferência da cabeça (CC) com a circunferência abdominal (CA) e com o comprimento do fêmur (CF), essa determinação pode ser feita. Em geral, os fatores que afetam o crescimento da cabeça incluem anormalidades cromossômicas e infecções intrauterinas graves e precoces (como as infecções TORCH [toxoplasmose, outras infecções, rubéola, citomegalovírus, herpes]). Em situações de hipoxia relativa ou de diminuição de nutrientes fornecidos ao feto, este tende a preservar o fluxo sanguíneo para o coração e o cérebro, preservando a CC, enquanto perde o crescimento na CA e no CF. A causa mais comum de RCIU assimétrica é um distúrbio vascular materno como a doença hipertensiva, tabagismo ou uso de drogas ilícitas. A causa mais comum de RCIU simétrica é um feto constitucionalmente pequeno, sem problemas adversos. Todavia, um peso estimado menor que o 5º percentil, ou que o 3º percentil, é provavelmente uma restrição verdadeira do crescimento. Após ser feita uma tentativa para determinar RCIU simétrica *versus* assimétrica, a avaliação fetal deve ser feita para verificar o risco de morte fetal. O perfil biofísico, a avaliação do volume do fluido amniótico e os estudos Doppler de fluxo da artéria umbilical são úteis. No caso dessa paciente, se os parâmetros da ultrassonografia sugerirem RCIU assimétrica (p. ex., CC, 33 semanas, CA, 26 semanas, CF, 27 semanas), o tabagismo pode ser assumido como culpado desde que não haja outros fatores de risco (ver Quadro 22.1). A decisão para o parto depende da IG, da gravidade da RCIU, da possibilidade de causas reversíveis e dos achados na avaliação fetal (risco de morte fetal). Se a avaliação fetal para essa paciente for razoavelmente tranquilizadora (p. ex., PBF mostra 10/10 com líquido amniótico normal), uma observação cuidadosa com avaliação fetal uma a duas vezes por semana pode ser adotada. A reavaliação ultrassonográfica para o crescimento fetal a cada três semanas pode ajudar a avaliar a gravidade do processo. Em outras palavras, se não houve crescimento após três semanas, há RCIU profunda, enquanto um crescimento normal no intervalo pode indicar um feto constitucionalmente pequeno, ou um processo subjacente que não é tão grave.

ABORDAGEM À Restrição ao crescimento intrauterino

DEFINIÇÕES

RCIU: Estimativa do peso fetal abaixo do percentil 10 para a idade gestacional.

RCIU ASSIMÉTRICA: Preservação da CC, enquanto a CA e o CF ficam menores.

RCIU SIMÉTRICA: Todos os parâmetros, incluindo a CC, são pequenos.

PERFIL BIOFÍSICO: Combinação de critérios de ultrassonografia e CTG para avaliar o bem-estar fetal conduzido durante 30 minutos. A respiração fetal, os movimentos, o tônus e o volume do líquido amniótico são avaliados.

ESTUDOS DOPPLER DE FLUXO: Uso de ultrassonografia para avaliar o fluxo pelos vasos. Na RCIU, o Doppler do fluxo da artéria umbilical é útil.

QUADRO 22.1 • Lista selecionada de fatores de risco para restrição do crescimento intrauterino
Fatores maternos: Doença hipertensiva (hipertensão crônica ou pré-eclâmpsia) Doença renal Doença cardíaca ou respiratória Baixo peso e/ou pouco ganho de peso na gravidez Anemia significativa Uso de substâncias: cocaína, tabaco
Fatores uterinos/placentários: Descolamento de placenta Placenta prévia Infecção
Fatores fetais: Gestação múltipla Aneuploidia Síndromes congênitas Malformações estruturais fetais Infecção

FLUXO DIASTÓLICO FINAL: Fluxo pela artéria umbilical medido por ultrassonografia com Doppler. O fluxo diastólico final reverso está associado a uma elevada taxa de natimortos dentro de 48 horas. A ausência de fluxo diastólico final tem risco moderadamente alto de natimortos, e em algumas situações deve ser acompanhado com atenção.

ABORDAGEM CLÍNICA

Diagnóstico

Por definição, 10% dos recém-nascidos em uma população terão peso ao nascer menor do que o 10º percentil. Essa designação observa que embora a definição de uma condição patológica que utiliza um ponto de corte com 10º percentil tenha significado estatístico, isso pode não ser clinicamente relevante. O desafio clínico de maior relevância é distinguir o feto pequeno, porém, sadio, do feto comprometido. Bernstein e Gabbe **definem o feto com RCIU como o feto que sofre morbidade e/ou mortalidade associada à falha em atingir potencial de crescimento.** Isso contrasta com o feto constitucionalmente pequeno. Quando uma paciente foi submetida a uma ultrassonografia inicial que estabelece a IG, então um "erro de data" não é uma consideração. Nas pacientes que apresentam cuidados pré-natais tardios, a possibilidade de datas erradas é provável (p. ex, a história menstrual sugere 36 semanas, mas a biometria é de 30 semanas). Uma ultrassonografia repetida em duas a três semanas mostrando crescimento adequado nesse intervalo é altamente sugestivo de erro de data, enquanto o crescimento lento sugere RCIU.

Simétrica ou assimétrica

Agressões iniciais ao crescimento fetal parecem manifestar-se mais comumente como RCIU simétrica. A RCIU simétrica pode ser causada por aneuploidia ou infecção transplacentária precoce. Por outro lado, a RCIU assimétrica descreve um padrão com CA relativamente menor comparada com a CC fetal, e parece refletir um dano mais recente ao crescimento fetal. Um exemplo desse tipo de situação ocorre em associação à hipertensão que se desenvolve tardiamente na gravidez. Os padrões podem mesclar-se ao final diante de complicações de longa duração, como a hipertensão preexistente.

A morbidade e a mortalidade excessivas diante de RCIU são significativas. Um estudo inicial com recém-nascidos entre 38 e 42 semanas com peso ao nascimento entre 1.500 e 2.500 g observou que **a morbidade e a mortalidade perinatal eram até 30 vezes maiores do que as vistas em recém-nascidos entre o 10º e 90º percentil.** O comentário de especialistas sobre esse estudo ofereceu a seguinte perspectiva: "Um feto com peso de 1.250 g com 38 a 42 semanas de gestação tem maior risco de mortalidade perinatal do que um que nasceu com peso similar com 32 semanas."

Algumas morbidades neonatais associadas à RCIU incluem aumento da aspiração de mecônio, enterocolite necrosante, hipoglicemia, sofrimento respiratório, hipotermia e trombocitopenia.

Sugeriu-se que a RCIU tem consequências em longo prazo, além das observadas no período pós-natal imediato. A hipótese de Barker afirma que a subnutrição durante a vida fetal – um momento de grande plasticidade no desenvolvimento – aumenta o risco de doença arterial coronariana na vida adulta, diabetes tipo II, acidente vascular cerebral e hipertensão. O aumento da morbidade parece ser secundário à alocação de energia para algum sistema (como o crescimento cerebral) à custa da alocação para características como processos de reparo tecidual.

Fatores de risco e etiologia

Há muitos fatores de risco de RCIU que podem ser divididos em três amplas categorias: materna, uterina/placentária e fetal (ver Quadro 22.1).

Os **fatores maternos** incluem hipertensão, doença cardíaca, doenças respiratórias, doença renal, anemia, hábitos tóxicos e desnutrição. A hipertensão, anterior à gravidez ou que tenha iniciado na gravidez, coloca o feto em risco de RCIU. As doenças cardíacas e respiratórias podem impactar a oxigenação, e a oxigenação materna, por sua vez, está associada à RCIU. Grávidas com anemia grave têm maior risco de ter um feto com RCIU. Hábitos tóxicos, como uso de drogas e tabaco, são potencialmente os fatores de risco mais modificáveis de RCIU. Evidências sugerem que a idade materna avançada é um risco de RCIU.

Fatores uterinos/placentários incluem descolamento de placenta, placenta prévia e infecção. O descolamento é mais comum em mulheres com hipertensão, bem como nas que fumam. O uso de cocaína é um fator de risco de descolamento de placenta. Toxoplasmose, herpes e parvovírus foram associados à RCIU. A RCIU de início recente (< 20 semanas) está associada ao citomegalovírus.

Fatores fetais incluem gestação múltipla, aneuploidia, malformações estruturais e infecção. As gestações múltiplas estão em risco aumentado de RCIU. Fetos aneuploides – trissomia do 13, trissomia do 18 e trissomia do 21 – em geral são menores do que seus pares euploides. Muitas síndromes estão associadas à RCIU, inclusive síndrome de Russel-Silver, síndrome de Bloom e cretinismo (hipotireoidismo). As malformações estruturais fetais, como gastrósquise ou onfalocele, colocam o feto em risco de RCIU. Como supracitado, a infecção também está associada à RCIU.

Estratégia diagnóstica

Quando há suspeita de RCIU, o desafio clínico passa a ser a distinção do feto pequeno e doente (com RCIU) do feto pequeno, porém saudável. Várias ferramentas ajudam a fazer essa distinção: história clínica e fatores de risco, ferramentas de avaliação fetal como perfil biofísico fetal (PBF), avaliação do líquido amniótico e estudos Doppler. (Ver Quadro 22.2.)

História e exame físico detalhados devem revelar quaisquer fatores que poderiam aumentar o risco de um feto patologicamente pequeno. Na paciente do caso, por exemplo, o índice de massa corporal (IMC) baixo, o pouco ganho de peso e o tabagismo apontam para um feto patologicamente (e não constitucionalmente) pequeno.

Os resultados do rastreamento do primeiro ou do segundo trimestres são importantes, já que a aneuploidia está associada à RCIU. A **amniocentese está indicada com frequência**, embora isso dependa da IG na apresentação. Embora a infecção esteja associada à RCIU, o resultado da investigação de infecção após a metade da gestação é muito baixo.

O ILA reduzido está associada à RCIU e pode ser o primeiro sinal patológico detectado na ultrassonografia. A perfusão diminuída nos rins fetais e a redução do débito urinário explicam o baixo ILA. **Em geral, gravidezes com oligoidrâmnio mais graves têm maior taxa de mortalidade perinatal, incidência de anomalias e incidência de RCIU.** No outro extremo, polidrâmnio e RCIU têm sido denominados de "combinação fatal". Essa combinação está associada a uma alta taxa de anomalias estruturais e cromossômicas.

A dopplervelocimetria tem provado ser uma ferramenta poderosa na avaliação de um feto com suspeita de RCIU. A resistência aumentada na circulação placentária

QUADRO 22.2 • Avaliação de restrição ao crescimento intrauterino

- História e exame físico detalhados
- Atenção à pressão arterial atual e à tendência da pressão arterial
- Pesquisa ultrassonográfica detalhada da anatomia fetal
- Se indicada, considerar amniocentese
  - Cariótipo: Risco aumentado de aneuploidia diante de RCIU
  - Investigação de infecção (como avaliação de citomegalovírus)
  - Estudos de maturidade fetal que dependem da idade gestacional na apresentação
- Perfil biofísico modificado ou completo
- Estudos Doppler da artéria umbilical
- Corticosteroides pré-natais se a idade gestacional for de menos de 34 semanas

manifesta-se como índices aumentados de dopplervelocimetria nas artérias umbilicais. Esse achado foi demonstrado por muitos investigadores em modelos animais e humanos.

Pela sinalização de uma patologia subjacente, a utilização das medidas de fluxo Doppler da artéria umbilical melhora os resultados clínicos. Inúmeros estudos confirmam que o **uso de medidas dopplervelocimétricas pode reduzir significativamente a morte perinatal e a indução desnecessária do trabalho de parto** (nascimento prematuro iatrogênico do feto pequeno, porém saudável). A ausência ou reversão do fluxo diastólico final (AEDF, do inglês *absence of end-diastolic flow*, REDF, do inglês *reversal of end-diastolic flow*) na artéria umbilical é sugestiva de má condição fetal. Ao contrário, o fluxo normal raramente é associado à morbidade significativa.

Manejo

O tratamento do feto com suspeita de RCIU dependerá das circunstâncias clínicas, particularmente da IG. Em geral, gravidezes com menos de 34 semanas de IG devem **receber um curso de corticosteroide pré-natal para melhorar a maturação pulmonar, já que o nascimento prematuro é comumente encontrado.** A dopplervelocimetria é muito útil. O teste pré-natal com PBF ou PBF modificado – junto com uma repetição da varredura de crescimento em duas a quatro semanas – é sugerido (ver Quadro 22.3).

QUADRO 22.3 • Diretrizes sugeridas para o momento do parto em casos de restrição do crescimento intrauterino

Idade gestacional	Circunstâncias do parto
Termo (> 37 semanas) (risco de prematuridade baixo)	Parto desde que os riscos de prematuridade sejam baixos
32 a 36 semanas (riscos intermediários de prematuridade)	• Hipertensão grave apesar da terapia • Ausência de crescimento em duas a quatro semanas • Teste fetal não tranquilizante • Fluxo diastólico final ausente ou reverso na dopplervelocimetria
< 32 semanas (riscos altos de prematuridade)	• Fluxo diastólico final reverso • Teste fetal não tranquilizante persistente apesar de medidas para otimizar a perfusão placentária • Resultados de teste fetal significativos ou prejudiciais

CORRELAÇÃO DE CASO

- Ver também Caso 19 (Infecção por parvovírus na gravidez) para saber sobre o uso do Doppler na avaliação da anemia fetal (artéria cerebral média) *versus* restrição do crescimento (artéria umbilical).

QUESTÕES DE COMPREENSÃO

22.1 Uma mulher de 21 anos, G1P0, é examinada na sua primeira visita pré-natal no consultório do obstetra. Com base na DUM, a paciente está com 36 semanas de gestação. Na ultrassonografia, a biometria indica 32 semanas para todos os parâmetros, inclusive CC, CA e CF. Qual das alternativas a seguir é o melhor manejo para essa paciente?

A. Esteroide pré-natal para provável RCIU.
B. Recomendar amniocentese para cariótipo.
C. Parto em uma semana (a termo).
D. Monitoração continuada e repetição da ultrassonografia.

22.2 Uma mulher de 27 anos, G2P1, está com 37 semanas de gestação definida pela DUM e por uma ultrassonografia realizada com 10 semanas. O peso fetal estimado (PFE) é 2.000 g, menor do que o 3º percentil para a IG. A dopplervelocimetria indica presença de fluxo diastólico final positivo. É recomendado o parto dessa paciente. Qual das alternativas a seguir é o melhor motivo para essa recomendação?

A. O peso fetal de 2.000 g correlaciona-se com alta sobrevida no berçário.
B. A RCIU tem risco significativo de morte fetal.
C. A dopplervelocimetria indica preocupação com a continuação da gravidez.
D. Com o parto, estudos diagnósticos adicionais, como cariótipo e estudos virais, podem ser conduzidos.

22.3 Uma mulher de 18 anos, G1P0, com 38 semanas de gestação confirmada por uma ultrassonografia de 12 semanas tem altura de fundo de útero de 34 cm. A paciente ganhou 9 kg durante a gravidez. Ela nega o consumo de cigarros ou álcool ou de substâncias ilícitas. A PA é 110/70 mmHg. Qual das alternativas a seguir é o melhor manejo para essa paciente?

A. Realizar um estudo básico de ultrassonografia.
B. Agendar o parto, já que a paciente atingiu uma IG a termo.
C. Agendar perfil biofísico e dopplervelocimetria para essa paciente.
D. Enviar a urina para rastreamento e considerar a solicitação de titulação TORCH sérica.

RESPOSTAS

22.1 **D.** A paciente apresenta-se para sua primeira visita pré-natal com 36 semanas de gestação. Embora o feto seja pequeno na ultrassonografia, há forte probabilidade de que a data esteja errada. Assim, em vez de presumir uma RCIU, essa paciente deve ser monitorada com vigilância fetal, como PBF a cada semana e repetição da ultrassonografia em três semanas para avaliar o crescimento no intervalo. O crescimento normal confirmaria o erro de data. Em contrapartida, a ausência de crescimento sugeriria RCIU.

22.2 **B.** O fluxo diastólico final positivo pela dopplervelocimetria é normal. Os sinais perigosos seriam o fluxo diastólico final reverso ou ausente. A complicação mais preocupante da RCIU é a morte fetal. O motivo para o parto a termo é evitar a natimortalidade ou outras complicações.

22.3 **A.** O primeiro passo na avaliação de tamanho menor do que o esperado para a IG é a realização de uma ultrassonografia para verificar o peso fetal. Às vezes, devido à posição fetal ou ao fato de a cabeça fetal descer para a pelve materna, a altura do fundo de útero pode estar reduzida. Se a ultrassonografia demonstrar peso fetal menor do que o 10º percentil, então pode ser contemplado um manejo adicional.

DICAS CLÍNICAS

- Em geral, o diagnóstico de RCIU é feito pela estimativa de peso fetal menor do que o 10º percentil para a IG.
- Geralmente é útil classificar a RCIU como assimétrica (poupa a cabeça) ou simétrica (afeta a cabeça).
- Causas de RCIU simétrica incluem anormalidades cromossômicas fetais, síndromes congênitas ou infecções fetais graves.
- Causas de RCIU assimétrica incluem distúrbios vasculares maternos como doença hipertensiva.
- O parto está indicado em geral quando a RCIU está associada ao oligoidrâmnio devido ao risco bastante aumentado de morte fetal.
- O Doppler da artéria umbilical é uma ferramenta útil para distinguir um feto constitucionalmente pequeno de um patologicamente pequeno. O uso do Doppler mostrou reduzir de maneira significativa a morte perinatal e o parto prematuro desnecessário.
- O momento do parto baseia-se nas circunstâncias clínicas. Hipertensão, ausência de crescimento em um período de 2 a 4 semanas e teste não tranquilizador geralmente indicam o parto.
- Quando a dopplervelocimetria revela fluxo diastólico final **reverso** na artéria umbilical, há elevada mortalidade perinatal dentro de 48 horas, e geralmente o parto é realizado.
- O fluxo diastólico final ausente também é preocupante, embora o risco de morte fetal não seja tão alto.

REFERÊNCIAS

Chamberlain PF, Manning FA, Morrison I, Harman CR, Lange IR. Ultrasound evaluation of amniotic fluid volume. The relationship of marginal and decreased amniotic fluid volumes to perinatal outcome. *Am J Obstet Gynecol.* 1984 Oct 1;150(3):245-249.

Miller J, Turan S, Baschat AA. Fetal growth restriction. *Semin Perinatol.* 2008 Aug;32(4):274-280.

Ott WJ. Diagnosis of IUGR: comparison of ultrasound parameters. *Am J Perinatol.* 2002 Apr;19(3): 133-137.

Resnik R. IUGR. *Obstet Gynecol.* 2002 Mar;99(3):490-496.

CASO 23

Uma mulher de 20 anos, G1P0, com 29 semanas de gestação, é hospitalizada por pielonefrite aguda. Não há história de pielonefrite no passado. Ela está em uso de ampicilina IV e gentamicina há 48 horas; refere dispneia aguda. Ao exame, a temperatura é 37,2°C, a FC é 100 bpm e a FR é 24 ipm e está forçada, e a PA é 120/70 mmHg. O ângulo costovertebral direito apresenta sensibilidade. Os batimentos cardíacos fetais estão na faixa de 140 a 150 bpm. A urocultura revela *Escherichia coli* sensível à ampicilina.

- Qual é o diagnóstico mais provável?
- Qual é o mecanismo mais provável para a condição dessa paciente?

RESPOSTAS PARA O CASO 23: Pielonefrite não responsiva

Resumo: Uma mulher de 20 anos, G1P0, com 29 semanas de gestação, está sendo tratada para pielonefrite com esquema antibiótico adequado, e agora se queixa de falta de ar.

- **Diagnóstico mais provável:** Síndrome do desconforto respiratório agudo (SDRA).
- **Mecanismo:** Lesão pulmonar mediada por endotoxina.

ANÁLISE

Objetivos

1. Compreender a apresentação clínica da pielonefrite.
2. Saber que o tratamento primário da pielonefrite é a terapia antibiótica IV.
3. Compreender que as endotoxinas podem causar dano pulmonar, levando à SDRA.

Considerações

A paciente é uma mulher de 20 anos, com 29 semanas de gestação, que apresenta pielonefrite. Ela foi medicada com ampicilina IV e gentamicina. A urocultura confirmou o diagnóstico de infecção por *E. coli*. A paciente agora se queixa de dispneia e taquipneia. A etiologia mais provável dos sintomas respiratórios é SDRA, com lesão pulmonar secundária à liberação de endotoxina. Isso ocorre geralmente após os antibióticos iniciarem a lise das bactérias, levando à endotoxemia. As endotoxinas podem danificar vários órgãos, inclusive pulmão, coração, fígado e rim. A fisiopatologia da SDRA é a permeabilidade capilar, que permite que o fluido do espaço intravascular penetre nas áreas alveolares. A radiografia de tórax pode revelar infiltrados maculares; contudo, se o processo da doença for inicial, a radiografia de tórax pode ser normal. O tratamento inclui suplementação de oxigênio, monitoração cuidadosa do estado dos fluidos e medidas de suporte. Ocasionalmente, a paciente pode necessitar de entubação, mas geralmente a condição se estabiliza e melhora com o tempo.

ABORDAGEM À
Pielonefrite na gravidez

DEFINIÇÕES

PIELONEFRITE: Infecção renal parenquimatosa, causada mais comumente por bactéria aeróbia gram-negativa, como *E. coli.*

ENDOTOXINA: Lipopolissacarídeo liberado na lise da parede celular da bactéria, especialmente das bactérias gram-negativas.

SDRA: Lesão alveolar e endotelial que leva à permeabilidade capilar pulmonar e causa hipoxemia, gradiente alveoloarterial acentuadamente aumentado e redução de volume pulmonar.

ABORDAGEM CLÍNICA

A pielonefrite na gravidez pode ser uma condição clínica muito grave, com incidência de 1 a 2% de todas as gestações, sendo a causa mais comum de sepse na mulher grávida. Ela pode levar a trabalho de parto prematuro, parto prematuro e SDRA. A paciente geralmente apresenta queixas de disúria, sensibilidade nos flancos, febre, calafrios e, possivelmente, náuseas e vômitos. O exame de urina geralmente mostra piúria e bacteriúria; uma urocultura revelando mais de 100.000 unidades formadoras de colônias (UFC)/mL de um único patógeno é diagnóstica. O organismo mais comum é *E. coli*, visto em cerca de 80% dos casos. *Klebsiella pneumoniae, Staphylococcus aureus* e *Proteus mirabilis* também podem ser isolados.

Mulheres grávidas com pielonefrite aguda devem ser hospitalizadas e tratadas com antibióticos IVs. As cefalosporinas, como cefotetano ou ceftriaxona, ou a combinação de ampicilina e gentamicina geralmente são eficazes. Os antibióticos IVs devem ser continuados até que a febre e a sensibilidade nos flancos tenham melhorado consideravelmente, e depois disso o tratamento pode ser trocado para terapia antibiótica oral. A terapia supressiva deve ser prescrita para o restante da gravidez. Até um terço das mulheres grávidas com pielonefrite desenvolverão ITU recorrente se não for utilizada a terapia supressiva. Uma repetição da urocultura deve ser obtida para garantir a erradicação da infecção. **Se a melhora clínica não ocorrer após 48 a 72 horas de terapia antibiótica adequada, deve ser levantada a suspeita de obstrução do trato urinário (i.e., urolitíase) ou abscesso perinefrético.** A ultrassonografia e/ou a TC podem ser úteis nessa situação para avaliar a presença de hidronefrose, cálculo ou abscesso.

Cerca de 2 a 5% das mulheres grávidas com pielonefrite desenvolverão SDRA, definida como lesão pulmonar devido à sepse, geralmente mediada por endotoxinas. As endotoxinas derivadas da parede celular de bactérias gram-negativas penetram na corrente sanguínea, especialmente após o início da terapia antibiótica, e podem induzir elevação transitória da creatinina sérica, bem como das enzimas hepáticas.

Do mesmo modo, a endotoxemia pode causar contrações uterinas e resultar em trabalho de parto prematuro. Os infiltrados bilaterais difusos ou intersticiais em geral são vistos na radiografia de tórax (Fig. 23.1).

O tratamento da SDRA é o cuidado de suporte, com prioridades para a oxigenação e o manejo cuidadoso de fluidos. Nos casos graves, a ventilação mecânica pode ser necessária para manter níveis adequados de oxigenação.

Prevenção

Até 8% das mulheres grávidas terão bacteriúria assintomática na gravidez. Quando não tratada, cerca de 25% das mulheres desenvolverão pielonefrite na gravidez. Em contrapartida, quando a bacteriúria assintomática é identificada e tratada no primeiro trimestre, o risco de pielonefrite é reduzido para 1 a 4%. Por esse motivo, uma urocultura deve ser realizada no primeiro trimestre, ou no início da assistência pré-natal, e culturas de acompanhamento devem ser realizadas para verificar a erradicação da ITU.

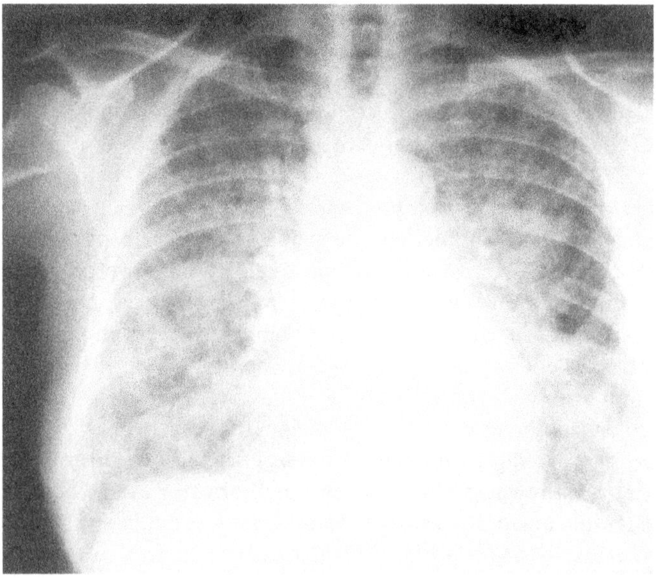

Figura 23.1 Síndrome do desconforto respiratório agudo. Radiografia de tórax mostrando síndrome do desconforto respiratório agudo com infiltrados pulmonares difusos. (Reproduzida, com permissão, de Kasper DL, et al. *Harrison's Principles of Internal Medicine*, 16th ed. New York, NY: McGraw-Hill; 2005:1593.)

CORRELAÇÃO DE CASO

- Ver também Caso 15 (Embolia pulmonar na gravidez), Caso 16 (Pré-eclâmpsia e ruptura hepática) e Caso 17 (Trabalho de parto prematuro) para saber sobre outros mecanismos de dispneia e hipoxemia na gravidez. Os mecanismos são diferentes:
- **Embolia pulmonar** – *Shunt* intrapulmonar com sangue desoxigenado.
- **Pré-eclâmpsia – edema pulmonar** – Permeabilidade capilar aumentada e sobrecarga iatrogênica de fluidos.
- **Trabalho de parto prematuro com agente tocolítico** – Edema pulmonar devido a agentes tocolíticos, especialmente β-miméticos.
- **Pielonefrite** – Lesão pulmonar mediada por endotoxina.

QUESTÕES DE COMPREENSÃO

23.1 Uma mulher de 36 anos, G1P0, com 27 semanas de gestação, apresenta febre, dor no flanco direito e piúria. Ela é diagnosticada com pielonefrite, e é realizada uma urocultura. Qual das alternativas a seguir é o agente etiológico mais comum da pielonefrite na gravidez?

A. *Proteus* sp.
B. *Candida* sp.
C. *Escherichia coli.*
D. *Klebsiella* sp.

23.2 Uma mulher de 21 anos, G1P0, com 15 semanas de gestação, apresenta febre de 38,3°C, PA de 80/40 mmHg e diminuição do débito urinário. Qual das alternativas a seguir é a causa mais comum de choque séptico na gravidez?

A. Doença inflamatória pélvica.
B. Pielonefrite.
C. Infecção de ferimento.
D. Mastite.

23.3 Quando uma mulher grávida, com pielonefrite, não melhora com terapia antibiótica adequada após 48 horas e apresenta dor intensa no flanco e febre continuada, qual das alternativas a seguir deve ser considerada?

A. Obstrução do trato urinário.
B. Organismos anaeróbios.
C. Síndrome hemolítico-urêmica.
D. Febre dissimulada.

23.4 A bacteriúria assintomática é melhor identificada por qual das alternativas a seguir?

A. Questionamento cuidadoso a respeito de disúria ou frequência urinária
B. Urocultura na primeira visita pré-natal.
C. Urocultura com 35 semanas de gestação.
D. Exame de urina para qualquer paciente com história familiar de ITU.

RESPOSTAS

23.1 **C.** A *Escherichia coli* é a bactéria mais comumente isolada na pielonefrite. *Proteus* e *Klebsiella* também podem ser encontradas, mas não são as mais comuns. Mulheres grávidas com pielonefrite aguda devem ser hospitalizadas e receber hidratação IV e antibióticos. Cefalosporinas, ou combinação de ampicilina e gentamicina geralmente são eficazes. A paciente deve ser tratada com medicações IV até que a febre e a dor no flanco se resolvam, e depois se deve trocar para medicação oral pelo restante da gestação. As *Candidas* sp. são associadas com mais frequência à vaginite e não a uma infecção associada com trato urinário ou rins.

23.2 **B.** Pielonefrite é a causa mais comum de choque séptico na gravidez. As endotoxinas derivadas da parede celular de bactérias gram-negativas entram na corrente sanguínea, especialmente após terapia antibiótica, e podem induzir elevação transitória da creatinina sérica, bem como níveis das enzimas hepáticas. A endotoxemia pode causar contrações uterinas e desencadear o trabalho de parto prematuro. Outra complicação que pode surgir é o desenvolvimento de SDRA, lesão pulmonar devido à sepse. Mastite ocorre geralmente após o parto e, embora seja rara, se não for tratada pode levar à formação de abscesso ou sepse. O agente mais comumente responsável por mastite é o *S. aureus*, adquirido geralmente a partir da garganta do lactente durante a amamentação. Uma infecção de ferimento não tratada também pode levar à sepse pós-parto, especialmente após parto cesáreo. A doença inflamatória pélvica geralmente não leva à sepse; contudo, se um abscesso tubo-ovariano se formar e depois se romper, a paciente provavelmente entrará em choque séptico. Essa é uma emergência cirúrgica que pode ser fatal.

23.3 **A.** Obstrução urinária, como as causadas por cálculo, deve ser considerada quando há febre e dor no flanco continuadas após um curso de 48 a 72 horas de terapia antibiótica adequada. A pielonefrite é causada geralmente por bactéria **aeróbia**, como *E. coli*, *Klebsiella*, *Proteus* e *Staphylococcus aureus*. A síndrome hemolítico-urêmica (SHU) é uma doença caracterizada por anemia hemolítica, insuficiência renal aguda (uremia) e trombocitopenia, mas não está associada à pielonefrite; contudo, assim como a pielonefrite, a sua etiologia geralmente é devido a *E. coli* (na SHU, uma cepa de *E. coli* que expressa uma toxina tipo Shiga). As pacientes apresentam diarreia sanguinolenta em vez de febre e dor no flanco. A febre dissimulada também não está associada à pielonefrite, já que a febre associada a essa infecção é legítima.

23.4 **B.** A urocultura para cada paciente na primeira visita pré-natal ajuda a identificar a bacteriúria assintomática. O tratamento previne sequelas como o trabalho de parto prematuro e a pielonefrite durante a gravidez. O questionamento cuidadoso não teria muita utilidade, já que a bacteriúria é assintomática. Uma urocultura realizada em gestante com 35 semanas também não teria muita utilidade; nesse ponto, a bacteriúria assintomática pode já ter levado a consequências desfavoráveis como trabalho de parto prematuro ou pielonefrite. A obtenção de uma urocultura a cada visita pré-natal é custo-efetiva e é uma boa prática de medicina preventiva, apesar da história familiar que não afeta a probabilidade de ter bacteriúria.

DICAS CLÍNICAS

- A causa mais comum de choque séptico na gravidez é a pielonefrite.
- Quando ocorre dispneia em uma mulher grávida que está sendo tratada para pielonefrite, deve ser considerada a presença de SDRA.
- Quando a pielonefrite não é responsiva após 48 a 72 horas de antibióticos, deve ser considerada a presença de organismos resistentes, obstrução do trato urinário (cálculos) ou abscesso perinefrético.
- A liberação de endotoxinas por bactérias gram-negativas é a causa de SDRA associada à pielonefrite.

REFERÊNCIAS

Cunningham FG, Leveno KJ, Bloom SL, Hauth JC, Rouse DJ, Spong CY. Renal and urinary tract disorders. In: *Williams Obstetrics*, 23rd ed. New York, NY: McGraw-Hill; 2010:1033-1038.

Hooton, TM. Urinary tract infections and asymptomatic bacteriuria in pregnancy. *UpToDate Inc.* Dec 19, 2011. Accessed Feb 5, 2012.

CASO 24

Uma mulher de 24 anos que foi submetida a parto cesáreo há uma semana é trazida à unidade de emergência com a PA de 60/40 mmHg. O marido da paciente afirma que ela teve dois dias de náuseas e vômitos, febre de 38,8°C e mialgias. O motivo da cesariana foi uma parada da fase ativa com dilatação cervical em 5 cm por três horas apesar de fortes contrações uterinas. Ela teve alta no terceiro dia de pós-operatório em boas condições. Ao exame, a paciente parece letárgica e tem confusão mental. A ausculta cardíaca revela taquicardia. O exame pulmonar demonstra estertores discretos nas bases pulmonares. O abdome é difusamente sensível e o fundo de útero é discretamente doloroso. A incisão cutânea é dolorida, vermelha e endurecida. Ao abrir a incisão, é expelido material purulento. O tecido subjacente é palpado e tem uma textura resistente com crepitação. A avaliação laboratorial revela nível de hemoglobina de 15 g/dL e creatinina sérica de 2,1 mg/dL.

- ▶ Qual é o diagnóstico mais provável?
- ▶ Qual é o próximo passo na terapia?

RESPOSTAS PARA O CASO 24: Fasceíte necrosante

Resumo: Uma mulher de 28 anos que foi submetida a uma cesariana sem complicações há uma semana tem febre de até 38,8°C, mialgias, vômitos, hipotensão, confusão e uma incisão cutânea infectada, com tecido subjacente revelando resistência e crepitação. Ela tem evidência de hemoconcentração e insuficiência renal.

- **Diagnóstico mais provável:** Fasceíte necrosante.
- **Próximo passo na terapia:** Fluidos isotônicos IVs, antibióticos de amplo espectro e debridamento cirúrgico imediato.

ANÁLISE

Objetivos

1. Reconhecer as manifestações do choque.
2. Compreender que a fasceíte necrosante é uma infecção rara, porém potencialmente fatal, que pode afetar as pacientes.
3. Compreender que reposição agressiva de fluidos, administração de antibióticos de amplo espectro e debridamento cirúrgico imediato são fundamentais no tratamento da fasceíte necrosante.

Considerações

Essa paciente apresenta múltiplos aspectos com risco à vida. Primeiro a hipotensão deve ser reconhecida, já que a PA é 60/40 mmHg. A pressão arterial média (PAM) é 47 mmHg, insuficiente para manter a perfusão cerebral. Apesar da etiologia, a PA precisa de suporte imediato. Como a paciente tem febre de 38,8°C com hipotensão, e não há história de hemorragia ou sangramento pós-parto, o choque séptico é o diagnóstico mais provável. O **primeiro passo na reanimação deve ser o suporte à PA baixa**, com o uso agressivo de fluidos isotônicos. Um cateter de Foley pode ajudar a avaliar o débito urinário e, indiretamente, a perfusão renal, sobretudo porque a paciente tem nível de creatinina elevado. O objetivo é manter a PAM em pelo menos 65 mmHg para perfundir os órgãos vitais. Preferencialmente, essa paciente deve ter débito urinário de pelo menos 25 a 30 mL/h (dependendo do grau de insuficiência renal). Além disso, essa mulher provavelmente tem **fasceíte necrosante**, já que o tecido infectado subjacente tem consistência anormal à palpação. A crepitação é devida à presença de gás nos tecidos moles, provavelmente devido bactéria anaeróbia. Mialgias, febre, náuseas e vômitos indicam a natureza sistêmica da infecção.

ABORDAGEM À
Fasceíte necrosante

DEFINIÇÕES

FASCEÍTE NECROSANTE: Grave infecção do músculo e da fáscia, geralmente causada por múltiplos organismos ou anaeróbios. Pode envolver infecções cirúrgicas, lesões traumáticas ou, raramente, estreptococos do grupo A ("bactéria devoradora de tecidos").

SÍNDROME DE CHOQUE TÓXICO POR ESTREPTOCOCOS DO GRUPO A: Infecção rapidamente progressiva da episiotomia ou da incisão da cesariana (síndrome da "bactéria devoradora de tecidos").

CHOQUE: Condição de insuficiência circulatória na qual as necessidades de perfusão tecidual não são atendidas.

CHOQUE SÉPTICO: Insuficiência circulatória devido a infecção ou resposta do organismo a infecção, comumente causada por endotoxinas gram-negativas.

$$\text{PAM} = [(2 \times \text{PA diastólica}) + (1 \times \text{PA sistólica})]/3$$

ABORDAGEM CLÍNICA

O manejo do choque séptico inclui a infusão copiosa de fluidos IVs com monitoração do débito urinário e da PA. Às vezes, é necessária a monitoração hemodinâmica invasiva com cateter venoso central ou de Swan-Ganz. Os antibióticos IVs devem ser de amplo espectro e incluir penicilina, gentamicina e metronidazol ou outro agente anaeróbio, e dopamina ou dobutamina são necessárias, às vezes, quando apenas os fluidos forem insuficientes para manter a PA. A abordagem da etiologia subjacente do choque séptico é importante. Quando se trata de infecção agressiva da ferida cirúrgica, o debridamento cirúrgico imediato, por vezes bastante radical, ou o procedimento excisional amplo, está indicado. O tecido necrótico e infectado deve ser removido e, às vezes, isso requer múltiplas cirurgias. O *Staphylococcus aureus* resistente à meticilina (MRSA) pode complicar a infecção do ferimento e isso está associado a um pior prognóstico.

A monitoração da PA, da FC, da saturação de oxigênio, do débito urinário e do estado neurológico é importante. Quando a paciente está estabilizada, o tratamento da causa subjacente geralmente leva à resolução. O choque séptico inicialmente se apresenta como redução do débito urinário e, se não for tratado, evolui para isquemia de órgãos vitais e morte.

QUESTÕES DE COMPREENSÃO

24.1 Uma mulher de 35 anos apresenta PA de 80/40 mmHg, febre e dor abdominal. Qual das alternativas a seguir é o mecanismo provável da hipotensão da paciente?

A. Disfunção da contratilidade cardíaca.
B. Bradicardia cardíaca.
C. Perda de fluido para o terceiro espaço.
D. Vasodilatação.

24.2 Uma mulher de 45 anos apresenta suspeita de fasceíte necrosante no local de incisão cirúrgica. Qual das alternativas a seguir é mais consistente com fasceíte necrosante?

A. Rubor da incisão cirúrgica.
B. Endurecimento e edema da incisão cirúrgica.
C. Gás no tecido cirúrgico.
D. Bacilos gram-negativos à hemocultura.

24.3 Uma mulher de 30 anos é trazida para a unidade de emergência com febre e PA de 70/40 mmHg. Presume-se que ela esteja em choque séptico. Qual das alternativas a seguir é um princípio fundamental do tratamento?

A. Solução salina IV normal.
B. Plasmaférese.
C. Reposição de fluidos orais.
D. Aguardar o resultado da cultura sanguínea antes do início da terapia antibiótica.

RESPOSTAS

24.1 **D.** A fisiopatologia do choque séptico é a vasodilatação geralmente causada por endotoxinas, embora às vezes, como no caso do *Staphylococcus aureus* (síndrome de choque tóxico), as exotoxinas possam ser causativas. A vasodilatação leva à hipotensão, e é tratada com fluidos IVs. Se os fluidos IVs forem insuficientes para produzir a correção da hipotensão, então estão indicados vasoconstritores, como a dopamina. Tardiamente no curso do choque séptico, pode ocorrer disfunção cardíaca; contudo, nesse estágio, a paciente geralmente está em uma condição quase terminal.

24.2 **C.** A presença de gás no músculo ou na fáscia é indicativa de fasceíte necrosante. Endurecimento e vermelhidão do ferimento cirúrgico são sugestivos de infecção superficial do ferimento, na qual a pele e o tecido SC estão infectados. Essa é uma infecção superficial do local cirúrgico e precisa ser aberta. A infecção superficial do local cirúrgico não traz tanto risco à vida quanto a infecção profunda do local cirúrgico.

24.3 **A.** Os fluidos isotônicos IVs são o tratamento de escolha inicial para o choque séptico. As bases da terapia incluem a remoção do foco de infecção, a terapia antibiótica e o suporte pressórico. A plasmaférese não é uma parte importante do tratamento do choque séptico.

DICAS CLÍNICAS

- As bases do tratamento do choque séptico incluem fluidos IVs agressivos, controle da origem da infecção, terapia antibiótica e monitoração da perfusão e da função dos órgãos.
- O controle da origem no choque séptico significa a remoção da etiologia da infecção.
- A erupção do tipo queimadura de sol e/ou descamação é típica de infecção por *S. aureus*.
- A terapia antibiótica inicial para as infecções graves por *S. aureus* geralmente é nafcilina IV ou meticilina, a menos que haja suspeita de resistência à meticilina, quando é usada a vancomicina.
- Hipotensão que persiste apesar da reposição de fluidos isotônicos IVs geralmente requer suporte pressórico, como infusão IV de dopamina.

REFERÊNCIAS

Cunningham FG, Leveno KJ, Bloom SL, Hauth JC, Gilstrap LC III, Wenstrom KD. Puerperal infection. In: *Williams Obstetrics,* 23rd ed. New York, NY: McGraw-Hill; 2010:671-688.

Gambone JC. Gynecologic procedures. In: Hacker NF, Gambone JC, Hobel CJ, eds. *Essentials of Obstetrics and Gynecology,* 5th ed. Philadelphia, PA: Saunders; 2009:332-344.

Katz VL. Postoperative counseling and management. In: Katz VL, Lentz GM, Lobo RA, Gersenson DM, eds. *Comprehensive Gynecology*, 5th ed. St. Louis, MO: Mosby-Year Book; 2007:661-710.

CASO 25

Uma mulher de 24 anos, G1P1, foi submetida a uma cesariana transversa baixa há dois dias por parada da fase ativa do trabalho de parto. Ela necessitou de ocitocina e de um cateter interno de pressão uterina. Ela atingiu 6 cm de dilatação, que persistiu por três horas apesar de contrações uterinas adequadas, julgadas por 240 unidades Montevidéu. O recém-nascido pesou 3.880 g. A história prévia clínica e cirúrgica não apresentava nada importante. A paciente nega tosse ou disúria. Ao exame, a temperatura é de 38,8°C, a FC, 80 bpm, a PA, 120/70 mmHg e a FR, 12 ipm. As mamas não estão doloridas. Os pulmões estão limpos à ausculta. Não há sensibilidade nos ângulos costovertebrais. O abdome revela que a incisão cutânea está livre de eritema ou sensibilidade. O fundo uterino é firme, está ao nível do umbigo, e está dolorido. Não há cordões palpáveis nas extremidades inferiores.

- Qual é o diagnóstico mais provável?
- Qual é a etiologia mais provável dessa condição?
- Qual é a melhor terapia para essa condição?

RESPOSTAS PARA O CASO 25:
Endomiometrite pós-parto

Resumo: Uma mulher de 24 anos, G1P1, que foi submetida a parto cesáreo há dois dias por parada do trabalho de parto, apresenta febre de 38,8°C. Ela nega tosse ou disúria. Não há anormalidades nas mamas, nos pulmões, na região costovertebral ou na incisão cutânea. O fundo uterino está, de certo modo, sensível.

- **Diagnóstico mais provável:** Endomiometrite.
- **Etiologia mais provável dessa condição:** Infecção ascendente de microrganismos vaginais (predominância anaeróbia, mas também de bacilos gram-negativos).
- **Melhor terapia para a condição:** Antibióticos IVs com cobertura anaeróbia (p. ex., gentamicina e clindamicina).

ANÁLISE

Objetivos

1. Saber que a causa mais comum de febre em uma mulher que foi submetida a uma cesariana é endomiometrite.
2. Conhecer o mecanismo da endomiometrite, que é a infecção ascendente de microrganismos vaginais "polimicrobianos".
3. Saber que o diagnóstico diferencial da febre em uma mulher submetida a cesariana inclui mastite, infecção da ferida cirúrgica e pielonefrite.

Considerações

Essa mulher de 24 anos foi submetida a parto cesáreo por parada da dilatação com contrações uterinas adequadas (ver Caso 1 para critérios). Ela presumivelmente teve um trabalho de parto longo, um cateter de pressão intrauterino e inúmeros exames vaginais. Todos são fatores de risco para o desenvolvimento de endomiometrite pós-parto. Ao exame, ela tem febre de 38,8°C. O cenário revela que não há anormalidades nas mamas, o que exclui mastite. Os pulmões são normais, o que indica que não há atelectasia; na paciente obstétrica, atelectasia é uma causa incomum de febre pós-operatória, já que a maioria das cesarianas é feita com anestesia regional. A ferida cirúrgica dessa paciente parece normal. Não há sensibilidade no ângulo costovertebral, logo a probabilidade de pielonefrite é baixa. As ITUs que envolvem apenas a bexiga geralmente não causam febre. O útero é apenas levemente sensível, o que não aponta abertamente para endomiometrite. Contudo, quando o restante do exame não revela um foco, a maioria das mulheres que tem febre após parto cesáreo tem endomiometrite.

ABORDAGEM À
Febre após o parto cesáreo

DEFINIÇÕES

MORBIDADE FEBRIL: Temperatura após parto cesáreo igual ou maior do que 38°C verificada em duas ocasiões com pelo menos seis horas de intervalo, excluindo as primeiras 24 horas.

ENDOMIOMETRITE: Infecção da decídua, do miométrio e, às vezes, do tecido parametrial.

TROMBOFLEBITE PÉLVICA SÉPTICA: Infecção bacteriana de trombos venosos pélvicos, geralmente envolvendo as veias ovarianas.

ABORDAGEM CLÍNICA

Uma mulher que tem morbidade febril após o parto cesáreo provavelmente tem endomiometrite. O mecanismo da infecção é a ascensão da bactéria, uma mistura de microrganismos a partir da flora vaginal normal. Em outras palavras, a infecção pós-parto cesáreo é quase sempre "polimicrobiana" com uma mistura de bactérias aeróbias e anaeróbias. O local da incisão uterina, sendo desvitalizado e contendo material estranho (i.e., sutura), é comumente o sítio de infecções. Geralmente, a febre ocorre no segundo dia de pós-operatório. Quando ocorre infecção intra-amniótica durante o trabalho de parto, a febre geralmente continua no pós-parto. A paciente pode queixar-se de sensibilidade abdominal ou de secreção fétida. A sensibilidade uterina é comum. A **terapia com antibióticos de amplo espectro**, especialmente com **cobertura anaeróbia**, é importante. A gentamicina IV e a clindamicina é um esquema bem estudado e efetivo em 90% dos casos. Outras opções incluem penicilinas ou cefalosporinas. Ao contrário da infecção pós-cesariana, a endometrite após parto vaginal não requer necessariamente cobertura antimicrobiana anaeróbia, e ampicilina e gentamicina geralmente são suficientes. Apesar da via de administração, a febre geralmente melhora de maneira significativa após 48 horas de terapia antimicrobiana. A infecção por enterococos pode ser um motivo para a ausência de resposta; a ampicilina é o tratamento para esse microrganismo e com frequência é adicionada quando a febre persiste após 48 horas de terapia. Se a febre persistir a despeito de terapia antibiótica tripla por 48 a 72 horas, a TC do abdome e da pelve pode revelar abscesso, hematoma infectado ou tromboflebite pélvica.

Outra causa de febre após parto cesáreo é a infecção do ferimento. Os antibióticos profiláticos são administrados antes da cirurgia para diminuir a incidência de infecção. Assim, mulheres que são agendadas para cesariana, seja eletiva ou no trabalho de parto, devem receber uma profilaxia antibiótica de dose única antes da incisão cutânea; essa prática reduz o risco de infecção em cerca de 75%. Quando a paciente não responde à terapia antibiótica, a infecção da ferida é a etiologia mais provável. A febre geralmente ocorre no quarto dia de pós-operatório. Eritema ou secreção podem estar presentes no sítio da ferida cirúrgica. Os microrganismos frequentemente são os mesmos envolvidos na endomiometrite. O tratamento inclui a abertura cirúrgica da incisão (e troca dos curativos) e agentes antimicrobianos. A fáscia deve ser inspecionada para integridade. A fasceíte necrosante é uma grave infecção com risco à vida que pode afetar a ferida cirúrgica da cesariana. As infecções nas primeiras 24 horas pós-operatórias podem implicar os estreptococos do grupo A, chamados de "bactérias devoradoras de tecidos". O debridamento cirúrgico extenso e imediato está indicado. O *Staphylococcus aureus* resistente à meticilina adquirido na comunidade também tem sido isolado com frequência crescente, afetando a incisão cutânea.

A tromboflebite pélvica séptica (TPS) é uma infecção bacteriana rara que afeta as veias pélvicas trombosadas, geralmente os vasos ovarianos. A infecção bacteriana no local de implantação da placenta dissemina-se para os plexos venosos ovarianos ou para as veias ilíacas comuns, estendendo-se, às vezes, para a veia cava inferior. Mulheres com TPS podem ter febre instável e parecer bem, ou às vezes, ter massa pélvica palpável. O diagnóstico pode ser confirmado por uma TC ou uma RMN. O tratamento inclui terapia antimicrobiana e alguns médicos também utilizam heparina.

Outras considerações em uma mulher febril no pós-parto devem incluir pielonefrite (febre, dor nos flancos, leucócitos na urina), abscesso pélvico ou hematoma pélvico infectado, e ingurgitamento mamário (Quadro 25.1).

QUESTÕES DE COMPREENSÃO

25.1 Uma mulher de 30 anos, G1P1, submetida a cesariana há três dias, tem febre de 38,3°C. A incisão cutânea está endurecida, sensível e eritematosa. Qual das alternativas a seguir é o melhor manejo?

A. Iniciação de ampicilina IV.
B. Iniciação de heparina IV.
C. Colocação de compressa morna no ferimento.
D. Abertura do ferimento.

QUADRO 25.1 • Abordagem à febre pós-parto

Avaliar para etiologia pulmonar: Tosse? Atelectasia?
Avaliar para pielonefrite: Sensibilidade no ângulo costovertebral? Disúria? Piúria?
Avaliar para ingurgitamento mamário: Mamas ingurgitadas, sensíveis, vermelhas?
Avaliar para infecção do ferimento: Ferimento endurecido, eritematoso? Secreção?
Avaliar para endometrite: Útero dolorido? Secreção fétida?
Se houver endometrite, iniciar gentamicina IV e clindamicina IV.
Se não houver resposta em 48 horas, reavaliar; se a endometrite ainda for considerada, adicionar ampicilina para cobertura para enterococo.
Se não houver resposta após 48 horas de antibióticos triplos, reavaliar (buscar especialmente infecção do ferimento).
Considerar tomografia computadorizada para avaliar a presença de abscesso, hematoma ou tromboflebite pélvica séptica.

25.2 Uma mulher de 29 anos é diagnosticada com endometrite pós-parto com base em febre, dor abdominal, sensibilidade fúndica e eliminação de outras etiologias. Qual das alternativas a seguir é o fator de risco mais significativo de endomiometrite pós-parto?

A. Inúmeros exames vaginais.
B. Vaginose bacteriana.
C. Parto cesáreo.
D. Monitores internos de pressão uterina.
E. Ruptura prolongada das membranas.

25.3 Uma mulher de 27 anos, G1P0, com 39 semanas de gestação, está em trabalho de parto. Ela foi submetida à ruptura artificial das membranas, e apresenta bradicardia fetal. A palpação da vagina revela estrutura em cordão em prolapso pelo colo. Ela recebe o diagnóstico de prolapso do cordão e é submetida imediatamente a parto cesáreo. No segundo dia de pós-operatório, a paciente tem febre de 38,8°C e é diagnosticada com endometrite. A paciente, que trabalha no laboratório de microbiologia, pergunta qual das alternativas a seguir é a bactéria mais comumente isolada na sua infecção?

A. Espécies de *Bacteroides*.
B. *Staphylococcus aureus*.
C. Estreptococos do grupo B.
D. *Escherichia coli*.

25.4 Uma mulher de 22 anos que foi submetida a parto cesáreo tem febre persistente de 38,8°C, apesar do uso de terapia antibiótica tripla (ampicilina, gentamicina e clindamicina). O exame de urina, o ferimento, as mamas e o fundo de útero são normais ao exame. A TC da pelve é sugestiva de tromboflebite pélvica séptica. Qual das alternativas a seguir é a melhor terapia para essa condição?

A. Histerectomia.
B. Descontinuar a terapia antibiótica e iniciar heparina IV.
C. Continuar a terapia antibiótica e iniciar heparina IV.
D. Embolectomia cirúrgica.
E. Terapia com estreptoquinase.

RESPOSTAS

25.1 **D.** O melhor tratamento para infecção do ferimento é a **abertura do ferimento.** Os antibióticos profiláticos administrados durante a cirurgia reduzem a probabilidade de infecção. Além de abrir o ferimento, a paciente deve ser submetida a trocas de curativos e deve ser iniciada a terapia antimicrobiana. A fáscia deve ser inspecionada para integridade. Na infecção da ferida cirúrgica da cesariana, há duas populações distintas de microrganismos que podem estar envolvidas: microrganismos cutâneos *versus* microrganismos vaginais. Uma coloração Gram do ferimento pode direcionar para o esquema antibiótico correto que seria efetivo para a possível bactéria.

25.2 **C. O parto cesáreo aumenta significativamente o risco de endometrite** devido ao fato de a paciente provavelmente ter tido ruptura prolongada das membranas, inúmeros exames vaginais e monitor de pressão intrauterina devido, por exemplo, a uma parada no trabalho de parto. Endometrite após parto vaginal também pode ocorrer, embora seja menos frequente, mas não requer necessariamente cobertura antimicrobiana anaeróbia; portanto, ampicilina e gentamicina geralmente são suficientes.

25.3 **A.** As **bactérias anaeróbias** são os microrganismos mais comumente isolados na endomiometrite em pacientes que foram submetidas a parto cesáreo. O mais comum dessas espécies é *Bacteroides*. Os outros microrganismos citados são aeróbios.

25.4 **C. Continuar terapia antibiótica e começar a heparina IV.** Embora não haja concordância universal, o melhor tratamento para a tromboflebite pélvica séptica parece ser a combinação de antibióticos e heparina. Há alguns médicos que acreditam que os antibióticos isoladamente são suficientes para tratar a TPS. A heparina sozinha não é efetiva. A histerectomia não está indicada.

DICAS CLÍNICAS

- A causa mais comum de febre após o parto cesáreo é a endomiometrite.
- Os principais microrganismos responsáveis por endomiometrite pós-cesariana são bactérias anaeróbias, e o microrganismo mais comum é a espécie *Bacteroides*.
- Atelectasia é rara em pacientes obstétricas devido ao grande número de mulheres que são submetidas à anestesia regional.
- Quando a febre em uma pacientes de cesariana persiste em um esquema antibiótico triplo, deve ser realizada uma TC.
- A terapia antibiótica e a heparina constituem o tratamento aceito para tromboflebite pélvica séptica.

REFERÊNCIAS

Aronoff DM, Mulla ZD. Postpartum invasive group A Streptococcal disease in the modern era. *Infect Dis Obstet Gynecol.* 796-892, 2008.

Costantine MM, Rahman M, Ghulmiyah L, et al. Timing of perioperative antibiotics for cesarean delivery: a metaanalysis. *Am J Obstet Gynecol.* 199(3):301.e1; 2008.

Cunningham FG, Leveno KJ, Bloom SL, Hauth JC, Gilstrap LC III, Wenstrom KD. Puerperal infection. In: *Williams Obstetrics,* 23rd ed. New York, NY: McGraw-Hill; 2010:711-724.

Kim M, Hyashi RH, Gambone JC. Obstetrical hemorrhage and puerperal sepsis. In: Hacker NF, Gambone JC, Hobel CJ, eds. *Essentials of Obstetrics and Gynecology*, 5th ed. Philadelphia, PA: Saunders; 2009:128-138.

CASO 26

Uma mulher de 20 anos, no período puerperal, queixa-se de dor na mama direita e de febre. Ela afirma que há três semanas teve parto vaginal espontâneo. Ela esteve amamentando sem dificuldades até dois dias atrás, quando passou a observar dor progressiva, endurecimento e vermelhidão na mama direita. Ao exame, a temperatura é 38,8°C, a PA, 100/70 mmHg e a FC, 110 bpm. O pescoço é flexível. A mama direita tem endurecimento na região superior externa com vermelhidão e sensibilidade. Também há flutuação significativa no tecido mamário. O abdome não apresenta dor e não há sensibilidade no ângulo costovertebral. O exame pélvico não apresenta alterações.

- ▶ Qual é o diagnóstico mais provável?
- ▶ Qual é o próximo passo na terapia?
- ▶ Qual é a etiologia da condição?

RESPOSTAS PARA O CASO 26: Abscesso mamário e mastite

Resumo: Uma mulher de 20 anos, lactante, que está na terceira semana pós-parto, queixa-se de dor na mama direita e de febre de dois dias de duração. Ela observa dor progressiva, endurecimento e vermelhidão na mama direita. A temperatura é 38,8°C. Há também flutuação significativa na mama direita.

- **Diagnóstico mais provável:** Abscesso da mama direita.
- **Próximo passo na terapia:** Incisão e drenagem do abscesso e terapia antibiótica.
- **Etiologia da condição:** *Staphylococcus aureus.*

ANÁLISE

Objetivos

1. Conhecer a apresentação clínica da mastite pós-parto.
2. Saber que o *S. aureus* é a etiologia mais comum da mastite pós-parto.
3. Compreender que a presença de flutuação na mama provavelmente representa um abscesso que requer incisão e drenagem.

Considerações

A paciente, que está na terceira semana pós-parto, apresenta dor na mama e febre. Essa é uma apresentação típica de infecção mamária, já que a mastite geralmente se apresenta na terceira ou na quarta semana pós-parto. O endurecimento e a vermelhidão da mama, acompanhados de febre e calafrios, também são consistentes. O tratamento dessa condição é realizado com um agente antiestafilocócico como a oxacilina. Desde que o microrganismo não seja resistente à meticilina, a melhora deve ser rápida. As mulheres afetadas devem ser instruídas a continuar a amamentar ou a esvaziar a mama com a bomba. Essa paciente tem flutuação da mama, o que indica um abscesso, que geralmente requer drenagem cirúrgica e não melhora apenas com antibióticos. Se houver incerteza sobre o diagnóstico, o exame por ultrassonografia pode ser útil na identificação de uma coleção de fluidos.

ABORDAGEM ÀS Infecções mamárias

DEFINIÇÕES

MASTITE: Infecção do parênquima mamário causada em geral por *S. aureus.*

ABSCESSO MAMÁRIO: Presença de uma coleção de material purulento na mama, que requer drenagem.

GALACTOCELE: Coleção não infectada de leite devido a um bloqueio de ducto mamário, levando a uma massa palpável e a sintomas de pressão mamária e dor.

ABORDAGEM CLÍNICA

Distúrbios e infecções mamárias pós-parto são comuns. Eles incluem fissura dos mamilos, ingurgitamento mamário, mastite, abscessos e galactocele. A fissura dos mamilos em geral se origina de ressecamento e pode ser exacerbada por sabonetes fortes ou loções hidrossolúveis. O tratamento inclui secagem a ar dos mamilos, lavagem com sabonete suave e água, uso de protetor de mamilos e aplicação de loção à base de lanolina.

O ingurgitamento mamário geralmente é observado na primeira semana pós-parto e é devido à congestão vascular e ao acúmulo de leite. A paciente em geral se queixa de dor na mama e endurecimento, e pode ter febre baixa. O aleitamento continuado em geral ajuda a aliviar essa condição. A febre raramente persiste por mais de 12 a 24 horas. O tratamento consiste em protetor mamário, compressa de gelo e analgésicos.

A **mastite pós-parto** é uma infecção do parênquima mamário, que afeta 2% das mulheres lactantes. Essas infecções geralmente ocorrem entre a segunda e a quarta semana após o parto. Outros sinais e sintomas incluem mal-estar, febre, calafrios, taquicardia e mama edemaciada, vermelha e dolorida. É importante observar que não deve haver flutuação do tecido mamário, o que indicaria formação de abscesso. O microrganismo isolado mais comumente é o *S. aureus*, que costuma se originar do nariz e da garganta do bebê. O tratamento da mastite deve ser imediato para prevenir a formação de abscesso, consistindo de um agente antiestafilocócico, como a oxacilina. A amamentação ou o esvaziamento mamário deve ser continuado para prevenir o desenvolvimento de abscesso. Uma cultura do leite materno colhida antes do início da terapia é útil para determinar a sensibilidade bacteriana e a vigilância nosocomial.

Cerca de 1:10 casos de mastite são complicados por abscesso, o que deve ser suspeitado nos casos de febre persistente após 48 horas de terapia antibiótica ou na presença de uma massa flutuante. O exame por ultrassonografia pode ser realizado para confirmar o diagnóstico. A coleção purulenta é melhor tratada por drenagem cirúrgica ou, de maneira alternativa, por aspiração guiada por ultrassonografia; os antibióticos antiestafilocócicos também devem ser utilizados.

A **galactocele** ou cistos de retenção de leite é causada por bloqueio de um ducto lactífero. O leite acumula-se em um ou mais lobos mamários, levando a uma massa flutuante não eritematosa. Elas geralmente se resolvem de maneira espontânea, mas podem requerer aspiração.

A amamentação tem muitos benefícios (Quadro 26.1). O leite materno contém quase todos os nutrientes necessários, à exceção de várias vitaminas (K e D), e é mais

QUADRO 26.1 • Benefícios da amamentação

NEONATAL
Incidência diminuída de:
Gastrintestinal: diarreia, enterocolite necrosante
Infecciosa: infecções respiratórias inferiores, otite média, bacteremia, infecção do trato urinário
Outros possíveis benefícios: proteção contra morte súbita, alergias e diabetes melito tipo 1; desempenho discretamente melhor em testes padronizados

MATERNO
Diminuição da retenção de peso
Diminuição do risco de câncer de mama
Diminuição do risco de diabetes

facilmente tolerado do que os demais leites formulados. O recém-nascido (RN) tem forte reflexo de sucção na sua primeira hora de vida. Por esse motivo, o American College of Obstetrics and Gynecology (ACOG) e a American Academy of Pediatrics (AAP) recomendam que um RN saudável tenha um contato pele a pele com a mãe imediatamente após o parto, com encorajamento para amamentação.

QUESTÕES DE COMPREENSÃO

26.1 Uma mulher de 32 anos acabou de ter um parto vaginal com 40 semanas. Ela deseja amamentar. O médico recomenda que ela não amamente. Qual das seguintes condições provavelmente está presente?

A. Terapia com ampicilina para cistite.
B. Terapia materna com Dilantin para distúrbio convulsivo.
C. Infecção materna por HIV.
D. Mamilos maternos invertidos.

26.2 Observa-se, em uma mulher nulípara de 22 anos, mama direita dolorida e vermelha e linfonodos axilares aumentados e sensíveis que persistiram apesar do uso de antibióticos por três semanas. Ela nega manipulação das mamas e não está amamentando. Qual das alternativas a seguir é o próximo passo mais adequado?

A. Curso de terapia antibiótica oral.
B. Exame ultrassonográfico das mamas.
C. Mamografia.
D. Verificação do nível de prolactina sérica.
E. Biópsia da mama.

26.3 Uma mulher de 28 anos, G1P1, teve parto vaginal há três semanas. Ela está amamentando e observa que o bebê prefere sugar na mama direita. Na mama esquerda, ela observa uma massa dolorosa no quadrante superior externo há três dias. Ao exame, ela está afebril. A mama esquerda tem uma massa flutuante de 4 × 8 cm no quadrante superior externo, sem rubor, e sensível. Qual das alternativas a seguir é o melhor tratamento para essa condição?

A. Terapia antibiótica oral.
B. Terapia antifúngica oral.
C. Terapia com bromocriptina.
D. Aspiração.
E. Mastectomia.

26.4 Uma mulher de 29 anos, G1P1, deseja amamentar seu recém-nascido de um dia de vida. O RN recebeu injeção de vitamina K. A paciente é aconselhada sobre as consequências positivas de saúde da amamentação, incluindo efeitos imunológicos, desenvolvimento neurológico, GIs e de ligação com a mãe. Qual das alternativas a seguir requer suplementação nos primeiros seis meses por não estar presente no leite materno?

A. Ferro.
B. Vitamina D.
C. Vitamina E.
D. Vitamina K.

RESPOSTAS

26.1 **C.** A **infecção materna por HIV é uma contraindicação à amamentação** porque o recém-nascido pode contrair a infecção a partir do leite materno infectado. Dilantin e ampicilina são seguros para uso na gravidez. Embora seja um desafio, mulheres com mamilos invertidos ainda são capazes de amamentar. Há poucas contraindicações à amamentação: RNs com galactosemia clássica (deficiência de galactose 1-fosfato uridil transferase); mães com tuberculose ativa ou infecção por HIV não tratadas; mães em uso de isótopos radioativos diagnósticos ou terapêuticos ou que tiveram exposição a materiais radioativos; mães em uso de agentes antimetabólitos ou quimioterápicos ou um pequeno número de outras medicações até que o leite esteja limpo; mães usuárias de drogas ilícitas; e mães com lesões de herpes simples na mama.

26.2 **E.** Essa mulher tem dor e vermelhidão persistentes na mama apesar de não estar amamentando e não ter tido trauma na mama; esses sintomas pioraram a despeito da terapia antibiótica. Há preocupação sobre o carcinoma inflamatório da mama (ver Caso 47) e ela deve ser submetida a biópsia. O câncer inflamatório da mama apresenta-se com rubor, dor e calor e pode simular mastite. Esse é um tipo agressivo de malignidade com células cancerosas localizadas nos linfáticos cutâneos.

26.3 **D.** Essa paciente tem galactocele. Não é um abscesso, uma vez que não há febre ou rubor, mas se não for tratado, possa se tornar um abscesso. O melhor tratamento para uma **galactocele** (cisto de retenção de leite) é a aspiração, se não houver resolução espontânea. Isso é feito para prevenir um abscesso de mama. A galactocele forma-se quando um ducto lactífero fica obstruído e o leite se acumula em um ou mais lobos mamários, levando a uma massa flutuante, não eritematosa. Como não é uma infecção, não é necessário o uso de antibióticos e antifúngicos; também não é canceroso, logo a mastectomia não está indicada. A **bromocriptina** é um alcaloide do ergot que bloqueia a liberação de prolactina pela pituitária (geralmente diante de um prolactinoma), principalmente em uma tentativa de permitir que uma mulher seja capaz de ter ciclos menstruais normais.

26.4 **B.** A vitamina D deve ser suplementada a partir dos dois meses. A AAP recomenda que, a não ser que seja contraindicado, cada lactente seja amamentado exclusivamente nos primeiros seis meses de vida devido aos benefícios de saúde para o lactente. Crianças amamentadas têm menos infecções, incluindo meningite, ITU e sepse; esta parece ser devido à imunoglobulina e aos leucócitos presentes no leite materno. Eles têm desenvolvimento neurológico discretamente melhor e há evidência de menos risco de diabetes e obesidade na infância tardiamente. O leite materno consiste em duas proteínas, soro de leite e caseína, e tem uma menor proporção de caseína do que os leites artificiais, permitindo uma melhor digestão. A lactoferrina (inibe certas bactérias dependentes de ferro no trato GI), a IgA secretória e a lisozima (enzima que protege contra *Escherichia coli* e outras bactérias) também são encontradas no leite materno, juntamente com gorduras e carboidratos (lactose). Todas as vitaminas são encontradas no leite materno, desde que a nutrição materna seja suficiente, exceto a vitamina D. A AAP recomenda a suplementação de vitamina D em gotas aos dois meses para bebês com amamentação exclusiva.

DICAS CLÍNICAS

- O melhor tratamento para mastite pós-parto é antibiótico antiestafilocócico oral, como a oxacilina, e a continuação da amamentação ou a sucção do leite por bombas.
- A presença de flutuação e de mama dolorida, endurecida e vermelha sugere abscesso, que requer drenagem cirúrgica.
- O melhor tratamento para fissura de mamilos é a secagem por ar e a evitação do uso de sabonetes agressivos.
- O ingurgitamento mamário raramente causa febre alta persistente por mais de 24 horas.

REFERÊNCIAS

American College of Obstetricians and Gynecologists. Breast-feeding: maternal and infant aspects. *ACOG Committee Opinion 361*, Feb 2007.

Cunningham FG, Leveno KJ, Bloom SL, Hauth JC, Rouse DJ, Spong CY. The puerperium. In: *Williams Obstetrics*, 23rd ed. New York, NY: McGraw-Hill; 2010:652-654.

Hobel CJ, Zakowski M. Normal labor, delivery, and postpartum care: anatomic considerations, obstetric and analgesia, and resuscitation of the newborn. In: Hacker NF, Gambone JC, Hobel CJ, eds. *Essentials of Obstetrics and Gynecology*, 5th ed. Philadelphia, PA: Saunders; 2009:91-118.

CASO 27

Uma mulher de 27 anos, G3P0020, com 32 semanas de gestação, apresenta-se na unidade obstétrica por fadiga e letargia. A paciente tem história de diabetes tipo 1 há 12 anos. Ela nega hipertensão, retinopatia e doença renal. A história obstétrica é significativa, em função de duas perdas de gravidez no primeiro trimestre há um e três anos. As medicações incluem insulina subcutânea duas vezes ao dia. Ao exame, a PA é 84/44 mmHg, a FC, 120 bpm e a FR, 32 ipm. Ela parece sonolenta e confusa. As mucosas estão ressecadas. A urina na tira reagente mostra gravidade específica de 1,030, glicose 4+ e cetonas 3+. A glicose pelo glicosímetro é 280 mg/dL. O traçado da CTG é observado a seguir (Fig. 27.1).

- Qual é o diagnóstico mais provável?
- Qual é o próximo passo na terapia para essa paciente?
- O que o traçado da CTG indica?
- Qual é o melhor manejo para a gravidez?

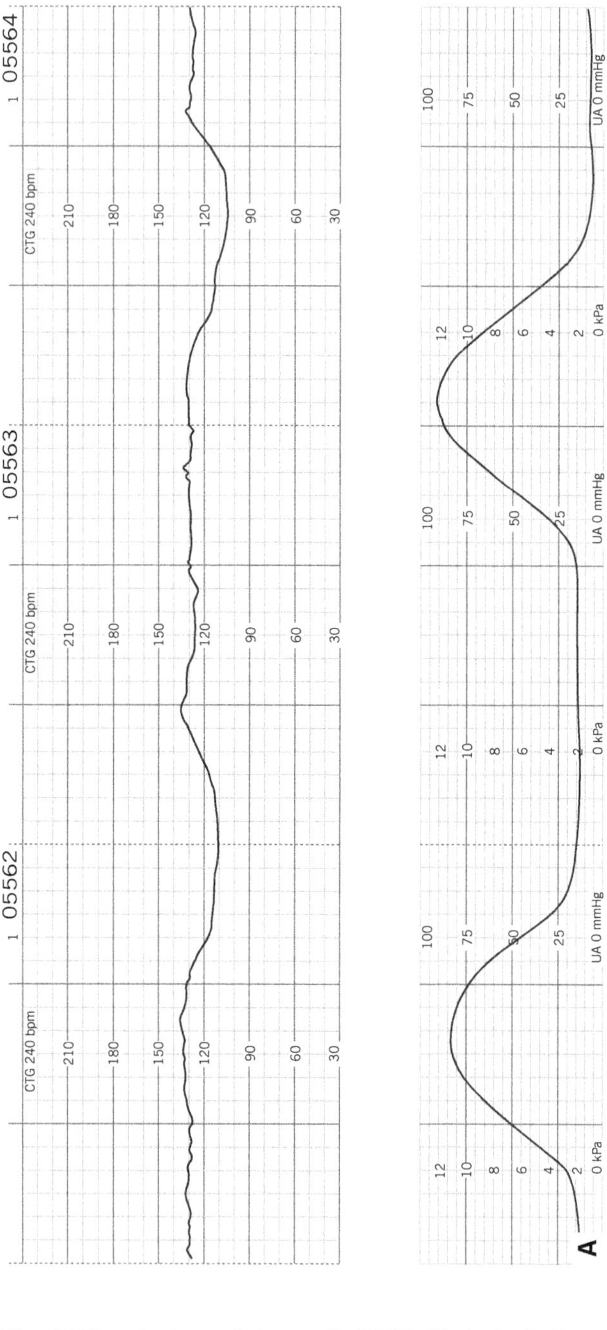

Continua

Figura 27.1 (**A**) e (**B**) Traçado da cardiotocografia (CTG). (Cortesia de Eugene Toy, MD.)

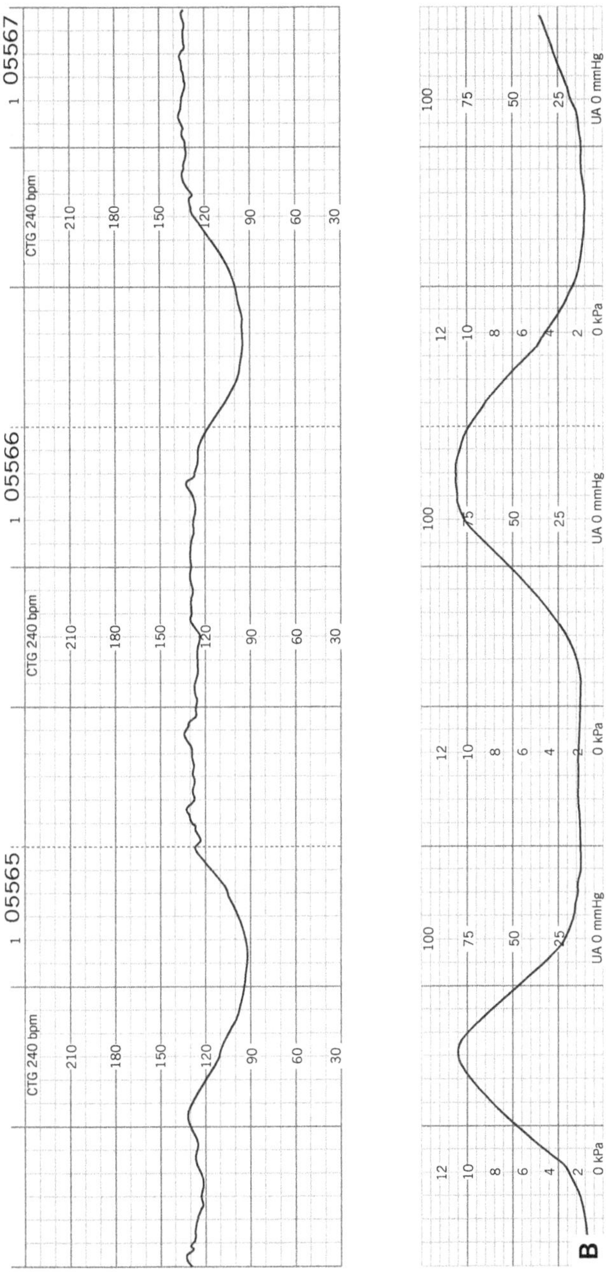

Figura 27.1 (**A**) e (**B**) (*continuação*)

RESPOSTAS PARA O CASO 27: Diabetes na gravidez

Resumo: Uma mulher de 27 anos, G3P0020, com diabetes tipo 1 em uso de insulina e com abortamentos múltiplos está com 32 semanas de gestação. Ela apresenta fadiga e letargia; nega hipertensão, retinopatia e doença renal. A PA é 84/44 mmHg, a FC, 120 bpm e a FR, 32 ipm. Ela parece sonolenta e confusa, e as mucosas estão ressecadas. O exame de urina mostra gravidade específica de 1,030, glicose 4+ e cetonas 3+. A glicose dosada pelo glicosímetro é 280 mg/dL. O traçado da CTG demonstra desacelerações tardias e variabilidade reduzida.

- **Diagnóstico mais provável:** Cetoacidose diabética (CAD). Isso deve ser confirmado imediatamente com gasometria arterial, glicemia, eletrólitos com *gap* aniônico (GA) e cetonas séricas.
- **Próximo passo na terapia para essa paciente:** Hidratação intensa com fluido isotônico, começar a infusão de insulina IV para reduzir a glicose, corrigir qualquer anormalidade eletrolítica e tratar a causa imediata da CAD (p. ex., infecção).
- **Cardiotocografia (CTG):** Linha de base de 140 bpm com variabilidade reduzida e desacelerações tardias recorrentes, indicativas de hipoxia grave ou acidose.
- **Melhor manejo para a gravidez:** Tratar a CAD e observar cuidadosamente o traçado de CTG.

ANÁLISE

Objetivos

1. Descrever as complicações maternas e fetais associadas ao diabetes **pré-gestacional.**
2. Descrever as complicações maternas e fetais associadas ao diabetes **gestacional.**
3. Estar ciente de que a CAD pode ocorrer com menor nível de glicemia e mais rapidamente na gravidez.
4. Enumerar as diferenças relativas à fisiopatologia e às manifestações clínicas de diabetes pré-gestacional *versus* gestacional.

Considerações

A paciente grávida, com 32 semanas de gestação, apresenta letargia, hipotensão, taquicardia, mucosas ressecadas, hiperglicemia e cetonúria. Ela tem história de diabetes tipo 1 há 12 anos. **Isso é, provavelmente, CAD, que é uma emergência médica. A CAD pode ser difícil de diagnosticar na gravidez.** Pode-se observar que a glicemia dessa paciente é de apenas 280 mg/dL; **pacientes diabéticas grávidas podem desenvolver CAD com níveis de glicemia mais baixos e mais rapidamente do que pacien-**

tes não grávidas. A prioridade nessa paciente seria a infusão de fluidos IVs com dois acessos venosos de grande calibre usando solução isotônica como solução salina a 0,9%, já que essas pacientes podem ter déficit de até 5 litros. Esse é o manejo inicial mais importante. O pH arterial confirmará a acidose. Os eletrólitos séricos também devem ser obtidos, especialmente para avaliar o nível de potássio, e o ânion gap. O manejo da CAD é similar ao da paciente não grávida: (1) hidratação IV, (b) correção da acidose, (c) insulina para corrigir a glicose (geralmente leva de seis a 10 horas), (d) correção de eletrólitos e outras anormalidades metabólicas, e (e) tratamento da etiologia subjacente. O pH fetal é dependente do pH materno para eliminar o excesso de ácidos; o pH fetal geralmente é 0,1 unidade menor do que o pH materno. Assim, a acidose materna causará acidose fetal, que é responsável pelas desacelerações tardias no traçado da CTG. O padrão de CTG das desacelerações tardias é um reflexo da acidose materna. Geralmente, a correção da CAD materna corrigirá o padrão da CTG, já que o pH fetal é normalizado. Em geral, é um erro levar a paciente com CAD para uma cesariana de emergência devido a desacelerações tardias, já que a acidose é corrigível e essas pacientes são instáveis. Nesse caso, o feto também é prematuro. A paciente pode sofrer complicações significativas se for levada a uma cirurgia de emergência. Assim, mesmo sendo desconfortável, a observação cuidadosa diante de desacelerações tardias persistentes e o tratamento imediato da CAD materna constituem o melhor curso de tratamento.

ABORDAGEM AO
Diabetes na gravidez

DEFINIÇÕES

***GAP* ANIÔNICO:** Definido como Na-(Cl + HCO_3). Um GA > 12 mEq/L é anormal. As possíveis causas incluem CAD, uremia, acidose láctica, ingestão de etilenoglicol ou metanol e salicilatos.

CETOACIDOSE DIABÉTICA: Complicação com risco à vida do diabetes na gravidez, associada à hiperglicemia e à cetoacidose que requer tratamento de emergência com insulina e fluidos IVs.

CETOACIDOSE DIABÉTICA NA GRAVIDEZ: Emergência médica grave com hiperglicemia, acidose com GA e aumento das cetonas séricas. Os valores laboratoriais diferem em uma paciente não grávida, uma vez que os valores acido-básicos basais são diferentes (Quadro 27.1).

DIABETES GESTACIONAL: Condição de hiperglicemia causada por resistência à insulina que ocorre durante a gravidez. Há dois critérios diagnósticos principais para essa condição e não há consenso sobre a melhor abordagem.

QUADRO 27.1 • Critérios diagnósticos para cetoacidose diabética na gravidez

pH < 7,35
Glicemia de 20 mg/dL ou mais (raramente pode ser menos)
Cetonas séricas > 5 mEq/L
Com frequência nível de bicarbonato sérico < 18 mEq/L e cetonúria

DIABETES PRÉ-GESTACIONAL: Condição de hiperglicemia que existia antes da gravidez e pode estar associada ao diabetes tipo 1 ou ao diabetes tipo 2.

DIABETES TIPO 1: Condição de deficiência absoluta de insulina que leva à hiperglicemia, geralmente tendo o seu início na infância ou na adolescência.

DIABETES TIPO 2: Condição de deficiência relativa de insulina devido a resistência à insulina que leva à hiperglicemia. Os níveis absolutos de insulina com frequência são normais ou até mesmo aumentados.

CLASSIFICAÇÃO DE WHITE: Sistema de caracterização do diabetes na gravidez pela utilização de letras (A, B, C, D, F, H, etc.) com base na duração da doença e na presença de disfunção de órgão-alvo.

ABORDAGEM CLÍNICA

O diabetes afeta cerca de 8 milhões de mulheres anualmente e complica cerca de 1% de todas as gravidezes. O diabetes pré-gestacional responde por cerca de 10% dos casos, e o diabetes gestacional, por 90%. Como o diabetes pré-gestacional pode causar elevação da glicemia na concepção e durante a organogênese embrionária, **o diabetes pré-gestacional está associado ao abortamento e a anomalias congênitas.** Em contrapartida, o diabetes gestacional é ocasionado por resistência à insulina causada pela gravidez, e geralmente níveis elevados de glicose não são vistos até o segundo trimestre. Assim, diabéticas gestacionais **não** estão em risco de anomalias congênitas ou abortamento. Além disso, diabéticas pré-gestacionais têm risco de doença vascular e renal, enquanto as diabéticas gestacionais não correm o mesmo risco. O diabetes pré-gestacional pode ser classificado como tipo 1, que é uma deficiência de insulina (com tendência à CAD), e tipo 2, que é uma resistência à insulina.

As **alterações fisiológicas da gravidez causam resistência à insulina**, resultando em necessidade de ajustar a dose de insulina à medida que a gravidez progride. (Ver Quadro 27.2 para complicações maternas e neonatais associadas ao diabetes na gravidez.) Além disso, a CAD é vista com mais frequência no segundo e no terceiro trimestres. Há mecanismos fisiológicos para garantir a disponibilidade de glicose, a fonte primária de combustível para o feto; esses mecanismos também diminuem a utilização materna de glicose. A placenta produz **hormônios diabetogênicos, como hormônio do crescimento, hormônio liberador de corticotropina, lactogênio placentário humano (hPL, do inglês *human placental lactogen*) e progesterona**, que criam um estado de resistência à insulina.

DIABETES PRÉ-GESTACIONAL

A classificação de White foi utilizada no passado com base na duração da doença e na presença de disfunção de órgão-alvo para predizer os desfechos materno e fetal. Hoje, essa classificação mostra-se menos útil do que a classificação da doença em tipo 1 (deficiência de insulina) e tipo 2 (resistência à insulina), e a presença ou ausência de doença em órgão-alvo.

Riscos fetais

Diabéticas com controle abaixo do ideal da glicemia têm maiores taxas de perda da gravidez, defeitos congênitos, parto prematuro, distúrbios no crescimento fetal e natimortos. **O diabetes de longa duração e a presença de doenças vascular, hipertensiva ou renal são fatores de risco particulares para restrição ao crescimento.** A monitoração fetal e os exames intermitentes de ultrassonografia para o crescimento fetal estão indicados. Macrossomia fetal também pode ser vista na hiperglicemia materna. A incidência de anomalias fetais é uma função do controle da glicose na concepção e na organogênese (até oito semanas de IG), em correlação com o **nível de HbA_{1c}**.

Riscos maternos

Mulheres com diabetes pré-gestacional frequentemente experimentam hiperglicemia durante a gravidez. Elas também têm risco aumentado de **hipertensão crônica**, **pré-eclâmpsia**, **retinopatia diabética** e **parto cesáreo**.

A retinopatia diabética é a principal causa de cegueira em mulheres em idade reprodutiva. A retinopatia diabética frequentemente é acelerada durante a gravidez. Alterações rápidas no controle da glicose estão associadas à piora da retinopatia; por esse motivo, é preferível que o controle seja atingido **antes** da gravidez, de forma gradual. A fotocoagulacão a *laser* durante a gravidez pode ser necessária.

O **dano renal**, com doença preexistente mínima, não parece ser agravado pela gravidez. Contudo, mulheres com **lesão renal moderada a grave preexistente**, como níveis de creatinina que excedem 1,4 mg/dL, microalbuminúria ou proteinúria, com frequência apresentarão piora da patologia renal e também desenvolverão distúrbios hipertensivos.

Distúrbios hipertensivos, tanto a hipertensão crônica quanto a pré-eclâmpsia, são complicações importantes do diabetes pré-gestacional. Frequentemente, é a gravidade da hipertensão que leva à morbidade e ao subsequente parto prematuro iatrogênico. Em outras palavras, o cenário comum que necessita de parto premamturo agendado envolve PA muito elevada ou proteinúria significativa. A incidência de pré-eclâmpsia aumenta com o número de fatores de risco de doença renal e/ou retinopatia.

Manejo

Visitas médicas frequentes são vitais para a monitoração do controle glicêmico. **As metas de jejum devem ser menores do que 105 mg/dL e as metas pós-prandiais de**

1 hora < 140 mg/dL (ou açúcar pós-prandial de 2 horas < 120 mg/dL). As diabéticas que são "sensíveis" e com tendência a mudanças drásticas de hiperglicemia para hipoglicemia podem se beneficiar de um esquema de insulina restrito para evitar hipoglicemia com risco à vida. Outras monitorações geralmente incluem:

- Avaliações oftalmológicas a cada trimestre e no período pós-parto.
- Anatomia detalhada por ultrassonografia e, potencialmente, ecocardiografia fetal no segundo trimestre.
- Vigilância fetal com testes pré-natais e avaliação do crescimento seriado por ultrassonografia.
- Se o controle glicêmico for ideal, na ausência de comorbidades, o parto deve ocorrer entre 38 e 39 semanas de gestação.
- Mulheres com controle abaixo do ideal devem ter o parto antes de 39 semanas, após a maturidade pulmonar fetal ser confirmada.
- A via do parto deve ser baseada no peso fetal estimado pela ultrassonografia, e há consenso em dizer que **a cesariana eletiva deve ser considerada em diabéticas cujo bebê apresenta peso estimado maior do que 4.500 g** devido ao potencial para distocia do ombro.

O controle glicêmico é criticamente importante durante o trabalho de parto e o parto. A hiperglicemia materna pode levar à hipoglicemia neonatal após o parto. Os recém-nascidos com hipoglicemia neonatal têm mais probabilidade de ter retardo no desenvolvimento neurológico. A terapia com insulina deve ser titulada para atingir e manter níveis glicêmicos entre 80 e 110 mg/dL.

Aconselhamento pré-concepção

O aconselhamento pré-concepção pode otimizar o desfecho da gravidez, bem como o bem-estar materno. História e exame físico detalhados, incluindo exames laboratoriais basais, devem ser completados para avaliar a gravidade da doença. A anticoncepção efetiva deve ser oferecida para retardar a concepção até que o controle do diabetes seja otimizado. Um nível de hemoglobina glicosilada (HbA_{1c}) menor do que 7% correlaciona-se com taxas de morbidade e mortalidade neonatais similares à população em geral. Por outro lado, **as gestantes com níveis de HbA_{1c} acima de 10% experimentam taxas de anomalias congênitas (geralmente cardíacas, displasias esqueléticas e defeitos do tubo neural [DTNs]) de até 20 a 25%. A suplementação de folato é extremamente importante para diminuir o risco de DTNs.** Outros testes importantes incluem: função renal e da tireoide, proteinúria de 24 horas e exame oftalmológico para retinopatia. **Os inibidores da enzima de conversão da angiotensina devem ser descontinuados** antes da concepção, uma vez que são associados à teratogenicidade.

Cetoacidose diabética

A CAD é uma grave emergência médica associada a uma taxa de perda fetal de até 25% e taxa de mortalidade materna de cerca de 1%. Os **critérios diagnósticos são**

QUADRO 27.2 • Complicações maternas e neonatais do diabetes na gravidez

	Neonatal	**Materna**
Todos os diabetes (gestacional e pré-gestacional)	Lesão ao nascer Internação na unidade de terapia intensiva neonatal Hipoglicemia Hiperbilirrubinemia Macrossomia Polidrâmnio Em longo prazo: obesidade infantil	Risco aumentado de cesariana Aumento de lacerações e lesões maternas Pré-eclâmpsia Em longo prazo: síndrome metabólica, diabetes estabelecido
Diabetes pré-gestacional	Anomalias congênitas Restrição do crescimento Abortamento Prematuridade	Piora de retinopatia diabética Piora de nefropatia (se moderada/grave preexistente)

diferentes dos critérios para pacientes não grávidas (ver Quadro 27.1), e o diagnóstico é mais difícil em mulheres grávidas. Embora a sua prevalência seja maior em pacientes com diabetes tipo 1, a cetoacidose também pode ocorrer em pacientes com diabetes tipo 2 ou até mesmo com diabetes gestacional. A CAD ocorre mais no segundo e no terceiro trimestres, quando os níveis de hPL sérico são mais altos. A CAD pode ocorrer com **níveis de glicemia de até 200 mg/dL e deve-se suspeitar de sua ocorrência com pH arterial de < 7,35.**

A CAD geralmente se desenvolve como consequência da deficiência relativa ou absoluta de insulina que é acompanhada por aumento nos hormônios contrarregulatórios (i.e., glucagon, cortisol, hormônio de crescimento, epinefrina). Esse tipo de desequilíbrio hormonal aumenta a gliconeogênese hepática, a glicogenólise e a lipólise. Na gravidez, vários fatores fisiológicos predispõem à CAD:

- Aumento dos hormônios contrarregulatórios, inclusive hPL, progesterona e cortisol, que causam resistência à insulina.
- Níveis reduzidos de bicarbonato sérico para compensar a alcalose respiratória primária, a qual reduz a capacidade de tamponamento.
- Aumento da tendência para cetose com aumento da lipólise e de ácidos graxos livres e cetonas.

Os fatores precipitantes incluem vômitos, infecção, não aderência ao tratamento ou diabetes de instalação recente não reconhecido e uso materno de esteroide. Os sinais e sintomas são similares aos do estado não grávido, contudo, eles também podem simular os sintomas normais de gravidez (Quadro 27.3). Devido ao alto risco de morbidade e mortalidade e aos achados sutis, **cada mulher diabética grávida que tem queixas vagas deve ser avaliada para CAD pela verificação do açúcar sanguíneo e das cetonas urinárias.**

QUADRO 27.3 • Sintomas e sinais de cetoacidose diabética na gravidez

Geral: Mal-estar, perda de peso
Sistema nervoso central: Cefaleia, confusão ou letargia
Volume: Desidratação, sede excessiva, boca seca
Gastrintestinal: Dor abdominal, náusea, vômitos
Renal: Poliúria/polidipsia, oligúria
Metabólico: Falta de ar

A reanimação agressiva e precoce é essencial ao manejo efetivo da CAD. A reposição de fluidos deve iniciar com 1 a 2 litros de solução salina isotônica durante a primeira hora por, seguidos por 300 a 500 mL/h de solução salina normal. À medida que os níveis de glicose se aproximam de 250 mg/dL, pode ser adicionada glicose a 5%. A terapia com insulina também deve ser iniciada logo que o diagnóstico é feito. Uma dose de ataque adequada consiste em 0,2 a 0,4 UI/kg de insulina regular seguida por infusão contínua de insulina de 6 a 10 UI/h. Quando os níveis de glicose se aproximam de 200 a 250 mg/dL, a velocidade de infusão da insulina pode ser reduzida para 1 a 2 UI/h.

A reposição de eletrólitos deve ser providenciada conforme necessário. Inevitavelmente o potássio corporal total é depletado, embora o potássio sérico possa ser normal ou mesmo elevado devido ao desvio de potássio extracelular à medida que os íons hidrogênio em excesso se movem para dentro da célula. Se o potássio sérico estiver elevado, a reposição de potássio deve ser feita a 20 mEq/h após o débito urinário ser estabelecido. Se o potássio sérico estiver abaixo do normal, a reposição deve ser iniciada imediatamente na velocidade supracitada. Os níveis de magnésio e fósforo sérico devem ser avaliados e corrigidos conforme necessário.

O padrão da CTG frequentemente exibirá perda da variabilidade e desacelerações tardias devido à acidose materna. Isso irá, quase sempre, ser corrigido com a resolução da CAD. **O parto do feto por anormalidades na FC não deve ser realizado, a não ser que as anormalidades sejam persistentes inclusive após a estabilização materna.**

DIABETES GESTACIONAL

Diagnóstico

Tem havido muito debate sobre se o rastreamento do diabetes deve ser seletivo ou universal, e qual teste de rastreamento deve ser utilizado. O rastreamento seletivo com base nos fatores de risco reduziria o número de mulheres que necessitam de rastreamento em 10 a 15%, contudo, ele não identificaria 30 a 50% dos indivíduos afetados. Por esse motivo, o ACOG apoia o rastreamento universal em todas as pessoas, exceto nas consideradas de baixo risco. Muitos médicos realizam o rastreamento precoce com 16 semanas de gestação nas gestantes com alto risco para diabetes e o rastreamento é repetido com 26 semanas. **O rastreamento de rotina geralmente é realizado entre 26 e 28 semanas de gestação.**

Estratégia diagnóstica tradicional (2 passos): Uma abordagem em dois passos foi recomendada para identificar mulheres com diabetes melito gestacional (DMG). O primeiro passo envolve um teste de rastreamento com 50 g e 1 hora, e o segundo passo utiliza um teste diagnóstico com 100 g em 3 horas para as mulheres identificadas no teste inicial. O limiar para um teste de 1 hora anormal varia de 130 a 140 mg/dL, dependendo da filosofia prática de falso-positivo e falso-negativo. O diagnóstico de diabetes gestacional depende da observação de dois valores anormais no teste de 100 g em 3 horas com variações nos pontos de corte. Os limiares comuns são:

- Jejum: 95 a 105 mg/dL
- 1 hora: 180 a 190 mg/dL
- 2 horas: 155 a 165 mg/dL
- 3 horas: 140 a 145 mg/dL

Estratégia diagnóstica IADPSG (1 passo): O novo International Association of Diabetes in Pregnancy Study Group (IADPSG) apoia o uso de um teste diagnóstico de **2 horas com 75 g** de glicose que utiliza valores concomitantes com jejum, 1 e 2 horas. Um resultado positivo requer pelo menos dois valores anormais (Quadro 27.4). A American Diabetes Association reconhece isso como uma opção aceitável, embora nesse momento o teste com 100 g geralmente seja utilizado nos Estados Unidos. Em 2008, o estudo de **hiperglicemia e desfecho adverso na gravidez** (**HAPO**, do inglês *hyperglycemia and adverse pregnancy outcome*) publicou seu achado de implicações maternas e fetais de uma hiperglicemia materna menor do que a que é diagnóstica de diabetes. O estudo HAPO utilizou um processo sanguíneo de um passo com um teste de 75 g e 2 horas. Foi encontrada uma relação linear entre os níveis de glicose materna e os desfechos adversos, mesmo com concentrações de glicose abaixo das que geralmente são diagnósticas de DMG. Os resultados desse estudo provavelmente alterarão não apenas os critérios de classificação para DMG, mas também modificarão as modalidades de tratamento.

Os que não adotaram a estratégia diagnóstica IADPSG dizem que até 13 a 15% das mulheres grávidas terão o diagnóstico de diabetes usando o teste de 2 h com 75 g, e que ainda não há estudos **prospectivos** controlados randomicamente para mostrar que o uso desse novo critério leva a uma melhora no desfecho.

QUADRO 27.4 • Critérios diagnósticos de diabetes gestacional

	Teste de tolerância à glicose tradicional – 3 h, 100 g (mg/dL)	Teste de tolerância à glicose da International Association of Diabetes in Pregnancy Study Groups – 2 h, 75 g (mg/dL)
Jejum	95-105	92
1 h	180-190	180
2 h	155-165	153
3 h	140-145	

Os **fatores de risco para DMG** incluem idade acima de 25 anos, certos grupos étnicos com maior risco para desenvolvimento de diabetes tipo 2, obesidade e RN macrossômico anterior.

Opções de tratamento: A dieta é a primeira linha de terapia para o DMG. Para as pacientes que falham no tratamento dietético, a insulina é o padrão-ouro para a terapia do diabetes, embora o uso de gliburida, um agente hipoglicemiante oral, tenha se mostrado efetivo em pacientes selecionadas. As metas de controle da glicose incluem glicose de jejum de 90 a 105 mg/dL e glicose pós-prandial de 1 hora de menos de 140 mg/dL. As complicações potenciais maternas e fetais estão resumidas no Quadro 27.2.

Manejo pós-parto: Todas as mulheres com diagnóstico de DMG devem ser rastreadas para diabetes melito evidente pela utilização do **teste oral de tolerância à glicose** (**TOTG**) **ctom 75 g de glicose oral seis semanas depois do parto**. Níveis de glicose de jejum maiores do que 126 mg/dL ou valores de 2 horas maiores do que 200 mg/dL são diagnósticos para diabetes melito. As opções de anticoncepção são muito importantes para serem consideradas nessa população, uma vez que se sabe que gestações recorrentes em uma mulher com DMG aumentam o risco de diabetes melito manifesto (ver Caso 44).

A **amamentação deve ser encorajada**, pois beneficia tanto a mãe quanto o RN. A amamentação está associada à maior redução no peso materno, o que pode reduzir seu risco de desenvolver diabetes tipo 2. Ela também pode diminuir o risco de obesidade na infância e de desenvolvimento de diabetes melito comparado com bebês alimentados com fórmulas lácteas.

Controvérsias

- Medicações hipoglicemiantes orais na gravidez estão sendo utilizadas com algum sucesso. São necessárias pesquisas adicionais para que se compreenda seu papel exato.
- Pacientes nos quais o peso fetal estimado excede 4.500 g devem ser encaminhadas para parto cesáreo para reduzir o risco de parto traumático.
- Os critérios diagnósticos de Carpenter e Coustan para o TOTG oral de 3 horas e 100 g são recomendados pela Fourth and Fifth International Workshop-Conference of GDM (Quarta e Quinta Oficina-Conferência Internacional de DMG) e endossados pela ACOG; todavia, esse grupo de especialistas reconhece que os critérios diagnósticos do teste de 2 horas e 75 g são aceitáveis.
- Dados adicionais na gravidez são necessários antes do uso de metformina para que o tratamento do DMG possa ser recomendado.

CORRELAÇÃO DE CASO

- Ver também Caso 4 (Distocia de ombro) para revisar os dois principais fatores de risco para distocia de ombro (macrossomia e diabetes), Caso 19 (Infecção por parvovírus na gravidez), uma vez que o diabetes e o parvovírus são duas causas de polidrâmnio, e Caso 22 (Restrição do crescimento intrauterino) (o diabetes pré-gestacional é uma causa de RCIU).

QUESTÕES DE COMPREENSÃO

27.1 Uma mulher de 36 anos, G2P1001, vai à sua primeira consulta pré-natal com 6 semanas de gestação. Ela tem história de nove anos de diabetes melito tipo 2 que é manejada com medicações hipoglicemiantes orais. Qual das alternativas a seguir é o melhor indicador do desfecho fetal na gravidez?

A. Valor da glicemia no consultório.
B. Valor da hemoglobina A_{1c}.
C. Translucência nucal na ultrassonografia.
D. Estudos Doppler da artéria umbilical com 18 semanas de gestação.

27.2 Uma mulher de 32 anos, G3P2002, vai à sua consulta pós-parto. A história obstétrica é significativa para DMG, e sua última gestação terminou em um parto a termo de um feto de 3.175 g há 8 semanas. Seu IMC é 24 kg/m^2. Além do exame de rotina e do esfregaço de Papanicolaou, qual é o próximo passo em relação a essa paciente?

A. Recomendar glicemia de jejum e HbA_{1c} a cada três anos.
B. Recomendar TOTG de 3 horas e 100 g se ela tiver um parente em primeiro grau com diabetes melito.
C. Recomendar TOTG de 2 horas e 75 g nesse momento.
D. Nenhuma intervenção, devido ao seu IMC ideal.

27.3 Uma mulher de 21 anos, G1P0, com 11 semanas de gestação, é vista na unidade de emergência com queixas de náuseas, vômitos, dor abdominal e fadiga. A paciente é sabidamente diabética desde os 12 anos e tem estado bem controlada. Ao exame, a PA é 90/60 mmHg, a FC, 120 bpm e a FR, 28 ipm. A gasometria arterial revela pH de 7,28, pO_2, 100 mmHg, pCO_2, 22 mmHg e nível de bicarbonato, 12 mEq/L. Qual das alternativas a seguir é o melhor manejo para essa paciente?

A. Administrar 2 litros de solução salina normal IV.
B. Infundir duas ampolas de bicarbonato IV.
C. Obter uma TC helicoidal para avaliar embolia pulmonar.
D. Obter uma ultrassonografia para investigação de um possível descolamento da placenta oculto.

27.4 Uma mulher de 31 anos é diagnosticada com diabetes gestacional com base em dois valores anormais em um TOTG de 3 horas com 100 g. Ela está com 28 semanas de gestação. A paciente está preocupada sobre os riscos de anomalias congênitas após ter lido sobre os efeitos adversos do diabetes na *internet*. Qual é a resposta que deve ser dada à paciente?

A. O risco de anomalias congênitas fetais é essencialmente o mesmo da população em geral, já que se trata de DMG.
B. É possível coletar um teste de HbA_{1c} nesse momento, e o risco de anomalias fetais depende desse resultado.
C. O controle estrito da glicose a partir desse ponto e durante o trabalho de parto e o parto determinará o risco de anomalias congênitas.

D. A maioria dos pacientes com DMGs tem níveis normais de glicose na concepção e nenhum aumento de risco de anomalias fetais.

RESPOSTAS

27.1 **B.** O valor de hemoglobina A_{1c} correlaciona-se com o risco de anomalias fetais e com a morbidade fetal. Uma HbA_{1c} ideal é menor do que 7% e os riscos fetais aproximam-se aos da população em geral com esses níveis. Por outro lado, uma HbA_{1c} de 11% corresponde a um risco de anomalias fetais de até 25%. A translucência nucal é um parâmetro utilizado para identificar risco aumentado de síndrome de Down. Os Dopplers umbilicais são utilizados na avaliação de RCIU e anemia fetal.

27.2 **C.** Todas as mulheres com DMG devem ser rastreadas na 6ª semana pós-parto para diabetes evidente. O TOTG de 2 horas com 75 g é, provavelmente, o teste ideal para esses indivíduos.

27.3 **A.** A paciente provavelmente tem CAD. A gravidez com frequência leva a uma maior dificuldade de controle do diabetes. O pH é acidótico, enquanto o pH normal na gravidez é discretamente alcalino. Junto com o baixo nível de bicarbonato, isso é consistente com acidose metabólica com GA. A oxigenação da paciente é boa, assim, não há suspeita de embolia pulmonar. A pCO_2 é menor do que o valor normal de 28 mmHg visto na gravidez, que é indicativo de compensação respiratória. É provável que a glicemia esteja elevada. O fundamento do manejo da CAD inclui hidratação IV, gotejamento IV de insulina para controlar a glicemia e corrigir a acidose, correção de anormalidades metabólicas, como hipopotassemia, hipofosfatemia ou hipomagnesemia, e abordagem do fator etiológico.

27.4 **D.** A maioria das pacientes com diabetes gestacional são diabéticas gestacionais reais e seus níveis de glicose na concepção e na organogênese estavam normais; isso significa que o risco de anomalias congênitas era o mesmo que o da população em geral. Contudo, uma pequena fração dos "chamados DMG" eram diabetes pré-gestacional tipo 2 que não haviam sido detectados. Nessa situação, poderia haver hiperglicemia na concepção.

DICAS CLÍNICAS

- Retinopatia ou nefropatia diabética podem piorar durante a gravidez, e a monitoração regular está indicada.
- As taxas de pré-eclâmpsia podem ser de até 50% em algumas diabéticas grávidas.
- Níveis de HbA_{1c} menores do que 7% antes da concepção estão associados à morbidade neonatal, e as taxas de anomalias congênitas são comparáveis com a população em geral.
- Níveis de HbA_{1c} maiores do que 11% antes da concepção estão associados a taxas de morbidade neonatal de até 25%.
- As anomalias congênitas mais comuns associadas ao diabetes pré-gestacional são defeitos cardíacos e DTNs.
- A CAD ocorre mais rapidamente e com níveis de glicose sérica mais baixos durante a gravidez quando comparada a valores fora da gravidez. São utilizados critérios diagnósticos diferentes para CAD em mulheres grávidas.
- A hipoglicemia neonatal pode ocorrer especialmente com hiperglicemia materna durante trabalho de parto e parto. Assim, é crucial o controle estrito da glicose materna durante o trabalho de parto.
- Os fatores de risco para DMG incluem obesidade materna, história familiar, síndrome de ovário policístico, diabetes gestacional prévia, macrossomia fetal ou mortes fetal ou neonatal inexplicadas.
- Há discussões sobre o melhor critério diagnóstico para diagnosticar o DMG.
- Todas as mulheres com DMG devem ser rastreadas para diabetes evidente na 6ª semana pós-parto.
- A gliburida é considerada uma alternativa segura à insulina para tratamento do DMG.
- A maioria dos pacientes com DMG pode ser manejada apenas com dieta, e quando a dieta é inadequada utiliza-se insulina ou terapia oral.

REFERÊNCIAS

ACOG Practice Bulletin. Clinical management guidelines for obstetrician-gynecologists. Number 30, September 2001. *Obstet Gynecol.* 2001;98(3):525-538 (level III).

ACOG Practice Bulletin. Clinical Management Guidelines for Obstetrician-Gynecologists. Number 60, March 2005. Pregestational diabetes mellitus. *Obstet Gynecol.* 2005;105:675-685.

Coustan DR. Pharmacological management of gestational diabetes: an overview. *Diabetes Care.* 2007;30(Suppl 2):S206-S208 (level III).

Diagnosis and classification of diabetes mellitus. *Diabetes Care.* 2006;29 (Suppl 1):S43-S48.

Hollander MH, Paarlberg KM, Huisjes AJ. Gestational diabetes: a review of the current literature and guidelines. *Obstet Gynecol Surv.* 2007;62(2):125-136 (level III).

Kinsley B. Achieving better outcomes in pregnancies complicated by type 1 and type 2 diabetes mellitus. *Clin Ther.* 2007;29 (Suppl D):S153-S160.

Langer O, Conway DL, Berkus MD, Xenakis EM, Gonzales O. A comparison of glyburide and insulin in women with gestational diabetes mellitus. *N Engl J Med.* 2000;343:1134-1138.

McFarland MB, Langer O, Conway DL, Berkus MD. Dietary therapy for gestational diabetes: how long is enough? *Obstet Gynecol.* 1999;93(6):978-982 (level II-2).

Metzger BE, Buchanan TA, Coustan DR, de Leiva A, et al. Summary and recommendations of the Fifth International Workshop-Conference on Gestational Diabetes Mellitus. *Diabetes Care.* 2007;30 (Suppl 2):S251-S260 (level III).

Metzger BE, Lowe LP, Dyer AR, et al. Hyperglycemia and adverse pregnancy outcomes. *N Engl J Med.* 2008;358(19):1991-2002 (level I).

Moore TR CP. Diabetes in pregnancy. In: Creasy RK RR, Iams JD, Lockwood CJ, Moore TR, eds. *Creasy and Resnik's Maternal-Fetal Medicine, Principles and Practice.* Philadelphia, PA: Saunders Elsevier; 2009.

Nicholson W, Bolen S, Witkop CT, et al. Benefits and risks of oral diabetes agents compared with insulin in women with gestational diabetes: a systematic review. *Obstet Gynecol.* 2009;113(1):193-205 (level III).

Rosenn B, Miodovnik M, Kranias G, et al. Progression of diabetic retinopathy in pregnancy: association with hypertension in pregnancy. *Am J Obstet Gynecol.* 1992;166:1214-1218.

Rowan JA, Hague WM, Gao W, Battin MR, Moore MP. Metformin versus insulin for the treatment of gestational diabetes. *N Engl J Med.* 2008;358:2003-2015.

Wong SF, Lee-Tannock A, Amaraddio D, Chan FY, McIntyre HD. Fetal growth patterns in fetuses of women with pregestational diabetes mellitus. *Ultrasound Obstet Gynecol.* 2006;28:934-938.

CASO 28

Uma mulher de 35 anos, G2P1001, é vista na sua primeira consulta pré-natal. Com base na DUM, ela está com 15 semanas de gestação; não tem queixas, e não tem história clínica importante. Ela nega disúria ou urgência urinária. A história cirúrgica apresenta apenas a colocação de "drenos na orelha" quando criança. O último parto foi um parto vaginal não complicado. Ela realiza um esfregaço de Papanicolaou a cada ano, que recorda "terem sido normais". Ao exame, ela é uma mulher branca de boa aparência, sem nenhum sofrimento. A PA é 100/65 mmHg, a FC, 90 bpm, a FR, 12 ipm, a temperatura, 36,6°C e o peso, 59 kg. O exame físico geral é normal. As mamas estão indolores e sem massas ou alterações cutâneas. O coração revela sopro de ejeção sistólica II/VI. Os pulmões estão limpos. O abdome é indolor e a altura do fundo de útero está ao nível do umbigo. Os batimentos cardíacos fetais têm frequência de 140 bpm. O exame pélvico revela genitália externa normal, vagina e colo uterino de aspecto normal. O exame bimanual mostra pelvimetria adequada, e o útero está indolor, sem massas anexiais ou outras massas. O colo tem consistência normal e não apresenta massas. As extremidades não apresentam edema. Os exames laboratoriais pré-natais realizados, revelam o seguinte:

Hemograma: Hb 10,0 g/dL VCM 82 fL Plaquetas 150.000/mm^3 Leucócitos 8.000/mm^3
Rubéola: não imune
Tipo sanguíneo: O, Rh-negativo
HIV Elisa: negativo
RPR: negativa
Estudo para gonorreia: negativo
Antígeno de superfície para hepatite B: positivo
Coombs indireto (pesquisa de anticorpos): negativo
Urocultura com teste de sensibilidade a antibióticos (TSA): 10.000 UFC/mL de estreptococos do grupo B
Esfregaço de Papanicolaou: ASC-US
Estudo para *chlamydia*: negativo

- Quais itens devem ser listados na lista de problemas?
- Qual é o próximo passo para os problemas listados?
- Quais são os outros testes que devem ser recomendados à paciente?

RESPOSTAS PARA O CASO 28: Cuidados pré-natais

Resumo: Uma mulher branca de 35 anos, G2P1001, com 15 semanas de gestação, cujo parto anterior foi normal. A altura do fundo de útero está na cicatriz umbilical. Os batimentos cardíacos fetais estão na faixa de 140 bpm. Os exames laboratoriais pré-natais indicam nível de hemoglobina de 10 g/dL com VCM de 82 fL, antígeno de superfície para hepatite positivo, sangue Rh-negativo, Coombs indireto negativo, urocultura revela 10.000 UFC/mL de estreptococos do grupo B e Papanicolaou que mostra ASC-US.

- **Lista de problemas:**
  1. Idade materna avançada (IMA): Idade igual ou acima de 35 anos no momento estimado do parto.
  2. Tamanho maior que o estimado pela DUM: altura do fundo na cicatriz umbilical corresponde a 20 semanas.
  3. Anemia microcítica leve: Hb < 10,5 g/dL.
  4. Antígeno de superfície de hepatite B (HBsAg) positivo.
  5. Sangue Rh-negativo com Coombs indireto negativo.
  6. Urocultura com estreptococos do grupo B 10.000 UFC/mL, assintomática.
  7. Esfregaço de Papanicolaou: mostra células escamosas atípicas de significado indeterminado (ASC-US).
  8. Não imune para rubéola.
- **Próximos passos:**
  1. IMA: aconselhamento genético e oferecimento de amniocentese genética.
  2. Tamanho/datas: ultrassonografia fetal para avaliar IG, gestação múltipla ou teste do DNA fetal celular livre (ver Caso 7).
  3. Anemia: teste terapêutico com ferro.
  4. HBsAg positivo: verificar TFHs (testes de função hepática) e sorologia para hepatite B para avaliar hepatite ativa *versus* estado de transportador crônico.
  5. Rh-negativo com Coombs indireto negativo: RhoGAM com 28 semanas de gestação e no parto se o RN for Rh-positivo.
  6. Urocultura com TSA: tratar com ampicilina e repetir a cultura de urina, realizar profilaxia com penicilina IV no trabalho de parto.
  7. Esfregaço de Papanicolaou ASC-US: – observar e repetir o esfregaço no pós-parto.
  8. Estado para rubéola: vacinação pós-parto.
- **Outros testes:** Rastreamento para fibrose cística; considerar rastreamento precoce para diabetes.

ANÁLISE

Objetivos

1. Descrever os cuidados pré-natais de rotina e as estratégias fundamentais de rastreamento.
2. Ser capaz de compreender os princípios do desenvolvimento de uma lista de problemas e sua importância.
3. Ser capaz de descrever os "próximos passos" com qualquer achado anormal e saber o seu significado.

Considerações

Essa mulher de 35 anos está sendo examinada na sua primeira consulta pré-natal. Como a gravidez e o parto constituem um processo fisiológico normal, o objetivo dos cuidados pré-natais é educar e construir um entendimento com a paciente e a família, estabelecer a IG, rastrear possíveis condições que podem impactar a saúde materna ou fetal e monitorar o progresso da gravidez. Durante a primeira consulta, um processo razoavelmente extenso é utilizado para rastrear as condições em risco usando história e exame físico detalhados e perfil laboratorial. Essa paciente tem várias condições que precisam ser abordadas. A melhor forma de garantir que cada aspecto seja abordado de forma sistemática até a resolução é utilizar uma "lista de problemas". Assim, inúmeras condições são escritas em uma lista e é realizada uma investigação até a resolução de cada problema. A compreensão da estratégia e a abordagem a cada condição são fundamentais aos cuidados da paciente. Do mesmo modo, a compreensão das alterações fisiológicas da gravidez permite a interpretação dos achados do exame físico e do impacto de várias doenças (ver Quadro 28.1).

Por exemplo, essa paciente de 35 anos tem sopro de ejeção sistólico precoce, muito comum na gravidez devido ao débito cardíaco aumentado. Um sopro diastólico, contudo, seria anormal. Embora o ACOG recomende o aconselhamento a cada paciente grávida sobre o rastreamento para fibrose cística, pacientes brancas estão em risco particular com a frequência do gene sendo cerca de 1:40.* Igualmente para mulheres acima de 30 anos, alguns médicos realizarão rastreamento de glicose para diabetes gestacional precocemente (p. ex., 18 semanas), e, se resultar negativo, será feito novamente no momento do rastreamento universal, com 26 a 28 semanas de gestação.

* N. de R.T. Esta recomendação não corresponde a do Ministério da Saúde.

QUADRO 28.1 • Alterações fisiológicas na gravidez

	Parâmetro			**Comentário**
Cardiovascular	Débito cardíaco e volume plasmático aumentados em 50%	Resistência vascular sistêmica diminuída	Pressão arterial média inalterada /discretamente menor	Gravidez aumenta o volume intravascular
Respiratória	Frequência respiratória inalterada	Volume corrente aumentado	Volume-minuto aumentado	Ventilação excede as necessidades
Gasometria arterial	pH 7,45 (aumentado)	PCO_2 28 (diminuída)	HCO_3 18 (diminuído)	Alcalose respiratória primária e compensação metabólica parcial
Renal	Taxa de filtração glomerular aumentada em 50%	Creatinina sérica diminuída	Calibre ureteral dilatado	Taxa de filtração glomerular aumentada e *clearance* de creatinina também aumentado
Hematológica	Hemoglobina discretamente diminuída	Contagem de plaquetas discretamente diminuída	Contagem de leucócitos discretamente aumentada	Anemia fisiológica devida ao volume plasmático aumentado mais do que a massa de hemácias
Gastrintestinal	Retardo no esvaziamento gástrico	Diminuição do tônus do esfincter esofágico inferior	Diminuição da motilidade intestinal	

ABORDAGEM AOS
Cuidados pré-natais

DEFINIÇÕES

IDADE MATERNA AVANÇADA: Mulher grávida que terá 35 anos ou mais na data estimada do parto.

ISOIMUNIZAÇÃO: Desenvolvimento de anticorpos específicos como resultado de estimulação antigênica por material das hemácias de outro indivíduo. Por exemplo, isoimunização Rh significa uma mulher Rh-negativa que desenvolve anticorpos anti-D (fator Rh) em resposta à exposição a antígeno Rh (D).

BACTERIÚRIA ASSINTOMÁTICA: Urocultura de 100.000 UFC/mL ou mais de um patógeno puro de um espécime coletado do jato médio.

ACONSELHAMENTO GENÉTICO: Processo educativo fornecido por um profissional de saúde para indivíduos e famílias que têm uma doença genética ou que estão em risco desta doença. É programado para fornecer informações às pacientes e suas famílias sobre a sua condição ou potencial condição e ajudá-las a tomar decisões orientadas.

TRANSMISSÃO VERTICAL: Passagem de infecção da mãe para o feto, no útero, durante o trabalho de parto e parto ou no pós-parto.

EXAMES PRÉ-NATAIS: Procedimento que tenta identificar se o feto está em risco de insuficiência uteroplacentária e morte perinatal. Alguns desses exames incluem a cardiotocografia basal (CTG) e o perfil biofísico.

ULTRASSONOGRAFIA OBSTÉTRICA BÁSICA: Exame ultrassonográfico focado na biometria fetal (data e peso fetal), no número de fetos, na apresentação fetal, na localização da placenta, no volume do líquido amniótico e na investigação anatômica fetal limitada.

ULTRASSONOGRAFIA MORFOLÓGICA (OU DIRECIONADA): Avaliação anatômica detalhada para avaliar suspeita de anomalia estrutural.

ABORDAGEM CLÍNICA

Alterações fisiológicas

A gravidez está associada a inúmeras alterações fisiológicas. A compreensão dessas alterações é fundamental na interpretação dos exames laboratoriais, ou a consciência racional de como os processos da doença podem impactar a paciente grávida. Alguns achados "aparentemente anormais" serão normais na gravidez, como glicosúria devida ao aumento da taxa de filtração glomerular (TFG) que fornece mais glicose aos rins. Outros achados na gravidez parecerão normais, mas são preocupantes; por exemplo, quando o nível da PCO_2 é 40 mmHg (normal em não grávidas), indica retenção de CO_2 e, possivelmente, insuficiência respiratória iminente.

Datação

As prioridades do cuidado pré-natal incluem o estabelecimento da IG, já que toda a monitoração, avaliação e marcos são baseados na IG. A história do UPM, a regularidade das menstruações, o uso de medicações que podem afetar a ovulação, o exame físico e a ultrassonografia inicial ajudam nessa determinação. Ao exame, a altura do fundo de útero em centímetros corresponde à IG de 20 a 34 semanas. Uma ultrassonografia será solicitada quando houver discrepância de 3 cm ou mais.

Prevenção

Grande parte do cuidado pré-natal envolve educação da paciente e medidas para prevenir condições de risco. O uso de imunizações* (*influenza*) e imunoglobulina (RhoGAM), vitamina com folatos, suplementação de ferro e dieta balanceada são recomendadas no pré-natal.

Rastreamento para condições de risco

Muito tempo gasto no cuidado da paciente grávida é envolvido na tentativa de identificar condições de alto risco e tomar as medidas adequadas para reduzir o risco ou minimizar as complicações (ver Quadro 28.2).

Como estão sendo consideradas as saúdes materna e fetal, qualquer condição de alto risco deve ser avaliada a partir de ambas as perspectivas. Muitos casos envolvem complicações pré-parto, intraparto ou pós-parto (ver Quadro 28.3).

* N. de R.T. Atentar para o calendário vacinal da gestante proposto pelo Ministério da Saúde.

QUADRO 28.2 • Resumo de exames laboratoriais, ramificações e avaliação pré-natal

Exame laboratorial	Achado	Ramificações	Próximo passo	Comentários
Hemoglobina	< 10,5 g/dL	Parto prematuro Depósitos de ferro fetal baixos Identificação de talassemia	Leve teste terapêutico com ferro Eletroforese de hemoglobina e dosagem de ferritina	
Rubéola	Negativo	Não imune à rubéola	Evitar contato com pessoas doentes; vacinação pós-parto	Vacina viva atenuada
Tipo sanguíneo	Qualquer tipo	Pode ajudar o pediatra a identificar incompatibilidade ABO		
Fator Rh	Negativo	Pode ser suscetível à doença Rh	Se o rastreamento de anticorpos for negativo, administrar RhoGAM com 28 semanas, e, se o RN for Rh-positivo, também após o parto	
Painel de anticorpos (Coombs)	Positivo	Pode indicar isoimunização	Necessário para identificar o anticorpo, e depois titular	*Lewis live, Kell kills, Duffy dies* (Lewis vive, Kell mata, Duffy morre)
HIV Elisa	Positivo	Pode indicar infecção por HIV	*Western Blot* ou PCR; se positivo, colocar a paciente em medicação anti-HIV, oferecer cesariana eletiva e zidovudina IV no trabalho de parto	A intervenção reduz a transmissão vertical de 25 para 2%
RPR	Positivo	Pode indicar sífilis	Anticorpo específico como MHA-TP; se positivo, estadiar a doença	Menos de 1 ano, penicilina $\times 1$; > 1 ano ou desconhecido, penicilina IM 3 × por semana
Gonorreia	Positivo	Pode causar trabalho de parto prematuro, cegueira	Ceftriaxona IM	
Chlamydia	Positivo	Pode causar cegueira neonatal, pneumonia	Azitromicina ou amoxicilina oral	

(continua)

QUADRO 28.2 • Resumo de exames laboratoriais, ramificações e avaliação pré-natal (continuação)

Exame laboratorial	Achado	Ramificações	Próximo passo	Comentários
Antígeno de superfície de hepatite B	Positivo	Paciente é infectante	Verificar TFHs e sorologia de hepatite para determinar se é portador crônico *versus* hepatite ativa	O RN necessita de HBIG e vacina para hepatite B
Urocultura	Positivo	Bacteriúria assintomática pode levar à pielonefrite em 25%	Tratar com antibióticos e repetir a urocultura	Se o organismo for GBS, então administrar penicilina no trabalho de parto
Esfregaço de Papanicolaou	Positivo	Apenas o câncer invasivo alteraria o manejo	ASC-US = repetir o Papanicolaou após o parto; LGSIL, HSIL = colposcopia	HPV reflexivo não recomendado com ASC-US
Translucência nucal (11 a 13 semanas)	Positivo	Pode indicar trissomia	Oferecer cariótipo e acompanhar com ultrassonografia	Translucência nucal aumentada significa aumento do risco, não é diagnóstico definitivo
Rastreamento de trissomias (16 a 20 semanas)	Positivo	Em risco de trissomia ou DTN	Ultrassonografia básica para datas; se datas forem confirmadas, oferecer amniocentese genética	Motivo mais comum de rastreamento sérico anormal: datas erradas
Rastreamento de diabetes de 1 hora (26 a 28 semanas)	Positivo (elevado)	Pode indicar diabetes gestacional	Realizar o TOTG de 3 horas	Cerca de 15% dos rastreamentos serão positivos
TOTG de 3 horas	Dois valores anormais	Diabetes gestacional	Tentar dieta da ADA, monitorar glicemia; se elevada, pode requerer medicação ou insulina	Cerca de 15% de glicemia de de 1 hora anormal: terá diabetes gestacional
Cultura GBS (35 a 37 semanas)	Positivo	Colonização GBS do trato genital	Penicilina durante trabalho de parto	Ajuda a prevenir sepse precoce por GBS do recém-nascido

ADA, American Diabetic Association; DTN, defeito do tubo neural; GBS, estreptococo do grupo B; HBIG, imunoglobulina contra hepatite B; HSIL, lesão escamosa intraepitelial de alto grau; IM, intramuscular; IV, intravenoso; LGSIL, lesão escamosa intraepitelial de baixo grau; MHA-TP, teste imunoenzimático e hemaglutinação para sífilis; PCR, reação em cadeia da polimerase; RPR, reagina plasmática rápida; TFHs, testes de função hepática; TOTG, teste oral de tolerância à glicose.

QUADRO 28.3 • Correlação de caso pré-natal, intraparto e pós-parto

Fase da gravidez	Condição	Diagnóstico	Número do caso
PRÉ-NATAL			
	Normal	Cuidado pré-natal de rotina	28
	Sangramento vaginal < 20 semanas de gestação	Ameaça de abortamento Abortamento completo Gravidez ectópica Abortamento séptico	41 42 43 45
	Sangramento vaginal > 20 semanas de gestação	Placenta prévia Descolamento de placenta	10 11
	Rastreamento sérico	Anomalias congênitas	7
	Gestações múltiplas	Gestação gemelar	8
	Anemia na gravidez	Talassemia	2
	Dor abdominal na gravidez	Torção do ovário Ruptura de corpo lúteo	13
	Doença hipertensiva	Pré-eclâmpsia	16
	Prurido	Coléstase da gravidez	14
	Tromboembolismo	Trombose venosa profunda na gravidez Embolia pulmonar	15
	Doença da tireoide	Hipertireoidismo na gravidez	21
	Infecção	*Chlamydia* e HIV na gravidez Pielonefrite Parvovírus	20 23 19
INTRAPARTO			
	Trabalho de parto	Normal e anormal	1
	Cardiotocografia	Bradicardia fetal	5
	Nascimento prematuro	Trabalho de parto prematuro	17
	Infecção	Infecção intra-amniótica Herpes-vírus simples no trabalho de parto	18 9
TRABALHO DE PARTO			
	Complicações do trabalho de parto	Distocia do ombro	4
	Hemorragia	Acretismo Hemorragia pós-parto (também sob pós-parto)	12 6
PÓS-PARTO			
	Infecção	Abscesso de mama Endometrite	26 25
	Hemorragia	Hemorragia pós-parto (também sob trabalho de parto)	6

QUESTÕES DE COMPREENSÃO

28.1 Uma mulher de 24 anos, G2P0010, teve uma gravidez complicada por descolamento de placenta que levou à morte fetal com 38 semanas de gestação. Após uma busca diligente, não foi encontrada nenhuma etiologia. Qual das afirmativas a seguir é mais acurada a respeito dessa gravidez?

A. Sem etiologia encontrada, o risco de descolamento de placenta nessa gravidez é o mesmo de qualquer outra paciente grávida.
B. O teste pré-natal com perfil biofísico deve ser considerado, começando com 34 à 35 semanas de gestação.
C. A indução do trabalho de parto deve ser considerada com 37 à 38 semanas de gestação.
D. Os exames semanais por ultrassonografia no rastreamento de hemorragia retroplacentária devem ser considerados, iniciando com 32 semanas de gestação.

28.2 Uma mulher de 27 anos, G0P0, está considerando engravidar. Na preparação, seu obstetra conduz uma sessão de aconselhamento pré-concepção, avalia o estado para rubéola e prescreve suplemento de folato. Qual das alternativas a seguir é a melhor explicação do objetivo da suplementação de folato?

A. Evitar anemia megaloblástica.
B. Diminuir anomalias fetais.
C. Melhorar a absorção de ferro.
D. Aumentar a função imunológica materna.

28.3 Uma mulher de 32 anos, G1P0, com 15 semanas de gestação, é fisiologista, e está questionando o médico sobre as adaptações que ocorrem na gravidez. Qual das afirmativas a seguir é mais acurada a respeito das alterações na gravidez?

A. O débito cardíaco é amplamente o mesmo da mulher não grávida.
B. O volume plasmático é aumentado em cerca de 50%.
C. A resistência vascular sistêmica de uma mulher grávida é discretamente aumentada quando comparada com uma mulher não grávida.
D. A mulher grávida geralmente tem sopro diastólico curto que é fisiológico.

28.4 Uma mulher de 29 anos, G1P0, com 18 semanas de gestação, tem sangue do tipo O, Rh-positivo. O rastreamento de anticorpos (Coombs indireto) é positivo. A identificação do anticorpo é anti-Lewis. Qual das alternativas seguintes é a afirmativa mais correta a respeito dessa paciente?

A. Esse feto tem risco significativo de eritroblastose fetal se for Lewis-positivo.
B. O estado de antígeno Lewis do pai do bebê deve ser avaliado.
C. Deve ser realizada uma ultrassonografia para hidropisia fetal.
D. Testes adicionais não estão indicados para essa paciente.

28.5 Uma mulher de 31 anos, G1P0, com 15 semanas de gestação, é positiva para antígeno de superfície para hepatite B. Qual das alternativas a seguir aumentaria significativamente o risco de transmissão vertical?

A. Presença de antígeno positivo para hepatite E.
B. Presença de anticorpo de superfície anti-hepatite B positivo.
C. Presença de anticorpo nuclear anti-hepatite B positivo.
D. Presença de TFHs elevados.

RESPOSTAS

28.1 **C.** Uma história de descolamento de placenta não explicada confere risco aumentado de descolamento de placenta nas gravidezes subsequentes. O teste pré-natal não prevê eventos agudos como o descolamento de placenta. Em vez disso, testes fetais, como o perfil biofísico, são projetados para identificar insuficiência uteroplacentária crônica como a que é causada por hipertensão crônica, insuficiência renal ou lúpus materno. A ultrassonografia tem pouca capacidade de identificar coágulos retroplacentários ou descolamento de placenta. A indução no momento do descolamento ou um pouco antes, com perda fetal se for a termo, é uma abordagem razoável para evitar a repetição do descolamento de placenta.

28.2 **B.** O principal objetivo da suplementação de folato antes da gravidez é ajudar a reduzir o DTN fetal. Essas condições incluem anencefalia, uma anomalia fatal na qual não há hemisférios cerebrais ou crânio fetal, ou espinha bífida que frequentemente leva a debilitação e incapacidade de controlar o intestino e a bexiga. Como o tubo neural se fecha com 21 a 28 dias da fase embrionária (5 a 6 semanas de IG), no momento em que a paciente toma conhecimento de sua gravidez a "sorte está lançada" a respeito do tubo neural. A suplementação de folato reduz o risco de DTN em 50%; assim, cada mulher em idade reprodutiva deve tomar folato suficiente para reduzir o risco de DTN fetal.

28.3 **B.** Na gravidez, o volume plasmático está aumentado em cerca de 50%. O débito cardíaco aumenta da mesma forma em 50%, assim como a TFG. O volume de ejeção e a FC aumentam para atender ao CO elevado. A PAM está inalterada ou discretamente diminuída, significando que a resistência vascular sistêmica está acentuadamente reduzida, se comparada com a paciente não grávida. Um sopro de ejeção sistólico precoce é fisiológico, enquanto um sopro diastólico geralmente indica etiologia patológica.

28.4 **D.** Nenhum teste adicional está indicado nessa paciente porque os anticorpos anti-Lewis não causam doença hemolítica do recém-nascido. Isso ocorre porque os anticorpos de Lewis são IgM e não cruzam a placenta, enquanto os anti-D (Rh) são IgG. Outros anticorpos preocupantes incluem anti-Kell e anti-Duffy. "*Lewis* *lives, Kell kills, Duffy dies* (Lewis vive, Kell mata, Duffy morre).". Isso realça a necessidade de identificar o anticorpo quando o Coombs indireto (painel de anticorpo) é positivo. Quando um anticorpo preocupante é identificado, o título deve ser avaliado para verificar a gravidade potencial da isoimunização potencial. Em geral, o risco fetal não é grande a não ser que o título seja 1:8 ou mais.

28.5 **A.** Essa paciente tem antígeno de superfície positivo para hepatite B, significando que ela foi infectada com vírus da hepatite B e atualmente ainda é infecciosa (vírus replicando-se ativamente). Os TFHs indicam se isso é um estado de portador crônico (TFH normal) *versus* hepatite aguda (TFH elevado). Os anticorpos da hepatite também dão indícios a respeito de hepatite aguda *versus* crônica. A presença de antígeno B da hepatite aumenta acentuadamente a transmissão. A despeito da presença do antígeno E, o RN ao nascer deve receber imunoglobulina para hepatite B (HBIG, do inglês *hepatitis B immune globulin*) para proteger contra exposição imediata, e depois a vacina ativa para hepatite B para imunidade por toda a vida. A infecção por hepatite B no recém-nascido frequentemente leva à cirrose e ao carcinoma hepatocelular.

DICAS CLÍNICAS

- A gravidez e o parto são processos fisiológicos normais. O objetivo do cuidado pré-natal é educar a paciente, prevenir complicações e rastrear condições significativas que possam afetar as saúdes materna ou fetal.
- A avaliação de uma mulher grávida depende do conhecimento das alterações fisiológicas na gravidez.
- HIV, hepatite B e sífilis são três doenças infecciosas nas quais a intervenção pode impactar drasticamente o bem-estar neonatal.
- A identificação e o tratamento da bacteriúria assintomática diminuem acentuadamente o risco de pielonefrite na gravidez.
- O principal objetivo na avaliação de displasia/neoplasia cervical é identificar o câncer cervical invasivo, uma vez que esse achado alteraria o manejo na gravidez e o tratamento de outros achados menores seria postergado até após a gravidez.
- A idade materna avançada é definida como a idade igual ou maior a 35 anos na data estimada do parto. Essas mulheres têm maior risco de trissomias autossômicas, e o aconselhamento genético e a amniocentese genética geralmente não oferecidos.
- O rastreamento para hipertensão e proteinúria pelo exame semiquantitativo de urina por tira reagente na visita pré-natal é realizado para investigar a hipertensão gestacional ou pré-eclâmpsia.
- O teste fetal pré-natal é definido como um procedimento que tenta identificar se o feto corre o risco de insuficiência uteroplacentária e morte perinatal. Alguns desses testes incluem o teste de não estresse e o perfil biofísico.
- As vacinas vivas atenuadas devem ser evitadas na gravidez, mas as vacinas de vírus mortos são aceitáveis, e algumas, como a vacina contra *influenza*, são indicadas na gravidez.

REFERÊNCIAS

Cunningham FG, Leveno KJ, Bloom SL, Hauth JC, Gilstrap LC III, Wenstrom KD. Prenatal care. In: *Williams Obstetrics,* 23rd ed. New York, NY: McGraw-Hill; 2010:201-230.

Lu MC, Williams III, J, Hobel CJ. Antepartum care: preconception and prenatal care, genetic evaluation and teratology, and antenatal fetal assessment. In: Hacker NF, Gambone JC, Hobel CJ, eds. *Essentials of Obstetrics and Gynecology,* 5th ed. Philadelphia, PA: Saunders; 2009:71-90.

CASO 29

Uma mulher de 66 anos vai ao consultório para um exame de rotina. A sua menopausa ocorreu aos 51 anos e ela atualmente está em uso diário de comprimidos de estrogênio juntamente com comprimidos de progesterona. A história clínica prévia não tem nada digno de registro. A história familiar inclui uma prima materna com câncer de ovário. Ao exame, ela apresenta PA de 120/70 mmHg, FC, 70 bpm e temperatura, 36,6°C. Ela pesa 63 kg e tem 1,63 m de altura. A tireoide é normal à palpação. O exame das mamas não revela massas ou secreção. As avaliações do abdome, do coração e dos pulmões estão dentro dos limites normais. O exame pélvico mostra colo uterino multíparo normal, útero de tamanho normal e ausência de massas anexiais. Ela foi submetida à mamografia há três meses.

- Qual é o próximo passo?
- Qual seria a causa mais comum de morte nessa paciente?

RESPOSTAS PARA O CASO 29: Manutenção da saúde, idade: 66 anos

Resumo: Uma mulher de 66 anos vai à consulta de rotina para manutenção da saúde. Uma mamografia foi realizada há três meses.

- **Próximo passo:** Cada um dos itens a seguir deve ser realizado: cálculo do IMC, pesquisa de sangue oculto nas fezes, colonoscopia, vacina pneumocócica, vacina para *influenza*, vacina para tétano e difteria (se não tiver sido realizada nos últimos 10 anos), vacina para herpes-zóster, perfil lipídico, glicemia de jejum, testes de função da tireoide, densitometria óssea e exame de urina.
- **Causa mais comum de morte:** Doença cardiovascular.

ANÁLISE

Objetivos

1. Compreender quais exames de prevenção de doenças e manutenção de saúde devem ser realizados para uma mulher de 66 anos.
2. Saber a causa mais comum de morte para uma mulher nesse grupo etário.
3. Compreender que as medidas preventivas consistem em rastreamento de câncer, imunizações e rastreamento de doenças comuns.

Considerações

A abordagem à promoção de saúde e à prevenção de doenças inclui três partes: (1) rastreamento de câncer, (2) imunizações, e (3) abordagem de doenças comuns para o grupo da paciente. Para uma mulher de 66 anos, isso inclui mamografia anual para rastreamento de câncer de mama, rastreamento de câncer de colo (teste anual para sangue oculto nas fezes e colonoscopia intermitente ou enema com contraste com bário), reforço de tétano e difteria a cada 10 anos, vacina pneumocócica, imunização anual para *influenza* e vacina para herpes-zóster. Ela deve ser submetida a um perfil lipídico a cada cinco anos até os 75 anos, teste de função tireoidiana a cada cinco anos e a glicemia de jejum a cada três anos. Como a sepse urogenital é comum em pacientes geriátricas, o exame de urina geralmente também é realizado. O rastreamento de osteoporose está indicado para mulheres com idade igual ou superior a 65 anos. Por fim, a causa mais comum de morte em uma mulher nesse grupo etário é a doença cardiovascular.

ABORDAGEM À
Manutenção de saúde em mulheres idosas

DEFINIÇÕES

TESTE DE RASTREAMENTO: Exame usado para identificar doença assintomática na esperança de que a detecção precoce leve a um melhor resultado. Um teste de rastreamento ideal tem alta sensibilidade e especificidade, tem baixo custo e é de fácil realização.

PREVENÇÃO PRIMÁRIA: Identificar e modificar fatores de risco em pessoas que nunca tiveram a doença em questão.

PREVENÇÃO SECUNDÁRIA: Ações para reduzir a morbidade e a mortalidade após a doença em questão ter sido diagnosticada.

CUSTO-EFICÁCIA: Comparação dos recursos dispendidos (em dólares) em uma intervenção *versus* os benefícios, que podem ser medidos em anos de vida ou anos de vida ajustados para qualidade.

ABORDAGEM CLÍNICA

Em cada grupo etário, são recomendados testes de rastreamento particulares (Quadro 29.1).

Justificativa

Quando a paciente não tem qualquer doença aparente ou queixa, o objetivo da intervenção clínica é a prevenção da doença. Um método de atingir as doenças é a utilização da idade da paciente. Por exemplo, a causa mais comum de morte para uma pessoa de 18 anos é o acidente por veículos motorizados; logo, a paciente adolescente seria bem atendida pelo médico que a aconselhasse a utilizar o cinto de segurança e a evitar o consumo de álcool ao dirigir. Por outro lado, é mais provável que uma mulher de 56 anos morra por doença cardiovascular, então o médico deve concentrar as recomendações em exercícios regulares, perda de peso e rastreamento de dislipidemia. Em uma mulher com mais de 65 anos, se os esfregaços de Papanicolaou prévios forem normais, o rastreamento de câncer cervical não é custo-efetivo. Pacientes que tiveram histerectomia total (remoção do corpo e do colo uterino) não necessitam de citologia vaginal (esfregaço de Papanicolaou) desde que a paciente não tenha história de displasia cervical.

O fator de risco modificável mais importante que contribui para a mortalidade é o tabagismo. Logo, é crucial que cada paciente seja identificada quanto ao seu estado em relação ao tabaco. Cada fumante deve ser abordada quanto ao seu desejo de parar de fumar e, se ela estiver receptiva a uma tentativa, deve-se oferecer uma das principais intervenções efetivas (bupropiona, goma de nicotina, nicotina inalatória,

QUADRO 29.1 • Rastreamento com base na idade

	13 aos 18 anos	19 aos 39 anos	40 aos 64 anos	> 65 anos
Rastreamento de câncer		• Esfregaço de Papanicolaou: iniciar aos 21 anos, a cada 2 anos Aos 30 anos, a cada três anos	• Esfregaço de Papanicolaou a cada três anos • Pesquisa de sangue oculto nas fezes, aos 50 anos, anual • Colonoscopia*, aos 50 anos, a cada 10 anos • Mamografia[a]	• Esfregaço de Papanicolaou até a idade de 65 a 70 anos, a cada três anos • Pesquisa de sangue oculto nas fezes, anual • Colonoscopia a cada 10 anos • Mamografia[a]
Imunizações	• Reforço de tétano + difteria uma vez entre as idades de 11 a 18 anos • Hepatite B • Papilomavírus humano, idade 9 aos 26 anos • Reforço de meningite, aos 16 anos • *Influenza*, anual	• Tétano + difteria a cada 10 anos • Papilomavírus humano, 9 a 26 anos • Meningococo,[b] *idade* 19 a 21 • *Influenza*, anual	• Tétano + difteria a cada 10 anos • *Influenza*, 50 anos, anual • Herpes-zóster, 60 anos	• Tétano + difteria a cada 10 anos • Pneumocócica • *Influenza*, anual • Herpes-zóster
Outras doenças	• Gonorreia + *chlamydia*, anual, se sexualmente ativa	• Gonorreia + *chlamydia*, anual, até os 25 anos • HIV, anual	• Perfil lipídico a cada cinco anos a partir dos 45 anos • Glicemia de jejum a cada três anos a partir dos 45 anos • TSH a cada cinco anos a partir dos 50 anos • HIV, anual	• Perfil lipídico a cada cinco anos • Glicemia de jejum a cada três anos • Estudo de densidade mineral óssea a partir dos 65 anos • TSH a cada cinco anos • Exame de urina
Causas mais comuns de morte	• Acidente por veículo motor • Câncer • Suicídio	• Câncer • Acidentes • Doença cardiovascular	• Câncer • Doença cardiovascular • Acidentes	• Doença cardiovascular • Câncer • Doença cerebrovascular

[a] Alguns especialistas recomendam mamografia começando aos 40 anos, enquanto outros questionam a sua eficácia na redução da mortalidade.
[b] Administrar a vacina para meningococos a estudantes, idade 19 aos 21 anos, que estão no primeiro ano da faculdade ou que moram em repúblicas.
(Dados do ACOG Committee Opinion No. 483, 2011. *Washington, DC: American College of Obstetricians and Gynecologists;* 2011.)

nicotina em *spray* ou adesivo de nicotina). As mulheres que não querem parar de fumar devem receber uma breve intervenção baseada nos 5 Rs:

- **Relevância:** Indicar porque a cessação é relevante.
- **Riscos:** Ajudar a paciente a identificar as consequências negativas do tabagismo.
- **Recompensas:** Pedir à paciente que identifique benefícios da cessação do tabagismo.
- **Resistências (*roadblocks*):** Identificar as dificuldades (barreiras) à cessação.
- **Repetição:** A intervenção motivacional deve ser repetida.

QUESTÕES DE COMPREENSÃO

29.1 Uma mulher de 59 anos está sendo examinada para exames de rotina de prevenção. Ela não vai ao médico há 10 anos; foi submetida à histerectomia total por miomas uterinos há 12 anos. A paciente faz uso de suplemento de cálcio. O médico solicita glicemia de jejum, perfil lipídico, mamografia, colonoscopia e esfregaço de Papanicolaou do fundo da vagina. Qual das afirmativas a seguir é a mais correta a respeito do rastreamento dessa paciente?

A. O esfregaço de Papanicolaou do fundo do saco vaginal é desnecessário.
B. Em geral, o rastreamento do câncer de colo uterino deve ser iniciado aos 50 anos, mas essa paciente tem cuidados esporádicos; logo, a colonoscopia é razoável.
C. Como a paciente usa suplemento de cálcio, densitometria óssea não é necessária.
D. A vacina pneumocócica deve ser recomendada.

29.2 Uma mulher de 63 anos teve consultas anuais de prevenção e seguiu as recomendações dadas por seu médico. O médico aconselhou sobre a vacina de varicela-zóster. Qual das alternativas a seguir é a afirmativa mais correta sobre essa vacina?

A. Essa vacina é recomendada para pacientes com idade igual ou maior a 50 anos.
B. Essa vacina não é recomendada se a paciente já tiver desenvolvido herpes-zóster.
C. Essa vacina é uma imunização por vírus vivo atenuado.
D. Essa vacina tem alguma reação cruzada com herpes-vírus simples e oferece alguma proteção contra esse vírus.

29.3 Uma adolescente de 18 anos está sendo examinada em uma consulta de manutenção de saúde. Ela nunca fez um esfregaço de Papanicolaou. Ela está atualmente em uso de anticoncepcionais orais; iniciou atividade sexual há um ano. Qual das seguintes afirmativas é a mais correta a respeito de prevenção para essa paciente?

A. Um esfregaço de Papanicolaou não deve ser realizado nessa paciente nesse momento.

B. A vacina papapilomavírus humano deve ser administrada apenas se ela tiver história de verrugas genitais.
C. A causa de morte mais comum para essa paciente seria suicídio.
D. A vacina para hepatite C deve ser oferecida a essa paciente.

RESPOSTAS

29.1 **A.** A citologia do fundo do saco vaginal é desnecessária quando a histerectomia foi por indicações benignas (não por displasia cervical ou câncer cervical), e quando não há história de esfregaços de Papanicolaou anormais. O rastreamento de câncer de colo geralmente é iniciado aos 50 anos. A densidometria óssea para rastreamento de osteoporose deve ser considerada em qualquer mulher pós-menopausa em risco, como as que tiveram fratura relacionada à osteoporose, história familiar ou que são magras e brancas. A vacina pneumocócica geralmente é dada aos 65 anos.

29.2 **C.** A vacina varicela-zóster é uma vacina de vírus vivo atenuado, recomendada para indivíduos com idade igual ou maior que 60 anos, e mostrou reduzir consideravelmente a incidência de herpes-zóster (cobreiro) e a gravidade e a probabilidade de nevralgia pós-herpética. Ela não tem eficácia na prevenção de herpes-vírus simples.

29.3 **A.** A citologia cervical deve ser adiada até os 21 anos. Adolescentes frequentemente eliminam a infecção por papapilomavírus humano e permitem que um esfregaço de Papanicolaou anormal retorne ao normal. O tabagismo inibe a capacidade de eliminar o papapilomavírus humano. O rastreamento tardio previne procedimentos diagnósticos desnecessários e dispendiosos. A vacina para papapilomavírus humano deve ser recomendada a todas as mulheres entre as idades de 9 e 26 anos, a despeito da exposição. A vacina para hepatite C está sendo testada para segurança e eficácia e ainda não está disponível. A causa mais comum de morte entre meninas adolescentes é o acidente por veículo motor.

DICAS CLÍNICAS

- A abordagem básica à manutenção de saúde inclui três itens: (1) rastreamento de câncer, (2) imunizações próprias da idade, e (3) rastreamento de doenças comuns.
- A causa mais comum de morte em mulheres com menos de 20 anos é o acidente por veículo motor.
- A causa mais comum de morte em mulher com mais de 39 anos é a doença cardiovascular.
- As principais condições clínicas em mulheres com idade igual ou superior a 65 anos incluem osteoporose, doença cardíaca, câncer de mama e depressão.
- O rastreamento citológico cervical não parece ser custo-efetivo em mulheres com mais de 65 anos com esfregaços de Papanicolaou prévios normais.
- O tabagismo é o fator de risco modificável mais importante como causa de morte.

REFERÊNCIAS

American College of Obstetricians and Gynecologists. Low bone mass (osteopenia) and fracture risk. *ACOG Committee Opinion 407*. Washington, DC: 2008.

American College of Obstetricians and Gynecologists. Primary and preventive care: periodic assessments. *ACOG Committee Opinion 483*. Washington, DC: 2011.

Centers for Disease Control. Immunization schedule for adults, 2012. www.cdc.gov/vaccines/recs/schedules/adult-schedule.htm#everyone. Accessed February 18, 2012.

Centers for Disease Control. Immunization schedule for persons 7 through 18 yrs, 2012. www.cdc.gov/vaccines/recs/schedules/downloads/child/7-18 yrs-schedule-pr.pdf. Accessed February 18, 2012.

CASO 30

Uma mulher de 49 anos queixa-se de irregularidade menstrual nos últimos seis meses, sensação de fraqueza, ressecamento vaginal, dificuldade de dormir e episódios de calor e sudorese durante a noite. Ao exame, a PA é 120/68 mmHg, a FC, 90 bpm e a temperatura, 37,2°C. A tireoide é normal à palpação. O exame cardiopulmonar não apresenta alterações. As mamas são simétricas, sem massas ou secreção. O exame da genitália externa não revela qualquer massa.

- Qual é o diagnóstico mais provável?
- Qual é o próximo passo diagnóstico?

RESPOSTAS PARA O CASO 30: Perimenopausa

Resumo: Uma mulher de 49 anos queixa-se de menstruações irregulares, sensação de fraqueza, insônia e episódios de calor e sudorese.

- **Diagnóstico mais provável:** Climatério (estado perimenopausal).
- **Próximo passo diagnóstico:** Dosagem dos níveis séricos do hormônio folículo estimulante (FSH, do inglês *follicle-stimulating hormone*), hormônio luteinizante (LH, do inglês *luteinizing hormone*) e níveis de TSH.

ANÁLISE

Objetivos

1. Compreender a apresentação clínica normal de mulheres no estado perimenopausal.
2. Compreender que o diagnóstico da perimenopausa é um diagnóstico clínico e pode incluir níveis séricos elevados de FSH e LH. É um diagnóstico de exclusão e requer a consciência dos processos da doença que também poderiam causar sintomas.
3. Saber que a terapia de reposição de estrogênio geralmente é efetiva no tratamento dos fogachos.
4. Saber os riscos da terapia continuada com estrogênio-progestínicos.

Considerações

Essa mulher de 49 anos queixa-se de menstruações irregulares, sensação de fraqueza e sensação intermitente de calor e sudorese. Esses sintomas são consistentes com perimenopausa ou estado climatérico. A idade média da menopausa nos Estados Unidos é 51 a 53 anos, mas a maioria das mulheres começa a experimentar a perimenopausa vários anos antes e após a menopausa real. O sintoma predominante da hipoestrogenemia é o fogacho. Os fogachos são uma reação vasomotora associada à elevação da temperatura cutânea e à sudorese que dura três a quatro minutos. A baixa concentração de estrogênio também tem efeito na vagina, reduzindo a espessura epitelial, levando a atrofia e ressecamento. Com essa alteração nos níveis de estrogênio e progesterona durante os anos da perimenopausa levando à verdadeira menopausa, a mulher pode também experimentar alteração nos ciclos menstruais. Níveis séricos elevados de FSH e LH podem ser úteis na confirmação do diagnóstico da perimenopausa. O tratamento dos fogachos pode incluir o agente anti-hipertensivo clonidina, medicações inibidoras seletivas da recaptação da serotonina (ISRSs) ou terapia de reposição estrogênica com progestínicos, que é a escolha mais efetiva. Quando uma mulher ainda tem o útero, a adição de progesterona à reposição estrogênica é importante na prevenção do câncer de endométrio. Quando o estrogênio e a progesterona são usados em combinação, isso é chamado de terapia de reposição hormonal (TRH). Para uma mulher que foi submetida à histerectomia, o estrogênio sozinho é adequado e é chamado de terapia de reposição estrogênica (TRE). Até a mulher atingir a menopausa, o tratamento para o ciclo menstrual irregular pode incluir um progestínico ou um ACO em baixa dose (dependendo dos fatores de risco). A escolha da terapia depende de uma revisão cuidadosa das condições clínicas da paciente e dos fatores de risco para trombose, doença cardiovascular e câncer de mama ponderados em relação à gravidade dos fogachos.

Nota: O modulador seletivo dos receptores estrogênicos (SERM, do inglês *selective estrogen receptor modulator*), raloxifeno, não trata fogachos.

ABORDAGEM À Menopausa

DEFINIÇÕES

MENOPAUSA: Momento da vida da mulher no qual há cessação das menstruações devido à atresia folicular, que ocorre após os 40 anos (média de idade, 51 anos). Ela descreve o final do ciclo menstrual, mas é usada comumente para descrever o momento da vida de uma mulher a partir daquele ponto.

PERIMENOPAUSA (CLIMATÉRIO): Anos transicionais que vão desde antes até imediatamente após a menopausa. Caracteriza-se, nos anos que levam até a menopausa, por ciclos menstruais irregulares. Se ocorrerem fogachos, eles geralmente aumentam em frequência quando a menopausa é atingida. Os fogachos podem continuar por vários anos após a menopausa.

FOGACHOS: Episódios irregulares, imprevisíveis, de aumento da temperatura cutânea e sudorese que dura cerca de três a quatro minutos, causados por alterações vasomotoras. Mulheres frequentemente se queixam de sudorese noturna, outra forma de fogachos, que devem ser diferenciados de um processo de doença ou outras causas.

FALÊNCIA OVARIANA PREMATURA: Cessação da função ovariana devida à atresia dos folículos antes dos 40 anos. Em idades abaixo de 30 anos, devem ser consideradas doenças autoimunes ou anormalidades cariotípicas.

ABORDAGEM CLÍNICA

Em torno dos 47 anos, a maioria das mulheres experimenta sintomas perimenopausais devido à falência iminente dos ovários. Os sintomas incluem menstruações irregulares devidas a ciclos anovulatórios; sintomas vasomotores, como fogachos; e diminuição dos níveis de estrogênio e androgênio. Como os níveis de inibina ovariana estão diminuídos, os níveis de FSH e LH se elevam mesmo antes da queda dos níveis de estradiol. A concentração reduzida de estradiol leva à atrofia vaginal, perda óssea e sintomas vasomotores. Enquanto a maioria dos clínicos concorda que a terapia de reposição hormonal é, atualmente, o melhor tratamento para os sintomas vasomotores e para prevenção de osteoporose, os dados científicos levantam preocupações sobre os riscos dessa terapia. O estudo Women's Health Initiative Study sobre o tratamento contínuo com estrogênio-progesterona relatou um pequeno, porém, significativo, aumento no risco de câncer de mama, doença cardíaca, embolia pulmonar e acidente vascular cerebral. O risco cardiovascular não foi visto em mulheres no grupo etário de 50 a 59 anos – aquelas mulheres que mais se beneficiariam do início da TRH nos primeiros anos da menopausa. Mulheres em terapia de reposição hormonal tiveram menos fraturas e menor incidência de câncer de colo.

Deve-se observar que não há evidência de efeitos adversos da TRH em curto prazo (< 6 meses) para alívio agudo dos sintomas de menopausa. Atualmente, a TRH é indicada para sintomas vasomotores e deve ser usada pelo menor tempo possível, na menor dose necessária. Para as mulheres que não podem, ou que escolhem não fazer uso de estrogênio, o agente anti-hipertensivo clonidina pode ajudar com os sintomas vasomotores. Outra classe de fármacos que pode ser útil para aliviar os fogachos são os ISRSs. Um SERM, como o raloxifeno, é útil para prevenir a perda óssea, mas não altera os fogachos. Exercícios com pesos, suplementação de cálcio e vitamina D, e reposição de estrogênio, são fundamentais para manutenção de massa óssea. Como o FSH responde à retroalimentação por inibina, o nível de FSH não pode ser usado para titular a dose de reposição do estrogênio. Em outras palavras, a concentração de FSH ainda será elevada mesmo que a reposição de estrogênio seja suficiente.

Outras doenças que são importantes a considerar na mulher na perimenopausa incluem hipotireoidismo, diabetes melito, hipertensão e câncer de mama. Mulheres nesse estágio da vida também podem apresentar depressão, quer seja de instalação espontânea ou situacional devido a luto ou a ajustes da meia idade. O médico deve indicar exercícios aeróbicos pelo menos três vezes por semana, e também exercícios com pesos para a prevenção de osteoporose. Testes para densidade mineral óssea (DMO), como a absorciometria de raio X de energia dupla (DEXA), são úteis na identificação inicial de osteoporose e osteopenia. O teste de DMO é indicado para todas as mulheres pós-menopausa com idade igual ou superior a 65 anos e mulheres pós-menopausa em risco de osteoporose que apresentem fratura óssea. O consumo de álcool pode ser visto em até 10% das mulheres na pós-menopausa, e requer suspeita clínica para estabelecer o diagnóstico.

CONCEITOS EMERGENTES

O grupo de pesquisa Stages of Reproductive Aging Workshop (STRAW) publicou um sistema em 2012 que tentava prever quando as mulheres iriam entrar na menopausa e também caracterizava as alterações clínicas e laboratoriais nos vários estágios reprodutivos desde a adolescência, durante a transição do climatério até a menopausa. O próximo passo é individualizar pacientes com base no estágio e fatores de risco para o tratamento (Quadro 30.1). O hormônio antimülleriano (AMH) é o marcador

QUADRO 30.1 • Envelhecimento reprodutor

Menopausa inicial *versus* tardia	**Inicial**	**Inicial**	**Inicial ≥ tardia**	**Tardia**	**Tardia**
Ciclo menstrual	Regular	Duração do ciclo variável	Oligomenorreia		
FSH	Baixo	Variável	Elevado/normal	Elevado	Elevado
AMH	Normal → Baixo	Baixo	Baixo	Baixo	Muito baixo
Inibina B	Normal	Baixo/variável	Baixo	Muito baixo	Muito baixo
Contagem de folículo antral	Normal	Baixo	Baixo	Muito baixo	Muito baixo
Sintomas vasomotores			Provável	Muito provável	
Atrofia vaginal/vulvar				Discreta	Muito provável

(*Dados de* STRAW+10 Workgroup, *2012.*)
(Dados de Fritz MA, Speroff L. Clinical Gynecologic Endocrinology and Infertility, *8th ed. Philadelphia, PA: Lippincott Williams & Wilkins; 2011:673-748.)*

mais precoce que indica diminuição da reserva ovariana. A inibina B é o próximo marcador sérico a diminuir. Por fim, o estradiol cai.

CORRELAÇÃO DE CASO

- Ver também Caso 29 para manutenção de saúde de mulheres na menopausa, uma vez que o caso aborda a manutenção de saúde na paciente em idade mais avançada.

QUESTÕES DE COMPREENSÃO

Qual dos mecanismos diretos de amenorreia a seguir (A-H) melhor se combina com as situações clínicas descritas (30.1 a 30.6)?

A. Insensibilidade do receptor de gonadotrofina.
B. Disfunção pituitária.
C. Insuficiência ovariana.
D. Síndrome de atrofia cortical ovariana.
E. Interferência peritoneal com a ovulação.
F. Disfunção hipotalâmica.
G. Excesso de estrogênio.
H. Regulação ovariana para baixo por distúrbio imune.

30.1 Mulher de 51 anos com oligomenorreia e fogachos.

30.2 Mulher não grávida de 22 anos com hiperprolactinemia devida ao uso de medicação psicotrópica.

30.3 Mulher de 25 anos discretamente obesa, com discreto hirsutismo e longa história de menstruações irregulares.

30.4 Adolescente de 18 anos com desenvolvimento infantil das mamas, que não iniciou a menstruação. Ela apresenta pescoço alado.

30.5 Mulher de 19 anos, não grávida, maratonista, com amenorreia.

30.6 Mulher de 33 anos que não reiniciou a menstruação desde um parto vaginal há um ano complicado por hemorragia pós-parto. Ela foi incapaz de amamentar.

30.7 Mulher de 25 anos com história de amenorreia há um ano devido à hiperprolactinemia. Ela tem galactorreia bilateral devido a adenoma secretor de prolactina. Qual dos exames a seguir também é provável de revelar um achado anormal?

A. Densidometria da coluna.
B. Biópsia endometrial.
C. Mamografia.
D. Nível de TSH.

RESPOSTAS

30.1 **C.** A insuficiência ovariana devida à atresia folicular é o motivo da oligo-ovulação nos anos de perimenopausa. Durante o climatério, a atresia folicular ocorre por hipoestrogenemia, assim como as alterações vasomotoras que levam aos fogachos. Não há nada disfuncional ocorrendo nesse cenário, que é uma ocorrência comum na paciente na perimenopausa.

30.2 **F.** Tanto o hipotireoidismo quanto a hiperprolactinemia podem causar disfunção hipotalâmica, que inibe as pulsações de hormônio liberador de gonadotrofina, que por sua vez inibem a liberação de FSH e LH pituitário. A falta de gonadotrofinas, FSH e LH, leva à amenorreia hipoestrogênica. Uma causa comum de hiperprolactinemia em uma menina dessa idade é um prolactinoma. Esse não é um problema pituitário, nem um aspecto de insensibilidade do receptor. Não há patologia relacionada com os ovários; contudo, essa paciente provavelmente será amenorreica devido à falta de estimulação dos ovários por gonadotrofinas.

30.3 **G.** Essa paciente provavelmente tem síndrome de ovário policístico (SOP). Mulheres com SOP frequentemente são obesas e hirsutas, têm anovulação e resistência à insulina, mas excesso de estrogênio. Devido a isso, elas frequentemente recebem prescrição de progesterona isolada ou em ACOs combinados para induzir sangramento vaginal e prevenir hiperplasia endometrial.

30.4 **C.** A insuficiência ovariana é a etiologia mais provável nessa mulher com provável síndrome de Turner (45,X). A síndrome seria refletida por níveis elevados de gonadotrofinas e ovários sulcados. Ela provavelmente tem também níveis reduzidos de estrogênio, o que a predispõe a complicações como osteoporose tardia. Os sintomas dessa paciente resultam de anormalidade cromossômica, e não de disfunção hipotalâmica ou pituitária.

30.5 **F.** O exercício excessivo pode levar à disfunção hipotalâmica, mas muitas vezes o simples ganho de peso leva à restauração da função. Essa paciente tem amenorreia e, portanto, está em estado hipoestrogênico. Isso a coloca em um maior risco de fraturas ósseas. A "tríade da atleta feminina" de distúrbios alimentares, amenorreia e osteoporose está associada à disfunção hipotalâmica e à hipoestrogenemia. Muitas vezes essas pacientes são colocadas em tratamentos com ACOs para manter função hipotalâmica normal. Não há patologia relacionada ao ovário ou à pituitária nesse cenário.

30.6 **B.** A síndrome de Sheehan ocorre quando a pituitária anterior sofre necrose hemorrágica associada à hemorragia pós-parto. Ela é incapaz de amamentar devido à incapacidade de liberar prolactina pela pituitária anterior. Os sintomas dessa paciente não estão relacionados com os ovários ou o hipotálamo. Essa paciente está em estado hipoestrogênico devido à falta de estimulação gonadotrófica. O tratamento seria reposição hormonal suplementar.

30.7 **A.** Amenorreia devida à hiperprolactinemia causa estado hipoestrogênico devido à diminuição da liberação de GnRH, e diminuição da secreção de FSH e LH. Os níveis de estrogênio ovariano estão reduzidos, levando à diminuição da densidade mineral óssea. Logo, a densidometria provavelmente será anormal. A biópsia endometrial provavelmente será normal, ou talvez mostre alterações atróficas devido ao estado hipoestrogênico, e certamente não mostrará hiperplasia ou câncer. A mamografia não será afetada. A tireoide não é afetada pela hiperprolactinemia; em vez disso, o hipotireoidismo pode levar a hiperprolactinemia, não o contrário.

DICAS CLÍNICAS

- Fogachos e menstruações irregulares após os 45 anos são, provavelmente, devidos a estado climatérico (ou perimenopausa). Esses sintomas geralmente respondem ao estrogênio que deve ser dado em combinação com a progesterona (TRH).
- Os sintomas vasomotores significativos são a indicação atual para terapia de reposição hormonal na mulher na menopausa, e deve ser usada a menor dose pelo menor tempo necessário.
- A localização mais comum de uma fratura associada à osteoporose é a coluna torácica como uma fratura de compressão.
- Exercícios com peso, suplementação de vitamina D e cálcio e terapia de reposição hormonal são os fundamentos importantes na prevenção da osteoporose.
- Os progestínicos devem ser adicionados à terapia de reposição hormonal quando uma mulher ainda tem seu útero, para prevenir o câncer endometrial.
- A terapia combinada estrogênio-progesterona continuada pode estar associada a um risco pequeno, porém significativo de doença cardiovascular e câncer de mama.
- A sequência de marcadores bioquímicos na vida do ovário é a seguinte: AMH cai primeiro, a inibina B a seguir e, por fim, o estradiol.
- A gravidez deve ser excluída em qualquer paciente que se apresentar com amenorreia.

REFERÊNCIAS

American College of Obstetricians and Gynecologists. Hormone therapy and heart disease. *ACOG Committee Opinion 420.* Washington, DC: 2008.

American College of Obstetricians and Gynecologists. Low bone mass (osteopenia) and fracture risk. *ACOG Committee Opinion 407.* Washington, DC: 2008.

Harlow SD, Glass M, Hall JE, et al. Executive summary of the stages of reproductive aging workshop +10: addressing the unfinished agenda of staging reproductive aging. *Fert Steril.* 2012;87(4):843-851.

Laufer LR, Gambone JC. Climacteric: menopause and peri- and post-menopause. In: Hacker NF, Gambone JC, Hobel CJ, eds. *Essentials of Obstetrics and Gynecology,* 5th ed. Philadelphia, PA: Saunders; 2009:379-385.

Lobo RA. Menopause. In: Katz VL, Lentz GM, Lobo RA, Gersenson DM, eds. *Comprehensive Gynecology,* 5th ed. St. Louis, MO: Mosby-Year Book; 2007:1039-1072.

Writing Group for the Women's Health Initiative Investigators. Risks and benefits of estrogen plus progestin in healthy postmenopausal women. *JAMA.* 2002;288(3):321-333.

CASO 31

Uma mulher de 45 anos foi submetida a uma histerectomia total por laparoscopia por endometriose sintomática há dois dias. No momento, ela queixa-se de início de dor no flanco direito. Ao exame, a temperatura é 38,8°C, a FC, 100 bpm e a PA, 130/90 mmHg. O exame do coração e dos pulmões é normal. O abdome está um pouco dolorido difusamente, com sons intestinais normais. As pequenas incisões parecem dentro dos limites normais. É observada sensibilidade no ângulo costovertebral direito.

- Qual seria o próximo passo diagnóstico?
- Qual é o diagnóstico mais provável?

RESPOSTAS PARA O CASO 31: Lesão ureteral após histerectomia

Resumo: Uma mulher de 45 anos submetida à histerectomia total por laparoscopia por endometriose sintomática há dois dias apresenta dor no flanco direito, febre e sensibilidade no ângulo costovertebral direito. As pequenas incisões parecem normais.

- **Próximo passo:** Urografia excretora (UE) ou TC do abdome com contraste IV.
- **Diagnóstico mais provável:** Obstrução ou lesão ureteral direita.

ANÁLISE

Objetivos

1. Compreender que o trato urinário às vezes é lesionado na cirurgia pélvica.
2. Saber as apresentações comuns das lesões ureterais e vesicais após cirurgias ginecológicas.
3. Conhecer algumas condições que predispõem as pacientes à lesão do trato urinário.

Considerações

Essa paciente tem quadro clínico idêntico ao de pielonefrite; todavia, como ela foi submetida recentemente à histerectomia, a lesão ou a obstrução do ureter é de extrema preocupação. A endometriose tende a obliterar os planos teciduais, tornando a lesão ureteral mais provável. Uma UE ou uma TC do abdome e pelve com contraste IV seriam diagnósticos. No passado, a UE seria o estudo por imagem preferido, porém, mais recentemente, a imagem por TC ganhou espaço como o exame de escolha devido à sua disponibilidade e facilidade de realização. Se o mesmo quadro clínico estivesse presente sem cirurgia recente, então o diagnóstico mais provável seria pielonefrite e o próximo passo seria administrar antibióticos IVs e realizar urocultura. Por fim, as incisões são normais, o que sugere que a infecção da ferida cirúrgica não é a causa da febre pós-operatória. As histerectomias laparoscópicas podem causar lesão do ureter por ligadura mecânica, por exemplo, se for utilizado um equipamento de laqueadura. A lesão térmica também pode causar lesão ureteral, seja diretamente ao ureter, ou por disseminação térmica. A lesão por disseminação de calor ocorre quando o ureter não está em contato direto com o eletrocautério, mas perto o suficiente para que a lesão ocorra ao longo do tempo. Em geral, é uma apresentação tardia, cerca de 7 a 10 dias após a cirurgia. Nesse momento, o tecido torna-se desvitalizado e a lesão apresenta-se clinicamente.

ABORDAGEM ÀS
Lesões ureterais

DEFINIÇÕES

LIGAMENTO CARDINAL: Fixa o colo uterino às paredes laterais pélvicas pelas quais as artérias uterinas passam.

CISTOSCOPIA: Procedimento no qual um endoscópio é introduzido pela uretra para examinar o lúmen vesical e seus orifícios ureterais. Vários procedimentos, como a colocação de *stents* nos ureteres, podem ser realizados.

PIELOGRAMA INTRAVENOSO: Estudo radiológico no qual é injetado corante IV e são realizadas radiografias dos rins, dos ureteres e da bexiga.

HIDRONEFROSE: Dilatação do sistema coletor renal, que fornece evidência de obstrução urinária.

NEFROSTOMIA PERCUTÂNEA: Colocação de uma derivação na pelve renal através da pele, sob orientação radiológica, para aliviar a obstrução urinária.

ABORDAGEM CLÍNICA

As taxas de lesão ureteral nas histerectomias totais laparoscópicas são 17:1.000 procedimentos. Câncer, aderências extensas, endometriose, abscesso tubovariano (ATO), ovários residuais e leiomiomas interligamentosos são fatores de risco. Qualquer procedimento ginecológico, inclusive laparoscopia ou histerectomia vaginal, pode resultar em lesão ureteral; contudo, a maioria das lesões são associadas à histerectomia abdominal. A **localização mais comum da lesão ureteral é no ligamento cardinal**, onde o ureter está a apenas 2 a 3 cm lateralmente ao colo uterino. O ureter está logo abaixo da artéria uterina, "água sob a ponte" (Fig. 31.1). Outras localizações das lesões ureterais incluem a borda pélvica, na qual a lesão ocorre durante a ligadura dos vasos ovarianos (ligamento infundibular pélvico), e o recesso úterovesical, no ponto onde o ureter penetra na bexiga (anterior à vagina, quando a bainha vaginal é fechada ao final da histerectomia). As lesões ureterais incluem ligadura por sutura, transecção, esmagamento com pinças, dano induzido por isquemia por esvaziamento do suprimento sanguíneo e lesão laparoscópica.

Se a UE mostra possível obstrução com hidronefrose e/ou hidroureter (Fig. 31.2), os próximos passos incluem administração de antibióticos e cistoscopia para tentar a passagem retrógrada de *stents*. Esse procedimento é realizado na esperança de que o ureter esteja dobrado, mas não ocluído. O alívio da obstrução é extremamente importante na prevenção de dano renal. A decisão de reparo ureteral imediato *versus* nefrostomia percutânea inicial com reparo ureteral posterior deve ser individualizada.

Em geral, lacerações vesicais na abóbada (topo) da bexiga podem ser suturadas no momento da cirurgia; todavia, lesões na área do trígono (inferior) podem necessitar de colocação de *stent* ureteral para prevenir estenose do ureter.

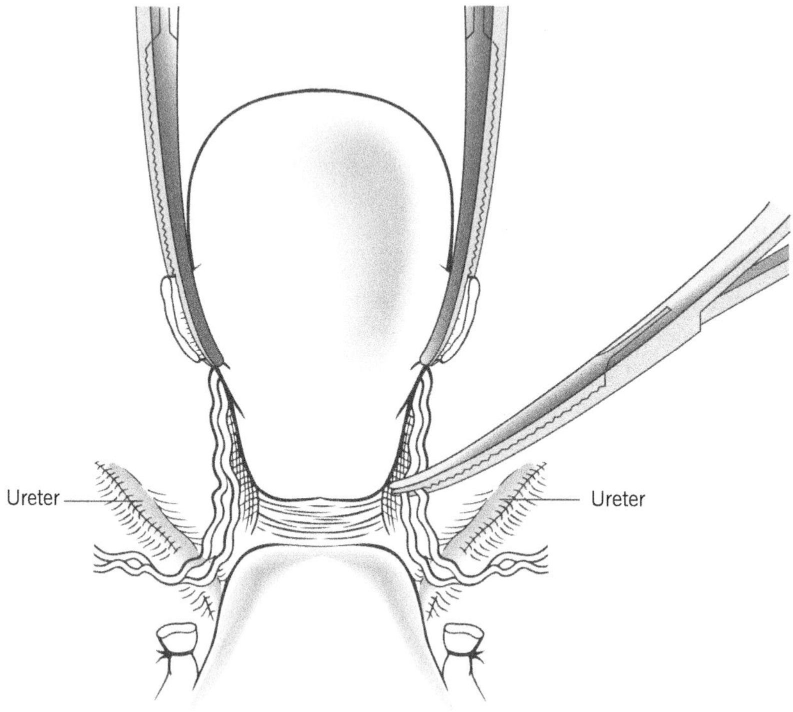

Figura 31.1 Localização dos ureteres durante histerectomia. Os ureteres estão distantes de 2 a 3 cm lateralmente ao orifício cervical interno e podem ser lesionados no clampeamento das artérias uterinas.

A lesão ureteral não é causa comum de febre pós-operatória, mas deve ser considerada após histerectomia. O Quadro 31.1 mostra as etiologias mais comuns (5 Ws) de febre pós-operatória.

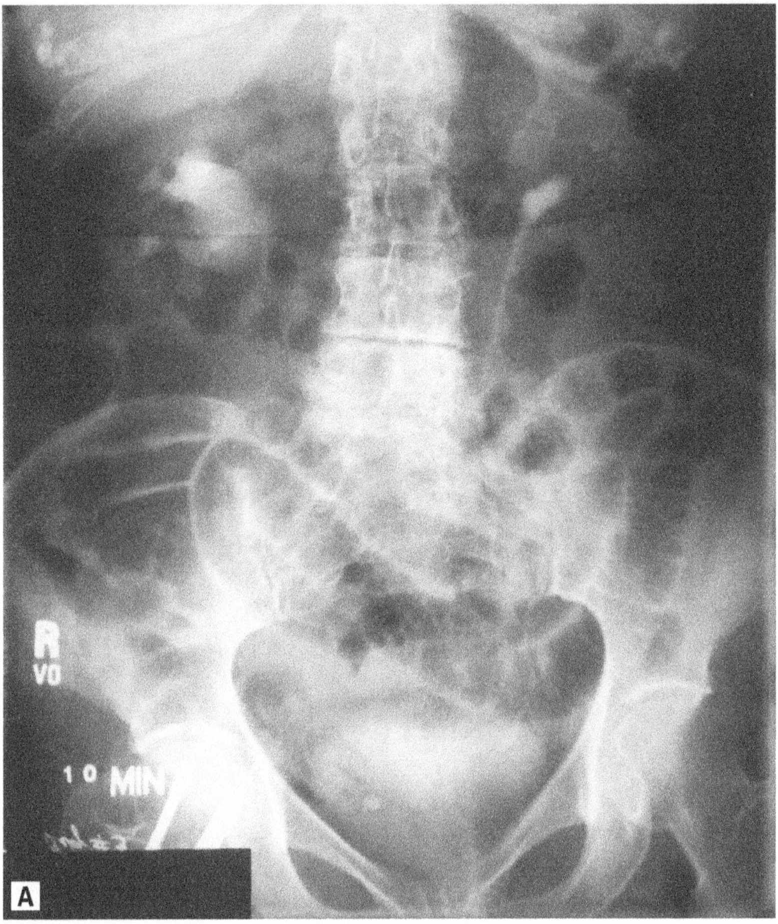

Figura 31.2 (A) Urografia excretora. Hidronefrose direita reflete-se na dilatação do sistema coletor renal e hidroureter, enquanto o sistema coletor esquerdo é normal.

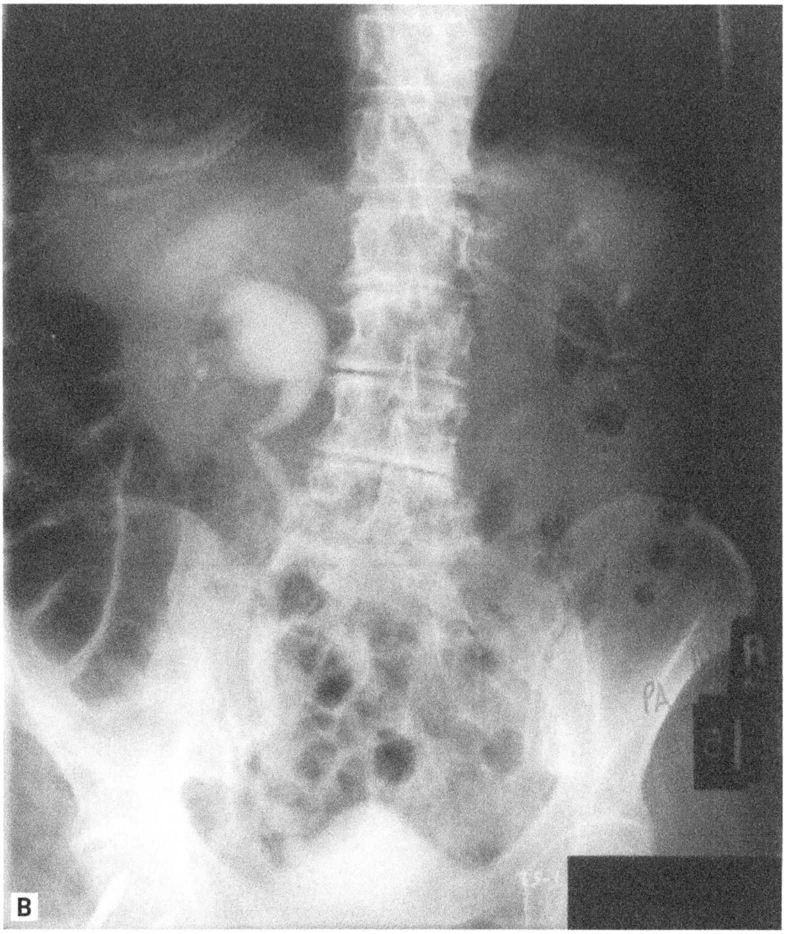

Figura 31.2 (B) Filme tardio da mesma paciente mostra o hidroureter direito de maneira mais proeminente. (Cortesia de Dr. John E. Bertini.)

QUADRO 31.1 • Causas comuns de febre pós-operatória

5 Ws	Processo da doença	Dia pós-operatório
Vento (*wind*)	Atelectasia, pneumonia	1
Água (*water*)	Infecção do trato urinário	3
Caminhar (*walking*)	Trombose venosa profunda ou embolia pulmonar	5
Ferimento (*wound*)	Infecção do ferimento	7
Fármacos (*wonder drugs*)	Febre induzida por fármacos	> 7

QUESTÕES DE COMPREENSÃO

Associe os seguintes processos (A-E) às situações clínicas mais prováveis (31.1-31.4).

A. Fístula vesicovaginal.
B. Ligadura ureteral.
C. Isquemia ureteral levando à lesão.
D. Lesão ureteral térmica.
E. Lesão vesical por perfuração.

31.1 Uma mulher de 55 anos é submetida à histerectomia total laparoscópica e desenvolve febre e sensibilidade no flanco.

31.2 Uma mulher de 33 anos é submetida à linfadenectomia pélvica para câncer cervical. Durante o procedimento, o ureter direito é dissecado meticulosamente e liberado, e um dreno de Penrose é colocado em torno dele para garantir a segurança. Ela é assintomática até o 9º dia de pós-operatório, quando desenvolve náusea e vômitos profusos, e é observada ascite na ultrassonografia.

31.3 Uma mulher de 55 anos, que foi submetida à histerectomia vaginal por prolapso vaginal de terceiro grau há um mês, queixa-se de perda constante de fluido pela vagina de sete dias de duração.

31.4 Uma mulher de 44 anos é submetida à salpingo-oforectomia direita por laparoscopia. O cautério bipolar é utilizado para ligar o ligamento infundibular pélvico. No dia seguinte, ela queixa-se de febre e sensibilidade nos flancos.

RESPOSTAS

31.1 **B.** Há muitos fatores de risco associados à lesão ureteral; contudo, a maioria está associada às histerectomias laparoscópicas. Outros fatores de risco incluem: câncer, aderências extensas, endometriose, ATO, ovários residuais, leiomiomas interligamentosos e a maioria dos procedimentos ginecológicos. Do mesmo modo, a apresentação de febre e dor nos flancos após cirurgia torna o diagnóstico de ligadura ureteral mais provável em comparação com outras opções. Quando o ureter é ligado, a paciente está em maior risco de hidronefrose e/ou hidroureter. O tratamento antibiótico e o alívio da obstrução devem ser administrados imediatamente para evitar a situação nesse cenário de pielonefrite. Pacientes com perfuração vesical em geral apresentam hematúria grosseira, dor ou sensibilidade na região suprapúbica e dificuldade miccional. Na maioria das vezes, os ureteres não são "dissecados" durante uma histerectomia; logo, seria improvável a ocorrência de isquemia nessa situação.

31.2 **C.** A dissecção excessiva do ureter pode levar à lesão por desvascularização porque os ureteres recebem o seu suprimento sanguíneo de várias artérias ao longo do seu curso e fluem junto à bainha adventícia. A urina que vaza na cavidade abdominal causa irritação aos intestinos e induz náuseas e vômito. Com uma fístula vesicovaginal, a urina tem vazamento contínuo para a vagina, mas não para a cavidade abdominal. Náuseas e vômitos não estão associados a qualquer das outras opções de resposta, exceto perfuração vesical. Nesse tipo de lesão, as pacientes apresentam dor na região suprapúbica.

31.3 **A.** A perda urinária constante após cirurgia pélvica é história característica de fístula vesicovaginal (ver Caso 34 [Incontinência urinária]). Em outras palavras, há uma conexão constante entre a bexiga e a vagina. Qualquer tipo de cirurgia pélvica predispõe à formação de fístula. A cirurgia é necessária para remover a fístula.

31.4 **D.** A lesão térmica pode se disseminar do tecido cauterizado para as estruturas circunjacentes. Assim como com a paciente diagnosticada com ligadura ureteral, essa paciente apresenta febre e sensibilidade no flanco. O fato de o procedimento nesse cenário ter sido realizado com a utilização de cautério bipolar faz a probabilidade de os sintomas estarem relacionados à lesão térmica *versus* ligadura ser muito maior.

DICAS CLÍNICAS

- A lesão ureteral deve ser suspeitada quando uma paciente desenvolve sensibilidade no flanco e febre após histerectomia ou ooforectomia.
- A dissecção meticulosa do ureter pode levar à lesão por desvascularização do ureter, uma vez que os canais vasculares passam junto à túnica adventícia do ureter.
- Uma fístula deve ser considerada quando houver perda constante ou secreção a partir da vagina após cirurgia ou radioterapia.
- Uma UE é o teste de imagem de escolha para avaliar uma paciente pós-operatória com suspeita de lesão ureteral.

REFERÊNCIAS

American College of Obstetricians and Gynecologists. The role of cystourethroscopy in the generalist obstetrician-gynecologist practice. *ACOG Committee Opinion 372*. Washington, DC: 2007.

Gambone JC. Gynecologic procedures. In: Hacker NF, Gambone JC, Hobel CJ, eds. *Essentials of Obstetrics and Gynecology*, 5th ed. Philadelphia, PA: Saunders; 2009:332-344.

Underwood P. Operative injuries to the ureter: prevention, recognition, and management. In: Rock JA, Jones III HW, ed. *TeLinde's Operative Gynecology*, 10th ed. Philadelphia, PA: Lippincott; 2008:960-971.

CASO 32

Uma mulher de 55 anos, G3P3, queixa-se de história de pressão pélvica de um mês de duração, e de sensação de "algo estar caindo da vagina". Ela havia sido submetida à histerectomia abdominal total há 10 anos por mioma uterino sintomático. Ela teve três partos vaginais e nega qualquer outro problema clínico; não tem incontinência urinária ou disúria. Ao exame, a PA é 120/70 mmHg, a FC, 90 bpm, a FR, 12 ipm, a temperatura, 36,6°C, a altura, 1,55 m e o peso, 72,5 kg. As mamas estão indolores e sem massas. O exame do coração e dos pulmões é normal. Ao exame pélvico, a genitália externa é de certo modo atrófica, porém, sem lesões. No introito, é vista uma saliência de mucosa, que aumenta de tamanho se a paciente fizer força. Essa massa é redutível com o exame pélvico digital. Não há massas anexiais. O médico coloca um cotonete na uretra, mas não há movimento do mesmo com a manobra de Valsalva. Ao exame retal, o tônus do esfincter é normal.

- Qual é o diagnóstico mais provável?
- Qual é a etiologia subjacente?
- Quais são as opções de terapia?

RESPOSTAS PARA O CASO 32:
Prolapso de órgão pélvico

Resumo: Essa mulher de 55 anos, G3P3, que foi submetida à histerectomia abdominal total previamente, tem história de um mês de pressão pélvica e sensação de que "alguma coisa está caindo da vagina". Ao exame, há atrofia da vulva. Observa-se saliência da mucosa no introito. O restante do exame pélvico, incluindo o exame retal e o teste do cotonete, é normal.

- **Diagnóstico mais provável:** Prolapso vaginal.
- **Etiologia subjacente:** Enterocele com intestino delgado no saco hernial por trás do fundo da vagina.
- **Opções de terapia:** Utilização de pessário ou fixação cirúrgica da vagina a uma estrutura resistente como o ligamento sacroespinal, os ligamentos retouterinos ou o sacro.

ANÁLISE

Objetivos

1. Compreender o suporte anatômico dos órgãos pélvicos fornecido pelo diafragma pélvico e pela fáscia parietal da pelve.
2. Descrever os tipos de prolapso de órgãos pélvicos (POP) com base na localização: cistocele (anterior), enterocele (central), retocele (posterior), paravaginal (lateral).
3. Descrever os sintomas dos vários tipos de defeitos de POP e as opções de tratamento.

Considerações

Essa mulher de 55 anos tem sensação de que "algo está caindo da sua vagina". Ela teve três partos vaginais, o que é um fator de risco; teve histerectomia abdominal total no passado. A história não indica tosse crônica ou levantamento de peso, o que também seriam fatores de risco. Ao exame, a bainha vaginal é vista no introito. O exame do compartimento anterior (bexiga) é normal no suporte, inclusive o "teste do cotonete". Se a uretra não fosse bem suportada, a manobra de Valsalva causaria rotação do cotonete na uretra em um grande ângulo. O compartimento posterior também é bem suportado (reto). Não há menção do suporte lateral. Quase inevitavelmente, uma enterocele está associada ao prolapso da abóbada vaginal. É improvável que medidas conservadoras, como exercícios de fortalecimento da musculatura pélvica, aliviem os sintomas dessa paciente. Ela tem sobrepeso, de acordo com seus 72,5 kg. Alguns estudos sugerem que redução de 10% no peso pode diminuir significativamente os sintomas de prolapso. Assim, essa paciente seria aconselhada sobre perda de peso, que pode aliviar os sintomas, ou, pelo menos, reduzir os riscos cirúrgicos e tornar o procedimento tecnicamente mais fácil de realizar. Portanto, os melhores tratamentos incluem um pessário, que é um equipamento sintético utilizado para agir como um "apoio" para suspender os órgãos pélvicos, ou cirurgia. O reparo cirúrgico inclui dissecção e ligadura do saco herniário associado à enterocele. Então, a fixação da vagina é feita para uma estrutura firme como o ligamento sacroespinhal ou os ligamentos retouterinos (abordagem vaginal), ou realiza-se uma sacrocolpopexia abdominal (fixar a abóboda da vagina ao sacro pela utilização de uma malha sintética).

ABORDAGEM AO Prolapso de órgão pélvico

DEFINIÇÕES

CISTOCELE: Defeito do suporte muscular pélvico da bexiga que permite que haja protusão para a vagina. Frequentemente a uretra é hipermóvel. Esse é um defeito de POP anterior.

ENTEROCELE: Defeito do suporte muscular pélvico do útero e do colo uterino (se ainda *in situ*) ou da abóboda vaginal (se histerectomia). O intestino delgado e/ou o omento descem para a vagina. Esse é um defeito de POP central.

RETOCELE: Defeito do suporte muscular pélvico do reto, permitindo que o reto invada a vagina. A paciente pode ter constipação ou dificuldade de evacuar. Esse é um defeito de POP posterior.

DEFEITO PARAVAGINAL: Defeito na ligação do levantador do ânus com a parede lateral pélvica, levando a uma ausência de suporte da vagina, conhecida como defeito pélvico lateral.

ABORDAGEM CLÍNICA

O **prolapso de órgão pélvico** pode afetar até 50% das mulheres que já pariram em alguma extensão, particularmente as que têm idade acima de 40 anos, e com maior incidência após a menopausa. Os sintomas variam e podem incluir sensação de peso ou pressão na pelve, massa saliente (central), dificuldade de urinar ou esvaziamento vesical incompleto, incontinência urinária (anterior), constipação ou necessidade de usar os dedos para aplicar pressão na vagina como em uma tala para obter movimento intestinal (posterior), disfunção sexual ou dor nas relações sexuais (ver Fig. 32.1).

O diafragma pélvico, uma rede muscular e ligamentosa que se conecta da pube ao sacro para as paredes laterais pélvicas, age como suporte aos órgãos pélvicos. O **diafragma pélvico** consiste em múltiplos músculos, como **pubococcígeo, puborretal** e **levantador do ânus**. A bexiga apoia-se no diafragma pélvico e os defeitos levam à sua queda da localização normal. Os fatores de risco para POP incluem múltiplos partos vaginais, tosse, levantamento de peso, distúrbios do tecido conectivo, predisposição genética, falta de estrogênio e obesidade.

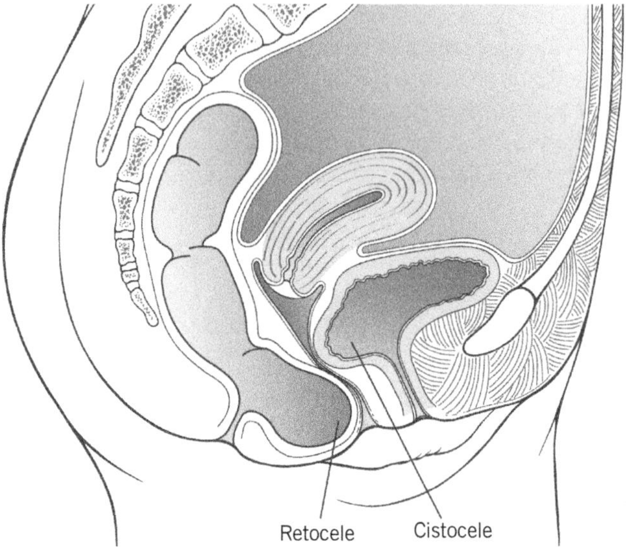

Figura 32.1 Tipos anatômicos de prolapso de órgãos pélvicos como retocele e cistocele.

O exame físico pode ser revelador e indicar qual tipo de defeito está presente. O exame deve ser conduzido com a paciente em posição supina, bem como de pé. O suporte da bexiga deve ser examinado, se estiver saliente na vagina, corresponde à cistocele. Quando a paciente faz força para baixo, deve-se observar se a bexiga se move ainda mais para baixo. Além disso, um cotonete pode ser colocado na uretra e o ângulo de excursão do cotonete deve ser observado em repouso e com Valsalva. Um "teste do cotonete" positivo com ângulo de excursão de 60° ou mais indica uretra hipermóvel. O reto também deve ser examinado tanto pela vagina quanto por exame retal. O corpo perineal frequentemente é atenuado e enfraquecido no defeito posterior. Se a paciente tem útero e colo uterino, então a posição deve ser observada em relação ao anel himenial. Com a força para baixo, o colo uterino pode descer. Vários sistemas são utilizados para medir o grau de prolapso uterino; um desses sistemas classifica em leve (acima do hímen), moderado (no hímen) e completo (além do hímen). Às vezes, todo o útero é prolapsado para fora do introito da paciente, o que é chamado procidência. Mulheres que foram submetidas à histerectomia previamente estão em risco de prolapso da abóbada vaginal devido à falha em fixar a vagina aos ligamentos de suporte transverso do colo ou retouterino. Um defeito paravaginal é avaliado pela palpação dos aspectos laterais da vagina por seu suporte e mobilidade.

Quando a extensão e o tipo de POP são identificados, a paciente pode ser aconselhada sobre a terapia. Em geral, defeitos de POP leves podem ser tratados com exercícios de fortalecimento do diafragma da pelve e observação. Defeitos mais significativos podem ser tratados com pessários, que agem como um molde para suportar os órgãos pélvicos. Pessários diferentes são feitos para diferentes tipos de defeitos. As opções cirúrgicas incluem ressecção de tecido redundante, identificação do saco hernial e ressecção, se aplicável, e depois suporte do defeito muscular pélvico por sutura a um suporte ligamentoso ou pelo uso de uma malha sintética. Recentemente, o uso da malha sintética tem sido controverso, e geralmente é reservado para grandes defeitos com consentimento amplamente informado. A fixação da abóbada vaginal ao ligamento sacroespinhal, por exemplo, é chamado procedimento de fixação do ligamento sacroespinhal. O uso de um material sintético para fixar a abóbada vaginal ao osso sacro é chamado sacrocolpopexia. Recentemente, a Food and Drug Administration (FDA) emitiu um aviso de que as malhas sintéticas na vagina podem levar à erosão e a outras complicações.

QUESTÕES DE COMPREENSÃO

32.1 Uma mulher de 48 anos, G3P3, tem perda de urina com tosse e espirro. Ela nega disúria ou urgência urinária. Qual das alternativas seguintes provavelmente está presente no exame físico?

A. Uretra hipermóvel.
B. Retocele.
C. Bexiga hipertrófica.
D. Defeito paravaginal.

32.2 Uma mulher de 62 anos queixa-se de constipação e dificuldade de ter movimentos intestinais. Ela afirma que frequentemente precisa usar os dedos para empurrar a vagina para trás para obter movimentos intestinais. A história não apresenta mais nada importante. Qual das alternativas seguintes é o melhor tratamento para essa paciente?

A. Histerectomia.
B. Colporrafia anterior.
C. Colporrafia posterior.
D. Ressecção e reparo de enterocele.

32.3 Uma mulher de 35 anos está sendo submetida a uma histerectomia por miomas uterinos que se tornaram sintomáticos e não responderam à terapia clínica. O cirurgião está tentando garantir que a paciente não tenha prolapso subsequente da abóbada vaginal. Uma medida tomada é o uso de sutura para fixar a abóbada vaginal aos ligamentos retouterinos. A paciente também tem ampla área de fundo de saco. Qual das técnicas a seguir pode ser utilizada para reduzir ainda mais a probabilidade de prolapso da abóbada vaginal?

A. Obliteração da cavidade vaginal.
B. Fixação da vagina à parede abdominal anterior.
C. Obliteração do fundo de saco.
D. Pessário profilático.

RESPOSTAS

32.1 **A.** Essa paciente tem sintomas consistentes com incontinência urinária de esforço pura, geralmente devida à queda da bexiga de sua posição intra-abdominal normal. Quando ela faz força (Valsalva), a pressão na bexiga causa perda de urina.

Outro componente da incontinência urinária é a perda do ângulo vesicoureteral e hipermobilidade da uretra. O denominador comum é provavelmente o parto, que leva ao dano do suporte pélvico.

32.2 **C.** Essa mulher tem sintomas de retocele, que é um defeito vaginal posterior. Como a estrutura de suporte do reto é defeituosa, o reto invade a vagina. Quando a paciente faz força para ter um movimento intestinal, as fezes se acumulam no saco em direção à vagina, em vez de irem para a abertura anal. Quando a paciente força contra o reto com os dedos, ela alivia a fáscia muscular da "parede da pelve" danificada, e, simultaneamente com Valsalva, as fezes podem ser direcionadas para a abertura anal. Nesse caso, o reparo cirúrgico é a colporrafia posterior, que consiste em incisão da mucosa vaginal posteriormente, identificação das bordas da fáscia parietal da pelve e reparo cirúrgico das bordas que estavam separadas.

32.3 **C.** Um fator de risco importante de prolapso subsequente da abóbada vaginal é um fundo de saco muito espaçoso e profundo. Uma técnica cirúrgica de obliteração da região do fundo de saco é chamada fundoplastia. Por exemplo, uma sequência circunferencial de suturas nas bordas pode ser utilizada para fechar o fundo de saco. Esse procedimento reduz a chance de o intestino delgado empurrar a abóbada vaginal e formar a enterocele. Deve-se tomar cuidado para evitar lesão do reto e do ureter.

DICAS CLÍNICAS

- O POP é muito comum e está associado a mulheres depois dos 40 anos que já pariram.
- O tratamento do POP pode incluir pessários ou reparo cirúrgico.
- Os defeitos anteriores levam a cistoceles e, possivelmente, à incontinência urinária. O tratamento é o reparo anterior (colporrafia), frequentemente em conjunto com uma fita uretral suave para incontinência urinária de esforço.
- Os defeitos centrais levam a enteroceles e ao prolapso da abóbada vaginal ou prolapso uterino. O tratamento é a ressecção do saco herniário da enterocele e fixação da vagina a um tecido ligamentar seguro.
- Os defeitos posteriores levam a retoceles e à constipação ou dificuldade em ter movimentos intestinais. O tratamento é o reparo posterior (colporrafia).
- Os defeitos laterais levam à ausência de suporte vaginal lateral. O conserto é o reparo paravaginal, a refixação do levantador do ânus ao seu local de inserção tendinosa da parede lateral pélvica.

REFERÊNCIAS

American College of Obstetricians and Gynecologists. Pelvic organ prolapse. *ACOG Practice Bulletin 85*. Washington, DC: 2007. (Reaffirmed 2011.)

Lentz GM. Anatomical defects of the abdominal wall and pelvic floor. In: Katz VL, Lentz GM, Lobo RA, Gersenson DM, eds. *Comprehensive Gynecology*, 5th ed. St. Louis, MO: Mosby-Year Book; 2007:501-537.

Tarnay CM, Bhatia NN. Genitourinary dysfunction, pelvic organ prolapse, urinary incontinence, and infections. In: Hacker NF, Gambone JC, Hobel CJ, eds. *Essentials of Obstetrics and Gynecology*, 5th ed. Philadelphia, PA: Saunders; 2009:276-289.

CASO 33

Uma mulher de 55 anos queixa-se de secreção serossanguinolenta profusa a partir do local de incisão abdominal, que persiste há mais de quatro horas e ensopou várias toalhas grandes. A paciente afirma que a incisão estava, de certo modo, vermelha e dolorida por vários dias. Ela foi submetida à laparotomia de estadiamento para câncer ovariano sete dias antes; informa que o sangramento vaginal era escasso e nega eliminação de coágulos sanguíneos ou de secreção fétida. A história clínica prévia é significativa pela presença de diabetes melito tipo 2, e a história cirúrgica não registra nada importante. Ao exame, o peso é 122,5 kg, a PA, 100/70 mmHg, a FC, 80 bpm e a FR, 12 ipm; ela está afebril. A tireoide é normal à palpação. O exame do coração e do pulmão é normal. O restante do exame físico não tem nada digno de nota, exceto pela incisão abdominal.

- Qual é o diagnóstico mais provável?
- Qual é a terapia mais adequada?

RESPOSTAS PARA O CASO 33:
Ruptura da fáscia

Resumo: Uma mulher obesa de 55 anos queixa-se de história de secreção serossanguinolenta profusa de quatro horas de duração a partir do local de incisão abdominal. Ela havia sido submetida à cirurgia de estadiamento de câncer ovariano sete dias antes.

- **Diagnóstico mais provável:** Infecção do sítio cirúrgico (ISC) (incisional profundo) com ruptura da fáscia.
- **Terapia mais adequada:** Fechamento cirúrgico imediato e terapia antibiótica de amplo espectro.

ANÁLISE

Objetivos

1. Conhecer a apresentação clássica da ISC com ruptura da fáscia.
2. Compreender que a ruptura e a evisceração da fáscia são emergências cirúrgicas.
3. Conhecer os fatores de risco para ruptura do ferimento.

Considerações

Essa mulher diabética de 55 anos foi submetida à cirurgia de estadiamento de câncer ovariano sete dias atrás. No momento, ela queixa-se de secreção serossanguinolenta contínua e profusa de quatro horas de duração a partir da incisão abdominal. Essa é a apresentação característica da ruptura da fáscia. Como a fáscia do reto é interrompida, o fluido peritoneal escapa pela ferida cirúrgica. Se isso fosse apenas uma separação fascial superficial causada por um seroma ou outra pequena coleção de fluido no tecido gorduroso subcutâneo, a paciente se queixaria de uma quantidade limitada de secreção. A paciente não tem conteúdo intestinal penetrando na incisão; assim, não há suspeita de evisceração. Todavia, a ISC profunda com ruptura fascial é uma emergência cirúrgica que requer reparo cirúrgico imediato. Em geral, é administrada terapia antibiótica de amplo espectro. Essas pacientes têm inúmeros fatores de risco de deiscência da fáscia, inclusive obesidade, diabetes, câncer e provável incisão vertical. O período de tempo desde a cirurgia é razoavelmente típico, em geral 7-10 dias após a cirurgia.

ABORDAGEM ÀS
Complicações da ferida cirúrgica

DEFINIÇÕES

DEISCÊNCIA DA FERIDA: Separação de parte da incisão cirúrgica, mas com peritônio intacto.

RUPTURA FASCIAL: Separação da camada fascial, que em geral leva à comunicação da cavidade peritoneal com a pele.

SEROSSANGUINOLENTO: Secreção tingida de sangue.

EVISCERAÇÃO: Ruptura de todas as camadas da incisão, com omento ou intestino projetando-se pela incisão.

INFECÇÃO DO SÍTIO CIRÚRGICO: Infecção relacionada com o procedimento operatório, que ocorre na incisão cirúrgica ou próxima a ela dentro de 30 dias após uma cirurgia. A **incisional profunda** deve envolver os tecidos moles profundos, como a fáscia ou o músculo.

ABORDAGEM CLÍNICA

Distúrbios da ferida cirúrgica

As complicações da ferida cirúrgica incluem separação superficial, deiscência e evisceração. Separações do tecido subcutâneo anterior à fáscia geralmente são associadas com infecção ou hematoma. Elas afetam cerca de 3 a 5% das incisões de histerectomia abdominal. A paciente afetada geralmente apresenta incisão vermelha, sensível, endurecida, e febre 4-10 dias após a cirurgia. O tratamento é a abertura da ferida e a drenagem do pus. Um agente antimicrobiano de largo espectro é recomendado, com troca de curativos sempre que estiver molhado. A ferida cirúrgica pode ser deixada para fechar por segunda intenção, ou ser aproximada após vários dias.

Ruptura da fáscia, separação da fáscia, mas não do peritônio, ocorre em cerca de 1% de todas as cirurgias abdominais, e em cerca de 0,5% das incisões abdominais. É mais comum com incisões verticais, obesidade, distensão intra-abdominal, diabetes, exposição à radiação, uso de corticosteroides, infecção, tosse e desnutrição. Essa condição frequentemente se apresenta como secreção profusa a partir da incisão, 5-14 dias após a cirurgia. A ISC com ruptura fascial requer reparo o mais breve possível, com início dos antibióticos de amplo espectro.

A **evisceração** é definida como protrusão do intestino ou omento pela incisão, que implica separação completa de todas as camadas do ferimento. Essa condição tem mortalidade significativa por sepse, e é considerada uma emergência cirúrgica. Quando encontrada, deve ser colocada uma compressa estéril molhada com solução salina sobre o intestino, e a paciente deve ser levada para a sala de cirurgia. Os antibióticos devem ser iniciados imediatamente. A apresentação é similar à da deiscência de ferimento.

QUESTÕES DE COMPREENSÃO

33.1 Qual das alternativas seguintes é um risco de deiscência do ferimento?

A. Diabetes melito.
B. Uso de sutura monofilamentar.
C. Incisão horizontal.
D. Doença de Addison.

33.2 Qual das alternativas seguintes é o motivo mais comum de ruptura da fáscia?

A. O nó da sutura se desata.
B. Rompimento da sutura.
C. A sutura rasga a fáscia.
D. Defeito do material da sutura.
E. Processo hidrolítico da sutura.

33.3 Uma mulher de 59 anos que teve cirurgia de estadiamento para câncer ovariano apresenta secreção serosa clara a partir da incisão. O cirurgião receia que isso possa representar drenagem linfática ou fístula do trato urinário. Qual dos exames de fluido a seguir provavelmente ajudará a diferenciar entre as duas entidades?

A. Nível de creatinina.
B. Contagem de leucócitos.
C. pH.
D. Nível de hemoglobina.
E. Nível de CA-125.

33.4 Uma mulher de 38 anos teve histerectomia abdominal por miomas uterinos sintomáticos, a saber, menorragia, que não respondia à terapia clínica. Uma semana depois, ela queixa-se de febre baixa e dor abdominal inferior. Ao exame, apresenta temperatura de 38,22°C, e a incisão de Pfannenstiel (transversa baixa) está vermelha, endurecida e sensível. Qual das alternativas seguintes é a melhor terapia para essa condição?

A. Terapia antibiótica oral e acompanhamento em uma semana.
B. Observação.
C. Abertura da incisão e drenagem da infecção.
D. Unguento antibiótico na área afetada.
E. Terapia com interferon.

RESPOSTAS

33.1 **A.** O diabetes é associado ao risco aumentado de separação da fáscia porque é mais difícil a cicatrização da ferida cirúrgica em pessoas com essa doença. A integridade dos vasos sanguíneos é rompida no ferimento; isso, juntamente com o fato de os diabéticos geralmente terem má circulação sanguínea, torna mais difícil perfundir de maneira adequada a área ferida (o sangue contém os fatores de coagulação e as imunoglobulinas necessários para a cicatrização de um ferimento e a prevenção de infecção). Como resultado, os diabéticos também estão em maior risco de infecção grave. Uma incisão vertical, ao contrário da incisão transversa, está associada a maior risco de ruptura da fáscia. A doença de Addison é um estado de hipocortisolismo, enquanto a doença de Cushing é um estado de hipercortisolismo. Como níveis de cortisol aumentados estão associados à imunossupressão, a deiscência do ferimento seria mais provável de ocorrer na doença de Cushing, não na doença de Addison.

33.2 **C.** A ruptura da fáscia geralmente não é devida ao rompimento da sutura ou ao deslizamento do nó, mas sim a um rasgo da fáscia pela sutura. Isso é mais comum em incisões verticais, obesidade, distensão intra-abdominal, diabetes, exposição à radiação, uso de corticosteroide, infecção, tosse e desnutrição. Essa condição requer reparo imediato e antibióticos de amplo espectro. A ruptura fascial e a evisceração geralmente ocorrem entre 5 e 14 dias de pós-operatório.

33.3 **A.** O fluido pode aparecer seroso e ser clinicamente indistinguível entre urina e fluido peritoneal. Um nível de creatinina pode distinguir entre urina e fluido linfático. O nível de creatinina seria significativamente mais elevado na urina.

33.4 **C.** Essa paciente tem infecção superficial da ferida cirúrgica. O melhor tratamento é abrir a ferida e drenar a purulência. Um agente antimicrobiano de amplo espectro é recomendado, com troca de curativos quando molhado. A ferida cirúrgica pode fechar por segunda intenção ou ser aproximada após vários dias. A observação diante de infecção não seria a melhor conduta e poderia levar à septicemia. Unguentos e terapia antibiótica oral não são opções terapêuticas suficientes até que a secreção seja removida.

DICAS CLÍNICAS

- A ruptura da fáscia é preocupante quando quantidades copiosas de fluido serossanguinolento estão drenando da incisão abdominal.
- Uma ISC com ruptura da fáscia e evisceração deve ser reparada imediatamente.
- O período de tempo mais comum no qual ocorre ruptura da fáscia e evisceração é 5-14 dias de pós-operatório.
- Uma separação superficial do ferimento geralmente ocorre devido à infecção ou hematoma, e é tratada por abertura do ferimento e troca dos curativos.
- Obesidade, desnutrição e tosse crônica são fatores de risco de ruptura da fáscia.

REFERÊNCIAS

Centers for Disease Control and Prevention. Definitions of healthcare associated infections. www.cdc.gov. Accessed February 12, 2012.

Droegemuller W. Preoperative counseling and management. In: Stenchever MA, Droegemueller W, Herbst AL, Mishell DR, eds. *Comprehensive Gynecology*, 5th ed. St. Louis, MO: Mosby-Year Book; 2007:771-825.

Schorge J, Schaffer J, Halvorson L, et al. Postoperative infection. In: *Williams Gynecology*. McGraw--Hill, New York, NY; 2010.

CASO 34

Uma mulher de 48 anos, G3P3, queixa-se de história de perda de urina quatro a cinco vezes ao dia, há dois anos, geralmente ocorrendo quando ela tosse, espirra ou levanta peso; ela nega disúria ou urgência urinária entre esses episódios. Esses eventos causam constrangimento e interferem em suas atividades diárias. A paciente é saudável em outros aspectos. Uma urocultura realizada um mês antes foi negativa. Ao exame, ela é discretamente obesa. A PA é 130/80 mmHg, a FC, 80 bpm e a temperatura, 37,2°C. O exame da mama é normal, sem massas. O coração tem frequência e ritmo regulares, sem sopros. O exame abdominal não revela massas ou sensibilidade. O exame de urina coletada do jato médio não apresenta nada significativo.

- Qual é o diagnóstico mais provável?
- Qual achado do exame físico provavelmente estará presente?
- Qual é o melhor tratamento inicial?

RESPOSTAS PARA O CASO 34: Incontinência urinária

Resumo: Uma mulher multípara de 48 anos queixa-se de incontinência urinária, relacionada com atividades de esforço. Não há componente de urgência, e não há retardo da manobra de Valsalva até a perda de urina.

- **Diagnóstico mais provável:** Incontinência urinária de esforço genuína (IUEG).
- **Achado do exame físico:** Uretra hipermóvel, cistocele ou perda do ângulo uretrovesical.
- **Melhor tratamento inicial:** Exercícios de Kegel e micção programada.

ANÁLISE

Objetivos

1. Discernir entre história característica de IUEG *versus* incontinência urinária de urgência (IUU).
2. Saber que o exame cistométrico pode ser utilizado para distinguir entre as duas etiologias.
3. Conhecer o tratamento para IUEG e IUU.

Considerações

A história dessa paciente é muito característica de IUEG. Ela tem perda de urina concomitante com tosse, espirro ou elevação de peso. Não há componente de urgência ou retardo a partir da tosse, uma vez que esses achados seriam consistentes com IUU. Não há evidência de diabetes ou neuropatia, tornando a incontinência de transbordamento improvável. O exame pélvico raramente revela cistocele (bexiga saliente dentro da vagina anterior) ou perda do ângulo normal bexiga-uretra (uretra hipermóvel); esses achados de relaxamento pélvico podem estar associados ao problema anatômico de IUEG, o colo da bexiga estando abaixo do limite da cavidade abdominal. Em pacientes com IUU, ou com sintomas mistos (perda de urina com Valsalva e urgência de urinar), o exame cistométrico pode ser útil para diferenciar entre IUEG e IUU. Um diagnóstico acurado é importante, já que as terapias para essas duas condições são muito diferentes e a terapia cirúrgica pode, na verdade, piorar a IUU.

Na IUEG, o tratamento inicial geralmente exige exercícios de fortalecimento do diafragma pélvico, chamados de exercícios de Kegel. Se isso não for bem sucedido, as opções de tratamento incluem fixação cirúrgica da uretra proximal acima do diafragma pélvico, ***sling*** **suburetral** ou ***sling*** **transobturador**, colpopexia uretral (procedimento de Burch) ou fixação transvaginal. Hoje, os procedimentos com *sling* são os métodos mais populares para abordar esse tema.

ABORDAGEM À
Incontinência urinária

DEFINIÇÕES

INCONTINÊNCIA URINÁRIA: Perda involuntária de urina que é demonstrada objetivamente e gera preocupação social ou higiênica.

INCONTINÊNCIA URINÁRIA DE ESFORÇO GENUÍNA: Incontinência pela uretra devida a súbito aumento da pressão intra-abdominal, na ausência de espasmo do músculo da bexiga.

INCONTINÊNCIA URINÁRIA DE URGÊNCIA: Perda de urina devida à contração súbita e não inibida do músculo detrusor da bexiga.

INCONTINÊNCIA DE TRANSBORDAMENTO: Perda de urina associada à bexiga hiperdistendida e hipotônica, na ausência de contrações do detrusor da bexiga. Isso frequentemente está associado a diabetes melito, lesões medulares ou neuropatias motoras inferiores. Também pode ser causada por edema uretral após cirurgia pélvica.

AVALIAÇÃO CISTOMÉTRICA: Investigação de alterações de pressão e volume na bexiga com o enchimento com volumes conhecidos. É utilizada com frequência para diferenciar IUEG de IUU.

PROCEDIMENTOS COM *SLING MESOURETRAL:** Procedimento que alivia os sintomas de IUEG por suportar o meio da uretra com efeito do tipo rede, por meio de procedimentos como a fita vaginal sem tensão TVT (do inglês, *tension-free vaginal tape*) ou a fita transobturadora TOT (do inglês, *transobturator tape*).

PROCEDIMENTO DE FITA VAGINAL SEM TENSÃO: Procedimento minimamente invasivo utilizado para fixar a uretra proximal no retropúbis por meio de uma técnica cega que usa um instrumento especial em anzol para colocar uma fita sintética sob a uretra, que é o procedimento mais usado para IUEG.

PROCEDIMENTO POR FITA TRANSOBTURADORA (TOT): Procedimento minimamente invasivo similar à TVT, mas que origina-se lateralmente para tentar evitar as lesões na bexiga ou no intestino relatadas com os procedimentos que utilizam a TVT. Embora os resultados em longo prazo não estejam disponíveis para a TOT, esse procedimento tornou-se muito popular.

ABORDAGEM CLÍNICA

Fisiologia normal

A continência urinária é mantida quando a pressão uretral excede a pressão intravesical. A bexiga e a uretra proximal têm, normalmente, uma posição intra-abdominal, ou seja, acima do diafragma pélvico. Nessa situação, uma manobra de Valsalva transmite pressão para a bexiga e a uretra proximal de modo que a continência é mantida.

* N. de R.T. Mais conhecida em nosso meio como prova urodinâmica.

Na situação anatômica normal, a pressão uretral excede a pressão vesical, e também o diafragma pélvico suporta a bexiga e a uretra.

Mecanismos da incontinência

Incontinência urinária de esforço genuína: Após trauma e/ou outras causas de fraqueza do diafragma pélvico (como o parto), a uretra proximal pode cair abaixo do diafragma pélvico. Quando a paciente tosse, a pressão intra-abdominal é exercida sobre a bexiga, mas não na uretra proximal. Quando a pressão vesical se iguala ou excede a pressão uretral máxima, ocorre fluxo urinário. Como esse é um problema mecânico, a paciente não sente urgência miccional, e a perda de urina ocorre simultaneamente com a tosse. Não há retardo desde a tosse até a incontinência. A uretropexia reposiciona a uretra proximal de volta em sua posição intra-abdominal (Fig. 34.1). Mais recentemente, faixas estreitas de malha de polipropileno têm sido utilizadas para suspender o meio da uretra em função da teoria de que a incontinência urinária ocorre devido à insuficiência do ligamento pubouretral. Esses procedimentos agem como uma rede para apoiar a uretra, e também agem para, de certo modo, comprimir a uretra. Eles incluem vários procedimentos com fita vaginal sem tensão, e os resultados são favoráveis quando comparados com a uretropexia (Fig. 34.2). Devido à natureza minimamente invasiva desses procedimentos, eles têm ganhado popularidade. Todavia, há preocupação sobre a erosão do material sintético para dentro da bexiga ou da vagina, estimulando um aviso da FDA de 2008. Embora a FDA tenha excluído os procedimentos com *sling* vesical, alguns pacientes têm relutado em optar pelos *slings* de malha. Um grande estudo patrocinado pelo National Institutes of Health foi publicado em 2007, e demonstrou que o procedimento de fita que utiliza fáscia autóloga foi superior à colpossuspensão de Burch para tratar a IUEG.

Incontinência urinária de urgência: Com espasmos não inibidos do músculo detrusor da bexiga, a pressão vesical supera a pressão uretral. Disúria e/ou emergência miccional são sintomas proeminentes, refletindo espasmos vesicais. Às vezes, tosse ou espirros podem provocar espasmos vesicais, de modo que um retardo de vários segundos é observado antes da perda de urina.

Incontinência de transbordamento: Com uma bexiga hiperdistendida, a tosse aumentará a pressão vesical, e pode levar a gotejamento ou pequena perda de urina.

Investigação

História, exame físico, exame de urina e resíduo pós-miccional (RPM) fazem parte da avaliação inicial da incontinência urinária (Quadro 34.1).

Terapia comportamental, inclusive micção programada, e fortalecimento da musculatura pélvica parecem ter importância, e em geral devem ser a primeira linha de tratamento.

CORRELAÇÃO DE CASO

- Ver também Caso 32 (Prolapso de órgão pélvico), já que a cistocele frequentemente está associada à IUEG.

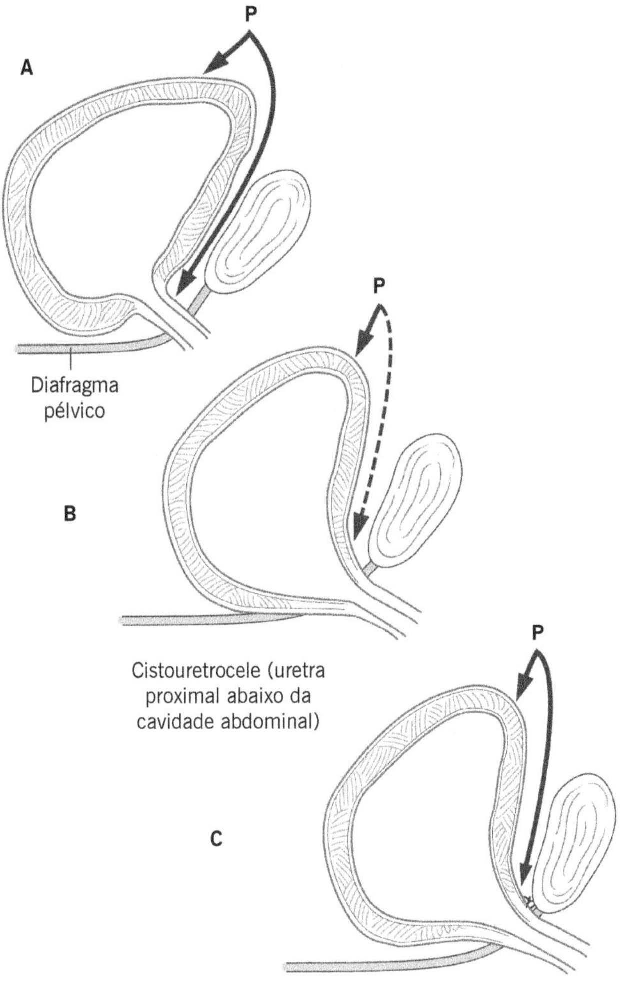

Figura 34.1 Posição da bexiga: normal, incontinência urinária de esforço genuína, e após uretropexia. Normalmente, uma manobra de Valsalva causa transmissão da pressão intra-abdominal (*P*) aumentada igualmente para a bexiga e para a uretra (**A**). Na incontinência urinária de esforço genuína, a uretra proximal caiu para fora da cavidade abdominal (**B**), de modo que a pressão intra-abdominal não é mais transferida para a uretra proximal, levando à incontinência. Após uretropexia (**C**), a pressão é novamente transmitida para a uretra.

Nota: Uma incontinência combinada de esforço e mista provavelmente é o tipo mais comum de incontinência encontrada; as pacientes terão sintomas de IUEG e de IUU.

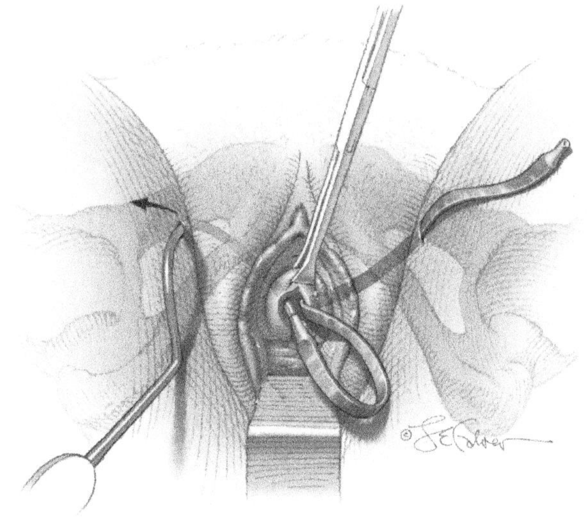

Figura 34.2 Colocação do *sling* transobturador. O instrumento aplicador em anzol é utilizado para passar pelo forame obturado, e a tensão é ajustada. (Reproduzida, com permissão, de Schorge JO, Schaffer Ji, Halvorson LM, et al. *Williams Gynecology*. www.accessmedicine.com, Fig. 42.4.3.)

QUADRO 34.1 • Diagnóstico diferencial da incontinência urinária

	Mecanismo	História	Teste diagnóstico	Tratamento
Incontinência urinária de esforço genuína	Colo da bexiga caiu da sua posição intra-abdominal normal	Perda indolor de urina concomitante com Valsalva; não há urgência miccional	Exame físico: perda do ângulo da bexiga; cistocele; uretra hipermóvel; exame cistométrico	Uretropexia (*sling* uretral ou uretropexia) para retornar a uretra proximal à posição intra-abdominal
Incontinência urinária de urgência	Músculo detrusor da bexiga é hiperativo e se contrai de forma imprevisível	Componente de urgência, "Eu preciso ir ao banheiro e não consigo chegar lá em tempo."	Exame cistométrico mostra contrações não inibidas	Medicação anticolinérgica para relaxar o músculo detrusor da bexiga (cirurgia pode piorar)
Incontinência de transbordamento	Bexiga hiperdistendida devido à hipotonia	Perda de urina com Valsalva; gotejamento; diabetes ou lesão da medula espinal	Resíduo pós-miccional (cateterismo) mostra grande quantidade de urina	Autocateterismo intermitente
Fístula	Comunicação entre bexiga ou ureter e vagina	Vazamento constante após cirurgia ou trabalho de parto prolongado	Corante na bexiga mostra descoloração vaginal	Reparo cirúrgico de trato fistuloso

QUESTÕES DE COMPREENSÃO

34.1 Uma mulher de 55 anos observa umidade constante na vagina após procedimento de histerectomia vaginal total, à qual ela foi submetida há dois meses. Ela nega disúria e urgência miccional. O exame de urina é normal. Qual das alternativas seguintes é o melhor método de diagnosticar a etiologia da incontinência urinária?

A. Exame cistométrico.
B. Instilação de corante na bexiga.
C. Cateterismo pós-miccional da bexiga.
D. Perfil neurológico dos nervos sacrais.

Associar as seguintes melhores terapias *isoladas* (A-G) que provavelmente ajudarão na situação clínica descrita (34.2-34.4):

A. Procedimento de fita suburetral.
B. Oxibutinina (Ditropan, uma medicação anticolinérgica).
C. Colocação de *stents* ureterais.
D. Reparo cirúrgico do trato fistuloso.
E. Propranolol (Inderal).
F. Colocação de esfincter da uretra artificial.
G. Autocateterização intermitente.

34.2 Uma mulher de 42 anos com diabetes melito de longa duração queixa-se de pequena quantidade de gotejamento constante de perda urinária com tosse ou elevação de peso.

34.3 Uma mulher de 39 anos molha suas calças duas a três vezes diariamente. Ela tem a sensação de que precisa urinar, mas não consegue chegar a tempo ao banheiro.

34.4 Uma mulher de 35 anos foi submetida a quatro partos vaginais. Ela observa perda urinária seis a sete vezes ao dia concomitantemente com tosse ou espirros; nega disúria ou urgência miccional. A urocultura é negativa.

34.5 Uma mulher de 43 anos foi submetida a um procedimento com TVT sem tensão para IUEG cerca de 4 horas atrás. Ela tolerou bem o procedimento. No pós-operatório, notou estar urinando, mas "sente como se a bexiga ainda estivesse cheia". Um RPM é realizado, com 400 mL encontrados na bexiga. Qual das alternativas seguintes é o melhor manejo para essa paciente?

A. Alta hospitalar.
B. Cirurgia imediata para remover o TVT.
C. Colocar um cateter de Foley e dar alta com cateter.
D. Solicitar TC para avaliar hematoma ou lesão intestinal.

RESPOSTAS

34.1 **B.** Essa paciente provavelmente tem fístula vesicovaginal (entre a bexiga e a vagina) por conta da cirurgia. Um corante instilado na bexiga seria visto vazando para a vagina. Se o vazamento for lento, às vezes um tampão é colocado na vagina e removido após 30 a 60 minutos. A umidade constante após uma cirurgia pélvica sugere fístula, como a fístula vesicovaginal, que é melhor tratada com o reparo cirúrgico, já que é um problema anatômico. Medicações não seriam úteis nessa situação. A operação inclui a excisão do trato da fístula que geralmente pode estar infectado ou enfraquecido, e depois o fechamento da abertura. Outras fístulas comuns que podem ocorrer após cirurgia pélvica incluem fístulas ureterovaginais (entre o ureter e a vagina) e fístulas retovaginais (entre o reto e a vagina).

34.2 **G.** Essa paciente tem diabetes melito de longa duração, que é fator de risco de bexiga neurogênica, levando à incontinência por transbordamento. Outras causas incluem lesão da medula espinal ou esclerose múltipla. Essas pacientes geralmente não sentem urgência miccional e acumulam grandes quantidades de urina na bexiga. A melhor terapia para a incontinência de transbordamento (bexiga neurogênica) é o autocateterismo intermitente. Nem a cirurgia (indicada para reparo de fístula), nem a uretropexia de Burch (indicada para IUEG) seriam adequadas nesse cenário porque não se trata de problema anatômico. As medicações listadas também não seriam indicadas para bexiga neurogênica; contudo, cloreto de betanecol é um fármaco prescrito comumente para ajudar a estimular as contrações vesicais por atuar seletivamente nos receptores muscarínicos nos músculos vesicais em indivíduos com incontinência de transbordamento.

34.3 **B.** O proeminente componente de urgência dessa mulher torna a IUU o diagnóstico mais provável, e é melhor tratado com medicações anticolinérgicas. Os anticolinérgicos relaxam o músculo detrusor da bexiga hiperativo. A cirurgia não estaria indicada nessa situação, e, de fato, pode piorar a situação por lesionar ainda mais os nervos e músculos da bexiga. Um esfincter da uretra artificial não melhoraria os sintomas da paciente porque o problema diz respeito ao músculo detrusor da bexiga, e não ao esfincter da uretra. A paciente não está tendo problema com transbordamento, de modo que o cateterismo também não seria útil.

34.4 **A.** Essa apresentação clínica é consistente com IUEG e é melhor tratada por procedimento de fita. Há evidência de que os partos vaginais podem aumentar a incidência de IUEG devido ao trauma ao diafragma da pelve. As medicações listadas não estariam indicadas para essa paciente porque seus sintomas são devidos a enfraquecimento do diafragma da pelve *versus* problema com a própria bexiga, ou músculos da bexiga, como na IUU. Ao contrário da IUU, a paciente não sente urgência miccional, e não há retardo antes da perda de urina após tosse ou espirro. Uma avaliação cistométrica ou urodinâmica ajuda a diferenciar entre IUU e IUEG.

34.5 **C.** A paciente deve ter alta com cateter uretral posicionado. Um RPM normal é de 120 a 180 mL. O RPM dessa paciente de 400 mL é claramente anormal. A retenção vesical é um desfecho conhecido de procedimentos de fitas suburetrais. A retenção vesical dessa paciente é leve, já que ela é capaz de urinar de alguma forma, e geralmente melhorará com o tempo. Ela deve ser vista no consultório em alguns dias. Se a paciente for incapaz de urinar, a fita pode estar muito apertada, e a paciente pode se beneficiar do afrouxamento do *sling* antes da alta hospitalar.

DICAS CLÍNICAS

- Em uma mulher que apresenta incontinência urinária, uma ITU deve ser excluída.
- O tratamento definitivo da IUEG é cirúrgico, enquanto o melhor tratamento da IUU é clínico.
- Os procedimentos de fita mesouretrais surgiram como procedimentos realizados mais comumente para tratar IUEG, porque demonstraram ter eficácia pelo menos igual, hospitalizações mais curtas, cirurgias menores e menos dor, quando comparados com a uretropexia de Burch.
- O procedimento de TVT tem mais dados de resultados em longo prazo, mas tem risco discretamente aumentado de sangramento e lesão intestinal.
- Devido à preocupação com erosão da malha, embora o aviso da FDA tenha excluído preocupação sobre procedimentos com fita uretral, algumas pacientes optarão pela uretropexia tradicional.
- A avaliação cistométrica ou urodinâmica ajuda a diferenciar a IUEG da IUU.
- A cateterização pós-miccional que mostra grande volume residual sugere incontinência de transbordamento.
- A perda de urina ocorre quando a pressão intravesicular iguala (ou excede) a pressão do esfincter.

REFERÊNCIAS

Albo ME, Richter HE, Brubaker L. Burch colposuspension versus fascial sling to reduce urinary incontinence. *N Engl J Med.* 2007;356:2143-2155.

American College of Obstetricians and Gynecologists. Urinary incontinence in women. In: *ACOG Practice Bulletin 63.* Washington DC: 2005. (Reaffirmed in 2011.)

American College of Obstetricians and Gynecologists. Pelvic organ prolapse. *ACOG Practice Bulletin 85.* Washington, DC: 2007.

Lentz GM. Urogynecology. In: Katz VL, Lentz GM, Lobo RA, Gersenson DM, eds. *Comprehensive Gynecology*, 5th ed. St. Louis, MO: Mosby-Year Book; 2007:537-568.

Tarnay CM, Bhatia NN. Genitourinary dysfunction, pelvic organ prolapse, urinary incontinence, and infections. In: Hacker NF, Gambone JC, Hobel CJ, eds. *Essentials of Obstetrics and Gynecology,* 5th ed. Philadelphia, PA: Saunders; 2009:276-289.

CASO 35

Uma mulher nulípara de 22 anos queixa-se de história de duas semanas de duração de secreção vaginal com perda sanguínea após relação sexual. Ela nega história de DSTs e, atualmente, não usa qualquer agente anticoncepcional. A história clínica prévia não tem nada notável. O UPM começou há uma semana e foi normal. Ao exame, a PA é 100/60 mmHg, a FC, 80 bpm e a temperatura, 37,2°C. O exame do coração e dos pulmões é normal. O abdome está indolor e sem massas. O exame pélvico mostra secreção vaginal purulenta, que na coloração Gram mostra diplococos gram-negativos intracelulares e nenhum outro organismo. O teste de gravidez é negativo.

- Qual é o diagnóstico mais provável?
- Qual é o diagnóstico diferencial?
- Qual é o próximo passo na terapia?
- Quais são as complicações desse problema?

RESPOSTAS PARA O CASO 35: Cervicite gonocócica

Resumo: Uma mulher nulípara não grávida, de 22 anos, queixa-se de secreção vaginal e sangramento após a relação sexual. Secreção vaginal purulenta na coloração Gram mostra diplococos gram-negativos intracelulares.

- **Diagnóstico mais provável:** Cervicite gonocócica.
- **Diagnóstico diferencial:** Cervicite causada por gonorreia ou *Chlamydia*, *Trichomonas vaginalis*, ou vaginite causada por infecção por HSV-2.
- **Próximo passo na terapia:** Ceftriaxona IM para gonorreia, e azitromicina oral (ou doxiciclina) para infecção por *chlamydia*.
- **Complicações desse problema:** Salpingite, que pode levar à infertilidade ou ao aumento do risco de gravidez ectópica. A gonorreia disseminada também é possível.

ANÁLISE

Objetivos

1. Saber que os diplococos gram-negativos intracelulares são altamente sugestivos de *Neisseria gonorrhoeae*.
2. Conhecer a apresentação clínica e o tratamento da cervicite gonocócica.
3. Compreender as complicações da cervicite gonocócica.
4. Listar o diagnóstico diferencial e a abordagem à cervicite mucopurulenta.

Considerações

Essa mulher nulípara, de 22 anos, queixa-se de secreção vaginal e sangramento após a relação sexual. A primeira doença que deve ser excluída no sangramento vaginal anormal é distúrbio relacionado à gravidez, como gravidez ectópica ou ameaça de abortamento. Nesse caso, o teste de gravidez da paciente é negativo. A secreção purulenta pode ser devida à infecção cervical, ou à infecção vaginal; os achados dessa paciente são diagnósticos de gonorreia pela coloração Gram. Exame a fresco também deve ser realizado para investigar organismos *Trichomonas*. Devido à propensão da gonorreia de invadir a endocérvice, é provável que essa mulher tenha, ao menos, cervicite. Assim, deve ser coletada uma amostra da endocérvice para cultura e teste de DNA. O próximo passo é avaliar a extensão da doença. Essa paciente não tinha evidência de salpingite (infecção tubária), uma vez que não apresentava sensibilidade anexial. Ela não se queixava de sensibilidade abdominal ou de menstruações intensas (envolvimento uterino), que seriam mais indicativas de doença do trato genital superior. Do mesmo modo, ela não tem queixas articulares que indiquem artrite gonocócica, ou lesões cutâneas dolorosas que sugiram gonorreia disseminada.

Um tratamento comum para cervicite gonocócica é ceftriaxona 125 a 250 mg por via IM. Como a *Chlamydia* frequentemente coexiste com gonorreia, a terapia com azitromicina 1 g VO, ou doxiciclina 100 mg duas vezes ao dia por 7-10 dias também é indicada. Os organismos gonocócicos parecem estar confinados na endocérvice nesse caso, mas complicações podem incluir ascensão para as tubas, causando infertilidade (doença tubária) ou desenvolvimento de gravidez ectópica no futuro.

ABORDAGEM À Cervicite gonocócica

DEFINIÇÕES

SÍNDROME DE FITZ-HUGH-CURTIS: Peri-hepatite causada por secreção purulenta tubária que ascende à área do quadrante superior direito. A paciente se queixará de dor no quadrante superior direito.

CERVICITE MUCOPURULENTA: Secreção exsudativa amarela que se origina da endocérvice com 10 ou mais polimorfonucleócitos por campo de alta resolução na microscopia.

TRATO GENITAL INFERIOR: Vulva, vagina e colo uterino.

TRATO GENITAL SUPERIOR: Corpo uterino, tubas uterinas e ovários.

ABORDAGEM CLÍNICA

Uma infecção do colo uterino é análoga a uma infecção da uretra masculina. Assim, os patógenos transmitidos sexualmente, como *chlamydia trachomatis, N. gonorrhoeae* ou herpes-vírus simples (HSV), podem infectar o colo uterino. Organismos gonocócicos e *chlamydia* têm tropismo pelas células colunares da endocérvice. Frequentemente, é observado eritema da endocérvice, levando à friabilidade; essas pacientes podem se queixar de sangramento após a relação sexual. A secreção cervical mucopurulenta é uma queixa comum, novamente análoga à secreção exsudativa uretral do homem. O organismo mais comumente implicado na secreção cervical mucopurulenta é *C. trachomatis*, embora a gonorreia também possa ser um patógeno.

Quando uma paciente apresenta secreção vaginal purulenta, deve ser realizado um exame especular para discernir a fonte da secreção e determinar se a fonte é vaginal ou cervical. A cervicite geralmente tem secreção mucopurulenta na endocérvice, e o colo uterino é friável e sangra facilmente quando tocada. Uma vaginite primária revela secreção espumosa esverdeada ou mucosa vaginal eritematosa. *Trichomonas* ou HSV-2 também podem causar cervicite. A paciente deve ter um exame a fresco para *Trichomonas*, e testes para gonorreia ou *chlamydia*. O tratamento é baseado na impressão clínica, já que a confirmação do organismo pode levar vários dias.

Quando uma paciente apresenta esse tipo de secreção vaginal, a coloração Gram pode ser útil, quando disponível; se houver evidência de gonorreia, ou seja, diplococos gram-negativos intracelulares, então o tratamento deve ser direcionado para doença gonocócica (ceftriaxona 125 a 250 mg IM). Devido à frequência de infecção coexistente por *chlamydia*, geralmente é administrada azitromicina 1 g VO ou doxiciclina 100 mg VO duas vezes por dia por 7-10 dias. Se a coloração Gram da secreção cervical for negativa, então está indicada terapia antimicrobiana dirigida à *Chlamydia*. Todavia, estudos para ambos os organismos devem ser realizados. Se os sintomas se resolverem, não há necessidade de exames de acompanhamento (ver Figura 35.1 para um esquema de manejo sugerido). Além disso, é importante que o parceiro receba terapia, de modo a prevenir reinfecção. Muitos estados têm promovido terapia de casais, permitindo que o médico da paciente possa fornecer medicação para o parceiro. Por fim, a paciente e o parceiro devem ser orientados e deve-se oferecer testes para outros organismos transmitidos sexualmente, como HIV, sífilis e hepatites B e C.

Recentemente, testes de amplificação de ácido nucleico (NAAT, do inglês *nucleic acid amplification tests*) na urina foram aprovados para confirmação de cervicite por gonococos ou *chlamydia*. Para as pacientes que recusam exame especular, esse

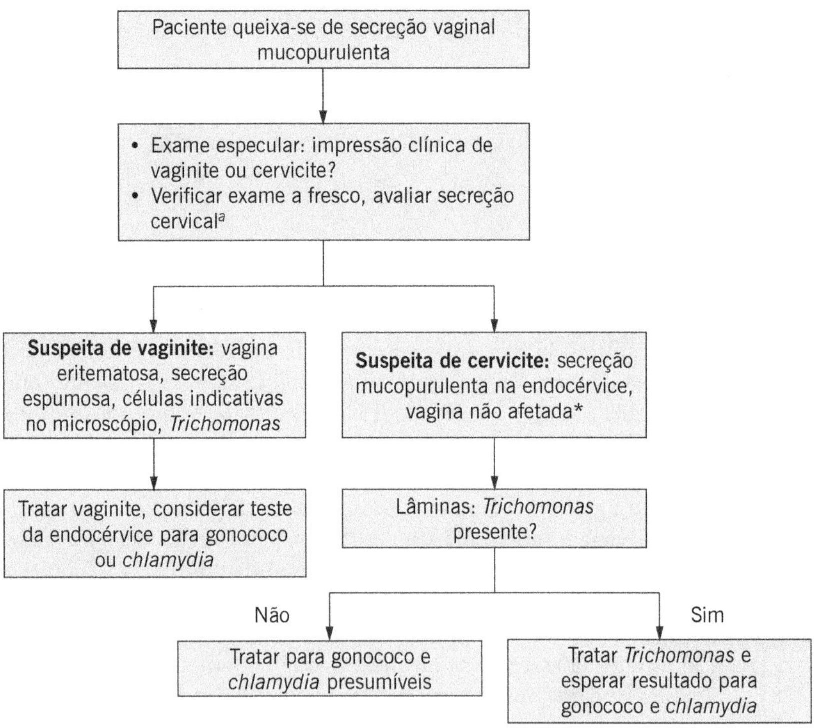

[a] Se a coloração Gram estiver disponível, a coloração Gram da secreção cervical/vaginal mostrando diplococos gram-negativos intracelulares é altamente sugestiva de gonococo; deve-se tratar para gonococo e *chlamydia*.

Figura 35.1 Algoritmo sugerido para avaliação de secreção cervical mucopurulenta.

teste é útil, com sensibilidade e especificidade discretamente mais baixas do que as da amostra direta da endocérvice.

A cervicite gonocócica pode levar a complicações mais sérias. O organismo pode ascender e infectar as tubas uterinas, causando salpingite. O termo doença inflamatória pélvica (DIP) geralmente é sinônimo de salpingite aguda. A infecção tubária, por sua vez, predispõe a paciente à infertilidade e à gravidez ectópica, devido a oclusão tubária e/ou aderências. Se a infecção for associada à secreção tubária profusa, o pus pode ascender para a região do quadrante superior direito e causar peri-hepatite. Essas pacientes sentem dor no quadrante superior direito.

As infecções gonocócicas podem levar à artrite infecciosa, geralmente envolvendo as grandes articulações e, classicamente, é migratória. De fato, nos Estados Unidos, a gonorreia é a causa mais comum de artrite séptica em mulheres jovens. A gonorreia disseminada também pode ocorrer; indivíduos afetados geralmente terão erupções de pústulas dolorosas com base eritematosa na pele. O diagnóstico é feito por coloração Gram e cultura das pústulas.

CORRELAÇÃO DE CASO

- Ver também Caso 20 (Cervicite por *chlamydia* e HIV na gravidez). A maioria das infecções por *chlamydia* é assintomática. A cervicite gonocócica também pode ser assintomática, mas, com mais frequência, produz secreção mucopurulenta.

QUESTÕES DE COMPREENSÃO

35.1 Uma adolescente de 18 anos tem secreção vaginal amarelada. Ao exame, o colo uterino é eritematoso e a secreção revela inúmeros leucócitos. A lâmina não revela *trichomonas*. Qual das alternativas seguintes é a etiologia mais provável?

A. *Neisseria gonorrheae.*
B. *Chlamydia trachomatis.*
C. Espécies de *Ureaplasma.*
D. Vaginose bacteriana.

35.2 Uma mulher de 22 anos, que usa método anticoncepcional de barreira, queixa-se de sensibilidade abdominal inferior e dispareunia. Na laparoscopia, são observadas tubas uterinas hiperêmicas. Qual das alternativas seguintes é o patógeno mais provável nesse processo?

A. *Pseudomonas aeruginosa.*
B. *Chlamydia trachomatis.*
C. *Treponema pallidum.*
D. Espécies de *Actinomyces.*

35.3 Uma mulher de 34 anos é diagnosticada com vaginite com base em um "odor de peixe" na sua secreção vaginal e prurido vaginal. O colo uterino é normal no aspecto. Qual das alternativas seguintes provavelmente corresponde à etiologia?

A. *Neisseria gonorrheae.*
B. *Chlamydia trachomatis.*
C. Vaginose bacteriana (VB).
D. Vaginite por *candida.*

35.4 Uma estudante universitária de 21 anos tem faringite transmitida sexualmente. Qual das alternativas seguintes provavelmente corresponde à etiologia?

A. *Neisseria gonorrheae.*
B. *Chlamydia trachomatis.*
C. Papilomavírus humano.
D. Faringite por HIV.

35.5 Uma mulher de 28 anos tem múltiplas pústulas dolorosas em erupção por toda a pele de seu corpo. Qual das alternativas seguintes corresponde à etiologia mais provável?

A. *Neisseria gonorrheae.*
B. *Chlamydia trachomatis.*
C. Meningococos.
D. Tuberculose.

35.6 Uma paciente de 19 anos com história de múltiplas DSTs apresenta-se na unidade obstétrica de um hospital em trabalho de parto ativo. Ela não teve cuidado pré-natal. O pediatra está preocupado com infecções maternas, que podem causar cegueira no recém-nascido. Devido à preocupação, o teste de DNA deve ser realizado para qual das alternativas seguintes?

A. Papilomavírus humano.
B. *Chlamydia trachomatis.*
C. Estreptococos do grupo B.
D. *Treponema pallidum.*

RESPOSTAS

35.1 **B.** Cervicite por *chlamydia* é a causa mais comum de secreção cervical mucopurulenta. Embora a gonorreia também seja associada à secreção mucopurulenta, ela é menos comum do que a *Chlamydia*. O muco na secreção mucopurulenta é devido ao envolvimento das células colunares glandulares (que contêm mucina) da endocérvice.

35.2 **B.** Essa paciente tem salpingite; organismos comuns incluem *Gonorrhea, Chlamydia*, bastões gram-negativos e anaeróbios. Os fatores de risco para salpingite incluem: uso de dispositivo intrauterino (DIU), infecção prévia com

Gonorrhea ou *Chlamydia*, cirurgia ou algo que rompa a barreira cervical e aumente a transferência de organismos da endocérvice para o trato reprodutor superior. *Pseudomonas aeruginosa* é um bacilo gram-negativo não fermentante conhecido comumente por causar infecções associadas a ofurôs, solução contaminada para lentes de contato, respiradores artificiais (em geral na UTI) e pacientes imunocomprometidos (i.e., pacientes queimados). Ela não está associada à infecção do trato genital superior. O *Treponema pallidum* é uma espiroqueta que causa sífilis. Há múltiplos estágios para os quais essa doença crônica pode progredir se for deixada sem tratamento. O sintoma de apresentação no primeiro estágio da doença é cancro indolor localizado no sítio de inoculação e ausência de sensibilidade abdominal inferior com dispareunia. O tratamento de escolha é penicilina. O *Actinomyces* é um organismo considerado parte da flora vaginal normal e está associado ao uso de DIU, mas não é encontrado comumente.

35.3 **C.** Nem a infecção por gonorreia nem a infecção por *chlamydia* causam vaginite. Essa paciente provavelmente tem VB, com base no "odor de peixe". A infecção por *Candida* geralmente não causa esse odor, e induz secreção heterogênea (tipo queijo *cottage*).

35.4 **A.** O diagnóstico de faringite gonocócica é feito por meio de esfregaço da garganta. A infecção está localizada geralmente nas tonsilas e na parte de trás da garganta. Pacientes que fazem sexo oral têm risco aumentado de contrair faringite gonocócica. Geralmente, não são observados sintomas pela paciente, a menos que a doença se dissemine. A *chlamydia* não é uma causa comum de faringite, provavelmente porque, ao contrário da *Neisseria gonorrheae*, ela não tem os silios que permitem que as bactérias gonocócicas fiquem aderidas à superfície do epitélio colunar na parte posterior da garganta.

35.5 **A.** A doença gonocócica disseminada leva a múltiplas pústulas cutâneas, frequentemente dolorosas. Essas pústulas podem ter material coletado para cultura e coloração Gram para diagnóstico. Outros sinais de doença gonocócica disseminada incluem febre, mal-estar, calafrios, dor ou edema articular. A *Chlamydia* não é causa comum de processo disseminado; contudo, reinfecção ou infecções persistentes são comuns.

35.6 **B.** Tanto a infecção por *chlamydia* quanto a infecção por gonococos podem causar conjuntivite e cegueira no recém-nascido. As infecções gonocócicas geralmente se apresentam entre o segundo e o quinto dias de vida, enquanto as infecções por *chlamydia* se apresentam entre o quinto e o décimo quarto dias de vida. A *Neisseria gonorrheae* foi, há algum tempo, a causa mais comum de cegueira no recém-nascido. A *chlamydia trachomatis* também pode causar pneumonia infantil, geralmente entre um e três meses.

DICAS CLÍNICAS

- As duas etiologias mais comuns de secreção cervical mucopurulenta são a infecção por *chlamydia* e a infecção por gonorreia (das quais a primeira é a mais comum).
- A secreção vaginal purulenta deve ser avaliada por se originar no colo uterino ou na vagina. A *Trichomonas* é um "imitador" comum de cervicite.
- O diagnóstico diferencial da secreção cervical mucopurulenta inclui etiologias não infecciosas, como corpo estranho, irritação, reação alérgica, e etiologias infecciosas.
- Diplococos gram-negativos intracelulares são altamente sugestivos de *N. gonorrheae.*
- A *Chlamydia* frequentemente coexiste com cervicite gonocócica.
- A ceftriaxona trata gonorreia, enquanto a doxiciclina ou a azitromicina tratam infecções por *chlamydia*.
- Os NAAT na urina para gonorreia e *Chlamydia* são sensíveis e específicos, e podem ser usados para pacientes que declinam os exames especulares.

REFERÊNCIAS

Eckert LO, Lentz GM. Infections of the lower genital tract. In: Katz VL, Lentz GM, Lobo RA, Gersenson DM, eds. *Comprehensive Gynecology*, 5th ed. St. Louis, MO: Mosby-Year Book; 2007:569-606.

McGregor JA, Lench JB. Vulvovaginitis, sexually transmitted infections, and pelvic inflammatory disease. In: Hacker NF, Gambone JC, Hobel CJ, eds. *Essentials of Obstetrics and Gynecology*, 5th ed. Philadelphia, PA: Saunders; 2009:265-275.

Centers for Disease Control and Prevention. STD Treatment Guidelines, 2010. http://www.cdc.gov/std/treatment/2010/urethritis-and-cervicitis.htm. Accessed February 24, 2012.

CASO 36

Uma mulher de 23 anos, G0P0, queixa-se de sensibilidade abdominal inferior e febre subjetiva. Ela afirma que seu UPM iniciou há cinco dias e foi mais intenso do que o habitual. Ela também queixa-se de dispareunia de início recente. Ela nega secreção vaginal ou DSTs prévias. O apetite está diminuído. Ao exame, a temperatura é 38,2°C, a PA, 90/70 mmHg e a FC, 90 bpm. O exame do coração e dos pulmões é normal. Apresenta leve sensibilidade abdominal inferior. Não há descompressão súbita dolorosa nem massas palpáveis. Não é observada dor no ângulo costovertebral. Ao exame pélvico, a genitália externa é normal. O colo uterino é hiperêmico e o útero, bem como os anexos, estão doloridos bilateralmente. O teste de gravidez é negativo.

- Qual é o diagnóstico mais provável?
- Quais são as complicações em longo prazo que podem ocorrer com essa condição?

RESPOSTAS PARA O CASO 36: Salpingite aguda

Resumo: Uma mulher não grávida, G0P0, de 23 anos, queixa-se de sensibilidade abdominal inferior, febre subjetiva, menstruações mais intensas do que o habitual e dispareunia. A temperatura é 38,2°C. O colo uterino é hiperêmico, e o útero e os anexos estão doloridos bilateralmente.

- **Diagnóstico mais provável:** Doença Inflamatória Pélvica (DIP).
- **Complicações que podem ocorrer com essa condição em longo prazo:** Infertilidade ou gravidez ectópica.

ANÁLISE

Objetivos

1. Compreender os critérios diagnósticos de salpingite.
2. Compreender que as complicações em longo prazo de salpingite são infertilidade, gravidez ectópica e dor pélvica crônica.
3. Saber que um dos esquemas de tratamento ambulatorial de salpingite é a ceftriaxona IM e a doxiciclina oral.

Considerações

Essa mulher nulípara tem dor abdominal inferior, sensibilidade anexial e sensibilidade cervical à movimentação. A presença de sensibilidade cervical à mobilização é indireta, com base na dispareunia e na hiperemia cervical. A paciente também tem febre. Esses são os critérios clínicos para DIP ou salpingite (infecção das tubas uterinas). A salpingite é causada mais comumente por bactéria patogênica da endocérvice que ascende para as trompas. Nas trompas, a regra é múltiplos organismos, como bastões gram-negativos, gonorreia ou *Chlamydia*, e anaeróbios. As tubas uterinas podem se tornar danificadas pela infecção, levando à oclusão tubária e à infertilidade ou à gravidez ectópica. A dor ocorre na época da menstruação e a infecção ascendente frequentemente ocorre no momento da menstruação, durante a descamação do endométrio. Essa paciente tem sensibilidade abdominal inferior, que indica irritação peritoneal da pelve; peritonite generalizada que envolve toda a cavidade peritoneal pode indicar um processo mais extenso, como material purulento por toda a cavidade abdominal ou outro processo. O diagnóstico diferencial de salpingite inclui pielonefrite, apendicite, colecistite, diverticulite, pancreatite, torsão ovariana e gastrenterite. Um abscesso tubovariano (ATO) é difícil de diagnosticar ao exame físico e pode se apresentar sem febre; assim, uma ultrassonografia pélvica geralmente é realizada em paciente com suspeita de DIP para avaliar ATO.

ABORDAGEM À
Salpingite

DEFINIÇÕES

DOENÇA INFLAMATÓRIA PÉLVICA (DIP): Sinônimo de salpingite, ou infecção das tubas uterinas.

SENSIBILIDADE À MOBILIZAÇÃO CERVICAL: Sensibilidade extrema que ocorre quando o colo uterino é manipulado digitalmente, o que sugere salpingite.

INFECÇÃO ASCENDENTE: Mecanismo de infecção do trato genital superior no qual os microrganismos ofensores originam-se do trato genital inferior.

ABSCESSO TUBOVARIANO (ATO): Coleção de material purulento em torno da trompa distal e do ovário, que, ao contrário do abscesso típico, frequentemente é tratável com terapia antibiótica, em vez de necessitar de drenagem cirúrgica.

ABORDAGEM CLÍNICA

A DIP, ou salpingite, geralmente envolve *Chlamydia*, gonorreia e outros organismos vaginais, como as bactérias anaeróbias. O mecanismo geralmente ocorre por infecção ascendente. Uma apresentação comum seria uma mulher jovem, nulípara, com queixa de dor abdominal inferior ou pélvica e secreção vaginal. A paciente também pode ter febre, náuseas e vômitos se o abdome superior estiver envolvido. O colo uterino está inflamado e, portanto, a paciente frequentemente queixa-se de dispareunia.

O diagnóstico de salpingite aguda é feito clinicamente por sensibilidade abdominal, dor cervical à movimentação e/ou dor anexial (Quadro 36.1). A maioria dos episódios é assintomática ou tem sintomas leves; previamente se achava que os três critérios deveriam ser preenchidos antes que o diagnóstico e o tratamento fossem iniciados, o que provavelmente levou a tratamento insuficiente e dano tubário. Também se deve considerar secreção vaginal purulenta e risco de DST. Os testes confirmatórios incluem cultura positiva para *Neisseria gonorrheae* ou *Chlamydia*, ou ultrassonografia sugerindo ATO. Outras doenças que devem ser consideradas são apendicite aguda, sobretudo se a paciente tiver dor abdominal do lado direito,

QUADRO 36.1 • Sinais e sintomas de salpingite aguda
Sensibilidade abdominal
Dor à mobilização do colo
Dor anexial
Secreção vaginal
Febre
Massa pélvica ao exame físico ou à ultrassonografia

e torsão ovariana, que geralmente representa dor em cólica e está associada ao cisto ovariano na ultrassonografia. Distúrbios renais, como pielonefrite ou nefrolitíase, também devem ser considerados. Dor no quadrante superior direito pode ser vista com salpingite quando as aderências peri-hepáticas estiverem presentes, a chamada síndrome de Fitz-Hugh-Curtis.

Achados sugestivos de DIP incluem biópsia endometrial que mostra endometrite, ou ultrassonografia transvaginal ou RMN que mostram trompas espessadas ou cheias de fluido. Contudo, a sua ausência não exclui DIP. Quando o diagnóstico for duvidoso, o melhor método de confirmação é a laparoscopia. O cirurgião procuraria secreção purulenta a partir da fímbria das tubas.

O tratamento da salpingite aguda depende de qual terapia a paciente é candidata: da terapia hospitalar ou da terapia ambulatorial (ver Quadro 36.2). Os critérios para manejo ambulatorial incluem febre baixa, tolerância à medicação oral e ausência de sinais de irritação peritoneal. A paciente também deve aceitar o tratamento. Um tratamento isolado com quinolona teve popularidade anteriormente, mas evidências recentes mostraram aumento da resistência bacteriana. É importante reavaliar a paciente em 48 horas para verificar a resposta. Se a paciente não responder à terapia ambulatorial, estiver grávida, estiver em idade muito avançada, ou não tolerar medicação oral, ela é candidata à terapia hospitalar.

- Esquema terapêutico ambulatorial: Ceftriaxona IM 250 mg em injeção única e doxiciclina 100 mg VO, duas vezes ao dia por 14 dias, com ou sem metronidazol duas vezes ao dia por 14 dias.
- Esquema terapêutico hospitalar: Cefotetam IV 2 g IV a cada 12 horas e doxiciclina 100 mg VO ou IV, duas vezes ao dia, continuado até 24 horas após melhora clínica. Depois, alta em uso de doxiciclina 100 mg, duas vezes ao dia por 14 dias.

Se a paciente não melhorar em 48 a 72 horas, o médico deve considerar laparoscopia para avaliar a doença.

Uma sequela importante da salpingite é o **abscesso tubovariano**. Esse distúrbio geralmente tem predominância anaeróbia e necessita de cobertura antibiótica correspondente (clindamicina ou metronidazol). O exame físico pode sugerir massa ovariana complexa. Uma complicação devastadora do ATO é a ruptura, que é uma emergência cirúrgica e leva à morte se não for tratada. Ao contrário da maioria dos abscessos, ATOs frequentemente podem ser tratados com terapia antibiótica sem

QUADRO 36.2 • Critérios de hospitalização por doença inflamatória pélvica
Emergências cirúrgicas não podem ser excluídas (como apendicite)
Gravidez
Ausência de resposta à terapia ambulatorial após 48 horas
Incapacidade de tolerância à terapia oral (náuseas/vômitos)
Doença grave, sinais de irritação peritoneal na parte superior do abdome, febre > 38,8°C
Abscesso tubovariano

drenagem cirúrgica; a drenagem percutânea radiológica pode ser usada às vezes para acelerar a resolução.

As complicações em longo prazo da salpingite incluem dor pélvica crônica, infertilidade involuntária e gravidez ectópica. O risco de infertilidade devido a dano tubário está relacionado diretamente com o número de episódios de DIP. As usuárias de DIU têm maior risco de DIP, enquanto que as usuárias de contraceptivos orais (os progestínicos espessam o muco cervical) têm o risco de DIP diminuido.

CORRELAÇÃO DE CASO

- Ver também Caso 35 (Cervicite gonocócica) para saber como uma infecção do trato genital inferior pode ascender ao endométrio e às trompas.

QUESTÕES DE COMPREENSÃO

36.1 Uma adolescente de 18 anos é submetida à laparoscopia por abdome agudo. As trompas estão eritematosas e é feito o diagnóstico de DIP. As culturas da secreção purulenta provavelmente revelariam qual das alternativas a seguir?

A. Múltiplos organismos.
B. *Neisseria gonorrhoeae.*
C. *Chlamydia trachomatis.*
D. Espécies de *Peptostreptococcus.*
E. *Treponema pallidum.*

36.2 Uma adolescente de 18 anos vai à unidade de emergência com história de dor abdominal e náusea que já dura 36 horas. A temperatura é 38,05°C. O exame abdominal revela sensibilidade no quadrante inferior direito com descompressão. O exame pélvico mostra sensibilidade à mobilização e dor nos anexos, e também sensibilidade abdominal do lado direito. O teste de gravidez é negativo. Ao considerar o diagnóstico diferencial de apendicite *versus* DIP, qual das alternativas seguintes é o método mais acurado de fazer o diagnóstico?

A. Exames abdominais seriados.
B. Ultrassonografia da pelve e do abdome.
C. Contagem de leucócitos sérica e diferencial.
D. Laparoscopia.

36.3 Uma mulher de 24 anos, G0P0, é examinada em uma clínica de DSTs. A *Chlamydia* é descoberta colonizando a endocérvice. A paciente recebe terapia com azitromicina oral e é avisada sobre os perigos de infecção do trato genital superior, como DIP. O médico observa que a paciente está em risco de DIP. Qual das alternativas seguintes é um fator de risco para o desenvolvimento de DIP?

A. Nuliparidade.
B. Vaginite por *candida.*
C. Contraceptivos orais.
D. Acetato de medroxiprogesterona de depósito.

36.4 Uma mulher de 33 anos com DIU desenvolve sintomas de salpingite aguda. Na laparoscopia, aparecem grânulos sulfúricos na fímbria das trompas. Qual das alternativas a seguir é o organismo mais provável?

A. *C. trachomatis.*
B. Espécies de *Nocardia.*
C. *N. gonorrhoeae.*
D. *T. pallidum.*
E. *Actinomyces sp.*

36.5 Uma mulher de 28 anos queixa-se de dor abdominal inferior nos últimos seis meses. A dor piora nas menstruações. Qual das seguintes descrições da dor pélvica é mais acurada?

A. Um nível de inibina elevado corresponde à endometriose.
B. A presença de pontos-gatilho corresponde à fibromialgia.
C. A presença de hematúria microscópica corresponde à cistite intersticial.
D. Dor cíclica é consistente com dor pélvica crônica de DIP.

RESPOSTAS

36.1 **A.** Múltiplos organismos são encontrados mais provavelmente na salpingite aguda. *N. gonorrhoeae* e *C. trachomatis* são os dois organismos mais comumente envolvidos. Outros organismos envolvidos, como bactérias anaeróbias, geralmente também são envolvidos na combinação. Peptostreptococos são bactérias gram-negativas anaeróbias, que são parte natural da flora humana ao longo dos tratos GI e urinário. Eles não estão envolvidos na salpingite. Sífilis não é uma causa comum de salpingite, embora seja uma DST como a *Chlamydia* e a gonorreia. No primeiro estágio da sífilis, podem aparecer cancros na genitália externa ou ao longo da parede vaginal, mas não na endocérvice como acontece na presença de *Chlamydia* e na gonorreia.

36.2 **D.** A laparoscopia é considerada o "padrão-ouro" para o diagnóstico de salpingite. O cirurgião tem visualização direta das trompas com esse método, e procura secreção purulenta que sai da fímbria das trompas. Os critérios clínicos e a ultrassonografia não são específicos o suficiente para esse diagnóstico, embora os achados de hidrossalpinge ou ATO fossem bastante sugestivos. Os critérios clínicos que podem apoiar esse diagnóstico incluem: dor abdominal, dor cervical à movimentação, dor anexial, secreção vaginal, febre e massa pélvica ao exame físico ou à ultrassonografia. Uma massa pélvica, como um ATO, pode ser visualizada pela utilização da ultrassonografia; contudo, a ultrassonografia não especifica a origem da massa. Dos exames por imagem, a TC é mais útil quando há suspeita de apendicite.

36.3 **A.** A nuliparidade está associada ao aumento do risco de DIP. O uso de DIU aumenta o risco de DIP. O modo mais comum de isso ocorrer é durante a colocação do DIU, já que há quebra da barreira endocervical quando ele penetra no útero e há possibilidade de disseminação de infecção a partir da endocérvice para as trompas. Os contraceptivos hormonais, incluindo o acetato de medroxiprogesterona de depósito, diminuem risco de DIP em virtude do espessamento do muco cervical e do afinamento do endométrio pela progesterona. A vaginite por *candida* é uma infecção fúngica, que se manifesta devido ao hipercrescimento de flora que ocorre naturalmente na vagina; infecções fúngicas geralmente não estão envolvidas no desenvolvimento de DIP, e as pacientes apresentam queixa principal de prurido e queimação na vagina com secreção vaginal semelhante à coalhada.

36.4 **E.** Os grânulos sulfúricos são clássicos para *Actinomyces*, que ocorrem com mais frequência na presença do DIU. O *Actinomyces israelii* é um anaeróbio gram-positivo, que geralmente é sensível à penicilina. *Chlamydia* e gonorreia são as únicas outras opções de respostas geralmente envolvidas no desenvolvimento de salpingite aguda; todavia, nenhuma delas está associada aos grânulos sulfúricos.

36.5 **B.** Os pontos-gatilho sugerem diagnóstico de fibromialgia. A dor pélvica crônica é definida como dor abdominal inferior por seis meses. O diagnóstico diferencial é demorado. São necessários história e exame físico cuidadosos. A localização central da dor e a exacerbação com as menstruações são mais sugestivas de etiologia ginecológica. A endometriose está associada a um nível moderadamente elevado de CA-125; com sintomas intestinais, deve-se suspeitar de síndrome do intestino irritável; aderências pélvicas de origem infecciosa ou não, são achados constantes; distúrbios psiquiátricos são comuns, inclusive distúrbios depressivos; a cistite intersticial é diagnosticada por cistoscopia. Se houver suspeita de etiologia ginecológica, deve ser realizada uma ultrassonografia pélvica; os anti-inflamatórios não esteroides (AINEs) e/ou os ACOs geralmente são usados e, se ineficazes, deve-se considerar laparoscopia.

DICAS CLÍNICAS

- Os organismos responsáveis por salpingite são polimicrobianos, incluindo *N. gonorrheae*, *Chlamydia*, anaeróbios e bastonetes gram-negativos. Portanto, a terapia antibiótica deve ser de amplo espectro.
- A tríade clínica clássica da DIP é dor abdominal inferior, sensibilidade cervical à mobilização e dor anexial; contudo, a paciente pode se apresentar com apenas um dos achados.
- Laparoscopia é o "padrão-ouro" no diagnóstico da salpingite aguda, em que o operador visualiza drenagem purulenta a partir das trompas.
- As sequelas em longo prazo da salpingite aguda incluem dor pélvica crônica, gravidez ectópica e infertilidade secundária.
- Deve-se suspeitar de ATO quando houver massa anexial com DIP clínica. As pacientes podem apresentar achados sutis, e uma ultrassonografia geralmente é necessária para o diagnóstico.
- Os ATOs com frequência são tratados clinicamente com antibióticos IVs, sobretudo com cobertura anaeróbia.

REFERÊNCIAS

Centers for Disease Control and Prevention (CDC): Sexually-Transmitted Diseases Treatment Guidelines, 2010. http://www.cdc.gov/std/treatment/2010/pid.htm. Accessed February 18, 2012.

Eckert LO, Lentz GM. Infections of the upper genital tract. In: Katz VL, Lentz GM, Lobo RA, Gersenson DM, eds. *Comprehensive Gynecology*, 5th ed. St. Louis, MO: Mosby-Year Book; 2007:607-632.

McGregor JA, Lench JB. Vulvovaginitis, sexually transmitted infections, and pelvic inflammatory disease. sepsis. In: Hacker NF, Gambone JC, Hobel CJ, eds. *Essentials of Obstetrics and Gynecology*, 5th ed. Philadelphia, PA: Saunders; 2009:265-275.

CASO 37

Uma mulher nulípara de 18 anos queixa-se de secreção vaginal com "odor de peixe" há duas semanas. Ela afirma que o odor é especialmente proeminente após a relação sexual. O UPM ocorreu há três semanas. Ela nega ter sido tratada para vaginite ou DSTs. Sua condição de saúde é boa e ela não faz uso de medicações, exceto contraceptivos orais. Ao exame, a PA é 110/70 mmHg, a FC é 80 bpm e a temperatura é normal. A tireoide é normal à palpação. O exame do coração e dos pulmões é normal. As mamas estão no estágio de Tanner V, bem como os pelos pubianos e axilares. A genitália externa é normal; o exame especular revela secreção vaginal branca e homogênea, e "odor de peixe". Não são observados eritemas ou lesões vaginais.

- Qual é o diagnóstico mais provável?
- Qual é o melhor tratamento para essa condição?

RESPOSTAS PARA O CASO 37: Vaginose bacteriana

Resumo: Uma mulher de 18 anos, nulípara, queixa-se de secreção vaginal com "odor de peixe", que piora após a relação sexual. O exame especular revela secreção vaginal branca e homogênea, com "odor de peixe". Não são observados eritemas ou lesões da vagina.

- **Diagnóstico mais provável:** Vaginose bacteriana (VB).
- **Melhor tratamento para essa condição:** Metronidazol VO ou vaginal; clindamicina é uma alternativa.

ANÁLISE

Objetivos

1. Conhecer as três causas infecciosas comuns de vaginite ou vaginose, que são VB, tricomoníase e vulvovaginite por *candida*.
2. Conhecer os critérios diagnósticos de VB.
3. Conhecer os tratamentos para as causas correspondentes de vaginite e vaginose.

Considerações

Essa mulher de 18 anos queixa-se de secreção vaginal com "odor de peixe", que é o sintoma mais comum de VB. A secreção associada à VB tem revestimento vaginal característico branco e homogêneo, descrito como "leite derramado sobre o tecido". O pH não foi indicado nesse cenário. Embora um teste de odor não tenha sido realizado com hidróxido de potássio (KOH) nessa paciente, a piora da secreção após a relação sexual presumivelmente se dá devido ao sêmen alcalino. O epitélio vaginal não é eritematoso ou inflamado, o que também se aplica à VB. Dentre as três causas mais comuns de secreção vaginal infecciosa (*Candida*, *Trichomonas* e VB), a VB é a única etiologia que não é inflamatória. A VB é um resultado da predominância de bactérias anaeróbias, e não de uma infecção verdadeira. Por conseguinte, a terapia antibiótica dirigida aos anaeróbios, como metronidazol ou clindamicina, é adequada.

ABORDAGEM ÀS Infecções vaginais

DEFINIÇÕES

VAGINOSE BACTERIANA: Condição de bactérias anaeróbias excessivas na vagina, levando a uma secreção alcalina.

VULVOVAGINITE POR CÂNDIDA: Infecção vaginal e/ou vulvar causada por *Candida sp*, geralmente com secreção heterogênea e inflamação.

***TRICHOMONAS VAGINALIS*:** Infecção da vagina causada pelo protozoário *Trichomonas vaginalis*, geralmente associada a uma secreção verde espumosa e resposta inflamatória intensa.

ABORDAGEM CLÍNICA

Os três tipos mais comuns de infecção vaginal são vaginose bacteriana, vaginite por *trichomonas* e vulvovaginite por *candida* (Quadro 37.1).

A VB não é uma infecção verdadeira, mas um hipercrescimento de bactérias anaeróbias, que substituem os lactobacilos normais da vagina. Embora ela possa ser transmitida sexualmente, isso nem sempre ocorre. O sintoma mais comum é "odor de peixe" ou "odor de mofo", frequentemente exacerbado pela menstruação ou pela relação sexual, já que ambas as situações introduzem uma substância alcalina. O pH vaginal está elevado acima do normal. A adição de solução de KOH a 10% leva à liberação de aminas, causando "odor de peixe" (teste das aminas). Não há reação inflamatória; por conseguinte, a paciente não se queixará de edema ou irritação e, em geral, o exame microscópico não revela leucócitos. A microscopia da secreção em solução salina normal (lâmina a fresco) geralmente mostra células indicativas (Fig. 37.1), que são bactérias cocoides aderentes à superfície externa das células epiteliais.

A VB está associada à infecção do trato genital, como endometrite, DIP e complicações da gravidez, como parto prematuro e ruptura prematura das membranas prematuro. O tratamento inclui metronidazol oral ou vaginal. As pacientes devem ser orientadas a evitar consumo de álcool enquanto estão em uso de metronizadol, a fim de evitar reações do tipo dissulfiram.

QUADRO 37.1 • Características das várias infecções vaginais

	Vaginose bacteriana	***Trichomonas vaginalis***	**Vulvovaginite por *candida***
Aspecto	Secreção branca homogênea	Espumosa, amarela a verde	Granulosa, aspecto semelhante à coalhada
pH vaginal	> 4,5	> 4,5	< 4,5
Teste das aminas ("odor de peixe" com hidróxido de potássio)	++++	++	Nenhum
Microscopia	Células indicativas (> **20% das células vistas)**	*Trichomonas*	Pseudo-hifas
Tratamento	Metronidazol	Metronidazol	Fluconazol oral ou imidazol em creme

A *Trichomonas vaginalis* é um protozoário flagelado anaeróbio de célula única que induz reação inflamatória intensa. A tricomoníase é uma DST comum. A *T. vaginalis* pode sobreviver até seis horas em uma superfície úmida. Além de causar infecção da vagina, esse organismo também pode habitar a uretra ou as glândulas de Skene. O sintoma mais comum associado à tricomoníase é profusa secreção vaginal espumosa amarelo-esverdeada a cinza ou irritação vaginal. A inflamação intensa da vagina ou do colo uterino pode ser observada, com lesões puntiformes clássicas do colo uterino ("colo uterino em morango"). "Odor de peixe" é comum nesse distúrbio, que de certo modo é exacerbado com KOH. A microscopia na solução salina frequentemente mostrará organismos móveis, flagelados. Se as lâminas forem frias ou houver excesso de leucócitos presentes, o movimento das *trichomonas* pode ser inibido. O tratamento ideal consiste em uma dose razoavelmente alta de metronidazol (2 g VO) em dose única, com tratamento também do parceiro. Os casos resistentes podem requerer a mesma dose diariamente por sete dias. Um

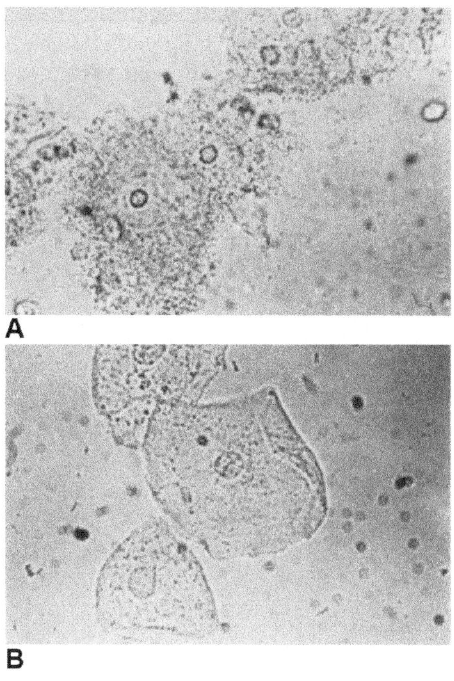

Figura 37.1 "Células indicativas" epiteliais vaginais. Células indicativas (**A**) com aspecto granular em contraste com células normais (**B**). (Reproduzida, com permissão, de Kasper DL, et al. *Harrison's Principles of Internal Medicine*, 16th ed. New York, NY: McGraw-Hill; 2005:767.)

novo agente antiprotozoário, o tinidazol, tem dose, perfil de efeitos colaterais e contraindicação ao álcool similares; devido ao seu custo, é mais utilizado nos casos resistentes ao metronidazol. **O tratamento geralmente não inclui metronidazol vaginal devido ao baixo nível terapêutico na uretra ou nas glândulas de Skene, onde as *trichomonas* podem residir.**

A vaginite por *candida* geralmente é causada pelo fungo *candida albicans*, embora outras espécies também possam ser causadoras. Os lactobacilos na vagina inibem o crescimento de fungos; desse modo, a terapia antibiótica pode diminuir a concentração de lactobacilos, levando ao hipercrescimento de *candida*. O diabetes melito, que suprime a função imunológica, também pode predispor a paciente a essas infecções. A candidíase geralmente não é uma doença transmitida sexualmente. Em geral, a paciente apresenta intensa ardência da vulva ou vaginal, irritação e edema. Dispareunia também pode ser uma queixa proeminente. A secreção em geral aparece com aspecto semelhante à coalhada ou ao queijo *cottage*, ao contrário da secreção homogênea da VB. Do mesmo modo, ao contrário do pH alcalino da VB e da infecção por *trichomonas*, o pH vaginal da candidíase geralmente é normal (< 4,5). O diagnóstico microscópico é confirmado pela identificação de hifas ou pseudo-hifas após a secreção ser misturada com KOH. A solução de KOH destrói os leucócitos e os eritrócitos, tornando a identificação dos organismos mais fácil. O tratamento inclui fluconazol oral ou imidazóis tópicos, como o terconazol (Terazol) ou miconazol.

CORRELAÇÃO DE CASO

- Ver também Caso 35 (Cervicite gonocócica) para compreender a abordagem diagnóstica da secreção vaginal anormal e tentar discernir entre etiologia cervical *versus* vaginal.

QUESTÕES DE COMPREENSÃO

37.1 Uma adolescente de 18 anos, G0P0, é examinada no consultório por secreção vaginal. É feito um diagnóstico presumível de VB. Qual das alternativas seguintes é um achado consistente com VB?

A. pH menor do que 4,5.
B. Secreção vaginal espumosa.
C. Predominância de anaeróbios.
D. Organismos flagelados.

37.2 Uma mulher de 26 anos completou um curso de antibióticos orais para cistite há uma semana. Ela queixa-se de história de prurido há 24 horas, ardência e secreção vaginal amarelada. Qual das alternativas seguintes é a melhor terapia?

A. Metronidazol.
B. Eritromicina.
C. Fluconazol.
D. Hidrocortisona.
E. Clindamicina.

37.3 Qual dos seguintes organismos pode ser isolado de uma superfície molhada seis horas após inoculação?

A. *Candida albicans.*
B. *Trichomonas vaginalis.*
C. Espécies de *Gardnerella.*
D. Peptostreptococos.

37.4 Uma mulher de 27 anos queixa-se de secreção vaginal e "odor de peixe". O exame especular revela vagina eritematosa e lesões puntiformes no colo uterino. Qual das alternativas seguintes é o tratamento mais provável para essa paciente?

A. Fluconazol oral.
B. Metronidazol gel aplicado intravaginalmente.
C. Metronidazol VO em dose única.
D. Ceftriaxona IM e doxiciclina oral.

37.5 Uma mulher de 29 anos foi tratada para VB, e, após três dias de metronidazol, ela observa desconforto abdominal, inchaço e diarreia. Qual das alternativas seguintes é a explicação mais provável?

A. Consumo de álcool.
B. Colite por *Clostridium difficile.*
C. Efeito colateral de medicação.
D. Salpingite não diagnosticada.

RESPOSTAS

37.1 **C.** Há predominância de **anaeróbios** na **VB.** O pH vaginal na VB geralmente é maior do que 4,5 e a secreção é homogênea. O sintoma mais comum é "**odor de peixe**" ou "**odor de mofo**" quando introduzido em uma substância alcalina (i.e., KOH a 10%, sêmen ou menstruação). As **células indicativas** são encontradas na microscopia. A VB é associada à infecção do trato genital, como endometrite, DIP e complicações da gravidez, como parto prematuro e ruptura prematura das membranas prematuro. A secreção espumosa é mais característica da tricomoníase.

37.2 **C.** Após a **terapia antibiótica, a candida** frequentemente **prolifera** e pode induzir infecção evidente. O mecanismo é, provavelmente, a eliminação dos lactobacilos pelo antibiótico, permitindo o supercrescimento dos fungos. O tratamento da vulvovaginite por *candida* é feito com **fluconazol** oral ou imidazol em creme. O **metronidazol** é usado para tratar a VB e o *T. vaginalis.* As pacientes devem ser orientadas a evitar o consumo de álcool enquanto estiverem em uso de metronidazol para evitar a *reação tipo dissulfiram.* **Eritromicina** pode ser usada no tratamento da sífilis em mulheres não grávidas, alérgicas à penicilina. A **clindamicina** geralmente é utilizada em conjunto com a gentamicina no tratamento das infecções que requerem antibióticos de amplo espectro, necessitando de cobertura anaeróbia (i.e., endometrite pós-parto). A hidrocortisona é indicada mais comumente para reações alérgicas graves.

37.3 **B.** A *Trichomonas vaginalis* é um organismo resistente que pode ser isolado de uma superfície molhada até seis horas após inoculação. A dificuldade de erradicação do organismo é o motivo pelo qual são necessários altos níveis teciduais da medicação, metronidazol 2 g VO em dose única, para que seja obtido um nível suficientemente alto para ser eficaz. Não raramente, um único curso de tratamento não é efetivo, e é necessário um curso de dois ou três dias de metronidazol em alta dose VO.

37.4 **C.** A paciente toma 2 g de metronidazol em dose única para obter um nível tecidual suficiente para erradicar as *trichomonas*. O metronidazol em gel não é tão eficaz. Vagina eritematosa e pontos no colo uterino ("**colo uterino em morango**") são achados clássicos dos efeitos inflamatórios induzidos pela tricomoníase. Os achados clássicos na vaginite por *candida* incluem aspecto de coalhada da secreção vaginal com hifas e pseudo-hifas na microscopia após a lâmina ser colocada em KOH; isso seria tratado com fluconazol. O papilomavírus humano (HPV, do inglês *human papillomavirus*) é associado aos achados de displasia cervical. Ceftriaxona e doxiciclina são tratamentos para DIP. Metronidazol em gel seria o tratamento da VB.

37.5 **C.** Os efeitos colaterais mais comuns do metronidazol são gastrintestinais, incluindo náuseas, desconforto abdominal, gases ou diarreia. Uma reação tipo dissulfiram (Antabuse) que pode ser vista com metronidazol inclui rubor facial, cefaleia, hipotensão, taquicardia, tontura, náuseas e vômitos.

DICAS CLÍNICAS

- Os três tipos mais comuns de infecção vaginal são tricomoníase, vaginite por *candida* e VB.
- A VB e a tricomoníase estão associadas ao pH alcalino e ao teste das aminas positivo.
- A vulvovaginite por *candida* é uma infecção comum em mulheres grávidas que estão em uso de antibióticos de amplo espectro, ou que sejam diabéticas ou imunocomprometidas.
- A VB é associada ao parto prematuro, à endometrite pós-parto e à DIP.
- A *trichomonas vaginalis* é associada a um processo inflamatório intenso e pode induzir a formação de lesões puntiformes no colo uterino, conhecida como "colo uterino em morango".

REFERÊNCIAS

American College of Obstetricians and Gynecologists. Vaginitis. ACOG *Practice Bulletin 72*. Washington, DC: 2006.

Centers for Disease Control and Prevention (CDC): Sexually-Transmitted Diseases Treatment Guidelines, 2010. http://www.cdc.gov/std/treatment/2010/vaginal-discharge.htm. Accessed February 16, 2012.

Eckert LO, Lentz GM. Infections of the lower genital tract. In: Katz VL, Lentz GM, Lobo RA, Gersenson DM, eds. *Comprehensive Gynecology*, 5th ed. St. Louis, MO: Mosby-Year Book; 2007:569-606.

McGregor JA, Lench JB. Vulvovaginitis, sexually transmitted infections, and pelvic inflammatory disease. sepsis. In: Hacker NF, Gambone JC, Hobel CJ, eds. *Essentials of Obstetrics and Gynecology*, 5th ed. Philadelphia, PA: Saunders; 2009:265-275.

CASO 38

Uma mulher de 31 anos vai ao consultório para um exame de rotina. O UPM ocorreu há duas semanas. Ela não tem história clínica ou cirúrgica prévia significativa; nega ter sido tratada para DSTs. Ao exame, a PA é 130/70 mmHg e a FC é 70 bpm, e ela está afebril. A tireoide é normal à palpação. O exame do coração e dos pulmões está dentro dos limites normais. O abdome está indolor e sem massas. O exame da genitália externa revela lesão indolor, firme, ulcerada, de cerca de 1 cm de diâmetro, com bordas elevadas e base endurecida localizada no lábio maior direito. São observados linfonodos inguinais bilaterais indolores. O teste de gravidez é negativo.

- Qual é o diagnóstico mais provável?
- Qual é o próximo passo no diagnóstico?
- Qual é a melhor terapia para essa condição?

RESPOSTAS PARA O CASO 38: Cancro sifilítico

Resumo: Uma mulher de 31 anos que vai à consulta para exame de rotina apresenta lesão indolor, firme, ulcerada, de 1 cm na vulva, que tem bordas elevadas e bordas endurecidas. Ela também tem linfadenopatia inguinal indolor bilateral.

- **Diagnóstico mais provável:** Sífilis (cancro primário).
- **Próximo passo no diagnóstico:** Sorologia para sífilis (reagina plasmática rápida [RPR] ou teste laboratorial para pesquisa de doença venérea [VDRL, do inglês *venereal disease research laboratory*]) e, se negativos, microscopia em campo escuro.
- **Melhor terapia para essa condição:** Penicilina IM.

ANÁLISE

Objetivos

1. Conhecer o aspecto clássico e a apresentação da lesão em cancro da sífilis primária.
2. Saber que a penicilina é o tratamento de escolha para a sífilis.
3. Compreender que os testes de anticorpos (VDRL ou RPR) podem ainda não ser positivos no início da doença sifilítica, e que a microscopia em campo escuro seria então o teste diagnóstico de escolha.

Considerações

Essa mulher de 31 anos foi à consulta para um exame de rotina. Não se esperava encontrar lesão na região vulvar. A paciente nega qualquer história de DSTs. Todavia, ela tem a clássica lesão da sífilis primária, o cancro indolor. Essa é, em geral, uma úlcera indolor com bordas de aspecto limpo, frequentemente acompanhada de adenopatia inguinal indolor. Em geral, úlceras dolorosas são associadas com o HSV. Como os achados dos exames são variáveis, testes específicos para avaliação de úlceras genitais incluem (1) sorologia para sífilis e exame em campo escuro, (2) cultura para HSV ou testes PCR para HSV, e (3) teste sorológico para anticorpo tipo-específico do HSV. Ocasionalmente, a paciente terá teste não treponêmico negativo diante de sífilis primária. Na maioria das vezes, a sífilis primária manifesta-se dentro de duas a seis semanas após a inoculação. O tratamento da sífilis com menos de um ano de duração é feito com injeção de penicilina de ação prolongada. Se essa paciente estivesse em idade mais avançada, por exemplo, no período de pós-menopausa, seria considerado carcinoma de células escamosas da vulva.

ABORDAGEM ÀS
Úlceras infecciosas da vulva

DEFINIÇÕES

TESTES NÃO TREPONÊMICOS: Teste de anticorpo antitreponêmico inespecífico, como VDRL ou RPR. Esses títulos cairão sem tratamento efetivo.

TESTES SOROLÓGICOS ESPECÍFICOS: Testes de anticorpos que são dirigidos contra organismos treponêmicos, como teste de aglutinação de partículas para *Treponema pallidum* (TPPA, do inglês Treponema pallidum *particle agglutination assay*), micro-hemaglutinação de anticorpos para *Treponema pallidum* (MHA-TP, do inglês *micro hemagglutinin antibody against* Treponema pallidum) e teste de absorção de anticorpo de treponema fluorescente (FTA-ABS, do inglês *fluorescent-labeled treponemal antibody absorption*). Após a infecção, esses testes permanecem **positivos por toda a vida.**

ABORDAGEM CLÍNICA

As **duas causas infecciosas mais comuns de úlceras vulvares** nos Estados Unidos são **HSV e sífilis**, e o cancroide é muito menos comum. Contudo, o diagnóstico diferencial é complicado e pode incluir trauma, outras infecções virais como HIV ou infecção primária por vírus de Epstein-Barr (EBV, do inglês *Epstein-Barr virus*). Doenças sistêmicas, como doença de Behçet, infecção por *Candida* ou neoplasias da vulva, também devem ser consideradas. Na maioria das vezes, a biópsia da lesão é útil. História e exame físico cuidadosos e perguntas sobre viagens, contatos, infecção sexualmente transmissível (IST) prévia, uso de drogas, possíveis reações alérgicas e outros sintomas sistêmicos ou autoimunes são importantes. Se a avaliação clínica não for reveladora, então uma abordagem clínica razoável seria:

- Passo 1: Pesquisar HSV (PCR ou cultura da lesão, e sorologia tipo-específica) e sífilis.
- Passo 2: Se negativo, considerar microscopia em campo escuro (pode ser necessária biópsia).
- Passo 3: Se negativo, pesquisar *candida*, HIV e EBV.
- Passo 4: Se negativo, reavaliar com base no amplo diagnóstico diferencial; a biópsia pode ser útil.

Herpes-vírus simples

O herpes genital é uma IST recorrente para a qual não há cura. É a IST mais prevalente nos Estados Unidos. Esse organismo é altamente contagioso, e acredita-se que 20% das mulheres em idade fértil estejam infectadas. Há dois tipos de herpes-vírus, HSV tipo 1 e HSV tipo 2. Cerca de 50% das infecções genitais recentes, sobretudo em mulheres jovens, são devidas ao HSV-1. A recorrência é maior com HSV tipo 2. O episódio primário geralmente é uma doença sistêmica bem como local, e a mulher queixa-se de febre ou mal-estar geral. Na maioria das vezes, a infecção local induz parestesias antes que as vesículas eclodam em uma base vermelha. Após o episódio primário, a doença recorrente é local, com sintomas menos graves. As úlceras herpéticas recorrentes são pequenas e superficiais, e geralmente não formam cicatrizes. O padrão-ouro dos testes diagnósticos é a cultura viral, mas os testes de PCR estão sendo usados cada vez mais porque são mais sensíveis. Em poucas situações as infecções por HSV podem ser graves o suficiente para requerer hospitalização, como as que causam encefalopatia ou retenção urinária. O aciclovir oral é efetivo na supressão de recorrências frequentes.

Sífilis

A sífilis, causada pela bactéria *T. pallidum*, pode induzir uma infecção crônica. Infecções ocorrem raramente nos Estados Unidos, e tendem a ser concentradas nas regiões do sul. O organismo é extremamente ligado ao ferimento e muito fino para ser visto na microscopia de luz. O período de incubação típico é de 10 a 90 dias. A doença pode ser dividida em **estágios primário**, **secundário**, **latente** e **terciário**. A sífilis primária apresenta-se classicamente como **cancro endurecido e indolor**. A úlcera geralmente surge três semanas após a exposição e desaparece espontaneamente após duas a seis semanas sem terapia. Os testes não treponêmicos (como RPR ou VDRL) às vezes não são positivos com o aparecimento do cancro. A microscopia em **campo escuro** é uma ferramenta diagnóstica aceita, mas tem disponibilidade limitada. A **sífilis secundária** geralmente é sistêmica, e ocorre cerca de nove semanas após o cancro primário. A erupção maculopapular clássica pode ocorrer em qualquer local do corpo, mas aparece na maioria das vezes nas palmas das mãos e solas dos pés. Lesões planas e úmidas, chamadas condiloma lata, podem ser vistas na vulva (Fig. 38.1), e têm alta concentração de espiroquetas. Os testes sorológicos treponêmicos e não treponêmicos são positivos nesse estágio. Como os testes não treponêmicos podem ser falsamente positivos, um teste treponêmico positivo é necessário para fazer um diagnóstico sorológico.

A **latência** de duração variável ocorre após a doença secundária; a latência é subdividida em **latência inicial** (< 1 ano de duração) ou **latência tardia** (> 1 ano). Se não for tratada, cerca de um terço das mulheres pode progredir para sífilis terciária, que pode afetar o sistema cardiovascular ou o SNC. Atrofia ótica, *tabes dorsalis* e aneurisma aórtico são algumas das manifestações. A Penicilina G é o tratamento de escolha em todas as fases da sífilis. Devido ao longo período de replicação, é necessária uma terapia prolongada. **Uma injeção** de penicilina G benzatina 2.400.000 UI IM de ação prolongada é o tratamento-padrão para a doença inicial (primária, secundária e latente até um ano de duração). Pacientes com sífilis latente tardia (> 1 ano) devem ser tratadas com um total de 7.200.000 UI IM, dividida em 2.400.000 UI a cada semana em um total de três cursos (Quadro 38.1). Na gravidez, a penicilina é o único tratamento eficaz para prevenir ou tratar sífilis congênita. A eficácia de alternativas à penicilina no tratamento de sífilis inicial e latente não tem sido bem documentada. O tratamento de mulheres não grávidas e alérgicas à penicilina com doxiciclina ou tetraciclina pode ser considerado.

A neurossífilis requer terapia mais intensiva, geralmente com penicilina IV.

Após a terapia, a avaliação clínica e sorológica deve ser realizada em 6 e 12 meses após o tratamento para sífilis inicial e adicionalmente em 24 meses após tratar sífilis latente tardia ou de duração desconhecida. Uma resposta apropriada é uma queda de quatro vezes nos títulos em 6 a 12 meses, e em 12 a 24 meses para sífilis latente tardia. Quando o título não cai adequadamente, uma possível etiologia é a neurossífilis, que pode ser diagnosticada por punção lombar.

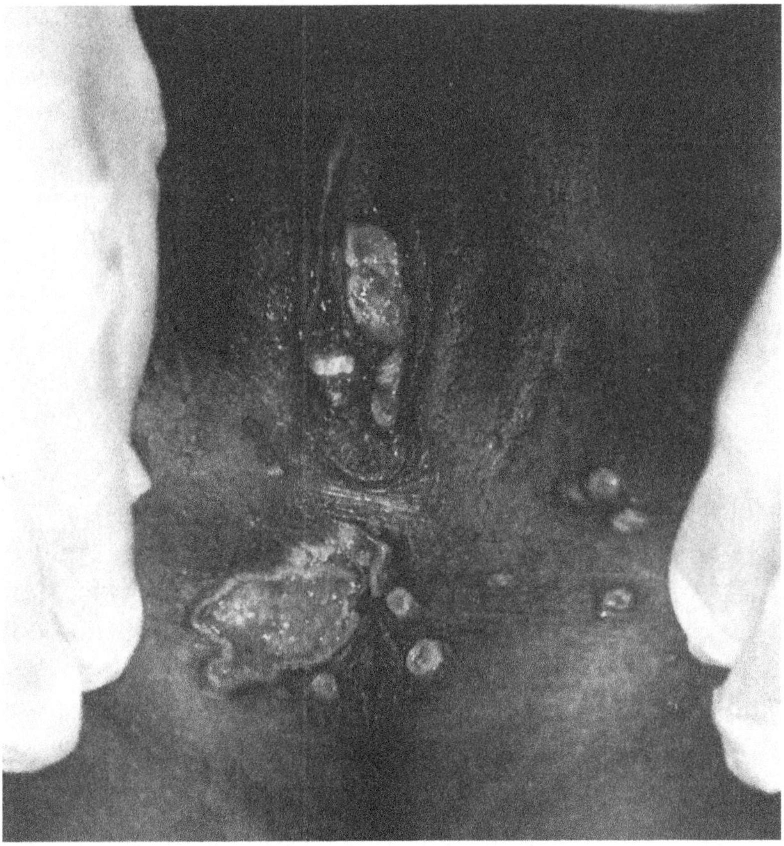

Figura 38.1 Condiloma lata genital* da sífilis secundária. (Reproduzida, com permissão, de Cunningham FG, et al. *Williams Obstetrics,* 21st ed. New York, NY: McGraw-Hill; 2001:1487.)

* N. de R.T. No Brasil, é mais conhecido como condiloma plano.

QUADRO 38.1 • Tratamento da sífilis

Duração	Tratamento
Primária, secundária, latente inicial	Penicilina G benzatina 2.400.000 UI IM
Latente tardia ou duração desconhecida	Penicilina G benzatina 2.400.000 UI IM três doses por semana

(*Dados de* CDC Sexually Transmitted Diseases Treatment Guidelines, *2010*.)

Cancroide

Cancroide é uma DST, que geralmente se manifesta como úlcera dolorosa e lisa vulvar. Embora seja comum em todo o mundo, é muito rara nos Estados Unidos. Ela é mais comum em homens do que em mulheres. A úlcera característica é dolorida, com bordas irregulares em base necrótica. Uma linfadenopatia dolorosa também pode coexistir com essas infecções. O organismo etiológico é o *Haemophilus ducreyi*, um bastonete gram-negativo. A coloração Gram geralmente revela o clássico "cardume de peixe". Após excluir sífilis e herpes, deve-se suspeitar de cancroide. Biópsia e/ou cultura ajudam a estabelecer o diagnóstico. O tratamento inclui azitromicina oral ou ceftriaxona IM.

QUESTÕES DE COMPREENSÃO

38.1 Uma mulher de 19 anos apresenta título de RPR de 1:16, e o teste confirmatório (TPPA) é positivo. Ela não tem história de sífilis; é tratada com penicilina G benzatina 2.400.000 UI IM. Seis meses depois da terapia, ela apresenta título de RPR de 1:2. Com 12 meses, o título é 1:1. Dois meses mais tarde, um novo título de RPR mostra 1:32. Qual das alternativas seguintes é o diagnóstico mais provável?

A. Organismos resistentes.
B. Sífilis tratada de forma inadequada.
C. Erro laboratorial.
D. Reinfecção.
E. Lúpus eritematoso sistêmico.

38.2 Qual das afirmativas a seguir sobre o *T. pallidum* está correta?

A. É um protozoário.
B. A coloração Gram é um método de diagnóstico muito sensível.
C. A espiroqueta não cruza a placenta durante a gravidez.
D. A penicilina G é o tratamento recomendado para todos os estágios da sífilis em mulheres não grávidas.

38.3 Uma mulher de 18 anos, G1P0, com 14 semanas de gestação, apresenta RPR positivo com teste confirmatório MHA-TP positivo. A paciente afirma que é alérgica à penicilina, com urticária e edema da língua e da garganta no passado. Qual das alternativas seguintes é o próximo passo mais adequado?

A. Dessensibilizar e tratar com penicilina.
B. Eritromicina oral.
C. Doxiciclina oral.
D. Pré-tratar com prednisona, depois administrar penicilina.
E. Ceftriaxona IM.

38.4 Uma mulher de 29 anos foi diagnosticada com sífilis. Ela tem título de RPR persistentemente elevado de 1:32, apesar do tratamento com penicilina benzatina 2.400.000 UI semanal por um total de três semanas. Ela queixa-se de discreta tontura e marcha com base alargada há seis meses. Qual das alternativas seguintes é o melhor teste para diagnosticar neurossífilis?

A. Radiografia simples do crânio.
B. Eletrencefalograma.
C. TC da cabeça.
D. Punção lombar.
E. Avaliação psiquiátrica.

RESPOSTAS

38.1 **D.** Quando os títulos de RPR caem em resposta à terapia e depois sobem subitamente, o cenário mais provável é **reinfecção.** Não é incomum que indivíduos com lúpus eritematoso sistêmico tenham RPR positivo, mas eles não teriam um teste treponêmico positivo sem infecção sifilítica. Não foi observada sífilis resistente à penicilina.

38.2 **D.** A penicilina G é o tratamento recomendado para todos os estágios da sífilis, e os dados a respeito da efetividade de alternativas ao tratamento de pacientes alérgicos à penicilina são limitados. A sífilis é uma bactéria, e não um protozoário. Ela é muito fina e firmemente ligada ao ferimento e, portanto, não visível na microscopia ótica. A infecção transplacentária durante a gravidez é uma causa importante de sífilis congênita.

38.3 **A. A penicilina é o melhor tratamento da sífilis na gravidez.** Quando uma mulher grávida com sífilis é alérgica à penicilina, ela deve ser submetida à dessensibilização e receber penicilina. A penicilina é o único tratamento eficaz conhecido para prevenção de sífilis congênita. A doxiciclina pode levar à descoloração dos dentes da criança, e a eritromicina não se mostrou tão eficaz no tratamento de um feto infectado.

38.4 **D.** Geralmente, após a paciente ser submetida à terapia para sífilis e o título de RPR não diminuir de maneira adequada, uma etiologia possível é **neurossífilis**, que pode ser diagnosticada por punção lombar. Os sinais clássicos de neurossífilis são equilíbrio instável e pupilas de Argyll-Robertson. O líquido cerebrospinal para RPR pode indicar neurossífilis, embora não haja um teste definitivo. A neurossífilis requer terapia mais intensiva, como penicilina IV prolongada.

DICAS CLÍNICAS

- Sífilis com menos de um ano de duração pode ser tratada com um único curso de penicilina G; infecção com mais de um ano de duração é tratada com três cursos de penicilina G em intervalos de uma semana.
- A úlcera indolor com bordas endurecidas é característica do cancro da sífilis primária. O exame em campo escuro e o teste sorológico estão indicados.
- O melhor tratamento para sífilis na gravidez é penicilina.
- A mulher grávida com sífilis e alergia à penicilina deve ser submetida à dessensibilização e então receber penicilina.
- As úlceras infecciosas vulvares mais comuns nos Estados Unidos são por HSV e sífilis, e muito menos comum é o cancroide.

REFERÊNCIAS

Centers for Disease Control and Prevention. Sexually Transmitted Diseases Treatment Guidelines, 2010. *MMWR* 2010;59(No. RR-12):18-36.

Eckert LO, Lentz GM. Infections of the lower genital tract. In: Katz VL, Lentz GM, Lobo RA, Gersenson DM, eds. *Comprehensive Gynecology*, 5th ed. St. Louis, MO: Mosby-Year Book; 2007:569-606.

McGregor JA, Lench JB. Vulvovaginitis, sexually transmitted infections, and pelvic inflammatory disease sepsis. In: Hacker NF, Gambone JC, Hobel CJ, eds. *Essentials of Obstetrics and Gynecology*, 5th ed. Philadelphia, PA: Saunders; 2009:265-275.

CASO 39

Uma mulher de 29 anos tem história de disúria, urgência e aumento da frequência urinária há dois dias. Ela nega o uso de medicações e não tem história clínica significativa. Ao exame, sua PA é 100/70 mmHg, a FC, 90 bpm e a temperatura, 36,6°C. A tireoide é normal à palpação. O exame do coração e dos pulmões é normal. Ela não tem dor nas costas. O abdome está indolor e sem massas. O exame pélvico revela genitália feminina normal; não há sensibilidade ou massas anexiais.

- Qual é o diagnóstico mais provável?
- Qual é o próximo passo no diagnóstico?
- Qual é a etiologia mais provável da condição?

RESPOSTAS PARA O CASO 39:
Infecção do trato urinário (cistite)

Resumo: Uma mulher de 29 anos queixa-se de disúria, urgência e aumento da frequência urinária há dois dias. A temperatura é 36,6°C. Ela não tem dor nas costas, o abdome está indolor e sem massas. O exame pélvico é normal.

- **Diagnóstico mais provável:** Cistite simples (infecção vesical).
- **Próximo passo no diagnóstico:** Exame de urina e/ou urocultura.
- **Etiologia mais provável da condição:** *Escherichia coli.*

ANÁLISE

Objetivos

1. Reconhecer os sintomas de uma ITU (cistite).
2. Recordar que a bactéria mais comum causadora de cistite é a *E. coli.*
3. Identificar as terapias antibióticas baseadas em evidência para cistite.

Considerações

Essa mulher de 29 anos tem história de disúria, urgência e aumento da frequência urinária há dois dias, sintomas característicos de ITU inferior. Como não há febre ou dor nos flancos, ela provavelmente tem infecção vesical ou cistite. Outros sintomas de cistite incluem estrangúria e hematúria (cistite hemorrágica). O exame de urina e/ou urocultura e teste de sensibilidade antibiótica (se houver suspeita de resistência antimicrobiana/infecção complicada) seriam os testes adequados para confirmar o diagnóstico. Como a *E. coli* é o agente etiológico mais comum, o tratamento antibiótico deve ser direcionado a esse organismo. **Evidências atuais indicam trimetoprima/sulfametoxazol em um curso de três dias como o melhor agente para uma cistite não complicada**, a menos que os padrões bacteriológicos na comunidade indiquem resistência; nesse caso, uma quinolona como a ciprofloxacina, duas vezes ao dia por três dias, é eficaz. Se a urocultura não demonstrar crescimento de organismos e a paciente ainda tiver sintomas, a uretrite é uma possibilidade (frequentemente causada por *chlamydia trachomatis*). Nessa circunstância, é aconselhável o esfregaço uretral para teste de *chlamydia*. Outra possibilidade é a vulvovaginite por *candida*. Por fim, algumas mulheres com sintomas de desconforto vesical e cultura uretral negativa podem ter uma condição crônica de síndrome uretral.

ABORDAGEM ÀS

Infecções do trato urinário

DEFINIÇÕES

CISTITE: Infecção bacteriana da bexiga que tem mais de 100.000 UFCs de um único organismo patogênico em uma amostra do jato médio.

URETRITE: Infecção da uretra causada comumente por *C. trachomatis.*

SÍNDROME URETRAL: Urgência e disúria causadas por inflamação uretral de etiologia desconhecida; as uroculturas são negativas.

ABORDAGEM CLÍNICA

As ITUs podem envolver os rins (pielonefrite), a bexiga (cistite) e a uretra (uretrite). Uma em cada cinco mulheres terá ITU em algum momento da sua vida. Os motivos mais comumente indicados para a incidência aumentada de ITUs em mulheres são o menor tamanho da uretra feminina e a localização mais próxima do reto, se comparada com os homens. A gravidez predispõe as mulheres à ITU devido ao esvaziamento incompleto da bexiga, obstrução ureteral e imunossupressão. As bactérias causativas incluem *E. coli* (isoladas em 80% dos casos), seguida por *Enterobacter*, *Klebsiella*, *Pseudomonas*, *Proteus*, estreptococos do grupo B, *Staphylococcus saprophyticus* e *Chlamydia.*

Os sintomas mais comuns de infecção do trato inferior (cistite) são disúria, urgência e aumento da frequência urinária. Ocasionalmente, a infecção pode induzir uma cistite hemorrágica e a paciente terá hematúria grosseira. Todavia, **hematúria grosseira deve levantar suspeita de nefrolitíase**. Febre é incomum, a não ser que haja envolvimento renal, o qual geralmente é indicado por dor nos flancos. O diagnóstico de cistite depende da identificação da bactéria patogênica na urina; a bacteriúria é definida como mais de 100.000 UFCs/mL de um único patógeno obtido de uma amostra colhida no jato médio. Em pacientes sintomáticas, uma quantidade de apenas 1.000 UFC/mL pode ser significativa. Em um espécime cateterizado, considera-se bacteriúria 10.000 UFCs/mL. A presença de leucócitos na urina é evidência presumível de infecção em uma paciente com sintomas.

A cistite simples é a forma mais comum de ITU e é diagnosticada pelos sintomas na ausência de febre ou dor nos flancos. A terapia antimicrobiana oral é efetiva e varia de uma dose para três, sete ou mesmo dez dias de tratamento. Trimetoprima/sulfametoxazol, nitrofurantoína, norfloxacina, ciprofloxacina e cefalosporinas, como cefalotina, são efetivos. A ampicilina geralmente não é usada devido à resistência disseminada da *E. coli.* **Contudo, evidência atual aponta para um curso de três dias de trimetoprima/sulfametoxazol como tratamento de escolha para cistite não complicada.** A utilidade das uroculturas no primeiro episódio de cistite simples não está clara. Alguns médicos obtêm culturas rotineiramente, enquanto outros reservam esses exames para os casos recorrentes, sintomas persistentes ou gravidez. Em mulheres grávidas, a **bacteriúria assintomática leva à infecção aguda em até 25% das mulheres não tratadas, e, assim sendo, esses casos sempre devem ser tratados.**

Uma paciente com uretrite tem queixas similares a uma paciente com cistite (i.e., urgência, aumento da frequência e disúria). Algumas vezes, a uretra pode ser sensível à palpação e uma secreção purulenta pode ser evidenciada ao exame. Os organismos isolados mais comumente são *Chlamydia*, *Gonococcus* e *Trichomonas*. Deve-se suspeitar de uretrite em uma mulher com sintomas característicos de ITU, mesmo com cultura estéril e sem resposta aos antibióticos-padrão. Culturas da uretra para *Gonococcus* e *Chlamydia* devem ser realizadas. O tratamento pode ser iniciado empiricamente para *Chlamydia* com doxiciclina; se houver suspeita de *Neisseria gonorrheae*, ceftriaxona IM com doxiciclina oral geralmente são eficazes. A doxiciclina deve ser evitada em mulheres grávidas.

Mulheres com pielonefrite geralmente apresentam febre, calafrios, dor nos flancos, náuseas e vômitos. Casos leves em mulheres não grávidas podem ser tratados com trimetoprima/sulfametoxazol oral ou fluoroquinolona por 10 a 14 dias; essas mulheres devem ser reexaminadas dentro de 48 horas. Os derivados da sulfa geralmente são os mais custo-efetivos. As mulheres que estão mais doentes, incapazes de ingerir medicações orais, grávidas ou imunocomprometidas devem ser hospitalizadas e tratadas com antibióticos IVs, como ampicilina e gentamicina, ou com uma cefalosporina, como cefazolina, cefotetam ou ceftriaxona. Após a resolução de febre e sintomas, mulheres grávidas com pielonefrite aguda devem fazer terapia supressiva antimicrobiana (como nitrofurantoína em macrocristais 100 mg, uma vez ao dia) pelo restante da gravidez.

CORRELAÇÃO DE CASO

- Ver também Caso 23 (Pielonefrite não responsiva) para compreender a apresentação diferente de ITU inferior (frequência, urgência e disúria) *versus* processo do trato urinário superior (dor no flanco e febre).

QUESTÕES DE COMPREENSÃO

39.1 Uma mulher de 29 anos, G1P0, com 19 semanas de gestação, apresenta disúria, aumento da frequência urinária e urgência. Uma urocultura é realizada e é observado crescimento, que o laboratório de microbiologia observa não ser *E. coli*. Qual das alternativas seguintes provavelmente é o organismo que causa cistite?

A. *Chlamydia trachomatis*.
B. *Klebsiella* sp.
C. Peptostreptococos.
D. *Bacteroides* sp.

39.2 Uma mulher de 19 anos, G2P1, com 13 semanas de gestação, vai à sua primeira visita pré-natal. Entre outros exames, é realizada uma urocultura que mostra

100.000 UFC/mL de *E. coli*. A paciente não tem sintomas, e não teve pielonefrite, disúria ou febre. Qual das alternativas seguintes é o melhor próximo passo para essa paciente?

A. Observação, já que nenhuma terapia é necessária.
B. Nenhuma terapia é necessária, a menos que a paciente desenvolva sintomas.
C. Início de terapia antibiótica.
D. Nenhuma terapia é necessária nesse momento, mas antibióticos devem ser administrados durante o trabalho de parto.

39.3 Uma mulher de 30 anos, G1P0, com 29 semanas de gestação, apresenta ITU com 100.000 UFC/mL de *E. coli* crescendo na cultura. O obstetra observa que ITU superior leva a complicações aumentadas. Quais das alternativas seguintes é uma manifestação comum de ITU superior em vez de simples cistite?

A. Febre.
B. Urgência.
C. Estrangúria.
D. Disúria.

RESPOSTAS

39.1 **B.** A causa mais comum de ITUs em mulheres é *E. coli*. Outras causas incluem *Enterobacter*, *Klebsiella*, *Pseudomonas* e *Proteus*. *Chlamydia trachomatis* é uma causa comum de uretrite juntamente com *Gonococcus* e *Trichomonas*. *Peptostreptococcus* é um aneróbio gram-positivo, que é um organismo comensal com humanos e geralmente não causa patologia, exceto em indivíduos imunossuprimidos. Com os *Peptostreptococcus*, *Bacteroides* sp. vivem na flora intestinal em humanos. Os *Bacteroides* são anaeróbios gram-negativos e, com outros anaeróbios, raramente causam cistite.

39.2 **C.** Essa paciente tem bacteriúria assintomática, que deve ser tratada mesmo sem sintomas. Se não for tratada, a paciente tem risco de 25% de desenvolver pielonefrite durante a gravidez. A bacteriúria assintomática complica cerca de 8 a 10% das pacientes grávidas. Tratar a bacteriúria assintomática na primeira visita pré-natal reduz muito o risco de pielonefrite.

39.3 **A.** ITUs superiores (inclusive pielonefrite) geralmente apresentam febre, sensibilidade costovertebral, calafrios, mal-estar e, frequentemente, indivíduos com aspecto enfermo. Elas estão em maior risco de septicemia, disfunção renal ou trabalho de parto prematuro. Em casos graves, a paciente deve ser hospitalizada e iniciada em antibióticos IVs. Sintomas de apresentação de urgência, estrangúria e disúria são sintomas de cistite simples ou uretrite. A uretrite pode ser diferenciada da cistite por cultura estéril e ausência de resposta aos antibióticos. A doxiciclina (cobre *Chlamydia*) com ceftriaxona (gonorreia) é uma boa escolha para suspeita de uretrite. A doxiciclina deve ser evitada em mulheres grávidas.

DICAS CLÍNICAS

- A causa mais comum de cistite é *E. coli*.
- Na cistite não complicada, um curso de três dias de trimetoprima/sulfametoxazol é o tratamento de escolha.
- ITUs complicadas como retenção vesical, infecções frequentes ou cateteres permanentes necessitam de cursos mais longos e, talvez, um agente diferente.
- Bacteriúria causada por estreptococos do grupo B na gravidez requerem o uso de penicilina IV ou ampicilina no trabalho de parto para diminuir o risco de sepse neonatal por estreptococos do grupo B.
- As características clínicas de pielonefrite são dor nos flancos e febre.
- A uretrite, comumente causada por *Chlamydia* ou *N. gonorrheae*, deve ser suspeitada em uroculturas negativas e sintomas de ITU.
- Bacteriúria assintomática tem alta incidência em mulheres com traço falciforme.

REFERÊNCIAS

American College of Obstetricians and Gynecologists. Treatment of urinary tract infections in nonpregnant women. *ACOG Practice Bulletin 91*. Washington, DC: 2008.

Lentz GM. Urogynecology. In: Katz VL, Lentz GM, Lobo RA, Gershenson DM, eds. *Comprehensive Gynecology*, 5th ed. St. Louis, MO: Mosby-Year Book; 2007:537-567.

Tarnay CM, Bhatia NN. Genitourinary dysfunction, pelvic organ prolapse, urinary incontinence, and infections. In: Hacker NF, Gambone JC, Hobel CJ, eds. *Essentials of Obstetrics and Gynecology*, 5th ed. Philadelphia, PA: Saunders; 2009:276-289.

CASO 40

Uma mulher de 40 anos, G5P5, queixa-se de sangramento vaginal intenso com coágulos há dois anos. Ela nega sangramento entre as menstruações; afirma que há alguns anos um médico lhe disse que seu útero estava aumentado. Seu prontuário indica que um ano atrás ela foi submetida a uma dilatação e curetagem uterina, com biópsia tecidual mostrando patologia benigna. Ela nega fadiga, intolerância ao frio ou galactorreia; faz uso de ibuprofeno sem alívio do sangramento vaginal. Ao exame, a PA é 135/80 mmHg, a FC, 80 bpm, o peso, 63,5 kg e a temperatura, 36,6°C. O exame do coração e dos pulmões é normal. Revela massa irregular na linha média no abdome inferior. Ao exame pélvico, o colo uterino está deslocado anteriormente. Uma massa irregular na linha média com tamanho aproximado de 18 semanas parece se mover em conjunto com o colo uterino. Não são palpadas massas anexiais. O teste de gravidez é negativo. O nível de hemoglobina é 9,0 g/dL, a contagem de leucócitos é 6.000/mm^3 e a contagem de plaquetas é 160.000/mm^3.

- Qual é o diagnóstico mais provável?
- Qual é o próximo passo?

RESPOSTAS PARA O CASO 40: Leiomioma uterino

Resumo: Uma mulher de 40 anos, G5P5, com história de útero aumentado, queixa-se de menorragia e anemia, apesar do uso de ibuprofeno. Uma curetagem uterina anterior mostrou patologia benigna. O exame revela massa irregular na linha média, do tamanho aproximado de 18 semanas, aparentemente contíguo com o colo uterino, e o colo uterino está deslocado anteriormente.

- **Diagnóstico mais provável:** Leiomioma uterino sintomático.
- **Próximo passo:** Indicar histerectomia.

ANÁLISE

Objetivos

1. Compreender que o motivo mais comum para histerectomia nos EUA é o mioma uterino sintomático.
2. Saber que a histerectomia geralmente é reservada para mulheres com miomas uterinos sintomáticos refratários a um curso adequado de terapia clínica.
3. Saber que a menorragia é o sintoma mais comum de leiomioma uterino.

Considerações

Essa mulher de 40 anos queixa-se de menorragia. O exame físico é consistente com mioma uterino, devido à massa aumentada da linha média que é irregular e contígua com o colo uterino. Se a massa fosse lateral ou se movesse separadamente do colo uterino outra massa pélvica, como massa ovariana, seria a suspeita. Essa paciente queixa-se de menorragia (sangramento excessivo durante a menstruação), o sintoma mais comum de mioma uterino. Se ela tivesse sangramento intermenstrual, o médico deveria considerar outras doenças, como hiperplasia endometrial, pólipos endometriais ou câncer uterino, além do leiomioma uterino. Ciclos irregulares (menometrorragia) podem sugerir um processo anovulatório. A paciente tem anemia apesar da terapia clínica, constituindo indicação para intervenção, como uma histerectomia. Se o útero fosse menor, poderiam ser feitas considerações a respeito de outros agentes clínicos, como o acetato de medroxiprogesterona (Provera). Do mesmo modo, um agonista do hormônio liberador de gonadotrofina (GnRH, do inglês *gonadotropin-releasing hormone*) pode ser usado para encolher o mioma temporariamente, para corrigir a anemia ou para tornar a cirurgia mais fácil. A redução máxima do mioma geralmente é vista após três meses de terapia com agonista do GnRH. Após a suspensão do agonista do GnRH, o mioma tende a crescer novamente.

ABORDAGEM À
Suspeita de leiomioma uterino

DEFINIÇÕES

LEIOMIOMA: Tumor benigno de músculo liso, geralmente do útero.

LEIOMIOSSARCOMA: Tumor maligno de músculo liso, com inúmeras mitoses.

MIOMA SUBMUCOSO: Leiomioma que se localiza primariamente na porção endometrial do útero e se projeta para a cavidade uterina (Fig. 40.1).

MIOMA INTRAMURAL: Leiomioma primariamente no músculo uterino.

MIOMA SUBSEROSO: Leiomioma primariamente na parte externa do útero, na superfície subserosa. O exame físico pode revelar uma sensação de "corcunda".

MIOMA PEDICULADO: Leiomioma que tem um pedículo.

DEGENERAÇÃO CARNOSA: Alterações no leiomioma devidas a crescimento rápido; o centro do mioma torna-se vermelho, causando dor. Isso é sinônimo de degeneração vermelha.

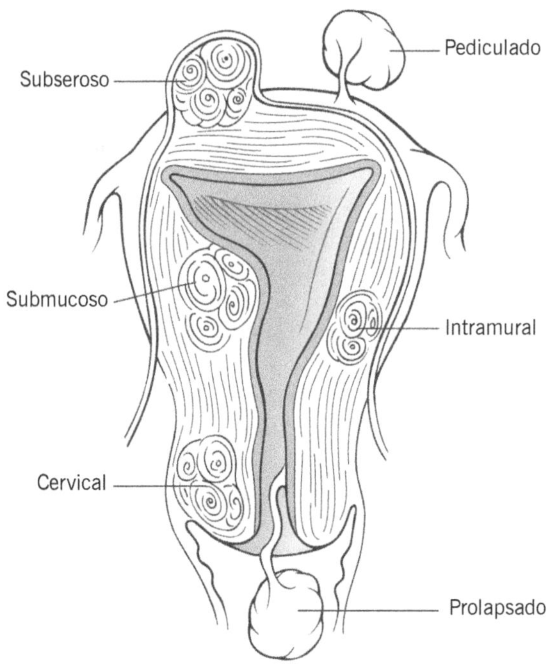

Figura 40.1 Leiomiomas uterinos. Vários leiomiomas uterinos são mostrados, com base na sua localização no útero.

ABORDAGEM CLÍNICA

Leiomiomas uterinos são os tumores pélvicos mais comuns e a principal indicação de histerectomia nos EUA. Eles ocorrem em até 25% das mulheres, e têm uma variedade de apresentações. A manifestação clínica mais comum é a menorragia, ou sangramento excessivo durante a menstruação. O mecanismo exato não é claro e pode ser devido a **aumento da área da superfície endometrial** ou **ruptura do mecanismo hemostático durante a menstruação** pelo mioma. Outra explicação especulada é a **ulceração** da superfície submucosa do mioma.

Muitos miomas uterinos são assintomáticos e precisam apenas ser monitorados. Muito raramente, os leiomiomas uterinos degeneram em leiomiossarcoma. Alguns sinais desse processo incluem crescimento rápido, como aumento de tamanho de mais de seis semanas de gestação em um ano. História de irradiação da pelve é um fator de risco.

Se os leiomiomas uterinos forem suficientemente grandes, as pacientes também podem se queixar de pressão na pelve, na bexiga ou no reto. Raramente, o mioma uterino com pedículo pode se torcer, levando à necrose e à dor. Do mesmo modo, um leiomioma submucoso pode prolapsar pelo colo uterino, levando ao aparecimento de dor de contração uterina similar ao trabalho de parto.

O exame físico característico do leiomioma uterino é massa firme, indolor, irregular na linha média, que se move contiguamente com o colo uterino. Essa apresentação tem acurácia de 95%. Na maioria das vezes, o exame de ultrassonografia é realizado para confirmar o diagnóstico. Massas laterais, fixas ou flutuantes, não são características de miomas. O diagnóstico diferencial inclui massas ovarianas, massas tubovarianas, rim pélvico e endometrioma. Menorragia significativa frequentemente leva à anemia.

O tratamento inicial de mioma uterino é farmacológico, com AINEs ou terapia progestínica. Os agonistas do GnRH levam à diminuição do tamanho do mioma uterino, atingindo o efeito máximo em três meses. Após a descontinuação desse agente, o leiomioma geralmente retorna ao tamanho pré-tratamento. Assim, a terapia com agonista do GnRH é reservada para redução do tumor ou correção de anemia antes do tratamento cirúrgico.

A **histerectomia** é considerada o tratamento comprovado para miomas uterinos sintomáticos quando não é desejada uma gravidez futura. A indicação de cirurgia é a presença de sintomas persistentes, apesar de terapia clínica. A miomectomia ainda é considerada o procedimento de escolha em mulheres com leiomioma uterino sintomático que desejam engravidar. Uma em quatro mulheres que são submetidas à miomectomia necessita de histerectomia em 20 anos. A miomectomia pode ser realizada por várias abordagens, inclusive histeroscópica, laparotômica, laparoscópica e robótica. As vantagens da miomectoia laparoscópica assistida por robô incluem redução da perda sanguínea intraoperatória e menor permanência hospitalar; todavia, a técnica implica alto custo e maior tempo intraoperatório.

A **embolização da artéria uterina** é uma técnica realizada por meio da canulação da artéria femoral e cateterização de ambas as artérias uterinas de maneira direta, com infusão de partículas embolizantes que, preferencialmente, migram para os vasos do mioma. Ocorre então infarto do mioma com subsequente hialinização e fibrose. Os resultados em curto prazo parecem promissores; estudos iniciais com acompanhamento por cinco anos mostram alívio dos sintomas em cerca de 75% das pacientes. Essa intervenção não deve ser usada em mulheres que querem engravidar no futuro, já que há risco aumentado de anormalidades da placentação.

QUESTÕES DE COMPREENSÃO

40.1 Uma mulher de 29 anos tem três abortamentos espontâneos consecutivos no primeiro trimestre. Após avaliação para abortamentos recorrentes, incluindo cariótipo dos pais, histerossalpingograma, ultrassonografia vaginal e teste para síndrome antifosfolipídeo, o obstetra conclui que a etiologia é mioma uterino. Qual dos seguintes tipos de miomas uterinos provavelmente levaria a abortamentos recorrentes?

A. Submucoso.
B. Intramural.
C. Subseroso.
D. Parasitário.
E. Pediculado.

40.2 Uma mulher de 39 anos é diagnosticada com provável mioma uterino com base em um exame pélvico que revela útero aumentado irregular. Atualmente, ela está assintomática e expressou surpresa por ter "crescimento" do seu útero. Se ela desenvolvesse sintomas, qual das alternativas seguintes seria a manifestação mais comum?

A. Infertilidade.
B. Menorragia.
C. Obstrução ureteral.
D. Dor pélvica.
E. Abortamento recorrente.

40.3 Uma mulher de 29 anos, G2P1, com 39 semanas de gestação, foi submetida à miomectomia por infertilidade previamente. Enquanto fazia força no segundo estágio do trabalho de parto, ela apresentou bradicardia fetal associada a sangramento vaginal. A cabeça fetal, que estava previamente no plano +2, agora está no plano −3. Qual das alternativas seguintes é o diagnóstico mais provável?

A. Mioma submucoso.
B. Prolapso do cordão umbilical.
C. Ruptura uterina.
D. Descolamento de placenta.
E. Bloqueio cardíaco fetal congênito.

40.4 Uma mulher de 65 anos tem suspeita diagnóstica de mioma uterino ao exame físico. No curso de um ano, ela apresenta aumento uterino de um tamanho de cerca de 12 semanas para 20 semanas. Qual das alternativas seguintes é o melhor manejo?

A. Observação cuidadosa continuada.
B. Monitoração com exame de ultrassonografia.
C. Laparotomia exploradora com histerectomia.
D. Agonista do GnRH.
E. Terapia com progestogênio.

40.5 Uma mulher de 38 anos é diagnosticada com mioma uterino de cerca de 18 semanas de tamanho e contornos irregulares. Ela tem menorragia significativa com anemia sintomática. A paciente já passou de sua idade fértil, mas recusa com determinação manejo cirúrgico para os miomas. Qual das alternativas seguintes é o melhor manejo para essa paciente?

A. Procedimento de ablação endometrial.
B. Terapia IM com agonista do GnRH.
C. DIU de levonorgestrel.
D. Terapia com ACOs.
E. Embolização de artéria uterina.

RESPOSTAS

40.1 **A.** Miomas submucosos são os miomas provavelmente associados ao abortamento recorrente devido ao seu efeito na cavidade uterina. Os contornos do endométrio são alterados e, portanto, menos favoráveis à implantação. Pode haver vasculatura insuficiente para prover suprimento sanguíneo adequado para o embrião em desenvolvimento se ele se implantar ao longo do lado do endométrio com o mioma submucoso. No segundo trimestre da gravidez, as outras opções de respostas não estão associadas ao aumento do risco de abortamento recorrente porque elas não alteram a integridade do endométrio.

40.2 **B.** Menorragia é o sintoma mais comum de mioma uterino e a menorragia grave frequentemente leva à anemia. Infertilidade e abortamento recorrente podem ocorrer com miomas submucosos devido aos efeitos na cavidade uterina, enquanto a invasão dos ureteres ocorre provavelmente nos miomas subserosos, mas são menos comuns do que a menorragia. A dor pélvica não é muito comum, e muitos miomas uterinos são assintomáticos e requerem apenas monitoração. Se os leiomiomas uterinos forem grandes o suficiente, as pacientes podem se queixar de pressão na pelve, na bexiga ou no reto. Embora raro, o mioma uterino pediculado pode se torcer, levando à necrose e à dor intensa.

40.3 **C.** Miomectomias extensas necessitam, às vezes, de parto cesáreo devido ao risco de ruptura uterina. A maioria dos médicos usa uma regra prática de que, se a cavidade endometrial for penetrada durante miomectomia, a cesariana deve ser realizada. Assim como a ruptura uterina, a bradicardia fetal também pode ocorrer se o cordão umbilical se tornar prolapsado, mas o prolapso do cordão não é um fator de risco por ter ocorrido uma miomectomia. Um mioma submucoso está relacionado a problemas com fertilidade e implante do embrião, não a problemas durante o trabalho de parto, como ruptura uterina. O descolamento da placenta não está associado à bradicardia fetal ou como risco após miomectomia. As miomectomias não causam anomalias congênitas nem levam a doenças no feto em desenvolvimento.

40.4 **C.** O crescimento rápido do útero sugere leiomiossarcoma; o diagnóstico e o tratamento são cirúrgicos, sobretudo em mulheres que não estão mais em idade fértil. O crescimento substancial de miomas uterinos em mulheres que estão no período de pós-menopausa é incomum, em função dos baixos níveis de estrogênio. Em outras palavras, os miomas uterinos em geral crescem em resposta ao estrogênio. Quando um mioma se degenera em câncer, a terapia com progestínicos e agonistas do GnRH não tem mais efeito sobre o tumor e não é mais opção de tratamento para redução da massa.

40.5 **E.** Para um útero relativamente grande devido a miomas, a embolização da artéria uterina é a melhor alternativa terapêutica à cirurgia. A maioria das pacientes tratadas com essa modalidade apresentará melhora. O DIU provavelmente não ficará no lugar com uma cavidade uterina irregular; a ablação endometrial é tecnicamente difícil, se não impossível, com uma grande cavidade uterina irregular. Agonistas do GnRH são úteis em curto prazo (três a seis meses) e são eficazes na redução dos miomas e na diminuição do sangramento; entretanto, seu uso é limitado a seis meses devido ao risco de osteoporose.

DICAS CLÍNICAS

- O motivo mais comum para histerectomia é o mioma uterino sintomático.
- O sintoma mais comum do mioma uterino é a menorragia, sangramento intenso **durante** a menstruação.
- O exame físico consistente com leiomioma uterino é uma massa pélvica irregular móvel, na linha média, que se move contiguamente com o colo uterino.
- O leiomiossarcoma raramente se origina de um leiomioma; crescimento rápido ou história de irradiação pélvica prévia devem aumentar o nível de suspeita.
- O crescimento significativo em mioma uterino suspeito em uma mulher na pós-menopausa é incomum e, geralmente, requer avaliação cirúrgica.
- O mioma uterino assintomático requer intervenção cirúrgica na presença de crescimento rápido inexplicado, obstrução ureteral ou incapacidade de diferenciar o mioma de outros tipos de massas pélvicas.

REFERÊNCIAS

American College of Obstetricians and Gynecologists. Alternatives to hysterectomy in the management of leiomyomata. *ACOG Practice Bulletin 96*. Washington, DC: 2008.

Barakat EE, Bedaiwy MA, Zimberg S, Nutter B, Nosseir M, Flacone T. Robotic-assisted, laparoscopic, and abdominal myomectomy: a comparison of surgical outcomes. *Obstet Gynecol.* 2011;117:256-266.

Katz VL. Benign gynecologic lesions. In: Katz VL, Lentz GM, Lobo RA, Gersenson DM, eds. *Comprehensive Gynecology*, 5th ed. St. Louis, MO: Mosby-Year Book; 2007:419-470.

Nelson AL, Gambone JC. Congenital anomalies and benign conditions of the uterine corpus and cervix. In: Hacker NF, Gambone JC, Hobel CJ, eds. *Essentials of Obstetrics and Gynecology*, 5th ed. Philadelphia, PA: Saunders; 2009:240-247.

Spies JB, Bruno J, Czeyda-Pommersheim F, Magee ST, Ascher SA, Jha RC. Long-term outcome of uterine artery embolization of leiomyomata. *Obstet Gynecol.* 2005;106:933.

CASO 41

Uma adolescente de 18 anos, G1P0, que está grávida de sete semanas de acordo com a data da última menstruação (DUM), queixa-se de história de dois dias de perda sanguínea e dor em baixo ventre. Ela nega doenças sexualmente transmissíveis (DSTs). Ao exame, a pressão arterial (PA) é 130/60 mmHg, a frequência cardíaca (FC), 70 bpm e a temperatura, 37,2°C. O pescoço não apresenta rigidez e o exame do coração é normal. Os pulmões estão limpos bilateralmente. O abdome é indolor e não há massas palpáveis. Ao exame pélvico, o útero tem um tamanho de quatro semanas e é indolor. Não há massas anexiais ao exame pélvico. O colo uterino está fechado. O nível de fração beta da gonadotrofina coriônica humana (β-hCG, do inglês *beta-human chorionic gonadotropin*) é 700 mUI/mL, e a ultrassonografia transvaginal revela útero vazio e sem massas anexiais.

► Qual é o próximo passo no manejo dessa paciente?

RESPOSTA PARA O CASO 41: Ameaça de abortamento

Resumo: Uma adolescente de 18 anos está com sete semanas de gestação com base em seu UPM, e queixa-se de perda sanguínea há dois dias e dor em baixo ventre. O exame físico revela útero com tamanho de quatro semanas e anexos sem alterações. O nível de β-hCG é 700 mUI/mL e não é observado saco gestacional intrauterino na ultrassonografia endovaginal.

- **Próximo passo no manejo:** Acompanhamento da β-hCG em 48 horas.

ANÁLISE

Objetivos

1. Compreender o conceito da zona discriminatória ou limiar da gonadotrofina coriônica humana (hCG, do inglês *human chorionic gonadotropin*) e sua utilidade com a ultrassonografia transvaginal.
2. Compreender o princípio da obtenção de nível de hCG e acompanhamento quando uma paciente está assintomática e tem nível de hCG que está abaixo da zona discriminatória.
3. Saber que um exame de ultrassonografia normal não exclui a presença de uma gravidez ectópica.

Considerações

Essa paciente de 18 anos queixa-se de dor em baixo ventre e sangramento vaginal, os quais, em uma mulher em idade fértil, devem ser considerados gravidez ectópica até prova em contrário. Ela não tem história de DSTs, que, quando presentes, constituem fatores de risco de gravidez ectópica. O exame físico não apresenta alterações importantes, e a ultrassonografia não mostra nenhuma massa anexial. É importante notar que o nível de hCG está abaixo do limiar; sendo assim, a ultrassonografia transvaginal deve revelar gravidez intrauterina (GIU) (limiar de hCG de 1.500 a 2.000 mUI/mL). Desse modo, o próximo passo no manejo é determinar se essa gravidez é uma GIU normal ou uma gravidez anormal. Isso pode ser realizado pelo acompanhamento de níveis seriados de hCG. Em uma GIU normal, se o nível de hCG de acompanhamento em 48 horas elevar-se em pelo menos 66%, a paciente provavelmente tem GIU normal. Se a hCG de acompanhamento não se elevar em 66% (particularmente se ela se eleva em apenas 20%), então provavelmente a paciente tem gravidez anormal. Uma elevação subnormal na hCG não indica se a gravidez anormal está no útero ou nas trompas. A idade gestacional com base na DUM não é muito confiável. Assim, os níveis de hCG e a ultrassonografia transvaginal em geral são as melhores ferramentas para avaliação de uma possível gravidez ectópica.

ABORDAGEM À
Ameaça de abortamento

DEFINIÇÕES

AMEAÇA DE ABORTAMENTO: Gravidez com sangramento vaginal durante a primeira metade de sua duração total. Isso não delineia a viabilidade da gravidez.

GRAVIDEZ ECTÓPICA: Gravidez fora do local de implantação uterina normal. Na maioria das vezes, isso representa gravidez nas trompas.

GONADOTROFINA CORIÔNICA HUMANA: "Hormônio da gravidez", que é uma glicoproteína secretada pelas vilosidades coriônicas de uma gestação. É o hormônio no qual os testes de gravidez são baseados. A gravidez normal terá elevação logarítmica em seu início. Em geral, a subunidade β é estudada para prevenir reação cruzada com o hormônio luteinizante (LH, do inglês *luteinizing hormone*).

LIMIAR DA hCG: Nível de hCG sérica no qual uma GIU seria vista na ultrassonografia. Para ultrassonografia endovaginal, esse nível é 1.500 a 2.000 mUI/mL. Quando uma GIU não for vista na ultrassonografia e o nível de hCG exceder o limiar, é altamente provável que se trate de gravidez ectópica.

ABORDAGEM CLÍNICA

Quando uma mulher grávida com menos de 20 semanas de gestação tem sangramento vaginal, isso é descrito como ameaça de abortamento. A avaliação mais difícil ocorre nas primeiras seis a sete semanas de gestação, quando o estado da gravidez e a sua localização são incertas. A idade gestacional calculada com base no UPM da paciente com ameaça de abortamento não é confiável devido ao sangramento irregular. Em geral, as pacientes com ameaça de abortamento estão incluídas em três possíveis etiologias:

- GIU viável (cerca de 50%) – sangramento cessará e a gravidez continuará;
- Abortamento espontâneo (GIU não viável – cerca de 35%) – o sangramento indica uma GIU não viável;
- Gravidez ectópica (gravidez não viável na trompa; cerca de 15%).

Das três possibilidades, a gravidez ectópica é a mais perigosa; assim, a estratégia na avaliação de ameaça de abortamento ou de mulheres grávidas com dor abdominal é avaliar uma possível gravidez ectópica. É de suma importância determinar se a mulher está hipotensa, com depleção de volume ou se tem dor abdominal ou anexial grave. Provavelmente, essas pacientes necessitarão de laparoscopia ou laparotomia, uma vez que a gravidez ectópica é provável. Em mulheres assintomáticas, o nível quantitativo de hCG é útil. Quando o nível de hCG está abaixo do limiar de visualização ultrassonográfica de um saco gestacional intrauterino, é feita uma nova dosagem do nível de hCG em 48 horas para estabelecer a viabilidade da gravidez.

Outra opção seria um único nível de progesterona: níveis maiores do que 25 ng/mL quase sempre indicam GIU normal, enquanto valores menores do que 5 ng/mL em geral se correlacionam com gestação não viável. Quando uma gestação não viável é diagnosticada, seja por uma elevação anormal da hCG ou pelo teste da progesterona (< 5 ng/mL), ainda não está claro se a paciente tem abortamento espontâneo ou gravidez ectópica. Muitos clínicos realizarão uma curetagem uterina nesse momento para avaliar se a paciente tem abortamento (confirmação histológica de vilosidades coriônicas) ou gravidez ectópica (ausência de vilosidades na curetagem). Mulheres com gravidez ectópica assintomática, pequena (< 3,5 cm), são candidatas ideais para metotrexato IM. Uma GIU não viável pode ser manejada de forma expectante, cirurgicamente por meio de dilatação e curetagem, ou clinicamente com misoprostol vaginal. O misoprostol vaginal mostrou-se efetivo na evacuação da gravidez em cerca de 80% dos casos.

Quando o nível de hCG é maior do que o limiar da ultrassonografia, um ultrassonograma transvaginal ditará o próximo passo. Uma paciente na qual um saco gestacional intrauterino é visto pode ser mandada para casa com diagnóstico de ameaça de abortamento e deve ser acompanhada atentamente. Ainda há risco significativo de abortamento. Quando o nível de hCG estiver acima do limiar e não houver evidência ultrassonográfica de GIU, o risco de gravidez ectópica é alto (cerca de 85%), e, assim, a laparoscopia geralmente é feita para diagnosticar e tratar a gravidez ectópica. Como uma GIU é possível nessa circunstância (cerca de 15% das vezes), em geral não é administrado metotrexato; contudo, um nível elevado de hCG diante de útero ultrassonograficamente vazio quase sempre é causado por gestação extrauterina (ver Figura 41.1 para um exemplo de esquema de manejo). Por fim, mulheres Rh-negativas com ameaça de abortamento, abortamento espontâneo ou gravidez ectópica devem receber imunoglobulina anti Rh para prevenir isoimunização.

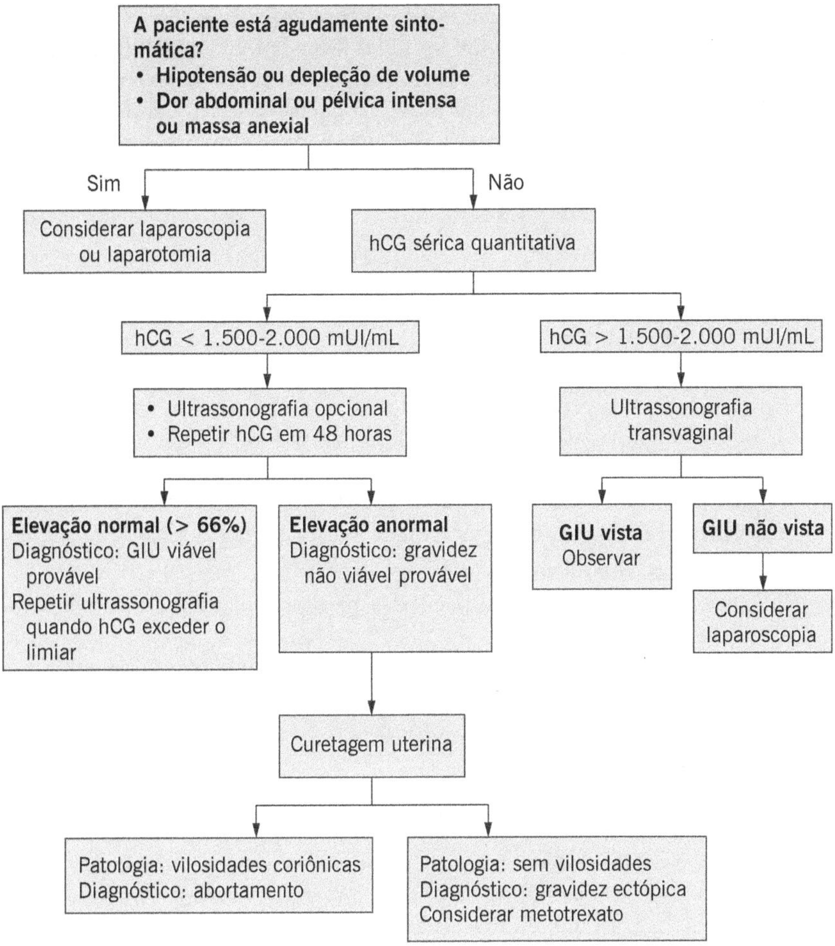

Figura 41.1 Algoritmo para manejo de ameaça de abortamento. GIU, gravidez intrauterina; hCG, gonadotrofina coriônica humana.

QUESTÕES DE COMPREENSÃO

41.1 Qual das alternativas seguintes é o fator de risco mais significativo para o desenvolvimento de gravidez ectópica?

A. Infecção cervical prévia por *chlamydia*.
B. História de laqueadura tubária.
C. Gravidez molar prévia.
D. Abortamento prévio.
E. Uso de ACOs combinados.

41.2 Uma mulher de 32 anos é diagnosticada com gravidez ectópica com base nos níveis de hCG que atingiram um limite na faixa de 1.400 mUI/mL, e não foram encontradas vilosidades coriônicas na curetagem uterina. Ela recebe 50 mg/m^2 de metotrexato IM. Cinco dias mais tarde, ela queixa-se de aumento da dor abdominal. A PA e a FC estão normais. O abdome mostra alguma sensibilidade nos quadrantes inferiores, sem defesa ou sinais de dor à descompressão. Qual das alternativas seguintes é o melhor curso de ação?

A. Laparotomia imediata.
B. Repetição da dose de metotrexato.
C. Observação.
D. Ácido fólico de resgate.
E. Analgesia epidural.

41.3 Uma adolescente de 18 anos que é levada à unidade de emergência queixa-se de perda sanguínea vaginal e dor abdominal inferior. Os exames abdominal e pélvico estão normais. O nível de hCG é 700 mUI/mL, e a ultrassonografia transvaginal não mostra saco gestacional intrauterino e nem massas anexiais. Qual das afirmativas a seguir é a mais acurada a respeito da situação dessa paciente?

A. Ela tem gravidez ectópica sem ruptura.
B. Ela tem GIU viável, muito inicial para que seja avaliada por ultrassonografia.
C. Ela tem GIU não viável.
D. As informações são insuficientes para chegar a uma conclusão sobre a viabilidade dessa gravidez.
E. Uma ressonância magnética nuclear (RMN) seria útil para avaliar a possibilidade de gravidez ectópica.

41.4 Uma mulher de 22 anos, com 5 semanas de gestação, queixa-se de dor abdominal inferior intensa. Ao exame, ela apresenta PA de 86/44 mmHg e FC de 120 bpm. O abdome está dolorido. O exame pélvico é difícil de ser realizado devido à defesa. O nível de hCG é 500 mUI/mL, e a ultrassonografia transvaginal não revela saco gestacional intrauterino ou massas anexiais. Há algum fluido livre no fundo de saco. Qual das alternativas seguintes é o melhor manejo para essa paciente?

A. Repetir o nível de hCG em 48 horas para avaliar uma elevação de 66%.
B. Verificar o nível de progesterona sérica.
C. Realizar cirurgia imediata.
D. Administrar metotrexato IM.
E. Repetir a ultrassonografia em 48 horas.

RESPOSTAS

41.1 **A.** A infecção por *chlamydia* aumenta o risco de gravidez ectópica. O uso de ACOs combinados tende a prevenir as gravidezes ectópica e intrauterina, e não é um fator de risco. Uma história de laqueadura tubária por si só não aumenta o risco de gravidez ectópica. Contudo, se uma mulher tiver tido uma laqueadura tubária e então engravidar, há risco significativo de gravidez ectópica. A gravidez ectópica prévia aumenta enormemente o risco de gravidez ectópica futura.

41.2 **C.** Muitas mulheres tratadas com metotrexato terão dor abdominal leve, que pode ser observada na ausência de sinais peritoneais graves de hipotensão ou sinais evidentes de ruptura. Contudo, se esses sinais estiverem presentes, uma laparotomia seria indicada. A dor associada à resolução de gravidez tubária em geral é distinguível de ruptura tubária. Na maioria das vezes, a dor da resolução é muito mais leve do que a dor da ruptura tubária e não está associada ao abdome agudo ou à instabilidade hemodinâmica. Uma epidural não está indicada para esse tipo de dor ou cenário. A repetição da dose de metotrexato não aliviará a dor da paciente, e pode apenas piorar os efeitos colaterais dolorosos do fármaco. Um resgate de ácido folínico em geral é utilizado em pacientes com câncer que experimentam efeitos colaterais tóxicos do metotrexato, como inflamação do trato digestivo.

41.3 **D.** Não há informação suficiente nesse cenário para estabelecer a viabilidade da gravidez. Uma repetição da hCG em 48 horas pode ser capaz de avaliar o estado da gravidez. Como não é possível chegar a nenhuma conclusão, seria difícil dizer se essa paciente tem gravidez ectópica não rota, GIU que é muito inicial para ser avaliada por ultrassonografia, ou GIU não viável. Uma RMN não é específica na avaliação de GIU ectópica *versus* viável; além disso, é cara e demorada.

41.4 **C.** A cirurgia está indicada porque essa paciente está hipotensa e taquicárdica devido a uma provável gravidez ectópica rota. Essa paciente está em choque e a cirurgia imediata está indicada para prevenir lesão de órgão-alvo que pode levar imediatamente à morte, ou eventualmente resultar em morte. Retardar o tratamento ou confiar no metotrexato IM não é indicado para uma paciente com instabilidade hemodinâmica. Considerando os sintomas da paciente, o metotrexato seria um tratamento ineficaz, de qualquer forma, já que a gravidez ectópica provavelmente está rota. Um nível de progesterona não seria útil porque a ruptura tubária por si indicaria a presença de gestação não viável.

DICAS CLÍNICAS

- Mulheres com ameaça de abortamento podem ter GIU viável, abortamento espontâneo ou gravidez ectópica.
- Quando o nível de hCG está acima do limiar e não é observada GIU na ultrassonografia transvaginal, provavelmente a paciente tem gravidez ectópica.
- No início do curso de uma GIU normal, a β-hCG deve se elevar em pelo menos 66% em 48 horas.
- A presença de saco gestacional intrauterino verdadeiro na ultrassonografia torna o risco de gravidez ectópica muito improvável.
- A cirurgia em geral é a melhor terapia em uma paciente com gravidez inicial que está hipotensa ou tem dor anexial intensa.

REFERÊNCIAS

American College of Obstetricians and Gynecologists. Medical management of ectopic pregnancy. *ACOG Practice Bulletin 94*. Washington, DC: 2008.

Lobo RA. Ectopic pregnancy. In: Katz VL, Lentz GM, Lobo RA, Gersenson DM, eds. *Comprehensive Gynecology*, 5th ed. St. Louis, MO: Mosby-Year Book; 2007:389-410.

Lu MC, Williams III J, Hobel CJ. Antepartum care: preconception and prenatal care, genetic evaluation and teratology, and antenatal fetal assessment. In: Hacker NF, Gambone JC, Hobel CJ, eds. *Essentials of Obstetrics and Gynecology*, 5th ed. Philadelphia, PA: Saunders; 2009:71-90.

Shamonki M, Nelson AL, Gambone JC. Ectopic pregnancy. In: Hacker NF, Gambone JC, Hobel CJ, eds. *Essentials of Obstetrics and Gynecology*, 5th ed. Philadelphia, PA: Saunders; 2009:290-297.

Zhang J. A comparison of medical management with misoprostol and surgical management of early pregnancy failure. *N Eng J Med*. 2005;253(8):761-769.

CASO 42

Uma mulher de 35 anos, que está com 8 semanas de gestação, queixa-se de dor abdominal inferior em cólicas e sangramento vaginal. Ela afirma que a dor era intensa na noite anterior e que havia eliminado pela vagina algo que se parecia com um "bife de fígado". Após isso, a dor cedeu consideravelmente, bem como o sangramento vaginal. Ao exame, a PA é 130/80 mmHg, a FC, 90 bpm e a temperatura, 36,6°C. O exame abdominal não tem alterações. O exame pélvico revela genitália externa feminina normal. O colo uterino está fechado e indolor, e não há massas anexiais.

- Qual é o diagnóstico mais provável?
- Qual é o próximo passo no manejo?

RESPOSTAS PARA O CASO 42: Abortamento espontâneo completo

Resumo: Uma mulher de 35 anos, que está com 8 semanas de idade gestacional, apresentou intensa dor abdominal inferior em cólica e sangramento vaginal na noite anterior; após a passagem a eliminação do que se parecia com um "bife de fígado", a dor e o sangramento cederam consideravelmente. Ao exame, o colo uterino está fechado.

- **Diagnóstico mais provável:** Abortamento completo.
- **Próximo passo no manejo:** Acompanhar o nível de hCG até não ser mais detectável.

ANÁLISE

Objetivos

1. Saber as características típicas dos diferentes tipos de abortamento espontâneo.
2. Compreender as apresentações clínicas e os tratamentos para os diferentes tipos de abortamento.

Considerações

Essa mulher está com 8 semanas de gestação, que corresponde ao primeiro trimestre. Ela observou cólica intensa na noite anterior e a eliminação de algo que parecia " bife de fígado" por sua vagina. Isso pode ser tecido, embora o aspecto grosseiro de tecido possa enganar. A dor e o sangramento da paciente cederam desde a eliminação deste material. Isso ajusta-se com a expulsão completa do tecido gravídico. O quadro clínico de eliminação de tecido, resolução de cólica e sangramento e orifício cervical fechado são consistentes com abortamento completo. Para confirmar que todo o tecido da gravidez (trofoblasto) tenha sido expelido do útero, o médico deve acompanhar os níveis quantitativos séricos de hCG. Espera-se que os níveis de hCG reduzam pela metade a cada 48 a 72 horas. Se os níveis de hCG atingirem um platô em vez de diminuirem, então a paciente tem tecido gravídico residual (que pode ser abortamento incompleto ou gravidez ectópica). Notavelmente, essa paciente tem idade materna avançada, e os abortamentos espontâneos são mais comuns em pacientes mais velhas. A causa mais comum identificada com abortamento espontâneo é anormalidade cromossômica do embrião.

ABORDAGEM AO Abortamento espontâneo

DEFINIÇÕES

AMEAÇA DE ABORTAMENTO: Gravidez com menos de 20 semanas (ou menos de 500 g) associada a sangramento vaginal, em geral sem dilatação cervical.

ABORTAMENTO INEVITÁVEL: Gravidez com menos de 20 semanas associada a cólicas, sangramento e dilatação cervical; não há eliminação de tecido.

ABORTAMENTO INCOMPLETO: Gravidez com menos de 20 semanas associada a cólica, sangramento vaginal, orifício cervical aberto e alguma eliminação de tecido pela vagina, mas também alguma retenção de tecido no útero. O colo uterino permanece aberto devido às contrações uterinas continuadas; o útero continua a se contrair em um esforço de expelir o tecido retido.

ABORTAMENTO COMPLETO: Gravidez com menos de 20 semanas, na qual todos os produtos da concepção foram eliminados; o colo uterino em geral está fechado. Como todos os tecidos foram eliminados, o útero não mais se contrai, e o colo uterino se fecha.

ABORTAMENTO RETIDO: Gravidez com menos de 20 semanas com morte fetal ou embrionária, mas sem sintomas como sangramento ou cólica.

ABORDAGEM CLÍNICA

A história, o exame físico e/ou a ultrassonografia em geral indicam a categoria de abortamento espontâneo (Quadro 42.1). Mulheres com sintomas de abortamento espontâneo devem ser instruídas a trazer qualquer tecido eliminado para análise histológica.

Nota: Um abortamento inevitável deve ser diferenciado de um colo uterino incompetente. Com abortamento inevitável, as contrações uterinas (cólicas) levam à dilatação cervical. Com um colo uterino incompetente, ele abre-se espontaneamente sem contrações uterinas, e, portanto, as mulheres afetadas apresentam dilatação cervical indolor, em geral no segundo trimestre. Esse distúrbio é tratado com sutura cirúrgica ao nível do orifício cervical interno (cerclagem). Por conseguinte, uma das principais características utilizadas para distinguir entre colo uterino incompetente e abortamento inevitável é a presença ou ausência de contrações uterinas.

O tratamento de **abortamento incompleto ou retido** inclui manejo expectante da eliminação do tecido, manejo clínico com mifepristona e misoprostol (ou misoprostol isoladamente) e manejo cirúrgico com dilatação e curetagem do útero para tratamento imediato e definitivo. As complicações primárias do tecido retido persistentemente são sangramento e infecção. Um abortamento completo é suspeitado pela história da eliminação de tecido e cólicas abdominais, que se resolve. O colo uterino está fechado. Os níveis séricos de hCG ainda são acompanhados para confirmar que não há mais vilosidades coriônicas contidas no útero ou fora dele.

QUADRO 42.1 • Classificação dos abortamentos espontâneos

Terminologia	História	Eliminação de tecido?	Orifício cervical	Viabilidade de gravidez?	Tratamento
Ameaça de abortamento	Sangramento vaginal	Não	Fechado	Incerta; até 50% abortarão	Ultrassonografia transvaginal e níveis de hCG
Abortamento inevitável	Cólicas, sangramento	Não	Aberto	Abortamento é inevitável	D&C *versus* terapia clínica *versus* manejo expectante
Abortamento incompleto	Cólicas, sangramento (ainda continuado)	Algum mas nem todos os tecidos passam	Aberto	Não viável	D&C ou terapia clínica
Abortamento completo	Cólica, sangramento prévio que depois cede	Todos os tecidos passam	Fechado	Não viável	Acompanhar níveis de hCG até negativar
Abortamento retido	Sem sintomas	Não	Fechado	Não viável (diagnóstico na ultrassonografia)	D&C *versus* terapia clínica *versus* manejo expectante

D&C, dilatação e curetagem; hCG, gonadotrofina coriônica humana.

Diagnóstico diferencial

Uma mulher grávida que apresenta dor abdominal e dor vaginal tem ameaça de abortamento. O diagnóstico diferencial inclui: gravidez intrauterina viável, não viável, gravidez ectópica, lesões/lacerações cervicais ou vaginais e, mais raramente, gravidez molar.

Gravidez molar

Um tipo incomum de gravidez anormal é a **gravidez molar** (**incidência de 1:1.200 gravidezes**), a qual consiste em tecido trofoblástico, ou tecido placentário, em geral sem feto. A apresentação clínica da gravidez molar é perda sanguínea vaginal, ausência de batimentos cardíacos fetais, tamanho do útero maior do que o estimado para a idade gestacional e níveis de hCG acentuadamente elevados. O diagnóstico é realizado por **ultrassonografia**, revelando um padrão em "flocos de neve" no útero. O tratamento é feito por esvaziamento uterino por sucção. Após o esvaziamento, as pacientes são acompanhadas com níveis semanais de hCG, porque às vezes a doença trofoblástica gestacional persiste após a evacuação da gravidez molar. Nessas circunstâncias, é utilizada quimioterapia.

CORRELAÇÃO DE CASO

- Ver também Caso 41 (Ameaça de abortamento). Uma paciente com abortamento completo ou incompleto pode ter tido sintomas iniciais de ameaça de abortamento.

QUESTÕES DE COMPREENSÃO

Associar o melhor tratamento isolado (A-E) ao cenário clínico (42.1 a 42.4).

A. Laparoscopia.
B. Acompanhamento do nível de hCG em 48 horas.
C. Cerclagem cervical.
D. Dilatação e curetagem uterina.
E. Manejo expectante.

42.1 Uma mulher de 19 anos, G1P0, com 18 semanas de gestação, que teve um procedimento de conização cervical prévio, afirma que não sentiu dor abdominal. Ela tem dilatação cervical de 2 cm e apagamento de 70%.

42.2 Uma mulher de 33 anos, que está com 10 semanas de gestação, queixa-se de sangramento vaginal e eliminação de uma substância esbranquiçada juntamente com algo de aspecto carnoso. Ela continua a ter cólicas, e o colo uterino tem 2 cm de dilatação.

42.3 Uma mulher de 20 anos, G2P1, que está com 12 semanas de gestação, não teve problemas com essa gravidez até hoje. Ela queixa-se de alguma perda sanguínea vaginal. Não são ouvidos batimentos cardíacos fetais no Doppler, e uma ultrassonografia transvaginal não revela saco gestacional uterino nem massas anexiais. O nível de hCG é 700 mUI/mL.

42.4 Uma mulher de 28 anos, G3P2, que está com 22 semanas de gestação, apresenta perda sanguínea vaginal, e os batimentos cardíacos fetais estão na faixa de 140 a 145 bpm.

RESPOSTAS

42.1 **C.** A característica da incompetência cervical é a dilatação indolor do colo uterino. A conização cervical é um fator de risco do colo uterino incompetente. Outros fatores de risco de cérvice incompetente incluem: manifestações congênitas (i.e., colo uterino curto ou distúrbio do colágeno), trauma ao colo uterino, segundo estágio do trabalho de parto prolongado e hiperdistensão uterina como na gravidez com múltiplos fetos. Não foram sentidas contrações pela paciente nesse cenário, então é pouco provável que o diagnóstico seja abortamento inevitável. A incompetência cervical pode ser tratada com uma sutura cirúrgica conhecida como cerclagem.

42.2 **D.** Orifício cervical aberto, história de eliminação de tecido e cólicas continuadas são achados consistentes com abortamento incompleto. Se as cólicas tivessem cessado e o colo uterino estivesse fechado, seria abortamento completo. O tratamento de abortamento incompleto é dilatação e curetagem do útero para prevenir complicações do tecido retido como hemorragia e infecção. Os produtos de concepção obtidos a partir da curetagem são enviados para patologia para confirmar o diagnóstico e investigar complicações raras como gravidez molar.

42.3 **B.** Essa paciente tem ameaça de abortamento. O nível de hCG está abaixo do limiar quando ocorre visualização do saco gestacional na ultrassonografia transvaginal (1.500 a 2.000 mUI/mL). Logo, não está claro, com essa informação disponível, se a paciente tem gravidez intrauterina normal inicial ou gravidez anormal (abortamento ou ectópica). O acompanhamento do nível de hCG em 48 horas seria prudente; uma elevação adequada na hCG de pelo menos 66% é consistente com gravidez intrauterina normal, enquanto uma elevação de menos de 66% é altamente sugestiva de gravidez anormal.

42.4 **E.** Essa paciente não tem um processo abortivo, já que ela tem 22 semanas de gestação; ela tem um sangramento prematuro. Abortamentos são descritos com menos de 20 semanas de gestação. As duas causas mais comuns de sangramento prematuro são placenta prévia e descolamento da placenta. No descolamento da placenta, em geral a paciente chega à unidade de emergência com dor abdominal intensa. A avaliação dessa paciente inclui ultrassonografia para verificar a presença de placenta prévia e, se isso for excluído, então são incluídos na avaliação o exame especular e a avaliação de descolamento.

DICAS CLÍNICAS

- Quando uma mulher grávida tem um orifício cervical aberto com cólicas uterinas e história de eliminação de tecido, ela em geral tem abortamento incompleto, o qual é melhor tratado com curetagem uterina.
- A história característica de abortamento completo é a resolução de cólicas e sangramento vaginal após a eliminação de tecido e o achado de útero firme e pequeno e orifício cervical fechado.
- A causa mais comum de abortamento no primeiro trimestre é anormalidade cariotípica fetal.
- O colo uterino incompetente, que é suspeitada com a presença de dilatação cervical indolor, é melhor tratada com uma cerclagem cervical (sutura).
- Uma gravidez molar é um tipo incomum de gravidez caracterizada por perda sanguínea vaginal, ausência de batimentos cardíacos fetais e tamanho uterino maior do que o esperado para a idade gestacional. O diagnóstico é feito por ultrassonografia.

REFERÊNCIAS

American College of Obstetricians and Gynecologists. Diagnosis and treatment of gestational trophoblastic disease. *ACOG Practice Bulletin 53.* Washington, DC: 2004.

American College of Obstetricians and Gynecologists. Medical management of abortion. *ACOG Practice Bulletin 67.* Washington, DC: 2005.

American College of Obstetricians and Gynecologists. Medical management of ectopic pregnancy. *ACOG Practice Bulletin 94.* Washington, DC: 2010.

Katz VL. Recurrent and spontaneous abortion. In: Katz VL, Lentz GM, Lobo RA, Gersenson DM, eds. *Comprehensive Gynecology*, 5th ed. St. Louis, MO: Mosby-Year Book; 2007:359-388.

Lu MC, Williams III, J, Hobel CJ. Antepartum care: preconception and prenatal care, genetic evaluation and teratology, and antenatal fetal assessment. In: Hacker NF, Gambone JC, Hobel CJ, eds. *Essentials of Obstetrics and Gynecology,* 5th ed. Philadelphia, PA: Saunders; 2009:71-90.

CASO 43

Uma mulher de 19 anos, G2P0 A1, que está com 7 semanas de gestação de acordo com sua DUM, queixa-se de perda sanguínea vaginal. Ela nega eliminação de tecido pela vagina, qualquer trauma ou relações sexuais recentes. Sua história médica anterior é significativa em função da presença de infecção pélvica há cerca de três anos. Ela havia usado ACO há um ano. Seu apetite é normal. Ao exame, a PA é 100/60 mmHg e a FC, 90 bpm, e ela está afebril. O abdome está indolor com peristaltismo presente e normal. Ao exame pélvico, a genitália externa é normal. O colo uterino está fechado e indolor. O útero tem tamanho de quatro semanas e não é observada dor anexial. A β-hCG quantitativa é 2.300 mUI/mL. Uma ultrassonografia transvaginal revela útero vazio e sem massas anexiais.

- Qual é o próximo passo?
- Qual é o diagnóstico mais provável?

RESPOSTAS PARA O CASO 43: Gravidez ectópica

Resumo: Uma mulher de 19 anos, G2A1, que está com 7 semanas de gestação de acordo com seu UPM, tem perda sanguínea vaginal. Sua história é significativa devido a uma infecção pélvica prévia. A PA é 100/60 mmHg e a FC é 90 bpm, e o abdome está indolor. O exame pélvico mostra colo uterino fechado, indolor, útero com tamanho de quatro semanas e ausência de dor anexial. A β-hCG quantitativa é 2.300 mUI/mL. Uma ultrassonografia transvaginal revela útero vazio e nenhuma massa anexial.

- **Próximo passo:** Laparoscopia.
- **Diagnóstico mais provável:** Gravidez ectópica.

ANÁLISE

Objetivos

1. Compreender que qualquer mulher com amenorreia e sangramento vaginal ou dor em baixo ventre deve fazer um teste de gravidez para avaliar a possibilidade de gravidez ectópica.
2. Compreender o papel do nível de hCG e o limiar para ultrassonografia transvaginal.
3. Saber que a ausência de sinais clínicos ou ultrassonográficos de gravidez ectópica não exclui a doença.

Considerações

A mulher está com 7 semanas de gestação, de acordo com seu UPM, e apresenta perda sanguínea vaginal. Qualquer mulher com amenorreia e sangramento vaginal deve fazer um teste de gravidez. O exame físico é normal. Notavelmente, o útero está discretamente aumentado, no tamanho de quatro semanas de gestação. O útero aumentado não exclui o diagnóstico de gravidez ectópica, devido ao efeito da hCG sobre o útero. A ausência de massa anexial ou sensibilidade ao exame físico também não exclui gravidez ectópica. O nível de hCG e a ultrassonografia transvaginal são exames fundamentais na avaliação de gravidez extrauterina. A ultrassonografia é utilizada primariamente para avaliar a presença ou ausência de gravidez intrauterina, porque a confirmação de uma gravidez intrauterina reduziria significativamente a probabilidade de gravidez ectópica (risco de 1:10.000 de gravidez intrauterina e gravidez ectópica). Do mesmo modo, a presença de líquido livre na cavidade peritoneal, ou massa anexial complexa, aumentaria a probabilidade de gravidez extrauterina. O nível de hCG de 2.300 mUI/mL dessa mulher é maior do que o limiar de 1.500 mUI/mL (ultrassonografia transvaginal); assim, a paciente tem alta probabilidade de gravidez ectópica. Embora o risco de gravidez ectópica seja alto, ele não é de 100%. Portanto, a laparoscopia está indicada, e não o metotrexato, uma vez que este destruiria qualquer gravidez intrauterina.

ABORDAGEM À
Possível gravidez ectópica

DEFINIÇÕES

GRAVIDEZ ECTÓPICA: Gestação que existe fora do local de implantação endometrial normal.

GONADOTROFINA CORIÔNICA HUMANA: Glicoproteína produzida pelos sinciciotrofoblastos, que são examinados no teste-padrão de gravidez.

NÍVEL LIMIAR DA hCG: Nível sérico de hCG no qual a gravidez deve ser vista no exame por ultrassonografia. Quando a hCG excede o limiar e não é vista gravidez na ultrassonografia, há elevada probabilidade de gravidez ectópica.

LAPAROSCOPIA: Técnica cirúrgica para visualizar a cavidade peritoneal por meio de um instrumento telescópico rígido, conhecido como laparoscópio.

ABORDAGEM CLÍNICA

Ver também Caso 41.

A grande maioria das gravidezes ectópicas envolve as trompas (97%), mas o colo uterino, a cavidade abdominal e os ovários também são afetados. Nos EUA, 2% das gravidezes são extrauterinas. Hemorragia por gestação ectópica é a causa mais comum de mortalidade materna nas primeiras 20 semanas de gravidez. Os fatores de risco de gravidez ectópica estão resumidos no Quadro 43.1.

Uma mulher com gravidez ectópica em geral queixa-se de dor abdominal, amenorreia de quatro a seis semanas de duração e perda sanguínea vaginal irregular. Diante de gravidez ectópica rota, a dor torna-se agudamente pior e pode levar à síncope. Dor no ombro pode ser uma queixa proeminente devido à irritação do diafragma por sangue. Uma gravidez ectópica pode levar à taquicardia, à hipotensão ou à ortostase. Dor abdominal ou anexial é comum. Uma massa anexial é palpável apenas durante metade do tempo; por conseguinte, a ausência de massa detectável não exclui gravidez ectópica. O útero pode ter tamanho normal ou estar discretamente aumentado. Um hemoperitônio pode ser confirmado pela aspiração de sangue não coagulável com agulha espinhal perfurando o fórnice vaginal posterior no fundo de saco (culdocentese).

QUADRO 43.1 • Fatores de risco de gravidez ectópica
Salpingite, sobretudo por *Chlamydia trachomatis*
Doença adesiva tubária
Infertilidade
Dispositivo intrauterino secretor de progesterona
Cirurgia tubária
Gravidez ectópica prévia
Indução de ovulação
Anormalidades congênitas das trompas
Tecnologia de reprodução assistida

O diagnóstico de gravidez ectópica pode ser um desafio clínico. O diagnóstico diferencial é listado no Quadro 43.2.

A estratégia comum na exclusão de gravidez ectópica é tentar provar se há gravidez intrauterina. Como a probabilidade de coexistência de gestação intrauterina e extrauterina (heterotópica) é baixa, na faixa de 1:10.000, o risco de gravidez ectópica torna-se muito baixo se for demonstrada gravidez intrauterina definitiva. A ultrassonografia transvaginal é mais sensível do que a ultrassonografia transabdominal, e pode detectar gravidezes de até 5,5 a 6 semanas. Então, a demonstração de gravidez intrauterina definitiva pelo comprimento cabeça-nádegas ou pela dimensão do saco gestacional é confortante. A identificação de um saco gestacional é, às vezes, equivocada, já que uma gravidez ectópica pode estar associada a fluido no útero, chamado "pseudossaco gestacional". Outros achados ultrassonográficos de gestação extrauterina incluem embrião visto fora do útero, ou grande quantidade de fluido intra-abdominal livre, em geral indicando sangue.

Frequentemente, o nível quantitativo de hCG é utilizado juntamente com a ultrassonografia transvaginal. **Quando o nível de hCG se iguala ou excede 1.500 a 2.000 mUI/mL, em geral é visto um saco gestacional intrauterino na ultrassonografia transvaginal; de fato, quando o nível de hCG atende ou supera esse limiar e não é visto nenhum saco gestacional, a paciente tem elevada probabilidade de gravidez ectópica.** A laparoscopia geralmente é realizada nessa situação. Quando o nível de hCG é menor do que o limiar, e a paciente não tem dor abdominal intensa, hipotensão ou dor e/ou massa anexial, então é admissível a repetição do nível de hCG em 48 horas. **Uma elevação da hCG de pelo menos 66% acima do nível inicial é uma boa evidência de gravidez normal**; em contrapartida, a falta de elevação adequada da hCG é indicativa de gravidez anormal, embora a alteração anormal não identifique se a gravidez é no útero ou na trompa. Alguns médicos utilizarão o nível de progesterona em vez de níveis seriados de hCG para avaliar a saúde da gravidez. Um nível de progesterona acima de 25 ng/mL quase sempre correlaciona-se com gravidez intrauterina normal, enquanto um nível menor do que 5 ng/mL quase sempre se correlaciona com gravidez anormal.

O tratamento de gravidez ectópica pode ser cirúrgico ou clínico. A salpingectomia (remoção da tuba afetada) em geral é realizada para as gestações muito grandes para terapia conservadora, para situações nas quais ocorreu ruptura, ou para as

QUADRO 43.2 • Diagnóstico diferencial da gravidez ectópica
Salpingite aguda
Abortamento
Ruptura de corpo lúteo
Apendicite aguda
Sangramento uterino disfuncional
Torção anexial
Leiomioma degenerativo
Endometriose

mulheres que querem manter a fertilidade. Para uma mulher que quer preservar sua fertilidade e tem gravidez tubária não rota, pode ser realizada uma salpingostomia (Fig. 43.1).

Uma incisão é executada ao longo do eixo longitudinal da trompa e o tecido gravídico é removido. A incisão na trompa não é reaproximada porque a sutura pode levar à formação de estenose. O tratamento conservador da trompa está associado à chance de 10 a 15% de gravidez ectópica persistente. Níveis seriados de hCG são, portanto, necessários com a terapia cirúrgica conservadora para identificar essa condição.

O metotrexato, antagonista do ácido fólico, é a forma principal de terapia clínica. O fármaco em geral é administrado como injeção IM em baixa dose, em uma úni-

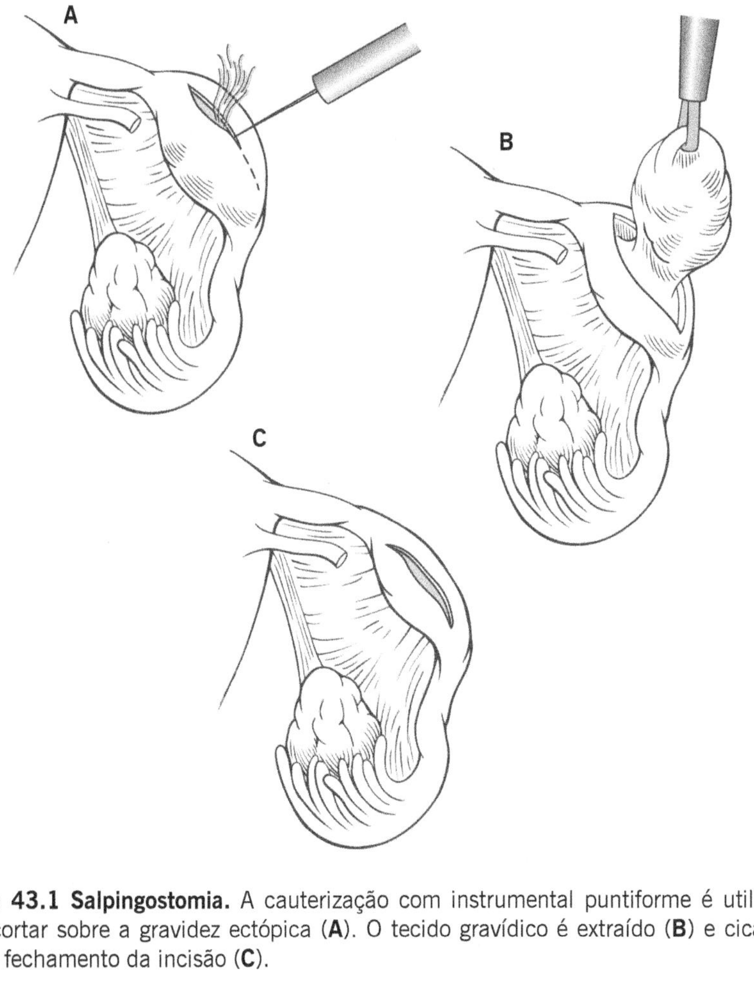

Figura 43.1 Salpingostomia. A cauterização com instrumental puntiforme é utilizada para cortar sobre a gravidez ectópica (**A**). O tecido gravídico é extraído (**B**) e cicatriza sem o fechamento da incisão (**C**).

ca vez, reservado para gravidezes ectópicas com menos de 3,5 cm de diâmetro, sem atividade cardíaca fetal, e níveis de hCG abaixo de 5.000 mUI/mL. O **metotrexato é altamente bem-sucedido, levando à resolução de gravidezes ectópicas escolhidas adequadamente** em 85 a 90% dos casos. Ocasionalmente, uma segunda dose é necessária porque o nível de hCG não cai. Entre três e sete dias após a terapia, a paciente pode se queixar de dor abdominal, que em geral é devida ao abortamento tubário e, menos comumente, ruptura. A maioria das mulheres pode ser observada; contudo, hipotensão, dor persistente ou que piora ou queda no hematócrito pode indicar ruptura tubária e necessitar de cirurgia. Cerca de 10% das mulheres tratadas com terapia clínica necessitará de intervenção cirúrgica.

Raros tipos de gestação ectópica como gravidezes cervicais, ovarianas, abdominais ou cornuais (que envolvem a porção da trompa que cruza o músculo uterino) em geral requerem terapia cirúrgica.

CORRELAÇÃO DE CASO

- Ver também Caso 13 (Dor abdominal na gravidez [torção ovariana]), Caso 41 (Ameaça de abortamento) e Caso 42 (Abortamento espontâneo completo). Uma paciente que apresentar ameaça de abortamento poderá ter uma gravidez intrauterina normal, uma gravidez intrauterina anormal (abortamento) ou uma gravidez ectópica.

QUESTÕES DE COMPREENSÃO

43.1 Uma mulher de 22 anos, que está com 8 semanas de gestação, apresenta perda sanguínea vaginal. O exame físico não revela massas anexiais. O nível de hCG é 400 mUI/mL, e a ultrassonografia transvaginal não mostra gravidez no útero e nem massas anexiais. Qual das alternativas seguintes é o próximo passo mais indicado?

A. Laparoscopia.
B. Metotrexato.
C. Repetição do nível de hCG em 48 noras.
D. Dilatação e curetagem.

43.2 Uma mulher de 26 anos, G2P1, que está com 7 semanas de gestação, foi examinada há uma semana com dor abdominal em cólica e sangramento vaginal. O nível de hCG era 1.000 mUI/mL. Hoje, a mulher não tem mais dor abdominal nem eliminação de tecido pela vagina. Um novo nível de hCG é de 1.100 mUI/mL. Uma ultrassonografia transvaginal não mostra gravidez evidente no útero nem massa anexial. Qual das alternativas seguintes pode ser concluída com base nas informações apresentadas?

A. A mulher tem abortamento espontâneo e precisa de dilatação e curetagem.
B. A mulher tem gravidez ectópica.
C. Não é possível tirar nenhuma conclusão a partir dessas informações, e o nível de hCG precisa ser repetido em 48 horas.
D. A mulher tem gravidez não viável, mas a sua localização não é clara.

43.3 Uma mulher de 17 anos com dor em baixo ventre e perda sanguínea vai à unidade de emergência. Ela apresenta nível de hCG de 1.000 mUI/mL e nível de progesterona de 26 ng/mL. Qual das alternativas seguintes é o diagnóstico mais provável?

A. Essa é, provavelmente, uma gravidez intrauterina normal.
B. Essa é, provavelmente, uma gravidez ectópica.
C. Essa é, provavelmente, uma gravidez intrauterina não viável.
D. Não é possível chegar a uma conclusão clara a partir dessas informações.

43.4 Qual das seguintes afirmativas descreve a utilidade primária da ultrassonografia transvaginal na avaliação da gravidez ectópica?

A. Avaliação de uma gravidez intrauterina.
B. Avaliação de massas anexiais.
C. Avaliação de fluido na cavidade peritoneal.
D. Fluxo Doppler colorido na região anexial.

43.5 Uma mulher de 29 anos queixa-se de síncope. Ela está com 6 semanas de gravidez, e, ao exame, tem dor difusa em baixo ventre significativa. O exame pélvico é difícil devido à defesa. O nível de hCG é 400 mUI/mL e a ultrassonografia transvaginal não mostra gravidez no útero nem massas anexiais. Qual das alternativas seguintes é o melhor próximo passo?

A. Acompanhamento do nível de hCG em 48 horas.
B. Instituição de metotrexato.
C. Observação no hospital.
D. Terapia cirúrgica.

RESPOSTAS

43.1 **C.** Quando a hCG está *abaixo do limiar* em uma paciente assintomática, o nível de hCG pode ser repetido em 48 horas para que seja avaliada a viabilidade. Se o nível de hCG estivesse acima do limiar, a probabilidade de existir uma gravidez ectópica seria ainda maior (perto de 100%), e a laparoscopia estaria indicada para confirmar a suspeita. Como ainda há chance de que essa seja uma gravidez viável, o metotrexato não deve ser utilizado, já que poderia destruir uma gravidez intrauterina. A dilatação e curetagem também destruiria qualquer gravidez intrauterina viável e não seria uma boa opção de tratamento para uma gravidez ectópica, já que ela existe fora do útero.

43.2 **D.** Estabilização no nível de hCG em 48 horas significa que se trata de gravidez não viável; esse achado não identifica a localização da gravidez. Níveis de hCG que atingem nível estável nas primeiras oito semanas de gravidez indicam gravidez anormal, que pode ser abortamento ou gravidez ectópica. É improvável que essa paciente tenha abortamento incompleto ou completo, uma vez que ela não se recorda da eliminação de qualquer tecido.

43.3 **A.** Um nível de progesterona maior do que 25 ng/mL reflete uma gravidez intrauterina normal. O nível de hCG dessa paciente está abaixo do limiar de visibilidade pela ultrassonografia, então é uma gravidez muito inicial. A perda sanguínea e a dor em baixo ventre podem ser ocorrências normais na gravidez, sobretudo muito no início do primeiro trimestre. Algumas pacientes têm sintomas de dor em baixo ventre, similar à cólica menstrual, e perda sanguínea vaginal durante as primeiras semanas da gravidez quando o embrião se implanta na parede do útero.

43.4 **A.** O melhor uso da ultrassonografia para avaliação de gravidez ectópica é para diagnosticar uma gravidez intrauterina, já que a coexistência de gravidez intrauterina e gravidez ectópica é muito rara. O Doppler colorido na região anexial em geral é usado quando há suspeita de torção ovariana e preocupação de que os vasos ovarianos estejam contraídos e incapazes de perfundir os ovários. A avaliação de massas anexiais por meio da utilização de ultrassonografia transvaginal não é muito específica. Um hemoperitônio pode ser confirmado por culdocentese, mas em geral essa confirmação não pode ser feita por ultrassonografia transvaginal.

43.5 **D.** A cirurgia está indicada. Embora essa mulher tenha nível de hCG menor do que o limiar, ela tem abdome agudo, e isso se deve, provavelmente, à gravidez ectópica rota. Se não for abordada, a paciente pode dessangrar. O metotrexato requer de vários dias a semanas para agir, e é adequado em uma paciente assintomática com gravidez ectópica com menos de 3,5 cm de tamanho.

DICAS CLÍNICAS

- Níveis de hCG que atingem uma estabilização dos níveis nas primeiras oito semanas de gravidez indicam gravidez anormal, que pode ser abortamento ou gravidez ectópica.
- A tríade clássica de gravidez ectópica é amenorreia, perda sanguínea vaginal e dor abdominal.
- Quando a hCG quantitativa excede 1.500 a 2.000 mUI/mL e a ultrassonografia transvaginal não mostra um saco gestacional intrauterino, o risco de gravidez ectópica é alto.

REFERÊNCIAS

American College of Obstetricians and Gynecologists. Medical management of ectopic pregnancy. *ACOG Practice Bulletin 94*. Washington, DC: 2008. (Reaffirmed 2010.)

Lobo VL. Ectopic pregnancy. In: Katz VL, Lentz GM, Lobo RA, Gersenson DM, eds. *Comprehensive Gynecology*, 5th ed. St. Louis, MO: Mosby-Year Book; 2007:389-410.

Shamonki M, Nelson AL, Gambone JC. Ectopic pregnancy. In: Hacker NF, Gambone JC, Hobel CJ, eds. *Essentials of Obstetrics and Gynecology*, 5th ed. Philadelphia, PA: Saunders; 2009:290-297.

CASO 44

Uma mulher de 25 anos, G2P2002, deseja contracepção pelos próximos três anos. Ela relata que teve trombose venosa profunda (TVP) quando fez uso de ACOs há dois anos. Ela não consegue lembrar de tomar as pílulas diariamente, e quer uma contracepção que permita espontaneidade no ato sexual; não faz uso de medicações e não tem alergias conhecida a fármacos. A menarca ocorreu aos 13 anos. O ciclo menstrual é a cada 28 dias, durando sete dias. Ela tem coágulos do tamanho de moedas nos primeiros três dias do ciclo menstrual; está casada há três anos e nega quaisquer infecções sexualmente transmissíveis (ISTs). A PA é 120/70 mmHg, a FC, 80 bpm e a temperatura, 37,2°C. O exame do coração e dos pulmões é normal. O abdome está indolor e sem massas. O exame pélvico revela útero normal antevertido e sem massas anexiais.

- Qual seria o melhor agente anticoncepcional para essa paciente?
- Quais seriam as contraindicações ao agente anticoncepcional proposto?

RESPOSTAS PARA O CASO 44: Contracepção

Resumo: Uma mulher multípara de 25 anos, em uma relação monogâmica estável, deseja contracepção em longo prazo. Ela teve TVP enquanto fazia uso de ACOs combinados, esquece o uso diário das pílulas e quer uma contracepção que permita espontaneidade. Ela relata menstruações intensas. O exame físico está dentro dos limites normais.

- **Melhor agente anticoncepcional para essa paciente:** DIU liberador de levonorgestrel.
- **Contraindicações ao agente anticoncepcional proposto:** As contraindicações ao DIU incluem IST recente, comportamento que aumenta o risco de IST, tamanho e forma anormal do útero.

ANÁLISE

Objetivos

1. Conhecer os vários tipos de agentes anticoncepcionais incluindo indicações, contraindicações, mecanismos de ação e eficácia.
2. Conhecer benefícios, riscos e contraindicações para as pílulas anticoncepcionais orais combinadas.
3. Conhecer os dispositivos intrauterinos.
4. Saber sobre contracepção de emergência.

Considerações

Cada forma de contracepção tem vantagens e desvantagens, e a situação individual da paciente deve ser avaliada para encontrar a melhor opção de contracepção. Os fatores que auxiliam o médico no aconselhamento da paciente incluem agentes que requerem mais ação por parte da paciente, como se lembrar de tomar a pílula diariamente, ou colocar um dispositivo de barreira (diafragma ou preservativo), duração da anticoncepção desejada, história de IST, quantidade de sangramento vaginal, condições clínicas e efeitos colaterais da anticoncepção. Devido à história de TVP, agentes anticoncepcionais que contêm estrogênio estariam contraindicados. O desejo de espontaneidade tornaria os métodos de barreira menos desejáveis. As opções para essa paciente incluiriam o acetato de medroxiprogesterona de depósito (DMPA, do inglês *depo-medroxyprogesterone acetate*) ou o DIU de levonorgestrel. Devido à menstruação intensa, essa mulher de 25 anos se beneficiaria mais de um DIU liberador de levonorgestrel, já que o progestogênio causaria o afinamento do revestimento endometrial e diminuiria a quantidade de sangramento menstrual. Esse dispositivo é colocado dentro do útero por um médico durante uma visita ambulatorial e pode ser deixado no local por até cinco anos. Ele não depende da memória da paciente para sua eficácia. A progestina do DIU é liberada lentamente ao longo do tempo e pode diminuir a quantidade e a frequência das menstruações. O DIU não protege contra ISTs. Essa paciente também teve TVP, que é uma contraindicação a qualquer forma de anticoncepção que contenha combinação de estrogênio e progestogênio, como pílulas anticoncepcionais orais, adesivos ou anéis.

ABORDAGEM À Contracepção

DEFINIÇÕES

DISPOSITIVOS INTRAUTERINOS ANTICONCEPCIONAIS: Pequenos dispositivos em forma de T, em geral de plástico com ou sem cobre ou um progestogênio, colocados na cavidade endometrial como método de contracepção em longo prazo.

EFETIVIDADE NO USO TÍPICO: Eficácia global no uso real, quando ocorre esquecimento e uso inadequado.

EFETIVIDADE NO USO PERFEITO: Eficácia de um método quando sempre usado de forma correta, consistente e confiável.

ANTICONCEPCIONAL DE BARREIRA: Impede o esperma de entrar no trato reprodutor feminino superior.

CONTRACEPÇÃO COM HORMÔNIOS ESTEROIDES: Estrogênios e/ou progestogênios sintéticos para prover contracepção em vários métodos, incluindo pílulas anticoncepcionais orais, adesivo anticoncepcional, anel anticoncepcional, injeção anticoncepcional e implante.

ESQUEMA YUZPE: Uso de um esquema anticoncepcional oral específico relatado pela primeira vez pelo Dr. Yuzpe, consistindo em dois comprimidos do ACO Ovral (total de 0,1 mg de etinilestradiol e 0,5 mg de levonorgestrel) na primeira dose e dois comprimidos após 12 horas.

PLANO B (APENAS PROGESTÍNICOS): Levonorgestrel 0,75 mg VO na primeira dose e a mesma dose após 12 horas.

PLANO B EM UMA ETAPA: Levonorgestrel de liberação entérica tomado em uma pílula única.

ULIPRISTAL (ELLA): Inibidor seletivo do receptor da progesterona tomado em dose única.

ABORDAGEM CLÍNICA

Os agentes anticoncepcionais têm eficácias diferentes, que são caracterizadas como teóricas (ou perfeitas) e com uso típico (ver Quadro 44.1). Os vários agentes têm suas vantagens e desvantagens e fatores únicos que podem tornar um método mais

QUADRO 44.1 • Taxas de falha dos contraceptivos comparando o uso típico e o uso perfeito

Método	% DE FALHA NO PRIMEIRO ANO DE USO	
	Uso perfeito	**Uso típico**
Ausência de método	85	85
Abstinência periódica (tabela)	9	25
Diafragma	6	16
Preservativo masculino	2	15
Anticontracepcional oral (combinado e minipílula)	0,3	8
Adesivo	0,3	8
Anel	0,3	6
Depo-Provera	0,3	3
Implante de levonorgestrel (Implanon)	0,05	0,05
Dispositivo intrauterino Mirena (levonorgestrel)	0,1	0,1
Dispositivo Intrauterino (T de cobre)	0,6	0,8
Esterilização feminina	0,5	0,5
Esterilização masculina	0,1	0,15

adequado para uma paciente em particular. Assim, a história e o exame físico devem se concentrar na preferência da paciente por um método, fatores como a capacidade de lembrar-se de tomar a pílula e outras condições clínicas (ver Quadro 44.2).

Os **contraceptivos de barreira** impedem que o esperma penetre no trato reprodutor superior feminino. As várias formas incluem preservativo masculino, preservativo feminino, diafragma vaginal, capuz cervical e espermicidas. O *preservativo masculino* é feito de látex, poliuretano ou tecido animal. Ele é uma bainha colocada no pênis ereto antes da relação sexual e ejaculação. O preservativo masculino de látex é o método de contracepção mais eficaz para prevenir a transmissão de ISTs. É o segundo método de contracepção reversível mais usado nos EUA. O *preservativo feminino* é uma bainha com dois anéis de poliuretano. Um anel é colocado no fundo do saco vaginal, e fornece um mecanismo de inserção e fixação. O segundo anel fica na borda externa do dispositivo e fora da vagina, cobrindo os lábios e a base do pênis. Ela oferece mais proteção contra a transmissão de certas infecções, como herpes genital. O *diafragma vaginal* deve ser medido por um médico. Ele deve ser colocado uma a duas horas antes da relação sexual, ser usado com um espermicida, e ser deixado no local por pelo menos oito horas após a relação sexual. As desvantagens incluem maior taxa de infecção do trato urinário (ITU) e aumento do risco de ulceração do epitélio vaginal com o uso prolongado.

QUADRO 44.2 • Comparação dos agentes contraceptivos incluindo as pacientes mais adequadas

Categoria	Agentes	Mecanismo	Mais adequado para	Desvantagens e contraindicações
Barreira	Diafragma Capuz cervical Preservativos (masculino e feminino)	Obstrução mecânica	Pacientes que não desejam hormônios **Diminuição de ISTs**	Prolapso de órgão pélvico Desconforto da paciente com a colocação de equipamentos nos órgãos genitais **Falta de espontaneidade** Alergias ao material O diafragma pode estar associado a mais ITUs
Combinação hormonal (estrogênio e progesterona)	ACOs combinados Adesivo anticoncepcional Anel vaginal	Inibem a ovulação Espessam o muco cervical para inibir a penetração do espermatozoide Alteram a motilidade do útero e das trompas Afinam o endométrio	Anemia por deficiência de ferro Dismenorreia Cistos ovarianos Endometriose **ACOs** – tomar a pílula diariamente **Adesivo** – pacientes que costumam esquecer, porém causa mais náusea **Anel** – menor chance de esquecimento; pode causar irritação vaginal e secreção	Mutações trombogênicas conhecidas Evento tromboembólico prévio Doença cerebrovascular ou da artéria coronária (atual ou passada) Tabagismo em idade igual ou superior a 35 anos Hipertensão descontrolada Retinopatia diabética, nefropatia, doença vascular periférica Câncer de mama ou endometrial conhecido ou suspeito Sangramento vaginal não diagnosticado Enxaqueca com aura Tumores hepáticos benignos ou malignos, doença hepática ativa, insuficiência hepática Gravidez suspeita ou conhecida
Progestogênios	Minipílula	Espessa o muco cervical para inibir a penetração do espermatozoide Altera a motilidade do útero e das trompas Afina o endométrio	**Amamentação**	Muito dependente do uso da pílula diariamente na mesma hora A paciente precisa lembrar-se de tomar a pílula

(continua)

QUADRO 44.2 • Comparação dos agentes contraceptivos incluindo as pacientes mais adequadas (*continuação*)

Categoria	Agentes	Mecanismo	Mais adequado para	Desvantagens e contraindicações
Injetáveis	Acetato de medroxiprogesterona de depósito	Inibe a ovulação Afina o endométrio Altera o muco cervical para inibir a penetração do espermatozoide	Amamentação Desejo de contracepção em longo prazo Anemia por deficiência de ferro **Anemia falciforme** **Epilepsia** Dismenorreia Cistos ovarianos Endometriose	Depressão Osteopenia/osteoporose Ganho de peso
Implante (subdérmico no braço)	Implante de levonorgestrel (Implanon)	Inibe a ovulação Afina o endométrio Espessa o muco cervical para inibir a penetração do espermatozoide	Amamentação Desejo de contracepção em longo prazo (dura três anos) Anemia por deficiência de ferro Dismenorreia Cistos ovarianos Endometriose	História atual ou antiga de trombose ou distúrbio tromboembólico Tumores hepáticos (benignos ou malignos), doença hepática ativa Sangramento vaginal anormal não diagnosticado Carcinoma de mama conhecido ou suspeitado ou história pessoal de câncer de mama Hipersensibilidade a qualquer um dos componentes do Implanon **Pode levar a sangramento vaginal irregular**

(continua)

QUADRO 44.2 • Comparação dos agentes contraceptivos incluindo as pacientes mais adequadas (*continuação*)

Categoria	Agentes	Mecanismo	Mais adequado para	Desvantagens e contraindicações
DIU	DIU de levonorgestrel	Afina o endométrio Espessa o muco cervical para inibir a penetração do espermatozoide	Desejo de contracepção reversível em longo prazo Relação estável, mutualmente monogâmica Menorragia Dismenorreia (NOTA: sangramento e dismenorreia diminuídos)	**IST atual ou DIP recente** Sangramento vaginal não explicado Doença trofoblástica gestacional maligna Câncer endometrial ou cervical não tratado Câncer de mama atual Anormalidades anatômicas que distorcem a cavidade uterina Miomas uterinos que distorcem a cavidade endometrial
DIU	T de cobre	Inibe a migração do espermatozoide e a viabilidade Altera a velocidade de transporte do óvulo Danifica o óvulo	Desejo de contracepção reversível em longo prazo (10 anos) Relação estável, mutualmente monogâmica Contraindicação aos esteroides anticoncepcionais	IST atual DIP atual ou nos últimos três meses Sangramento vaginal não explicado Doença trofoblástica gestacional maligna Câncer cervical ou endometrial não tratado Anormalidades anatômicas que distorcem a cavidade uterina Miomas uterinos que distorcem a cavidade endometrial **Doença de Wilson** **Pode causar mais sangramento ou dismenorreia**
Esterilização permanente	Oclusão tubária bilateral (pode ser pós-parto, laparoscópica ou histeroscópica)	Obstrução mecânica das trompas	Não há o desejo de ter mais filhos	Contraindicações à cirurgia No futuro, pode haver o desejo de ter mais filhos

ACOs, anticoncepcionais orais; DIP, doença inflamatória pélvica; DIU, dispositivo intrauterino; ISTs, infecções sexualmente transmissíveis; ITUs, infecções do trato urinário.

O *capuz cervical* também é medido por um médico. Comparado com o diafragma, o capuz pode ser deixado no local por até 48 horas e é mais confortável, mas oferece o risco de ulceração e infecção do colo uterino se for deixado no local por muito tempo. O capuz é para uso apenas em mulheres com citologia cervical normal devido à preocupação com trauma do colo uterino. *Espermicidas* incluem géis, espumas, supositórios e geleias aplicadas na vagina. O agente ativo é o nonoxinol-9, que rompe a membrana celular do espermatozoide e fornece uma barreira mecânica. A *esponja* anticoncepcional é feita de poliuretano impregnada com 1 mg de nonoxinol-9 e não precisa ser inserida na vagina antes de cada relação sexual. O seu uso está associado à menor taxa de gravidez em mulheres nulíparas comparadas com mulheres que já pariram. Como os anticoncepcionais de barreira são usados apenas no momento da relação sexual, as vantagens incluem baixo custo, diminuição da transmissão de certas ISTs e ausência de exposição continuada a hormônios ou uso contínuo de DIU. As desvantagens incluem taxa relativamente alta de falha devido à necessidade de uso a cada relação sexual.

Os **ACOs** foram comercializados inicialmente nos Estados Unidos em 1960. Eles tornaram-se rapidamente o método de contracepção reversível mais usado entre as mulheres. Os ACOs à base de esteroides têm sua apresentação em pílulas combinadas em dose fixa ou em doses fásicas, ou uma pílula única com progestágeno (minipílula). O principal efeito do progestágeno é inibir a ovulação e causar espessamento do muco cervical. O principal efeito do estrogênio é manter o endométrio, prevenir o sangramento não programado e inibir o desenvolvimento folicular. Os efeitos colaterais mais comuns são relativamente leves e incluem náuseas, sensibilidade mamária, retenção de fluidos ou ganho de peso.

Os **principais riscos dos anticoncepcionais hormonais combinados** são devidos ao componente estrogênio e incluem **tromboembolismo venoso**, **acidente vascular cerebral** em pacientes com enxaqueca com aura, **infarto do miocárdio** em mulheres fumantes com 35 anos ou mais, risco aumentado de **colelitíase** e **tumores hepáticos benignos**. O uso de ACO reduz o risco de desenvolvimento de câncer ovariano ou endometrial, encurta a duração das menstruações, diminui a perda sanguínea durante as menstruações, melhora a dor da dismenorreia e endometriose, diminui o sangramento uterino disfuncional e menorragia e melhora a acne.

As contraindicações da Organização Mundial da Saúde (OMS) aos anticoncepcionais hormonais combinados incluem mutações trombogênicas conhecidas, evento tromboembólico prévio, doença cerebrovascular ou das artérias coronárias (atual ou remota), hipertensão não controlada, enxaqueca com aura, diabetes com doença vascular periférica, tabagismo e idade igual ou maior de 35 anos, câncer de mama conhecido ou suspeitado, história ou suspeita de neoplasia dependente de estrogênio, sangramento genital anormal não diagnosticado, tumores hepáticos benignos ou malignos, doença hepática ativa, insuficiência hepática, gravidez suspeita ou confirmada.

O **adesivo anticoncepcional** libera norelgestromina e etinilestradiol por via transdérmica. Ele é usado nas nádegas, na parte superior externa do braço, no baixo ventre ou no torso superior, excluindo a mama. O adesivo é trocado semanalmente por três semanas, seguido por uma semana sem o uso de adesivo para permitir o sangramento por abstinência. Em mulheres que pesam mais de 90 kg, a eficácia pode ser menor. Uma notificação recente da Food and Drug Administration (FDA) indicou que o **risco de TVP era duas vezes maior do que o dos ACOs.** O **anel anticoncepcional** permite que os esteroides sejam absorvidos pelo epitélio vaginal para a circulação. O anel é usado por 21 dias e depois removido por sete dias para permitir a menstruação. O adesivo e o anel têm eficácia e efeitos colaterais similares aos ACOs combinados.

Apenas um **anticoncepcional injetável** está disponível atualmente nos EUA, o DMPA. Ele é administrado por via SC a cada três meses. Mulheres que recebem a injeção têm taxa de gravidez muito baixa. Há ruptura significativa do ciclo menstrual normal que, em geral, leva à amenorreia.

Um único **implante** subdérmico, colocado na parte superior do braço da mulher, libera uma quantidade estável de etonogestrel. A duração da ação para esse implante, chamado Implanon, é de três anos. O retorno para a fertilidade acontece cerca de duas semanas após a cessação das pílulas, adesivos ou anéis, e em cerca de quatro semanas após a suspensão da injeção de anticoncepcionais. A amenorreia pós-pílula pode persistir por até seis meses.

O **DIU** é um pequeno dispositivo, em geral de plástico com ou sem cobre ou um progestínico, colocado na cavidade endometrial como método de contracepção. Dois DIUs estão disponíveis atualmente nos EUA: o T380A de cobre e o DIU liberador de levonorgestrel. O T380A de cobre foi **aprovado para uso por 10 anos** e tem taxa de gravidez cumulativa em 10 anos comparável à taxa da esterilização. Muitos mecanismos de ação foram descritos para o DIU com cobre, incluindo inibição da migração e viabilidade do espermatozoide, alteração na velocidade de transporte do óvulo e dano ou destruição do óvulo.

O **DIU liberador de levonorgestrel** libera 20 μg de levonorgestrel diariamente e é **aprovado para uso por cinco anos.** Ele age por meio do espessamento do muco cervical, criando um endométrio atrófico. A pequena quantidade de esteroide causa quantidade mínima de efeitos colaterais sistêmicos, e também diminui o sangramento menstrual devido ao efeito local sobre o endométrio. O DIU liberador de levonorgestrel também tem benefícios não contraceptivos e pode ser usado para tratar pacientes com menorragia, dismenorreia e dor devida à endometriose e à adenomiose.

Os DIUs são mais apropriados para mulheres que estão em relações estáveis, mutuamente monogâmicas, com baixo risco de ISTs. Ambos os DIUs têm a vantagem de necessitar de um único ato de motivação para uso em longo prazo. A eficácia é de 0,5 a 0,1%. Eles também oferecem rápido retorno da fertilidade após a remoção do dispositivo. A inserção tem uma associação infrequente com perfuração uterina (1:1.000) e aumenta temporariamente o risco de infecção genital superior (1:1.000) devido à contaminação endometrial.

As contraindicações da OMS à inserção do DIU incluem gravidez atual, presença de IST, doença inflamatória pélvica (DIP) atual ou nos últimos três meses, sangramento vaginal inexplicado, doença trofoblástica gestacional maligna, câncer cervical não tratado, câncer endometrial não tratado, miomas uterinos que distorcem a cavidade endometrial, câncer de mama atual (apenas para o DIU liberador de levonorgestrel), anormalidades anatômicas que distorcem a cavidade uterina, tuberculose pélvica conhecida e alergia aos componentes do DIU ou doença de Wilson (para o DIU de cobre).

A **contracepção de emergência** é a terapia para mulheres que tiveram relações sexuais sem proteção, incluindo vítimas de estupro. Também é conhecida como a "pílula do dia seguinte". Os três esquemas mais comuns são progestínicos Plano B (duas doses com 12 horas de intervalo), Plano B uma fase, que é uma pílula de levonorgestrel de liberação entérica, e ulipristal (Ella), que é um agonista/antagonista da progesterona. O DIU de cobre é outra opção (ver Quadro 44.3). O método de contracepção oral combinado, conhecido como método Yuzpe, que consiste em 0,1 mg de etinilestradiol e 0,5 mg de levonorgestrel em duas doses com 12 horas de intervalo, raramente é usado devido aos efeitos colaterais gastrintestinais. A eficácia dos métodos farmacológicos é aceita como redução de cerca de 75% na taxa de gravidez, diminuindo, assim, o risco de gravidez em uma relação no meio do ciclo de 8:100 para cerca de 2:100.

Os mecanismos de ação podem incluir inibição da ovulação, diminuição da motilidade tubária e, possivelmente, interrupção da implantação. Não há condições médicas nas quais o risco da contracepção de emergência supere os benefícios. Portanto, mulheres com doença cardiovascular, enxaqueca, doença hepática ou que estão amamentando podem usar contracepção de emergência.

O principal efeito colateral da contracepção de emergência é náusea e/ou vômito. A contracepção de emergência não deve ser usada em pacientes com gravidez suspeitada ou conhecida, ou nas pacientes com sangramento vaginal anormal. As mulheres que não tiverem o início da menstruação dentro de 21 dias após uma contracepção de emergência devem ser testadas para gravidez.

O DIU de cobre pode ser inserido até sete dias após uma relação sem proteção para contracepção de emergência. Mulheres que recebem DIU de cobre em situações de emergência frequentemente optam por mantê-lo como método anticoncepcional. O DIU liberador de levonorgestrel **não** é efetivo para contracepção de emergência.

QUADRO 44.3 • Métodos de contracepção de emergência

Método	**Dose**	**Formulação**	**Eficácia**	**Número de dias após a relação sexual**	**Comentários**
Plano B	São necessárias duas doses com intervalo de 12 horas	Levonorgestrel 750 μg por via oral imediatamente e também após 12 horas	75%	3 dias (72 horas)	Bem tolerado
Plano B uma etapa	Uma dose	Pílula de levonorgestrel de liberação entérica	75%	3 dias (72 horas)	Bem tolerado
Ulipristal (Ella)	Uma dose	Modulador seletivo da progesterona, comprimido de 30 mg	75%	5 dias (120 horas)	Náuseas e vômitos são frequentes
Dispositivo intrauterino de cobre	Uma inserção		99%	**Até 7 dias**	
Combinação de estrogênio e progesterona (Preven)	São necessárias duas doses com intervalo de 12 horas	Etinilestradiol 200 μg e levonorgestrel 1 mg imediatamente e após 12 horas	75%	3 dias (72 horas)	Raramente usada; náuseas e vômitos são frequentes

QUESTÕES DE COMPREENSÃO

44.1 Uma mulher de 17 anos, G0P0, deseja uma forma reversível de contracepção. Após revisar várias opções, ela escolhe o DMPA. Qual dos testes a seguir é mais provável de se mostrar anormal após dois anos de uso?

A. Absorciometria de raios X de dupla energia (DEXA).
B. Nível de glicose sérica.
C. Nível de creatinina sérica.
D. Ultrassonografia da bexiga.

44.2 Qual das pacientes a seguir pode receber com segurança ACOs combinados?

A. Mulher de 35 anos com diabetes com problemas circulatórios periféricos.
B. Mulher de 37 anos tabagista.
C. Mulher de 25 anos com cefaleia tensional persistente.
D. Mulher de 30 anos cuja PA é 160/90 mmHg.

44.3 Uma mulher de 28 anos, G1P1, recebeu uma prescrição de agente anticoncepcional oral. Ela foi orientada sobre alguns riscos, mas também sobre alguns benefícios. Qual das alternativas seguintes é um benefício da contracepção oral combinada?

A. Redução do risco de câncer de mama.
B. Diminuição da formação de cálculo biliar.
C. Diminuição do risco de TVP.
D. Diminuição de massas benignas da mama.

44.4 Uma mulher de 28 anos teve um episódio de relação sexual sem proteção. Sua DUM foi cerca de duas semanas antes da relação. Ela recebeu agente anticoncepcional oral combinado como contracepção de emergência. Qual das alternativas seguintes é o efeito colateral mais comum do esquema Yuzpe (ACO combinado)?

A. Perda sanguínea vaginal.
B. Náuseas e/ou vômito.
C. Elevação das enzimas hepáticas.
D. Intolerância à glicose.
E. Insuficiência renal.

44.5 Uma mulher nulípara de 25 anos está sendo avaliada para possível inserção de DIU. Qual das características a seguir é mais aceitável para uso de DIU?

A. DST atual.
B. Nuliparidade.
C. DIP recente.
D. Útero aumentado com cavidade irregular.

44.6 Uma mulher de 29 anos, G1P1, solicita contracepção de emergência para relação sexual sem proteção. Ela recebe opções entre o esquema apenas com progestínicos (Plano B) ou o esquema Yuzpe (ACO combinado). Qual das alternativas seguintes é o principal efeito do esquema apenas com progestínicos comparado com o esquema Yuzpe na contracepção de emergência?

A. Maior incidência de gravidez ectópica.
B. Prevenção de gravidez menos efetiva.
C. Menos náuseas.
D. Mais disfunções hepáticas.

RESPOSTAS

44.1 **A.** O acetato de medroxiprogesterona está associado à perda de densidade mineral óssea, particularmente em adolescentes. Se for o melhor tipo de contracepção para a paciente, então a perda de densidade mineral óssea não deve desencorajar o uso do agente, mas isso deve ser considerado na escolha do agente contraceptivo.

44.2 **C.** As cefaleias tensionais não são uma contraindicação aos agentes anticoncepcionais orais. As enxaquecas com aura aumentam o risco de acidente vascular cerebral em pacientes que usam anticoncepcionais hormonais combinados. Outras contraindicações à contracepção hormonal combinada incluem diabetes com doença vascular, tabagismo acima dos 35 anos e hipertensão não controlada.

44.3 **D.** Os ACOs podem ter muitos efeitos benéficos, inclusive redução do risco de câncer endometrial e ovariano, e redução do risco de doença benigna da mama; pode haver discreto aumento no risco de câncer de mama e na incidência de cálculo biliar.

44.4 **B.** Devido às altas doses de estrogênio, náuseas e vômitos são os efeitos colaterais mais comuns.

44.5 **B.** A nuliparidade não é uma contraindicação à inserção do DIU. As contraindicações incluem gravidez, história atual ou recente de DIP, DST atual, sepse puerperal ou sepse pós-abortamento atuais ou recentes, cervicite purulenta, sangramento vaginal anormal não diagnosticado, doença maligna do trato genital, anomalias uterinas conhecidas ou fibromas que distorcem a cavidade uterina de forma incompatível com a inserção do DIU, ou alergia a qualquer componente do DIU ou doença de Wilson.

44.6 **C.** Quando comparado com o esquema de ACO combinado, o método apenas com progestínicos tem melhor eficácia e menos efeitos colaterais (náuseas). Assim, é o método preferido. As pacientes que recebem os ACOs combinados em geral requerem agente antiemético.

DICAS CLÍNICAS

- A contracepção de emergência é efetiva quando for iniciada dentro de 72 horas da relação sexual.
- A contracepção de emergência consiste em hormônios combinados em altas doses, progestínicos em altas doses ou inserção de DIU.
- Os principais efeitos colaterais da terapia hormonal de contracepção de emergência combinada são náuseas e vômitos.
- Uma vantagem da inserção do DIU de cobre para contracepção de emergência é o fato de ele poder ser mantido para contracepção contínua em longo prazo.
- O DIU liberador de levonorgestrel pode ser utilizado para melhorar o perfil de sangramento em pacientes com sangramento uterino disfuncional e menorragia.
- Métodos não dependentes da usuária, como DIU, DMPA e implante subdérmico, têm as menores taxas de falha.
- Os ACOs diminuem o risco de câncer ovariano e endometrial; pode haver risco discretamente aumentado de câncer de mama. Eles reduzem a duração das menstruações e a quantidade de perda sanguínea por ciclo.
- O tabagismo em idade superior aos 35 anos é uma contraindicação absoluta aos anticoncepcionais hormonais combinados.
- A crise falciforme e a epilepsia ocorrem menos frequentemente com DMPA.
- O adesivo anticoncepcional pode estar associado com maior risco de TVP.

REFERÊNCIAS

American College of Obstetricians and Gynecologists. Use of hormonal contraception in women with coexisting medical conditions. *ACOG Practice Bulletin 73*. Washington, DC: 2006. (Reaffirmed 2011.)

American College of Obstetricians and Gynecologists. Noncontraceptive uses of hormonal contraceptives. *ACOG Practice Bulletin 110*. Washington, DC: 2010.

American College of Obstetricians and Gynecologists. Emergency contraception. *ACOG Practice Bulletin 112*. Washington, DC: 2010.

American College of Obstetricians and Gynecologists. Long-acting reversible contraception: implants and intrauterine devices. *ACOG Practice Bulletin 121*. Washington, DC: 2011.

American College of Obstetricians and Gynecologists. Intrauterine device and adolescents. *ACOG Committee Opinion 392*. Washington, DC: 2007. (Reaffirmed 2011.)

Fine PM. Update on emergency contraception. *Adv Ther*. 2011;28(2):87-90.

Mishell DR Jr. Family planning. In: Katz VL, Lentz GM, Lobo RA, Gershenson DM, eds. *Comprehensive Gynecology*, 5th ed. Philadelphia, PA: Mosby Elsevier; 2007:275-325.

Nelson AL. Family planning: reversible contraception, sterilization, and abortion. In: Hacker NF, Gambone JC, Hobel CJ, eds. *Essentials of Obstetrics and Gynecology*, 5th ed. Philadelphia, PA: Saunders; 2009:304-314.

CASO 45

Uma mulher de 23 anos foi submetida a dilatação e curetagem para abortamento incompleto há três dias. Ela queixa-se de sangramento vaginal continuado e cólica no baixo ventre. Nas últimas 24 horas, ela observou febre e calafrios significativos. Ao exame, a temperatura é 39,16°C, a PA, 90/40 mmHg e a FC, 120 bpm. O exame cardíaco revela taquicardia, e os pulmões estão limpos. Há sensibilidade no baixo ventre moderadamente grave. O exame pélvico mostra que o orifício cervical está aberto, com 1,5 cm, e há sensibilidade uterina. A contagem de leucócitos é de 20.000/mm^3, e o nível de hemoglobina é 12 g/dL. O exame de urina mostra 2 leucócitos/campo.

- Qual é o diagnóstico mais provável?
- Qual é o próximo passo no manejo?

RESPOSTAS PARA O CASO 45: Abortamento séptico

Resumo: Uma mulher de 23 anos, que foi submetida a um procedimento de dilatação e curetagem há três dias por abortamento incompleto, queixa-se de sangramento vaginal continuado, cólica abdominal inferior e febre e calafrios. A temperatura é 39,16°C, a PA é 90/40 mmHg e a FC é 120 bpm. Os pulmões estão limpos. Há sensibilidade no baixo ventre moderadamente grave. O colo uterino está aberto e há sensibilidade uterina. Os exames laboratoriais são significativos pela presença de leucocitose e pelo exame de urina normal.

- **Diagnóstico mais provável:** Abortamento séptico (com retenção de produtos de concepção).
- **Próximo passo no manejo:** Antibióticos de amplo espectro seguidos por dilatação e curetagem uterina.

ANÁLISE

Objetivos

1. Compreender a apresentação clínica do abortamento séptico.
2. Saber que o tratamento do abortamento séptico envolve tanto a terapia antibiótica quanto a curetagem uterina.

Considerações

Essa mulher de 23 anos foi submetida a um procedimento de dilatação e curetagem por abortamento incompleto há três dias, e agora apresenta cólica em baixo ventre, sangramento vaginal, febre e calafrios. Orifício cervical aberto, cólica em baixo ventre e sangramento vaginal sugerem retenção de produtos de concepção. A retenção de produtos de concepção pode levar a sangramento continuado ou infecção. Nesse caso, febre, calafrios e leucocitose indicam infecção. O tecido retido serve como meio de cultura para agentes infecciosos. A fonte mais comum de bactérias é a vagina, por meio de infecção ascendente. O melhor tratamento é administrar antibióticos de amplo espectro com cobertura anaeróbia e realizar curetagem uterina. Em geral, a cirurgia é adiada até que os agentes antimicrobianos sejam infundidos por quatro horas para permitir aumento dos níveis teciduais. Hemorragia pode ocorrer com o procedimento de curetagem. A paciente também deve ser monitorada para choque séptico.

ABORDAGEM AO
Abortamento séptico

DEFINIÇÕES

ABORTAMENTO SÉPTICO: Qualquer tipo de abortamento associado à infecção uterina.

CHOQUE SÉPTICO: A porção séptica refere-se à presença de uma infecção (em geral, bacteriana), e o choque descreve um processo segundo o qual as células, os órgãos e os tecidos da paciente não estão sendo supridos suficientemente com nutrientes e/ou oxigênio.

ABORDAGEM CLÍNICA

As duas complicações mais comuns associadas ao abortamento espontâneo são hemorragia e infecção. O abortamento séptico ocorre em 1 a 2% de todos os abortamentos espontâneos e em cerca de 0,5% dos abortamentos induzidos. Esse risco é aumentado se um abortamento for realizado com instrumentação não estéril. Essa condição é potencialmente fatal em 0,4 a 0,6:100.000 abortamentos espontâneos.

Sinais e sintomas de abortamento séptico são sangramento uterino e/ou perda sanguínea no primeiro trimestre com sinais clínicos de infecção. A **infecção ascende da vagina ou cérvice** para o endométrio para o miométrio para o paramétrio e, por fim, o peritônio. As mulheres afetadas em geral têm febre e contagem de leucócitos acima de 10.500 células/μL. Em geral, há dor em baixo ventre, dor cervical à mobilização e secreção vaginal fétida. A infecção é quase sempre polimicrobiana, envolvendo estreptococos anaeróbios, bacteroides sp., *Escherichia coli* e outros bacilos gram-negativos e estreptococos β-hemolíticos do grupo B. Raramente, *Clostridium perfringens*, *Haemophilus influenzae* e *Campylobacter jejuni* podem ser isolados.

Quando as pacientes apresentam sinais e sintomas de abortamento séptico, devem ser obtidos contagem de leucócitos totais e específica, exame de urina e bioquímica sanguínea incluindo eletrólitos. Uma amostra da secreção cervical deve ser enviada para coloração Gram bem como para cultura e teste de sensibilidade. Se a paciente parecer gravemente enferma ou estiver hipotensa, hemoculturas, radiografia de tórax e estudos de coagulação sanguínea devem ser feitos. PA, saturação de oxigênio, FC e débito urinário devem ser monitorados.

O **tratamento** tem quatro partes gerais: (1) **manter a PA**; (2) **monitorar** a PA, a oxigenação e o débito urinário; (3) iniciar **terapia antibiótica**; e (4) realizar **curetagem uterina.** As etapas terapêuticas imediatas incluem reposição IV de fluido isotônico, sobretudo diante de hipotensão. Concomitantemente, antibióticos de amplo espectro IVs com particular atenção à cobertura anaeróbia devem ser infundidos. A combinação de gentamicina e clindamicina tem resposta favorável em 95% das vezes. As alternativas incluem antimicrobianos β-lactâmicos (cefalosporinas e penicilinas de espectro ampliado) ou inibidores de β-lactamase. Outro esquema inclui metronidazol mais ampicilina e aminoglicosídeo. Como a retenção de produtos de concepção é comum nessas situações, tornando-se um local de desenvolvimento de infecção, a evacuação do conteúdo uterino é importante. A curetagem uterina em geral é realizada cerca de quatro horas após o início dos antibióticos, permitindo que sejam atingidos níveis séricos.

Como oligúria é um sinal precoce de choque séptico, o débito urinário deve ser observado cuidadosamente. Nas mulheres em choque, um cateter de pressão venosa central pode estar indicado. A infusão agressiva de fluidos IVs em geral é efetiva para manter a PA; todavia, às vezes, agentes vasopressores, como a dopamina, podem ser necessários. Outras terapias incluem oxigênio, digitálico e esteroides.

CORRELAÇÃO DE CASO

- Ver Caso 42 (Abortamento espontâneo completo). Raramente, pacientes com abortamento espontâneo com retenção de produtos de concepção podem desenvolver abortamento séptico.

QUESTÕES DE COMPREENSÃO

45.1 Uma mulher de 34 anos é submetida a término eletivo da gravidez com 12 semanas da gestação. Ela desenvolve febre e dor uterina, e é diagnosticada com abortamento séptico. Qual das alternativas seguintes é o mecanismo mais provável da infecção?

A. Contaminação instrumental.
B. Infecção ascendente.
C. Organismos cutâneos.
D. Penetração do trato urinário.
E. Infecção hematogênica.

45.2 Uma mulher de 22 anos é diagnosticada com abortamento séptico após abortamento incompleto, febre e sensibilidade uterina. Ela é tratada com esquema tríplice de antibióticos IVs e dilatação e curetagem uterina. Após 48 horas de terapia antibiótica, ela ainda tem febre de 38,88°C, PA de 80/40 mmHg e FC de 105 bpm. Uma TC de abdome e pelve é realizada, revelando bolsas de ar dentro do músculo do útero. Qual das alternativas a seguir é o melhor tratamento para essa paciente?

A. Adicionar cobertura anaeróbia estendida ao esquema antibiótico.
B. Adicionar heparina IV ao esquema.
C. Continuar a terapia antibiótica atual.
D. Aconselhar a paciente a respeito da necessidade de histerectomia.

45.3 Uma mulher de 32 anos, G1P0, de origem hispânica, que está com 29 semanas de gestação, apresenta-se à unidade de triagem obstétrica com queixa de febre, calafrios, náuseas e vômitos há três dias. Ela também tem mialgias; nega perda de fluido pela vagina, e afirma que tem estado em boa saúde. Ela não esteve fora do país nos últimos dois anos. As perguntas a respeito de hábitos dietéticos revelam que ela não ingere alimentos crus ou malcozidos, não come crustáceos crus, mas come uma quantidade razoável de queijo de cabra cremoso. A temperatura é 38,33°C, a PA é 100/80 mmHg e a FC é 110 bpm. O exame abdominal revela sensibilidade do fundo uterino. A cardiotocografia (CTG) é 170 bpm. Uma ultrassonografia revela gestação única que é viável, consistente com idade gestacional de 29 semanas e volume de fluido amniótico normal. É realizada uma amniocentese, a qual revela um fluido escuro esverdeado, e uma coloração Gram do fluido amniótico mostra bacilos gram-positivos. Qual das alternativas seguintes é o diagnóstico mais provável?

A. Infecção por estreptococos do grupo B.
B. Infecção por clostrídios.
C. Infecção por *Listeria monocytogenes*.
D. Infecção por *Pasteurella multiforme*.
E. Fluido amniótico manchado por mecônio com contaminação de bactérias cutâneas.

RESPOSTAS

45.1 **B.** A **infecção ascendente** é o mecanismo mais provável do abortamento séptico. As bactérias envolvidas em geral são polimicrobianas, particularmente **anaeróbias** que ascenderam do trato genital inferior. Sinais e sintomas incluem sangramento uterino e/ou perda sanguínea no primeiro trimestre com sinais clínicos de infecção. Em geral, há sensibilidade em baixo ventre, dor cervical à mobilização e secreção vaginal fétida. Também deve ser dada atenção especial ao **débito urinário** da paciente, uma vez que oligúria é um sinal precoce de choque séptico.

45.2 **D.** Essa paciente tem abortamento séptico que foi tratado de maneira convencional com antibióticos IVs e dilatação e curetagem para remover o foco da infecção. Ela ainda está febril e hipotensa, apesar de estar recebendo terapia antibiótica há 48 horas. Devido às bolsas de gás observadas na TC, ela provavelmente tem metrite necrosante, com bactérias formadoras de gás como as espécies de *Clostridium*. A histerectomia deve ser realizada com urgência, já que pode haver morbidade grave ou mortalidade se o procedimento for adiado.

45.3 **C.** A corioamnionite, também chamada de infecção intra-amniótica, quase sempre complica a gravidez com ruptura das membranas. Uma exceção a essa regra é o bacilo gram-positivo *Listeria monocytogenes*, que pode ser adquirido por meio de produtos de leite não pasteurizado, como o queijo de cabra cremoso. A infecção bacteriana no trato GI materno, que se apresenta como doença viral, é disseminada de forma hematógena para o feto, pela placenta. O diagnóstico é feito amplamente por suspeita clínica e confirmado por amniocentese. Com frequência, o líquido amniótico é tinto por mecônio e podem ser vistos bacilos gram-positivos na coloração Gram. O laboratório de microbiologia deve ser alertado para que não considere esse achado como contaminante cutâneo (bacteroide). O tratamento é feito com ampicilina IV. Muitas vezes, a infecção pode ser tratada com terapia antibiótica, evitando-se o parto (novamente, uma exceção à regra da necessidade de parto na corioamnionite). A *Listeria* também pode causar óbito fetal e abortamento séptico.

DICAS CLÍNICAS

- As bactérias envolvidas no abortamento séptico em geral são polimicrobianas, particularmente anaeróbias que ascenderam a partir do trato genital inferior.
- A hemorragia frequentemente complica a curetagem para abortamento séptico.
- O tratamento do abortamento séptico consiste em manutenção da PA, monitoração da PA, oxigenação e débito urinário, antibióticos e esvaziamento uterino.

REFERÊNCIAS

Katz VL. Spontaneous and recurrent abortion. In: Katz VL, Lentz GM, Lobo RA, Gersenson DM, eds. *Comprehensive Gynecology*, 5th ed. St. Louis, MO: Mosby-Year Book; 2007:359-387.

Lu MC, Williams III J, Hobel CJ. Antepartum care: preconception and prenatal care, genetic evaluation and teratology, and antenatal fetal assessment. In: Hacker NF, Gambone JC, Hobel CJ, eds. *Essentials of Obstetrics and Gynecology*, 5th ed. Philadelphia, PA: Saunders; 2009:71-90.

CASO 46

Uma mulher de 22 anos é examinada por seu médico para um exame físico de rotina. Ela parece estar em dia com suas imunizações e recebeu a vacina para HPV. Ela não tem história familiar de câncer de mama; nega secreção mamária ou problemas clínicos prévios. Ao exame, a PA é 100/60 mmHg. O exame físico não apresenta alterações, exceto por uma massa de 1 cm, indolor, na mama direita. O pescoço não apresenta rigidez e o exame do coração e dos pulmões é normal. A palpação da mama direita revela massa firme, móvel, indolor, flexível, de 1 cm, no quadrante superior externo. Não são observadas anormalidades cutâneas. Também não são observadas adenopatias. A mama esquerda é normal à palpação.

- Qual é o próximo passo?
- Qual é o diagnóstico mais provável?

RESPOSTAS PARA O CASO 46: Fibroadenoma da mama

Resumo: Uma mulher de 22 anos apresenta massa mamária de 1 cm em um exame físico de rotina. A palpação da mama direita revela massa firme, móvel, indolor, flexível, de 1 cm, no quadrante superior externo. Não é observada adenopatia.

- **Próximo passo:** Biópsia da mama (biópsia por agulha fina ou *core biopsy*).
- **Diagnóstico mais provável:** Fibroadenoma da mama.

ANÁLISE

Objetivos

1. Compreender que qualquer massa dominante tridimensional (3D) necessita de biópsia.
2. Conhecer a apresentação característica dos fibroadenomas da mama.
3. Compreender que quanto maior o risco de câncer de mama, maior quantidade de tecido é necessária para biópsia.

Considerações

Essa mulher foi ao médico para um exame de rotina; em geral, a abordagem é feita com imunizações, rastreamento de câncer e avaliação e prevenção de doenças comuns. Ao exame físico, ela apresenta massa mamária dominante. A descrição de massa firme, indolor e flexível é clássica de fibroadenoma. Os fibroadenomas, ao contrário das alterações fibrocísticas, não se alteram com o ciclo menstrual. Embora a etiologia mais provável seja um fibroadenoma, esse diagnóstico precisa ser confirmado por biópsia. A ultrassonografia da mama provavelmente é a melhor modalidade por imagem em uma paciente jovem, já que a mamografia é prejudicada pelo denso tecido mamário. Os três métodos de biópsia são aspiração por agulha fina (AAF), biópsia estereotáxica central por agulha (*core biopsy*) e biópsia excisional. As biópsias excisional e *core biopsy* removem mais tecido, mas são mais propensas à contusão e à dor; uma biópsia excisional é um procedimento cirúrgico mais extenso, que envolve a remoção de toda a massa. Nesse caso, a AAF é aceitável, já que a paciente tem baixo risco de câncer de mama. Ela não tem história familiar de câncer de mama, é jovem, e o exame não apresenta nenhuma característica preocupante do câncer de mama. Se a massa fosse fixa, ou se houvesse retração do mamilo ou secreção sanguinolenta pelo mamilo, o melhor método de biópsia seria *core biopsy* ou biópsia excisional para remover mais tecido para análise histológica.

ABORDAGEM AOS
Nódulos mamários

DEFINIÇÕES

BIÓPSIA CENTRAL POR AGULHA (*CORE BIOPSY*): Uma agulha de calibre 14 a 16 é utilizada para extrair tecido de um nódulo mamário, que preserva a arquitetura celular.

ASPIRAÇÃO POR AGULHA FINA: Utilização de agulha de pequeno calibre com vácuo associado por meio de seringa para aspirar fluido ou algumas células de um nódulo e/ou cisto mamário. A histologia a partir da AAF seria de células soltas (citologia).

FIBROADENOMA: Tumor de músculo liso, benigno, da mama, que ocorre em geral em mulheres jovens.

BIÓPSIA EXCISIONAL: Procedimento cirúrgico para remover toda a lesão.

ABORDAGEM CLÍNICA

Uma das habilidades fundamentais de qualquer médico de cuidados primários é diferenciar alterações normais da mama de alterações anormais, ou seja, identificação de **nódulos mamários dominantes. Alterações fibrocísticas**, as condições mamárias benignas mais comuns, são descritas como "**ondulações mamárias" múltiplas irregulares.** Não é uma doença em si, mas sim uma resposta exagerada aos hormônios ovarianos. As alterações fibrocísticas são muito comuns em mulheres na pré-menopausa, mas raras após a menopausa. A apresentação clínica é de mamas ingurgitadas, dolorosas, cíclicas, mais acentuadas logo antes da menstruação e, ocasionalmente, associadas à secreção mamária serosa ou esverdeada. Por meio de um exame físico cuidadoso, as alterações fibrocísticas em geral podem ser diferenciadas da massa dominante 3D sugestiva de câncer, mas ocasionalmente deve ser realizada uma biópsia por agulha fina ou biópsia central para estabelecer o diagnóstico. O tratamento inclui diminuição da ingestão de cafeína e adição de AINEs, administração de ACOs ou de terapia oral com progestínicos, e o uso de um sutiã bem-ajustado. Nos casos graves, danazol (um composto antiestrogênico e androgênico fraco) ou mesmo mastectomia são considerados.

Em uma adolescente ou em uma mulher que tenha entre 20 e 30 anos, a causa mais comum de massa mamária dominante é **fibroadenoma.** Estes tumores são **firmes, elásticos, móveis e de consistência sólida.** Eles em geral não respondem aos hormônios ovarianos e não variam durante o ciclo menstrual. Visto que qualquer massa dominante 3D necessita de confirmação histológica, deve ser realizada uma biópsia. Em uma mulher com menos de 35 anos, em geral é escolhida uma AAF ou *core biopsy*. As vantagens da AAF são menor custo, menos dor, mas há maior taxa de resultados não diagnósticos; as vantagens da *core biopsy* incluem maior sensibilidade, porém, maior custo.

O conceito da **avaliação tríplice**, ou seja, exame clínico, imagem (ultrassonografia ou mamografia) e histologia que estejam em concordância, tem alta confiabilidade, com AAF ou *core biopsy*. A não concordância em geral indica a obtenção de mais tecido. Se o exame histológico confirmar o fibroadenoma (células maduras de músculo liso), e a massa for pequena e não estiver crescendo, é possível uma conduta expectante cuidadosa. Um tumor raro visto em adolescentes e mulheres mais jovens, o cistossarcoma filoide, é diagnosticado por biópsia. Todavia, muitas mulheres optam por realizar a excisão da massa. A maioria dos clínicos excisará qualquer massa dominante 3D que ocorra em uma mulher com mais de 35 anos, ou nas mulheres com maior probabilidade de câncer mamário (história familiar).

QUESTÕES DE COMPREENSÃO

Associar a lesão da mama (A-E) com a apresentação clínica (46.1-46.4).

A. Fibroadenoma.
B. Alterações fibrocísticas.
C. Papiloma intraductal.
D. Câncer de mama.
E. Galactocele.

46.1 Uma mulher de 34 anos queixa-se de secreção mamilar serossanguinolenta unilateral, expressada a partir de um ducto. Nenhuma massa é palpada.

46.2 Uma mulher de 27 anos queixa-se de dor mamária, que aumenta com a menstruação. A mama tem uma sensação nodular edemaciada.

46.3 Uma mulher de 47 anos tem um nódulo na mama direita de 1,5 cm com retração do mamilo e cavitação cutânea sobre a massa.

46.4 Uma adolescente de 18 anos tem um nódulo móvel, indolor, de 1 cm, na mama direita.

46.5 Uma mulher de 32 anos, G0P0, queixa-se de história de mamas vermelhas e doloridas há uma semana. Ela nega trauma, picadas de insetos, pústulas ou outras lesões. Sua história familiar é negativa para doença mamária. Ela nega o uso de ACOs. Ao exame, a temperatura é 36,6°C, a FC é 80 bpm e a PA é 100/60 mmHg. O exame do coração e dos pulmões é normal. A mama direita revela uma área de 5 × 4 cm de endurecimento, vermelhidão e sensibilidade. Não há secreção mamária. Os linfonodos axilares direitos são levemente sensíveis e aumentados. Qual das alternativas seguintes é o melhor próximo passo para essa paciente?

A. Terapia antibiótica oral.
B. Biópsia de mama.
C. Terapia antibiótica IV.
D. Aconselhar o uso de um sutiã bem-ajustado e evitar cafeína.

RESPOSTAS

46.1 **C.** A causa mais comum da secreção sanguínea (serossanguinolenta) do mamilo quando apenas um ducto é envolvido e na ausência de um nódulo mamário é o papiloma intraductal. Estes são, de maneira característica, tumores benignos pequenos que crescem nos ductos mamários. A maior incidência dessa condição está no grupo etário de 35 a 55 anos; causas e fatores de risco são desconhecidos. A secreção em geral é serossanguinolenta como neste caso. Como a malignidade também é uma causa comum de secreção mamilar sanguinolenta (segunda causa mais comum), a exploração do ducto é necessária para excluir o câncer.

46.2 **B.** Um exame macronodular difuso sugere alterações fibrocísticas. Elas são muito comuns em mulheres na pré-menopausa, mas raras após a menopausa. O quadro clínico clássico inclui mamas ingurgitadas, dolorosas e de forma cíclica, mais acentuado imediatamente antes da menstruação, e às vezes associado à secreção mamária. O tratamento inclui diminuição da ingestão de cafeína e adição de AINEs, administração de ACOs ou terapia progestínica oral, e uso de um sutiã bem-ajustado. Nos casos graves, o danazol (um composto antiestrogênico e androgênico fraco), ou mesmo a mastectomia, é considerado. Uma paciente que apresenta mamas ingurgitadas e dolorosas também pode ter galactocele; contudo, a galactocele não tem um exame da mama macronodular, nem está associado a alterações hormonais ou ao ciclo menstrual. Galactoceles são tumores de natureza cística das glândulas mamárias e contêm leite ou fluido leitoso. Elas ocorrem em geral quando há qualquer tipo de obstrução ao fluxo de leite na mama da lactante.

46.3 **D.** A retração do mamilo ou cavitação da pele sobre o nódulo sugere malignidade. No exame físico, manobras para acentuar as alterações cutâneas como "mãos no quadril" ou "braços elevados acima da cabeça" ajudam na avaliação desses achados. A maioria dos clínicos excisam qualquer massa dominante 3D que ocorra em uma mulher com mais de 35 anos ou nas mulheres com maior probabilidade de câncer mamário (história familiar). A análise histológica da biópsia excisional provavelmente confirmará o diagnóstico de câncer.

46.4 **A.** Em adolescentes ou em mulheres que têm de 20 a 30 anos, a causa mais comum de massa dominante mamária é o fibroadenoma. Estes tumores são firmes, elásticos, móveis e de consistência sólida. A melhor forma de ver a mama de uma mulher com menos de 30 anos é por meio de ultrassonografia, devido às densas alterações fibrocísticas que interferem na interpretação mamográfica. A ultrassonografia pode diferenciar uma massa sólida de uma cística e, às vezes, pode sugerir um fibroadenoma; todavia, o tecido deve ser obtido para confirmar o diagnóstico.

46.5 **B.** Em uma mulher que tem "mama vermelha, dolorida e endurecida", que não está lactando, o câncer de mama inflamatório deve ser excluído. A biópsia da mama é fundamental. O câncer de mama inflamatório é de natureza agressiva, e as alterações cutâneas ocorrem em função de células cancerosas dentro dos canais linfáticos subdérmicos. O diagnóstico e a terapia imediatos são cruciais, enquanto o retardo com vários antibióticos seria prejudicial. O câncer de mama inflamatório ocorre com mais frequência em pacientes jovens, embora mulheres de qualquer idade possam ser afetadas.

DICAS CLÍNICAS

- Um nódulo mamário móvel, macio, firme e indolor em uma mulher jovem (com menos de 25 anos) é, provavelmente, um fibroadenoma.
- A ultrassonografia é a melhor modalidade inicial de imagem em uma paciente jovem.
- Embora o maior fator de risco de câncer de mama em geral seja a idade, a doença maligna de mama ocorre em pacientes mais jovens.
- Uma mama vermelha e inflamada em uma mulher não lactante deve ser avaliada para um possível carcinoma inflamatório da mama.

REFERÊNCIAS

American College of Obstetricians and Gynecologists. Breast concerns of the adolescent. *ACOG Committee Opinion 350.* Washington, DC: 2006.

American College of Obstetricians and Gynecologists. Breast cancer screening. *ACOG Practice Bulletin 122.* Washington, DC: 2011.

Hacker NF, Friedlander ML. Breast disease: a gynecologic perspective. In: Hacker NF, Gambone JC, Hobel CJ, eds. *Essentials of Obstetrics and Gynecology,* 5th ed. Philadelphia, PA: Saunders; 2009:332-344.

Valea FA, Katz VL. Breast diseases. In: Katz VL, Lentz GM, Lobo RA, Gersenson DM, eds. *Comprehensive Gynecology,* 5th ed. St. Louis, MO: Mosby-Year Book; 2007 327-350.

CASO 47

Uma mulher de 50 anos, G4P4, vai ao consultório para um exame preventivo de rotina. Ela fez uso de diafragma para contracepção até entrar na menopausa, há um ano. A história familiar não é significativa para câncer. A história cirúrgica inclui miomectomia para miomas uterinos sintomáticos há 10 anos. Ao exame, a PA é 120/74 mmHg e a FC é 80 bpm, e ela está afebril. A tireoide é normal à palpação. O exame do coração e dos pulmões é normal. O exame das mamas revela uma massa indolor, móvel, de 1,5 cm, no quadrante superior externo da mama direita. Não são observadas alterações cutâneas ou adenopatias. A mamografia e a ultrassonografia das mamas são normais.

▶ Qual é o próximo passo?

RESPOSTA PARA O CASO 47: Nódulo mamário dominante

Resumo: Uma mulher de 50 anos que está na pós-menopausa vai ao médico para um exame preventivo de rotina. O exame da mama revela uma massa indolor, móvel, de 1,5 cm, no quadrante superior externo da mama direita. Não são observadas alterações cutâneas nem adenopatias. A mamografia e a ultrassonografia das mamas são normais.

- **Próximo passo:** Biópsia central por agulha (*core biopsy*).

ANÁLISE

Objetivos

1. Compreender que uma massa mamária dominante requer tecido para análise histológica.
2. Compreender que a idade da paciente em geral é o maior fator de risco para o câncer de mama.
3. Compreender que a imagem normal de uma massa mamária palpável não exclui câncer.

Considerações

Essa mulher de 50 anos foi ao médico para um exame preventivo de rotina. O exame físico é direcionado ao rastreamento de condições comuns e/ou graves, como hipertensão, doença da tireoide, câncer cervical (esfregaço de Papanicolaou), câncer de colo (fezes para sangue oculto) e câncer de mama. Uma única massa mamária de 1,5 cm é palpada, sem qualquer alteração cutânea associada, como retração do mamilo ou cavitação da pele. Não há adenopatia associada. Além disso, os exames por imagem (mamografia e ultrassonografia) são normais. Apesar de imagens normais, há possibilidade de o nódulo mamário ser maligno. Portanto, é indicada a biópsia do nódulo.

A abordagem comum é biópsia central por agulha com base na palpação. A aspiração por agulha fina é uma modalidade diagnóstica aceitável, mas não seria capaz de diferenciar o carcinoma *ductal in situ* do invasor. A biópsia por agulha em geral é preferida em vez da excisão, a fim de planejar melhor cirurgias futuras. A combinação de exame clínico, imagem e biópsia por agulha é chamada de teste triplo. Quando os três exames concordam (benigno ou maligno), esse resultado concordante tem acurácia de mais de 99%. Se algum dos parâmetros sugerir câncer, mesmo diante de resultado negativo dos outros dois, a maioria dos especialistas recomenda a excisão do nódulo a fim de avaliar malignidade.

ABORDAGEM AOS
Nódulos mamários

DEFINIÇÕES

MASSA MAMÁRIA DOMINANTE: Massa que, à palpação, parece estar separada do restante do tecido mamário.

BIÓPSIA EXCISIONAL: Procedimento cirúrgico que remove todo o nódulo.

BIÓPSIA DE NÓDULO-SENTINELA: Remoção e exame dos primeiros linfonodos, para os quais as células cancerosas provavelmente se disseminam a partir do tumor primário, determinado pela injeção de contraste radiativo ou corante próximo ao tumor, e pela investigação dos linfonodos que estão afetados.

CAVITAÇÃO DA PELE: Retração da pele, que é suspeita de uma malignidade subjacente, uma vez que o câncer pode se fixar ou puxar a pele.

MUTAÇÕES DO GENE *BRCA*: O gene *BRCA1* está localizado no cromossomo 17 e o *BRCA2* está localizado no cromossomo 13. Eles são genes supressores tumorais, de modo que uma mutação no gene confere aumento acentuado no risco de câncer de mama e de ovário.

CARCINOMA INFLAMATÓRIO DA MAMA: Tipo raro, mas agressivo, de câncer de mama no qual as células cancerosas obstruem os vasos linfáticos da pele e do tecido mamário subdérmico. A apresentação é de calor e vermelhidão e é diagnosticado por biópsia.

ABORDAGEM CLÍNICA

O câncer de mama é o câncer mais comum em mulheres, excluindo o câncer de pele. É a segunda causa de morte por câncer em mulheres, perdendo apenas para o câncer de pulmão. A prevalência do câncer de mama é específica por idade, e **a idade é o fator de risco mais importante**. Uma em cada 2.500 mulheres desenvolverá câncer de mama aos 20 anos, enquanto 1:30 mulheres desenvolverá câncer de mama aos 60 anos, conferindo um risco global em toda a vida de 1:8. Outros fatores de risco incluem história familiar de câncer de mama, especialmente em condições de pré-menopausa.

O diagnóstico precoce melhora a sobrevida. A forma mais comum de fazer um primeiro diagnóstico do câncer de mama é a palpação de uma massa pela paciente. Infelizmente, com frequência isso ocorre em estágio avançado. O rastreamento de rotina é preferível. O exame clínico da mama a cada três anos deve ser realizado em mulheres de 20 a 39 anos. O autoexame de rotina não é mais recomendado devido a taxas falso-positivas; todavia, o autoconhecimento da mama ainda tem a sua utilidade. Em outras palavras, a paciente pode estar consciente da textura e da consistência das suas mamas e deve relatar alterações. **Mulheres com mais de 40 anos devem ser**

submetidas a exames clínicos anuais da mama; alguns especialistas defendem a realização de mamografia a cada dois anos em mulheres de 40 a 49 anos. **A realização de mamografia anual deve ser iniciada aos 50 anos**, mas pode ser iniciada antes, se fatores de risco indicarem essa necessidade. Em geral, a idade é o fator de risco mais significativo para câncer de mama, mas outros parâmetros são importantes e devem ser considerados.

As mamografias têm taxa de falso-negativo de até 10%. Assim, **qualquer massa dominante palpável, apesar de achados mamográficos, requer diagnósticos histológicos.** O tipo de biópsia irá variar, dependendo do risco de câncer. Outros métodos de imagem incluem ultrassonografia e RMN. Em pacientes mais jovens, a mamografia pode não ser tão útil devido ao denso tecido mamário, e a ultrassonografia e/ou RMN são mais úteis.

Se a mamografia detectar uma lesão suspeita, em geral é realizada uma biópsia. Nas lesões não palpáveis, é necessária *core biopsy* guiada por ultrassonografia ou biópsia estereotáxica. Em casos selecionados, a biópsia excisional com localização da agulha pode ser necessária.

Uma paciente com dois parentes em primeiro grau com câncer de mama é candidata a testes genéticos, como testes de *BRCA1* e *BRCA2*. Pacientes de ascendência judaica asquenaze têm risco particularmente aumentado. Uma mutação do gene *BRCA1* está associada ao risco de 50 a 70% de câncer de mama e ao risco de 30% de câncer de ovário. Os riscos com *BRCA2* são discretamente mais baixos. A identificação desses riscos também permite o uso de medicações para redução de risco e possivelmente cirurgia como a mastectomia bilateral ou ooforectomia profilática após gestações.

CORRELAÇÃO DE CASO

- Ver também Caso 46 (Fibroadenoma da mama) e comparar a abordagem diagnóstica de uma paciente jovem com características consistentes com fibroadenoma *versus* uma paciente mais velha com uma massa mamária.

QUESTÕES DE COMPREENSÃO

47.1 Uma mulher de 36 anos apresenta um nódulo mamário palpável de 2 cm ao exame físico. A mamografia é sugestiva de cisto. A ultrassonografia confirma massa cística. É realizada aspiração por agulha fina com obtenção de 8 mL de fluido sanguinolento. A massa não é mais palpável. Qual das alternativas seguintes é o melhor próximo passo para essa paciente?

A. Manejo expectante, uma vez que o prognóstico é excelente.
B. Envio do fluido para citologia.
C. Retirada do nódulo e dissecção do linfonodo.
D. Terapia com tamoxifeno.

47.2 Uma mulher de 26 anos é encaminhada para aconselhamento genético porque sua mãe morreu de câncer de mama e sua irmã foi diagnosticada com câncer de mama. Descobre-se que a paciente tem mutação de *BRCA1*. Qual das alternativas seguintes descreve melhor a transmissão genética desse distúrbio?

A. Autossômica dominante.
B. Autossômica recessiva.
C. Dominante ligada ao X.
D. Recessiva ligada ao X.

47.3 Uma mulher de 49 anos tem uma massa de 1,5 cm da mama direita, que é indolor e não apresenta alterações cutâneas ou adenopatia. Os achados da mamografia e da ultrassonografia são normais. Uma biópsia central revela carcinoma intraductal infiltrante. Qual das alternativas seguintes teria impacto mais significativo no prognóstico da paciente?

A. Estado do receptor hormonal.
B. Estado do linfonodo.
C. Tamanho do câncer primário.
D. Presença de alterações cutâneas.

47.4 Uma mulher de 35 anos, G0P0, queixa-se de vermelhidão e sensibilidade da mama direita. A paciente nega história familiar de câncer de mama ou de ovário. Qual das alternativas seguintes é o melhor próximo passo no manejo dessa paciente?

A. Terapia antibiótica para cobrir *Staphylococcus aureus*.
B. Biópsia da mama.
C. Ultrassonografia da mama.
D. Início de quimioterapia combinada.

RESPOSTAS

47.1 **B.** Quando o fluido obtido de um cisto mamário tem cor de palha e a massa desaparece, o fluido pode ser descartado e não é necessária nenhuma outra terapia. Contudo, quanto o fluido é de uma cor diferente, como cor de sangue, a amostra deve ser enviada para citologia. A retirada do nódulo e a biópsia do linfonodo-sentinela são realizadas para comprovação e estadiamento de câncer de mama. A terapia com tamoxifeno pode ser utilizada em mulheres na pós-menopausa com câncer de mama positivo para receptores estrogênicos após a cirurgia.

47.2 **A.** Uma mutação do gene *BRCA1* está associada ao aumento do risco de câncer de mama e de ovário. Assim, esse é um distúrbio autossômico dominante. Metade dos descendentes será afetada e ambos os sexos serão igualmente afetados.

47.3 **B.** O estado dos linfonodos da paciente é o impacto mais significativo no prognóstico da paciente. O estado do receptor hormonal tem impacto, mas não é tão significativo quanto a condição dos linfonodos. O carcinoma intraductal infiltrante é o subtipo histológico mais comum de câncer de mama. O tamanho do tumor primário também tem impacto. Quanto menor o tumor, melhor a sobrevida.

47.4 **B.** Essa paciente poderia muito bem ter um câncer de mama inflamatório, já que há calor e vermelhidão da mama e ela não está lactando. Ela é nulípara. A quimioterapia não deve ser iniciada até que seja feito um diagnóstico.

DICAS CLÍNICAS

- Uma massa mamária deve ser submetida à biópsia, a despeito do resultado dos exames de imagem.
- A detecção precoce do câncer de mama leva a uma melhor sobrevida.
- Em geral, o maior fator de risco para o desenvolvimento de câncer de mama é a idade.
- A existência de dois membros de primeiro grau da família com câncer de mama sugere síndrome familiar, como uma mediada pelo gene *BRCA1* ou *BRCA2*.
- Mulheres com 35 anos ou mais com história familiar de câncer de mama devem ser submetidas à mamografia anual.
- A causa mais comum de secreção mamilar serossanguinolenta unilateral de um único ducto é o papiloma intraductal.
- O carcinoma ductal infiltrante é o tipo histológico mais comum de câncer de mama.
- Um cisto mamário no qual o fluido tem cor de palha ou é claro e em que a massa mamária desaparece com a aspiração pode se adotar conduta expectante.
- Na aspiração de um cisto mamário, um fluido com cor diferente da cor de palha deve ser enviado para citologia e uma massa que persiste após a aspiração deve ser submetida à biópsia.

REFERÊNCIAS

American College of Obstetricians and Gynecologists. Elective and risk-reducing salpingo--oophorectomy. *ACOG Practice Bulletin 89.* Washington, DC: 2008.

American College of Obstetricians and Gynecologists. Breast cancer screening. *ACOG Practice Bulletin 42.* Washington, DC: August 2011.

Balea FA, Katz VL. Breast diseases. In: Katz VL, Lentz GM, Lobo RA, Gersenson DM, eds. *Comprehensive Gynecology*, 5th ed. St. Louis, MO: Mosby-Year Book; 2007:327-355.

Cariati M, Bennett-Britton TM, Pinder SE, et al: "Inflammatory" breast cancer. *Surg Oncol.* 2005;14:133.

Hacker NF, Friedlander ML. Breast disease: a gynecologic perspective. In: Hacker NF, Gambone JC, Hobel CJ, eds. *Essentials of Obstetrics and Gynecology,* 5th ed. Philadelphia, PA: Saunders; 2009:332-344.

Smith RA. The evolving role of MRI in the detection and evaluation of breast cancer. *New Engl J Med.* 2007;356(13);1362-1364.

CASO 48

Uma mulher de 59 anos vai ao consultório para um exame regular de rotina. Sua história prévia apresenta apenas hipertensão leve, controlada com diuréticos orais tiazídicos. A história cirúrgica não apresenta nada importante. Ao exame, a PA é 140/84 mmHg e a FC é 70 bpm, e ela está afebril. A tireoide está normal à palpação. As mamas estão indolores e não apresentam massas. O exame pélvico não tem alterações. A mamografia revela um pequeno grupo de calcificações em torno de uma pequena massa.

- Qual é o próximo passo?

RESPOSTA PARA O CASO 48: Mamografia anormal

Resumo: Uma mulher de 59 anos vai ao consultório para um exame de rotina. As mamas estão indolores e sem massas. A mamografia revela um pequeno grupo de calcificações em torno de uma pequena massa.

- **Próximo passo:** Biópsia central estereotáxica com agulha.

ANÁLISE

Objetivos

1. Compreender o papel da mamografia no rastreamento do câncer de mama.
2. Saber que a mamografia não é perfeita na identificação do câncer de mama.
3. Conhecer os achados mamográficos característicos que são suspeitos de câncer.

Considerações

Essa mulher de 59 anos vai ao médico para um exame de saúde de rotina. Ela faz uso de diuréticos tiazídicos para hipertensão leve. A PA está levemente aumentada. A mamografia revela um pequeno grupo de calcificações em torno de uma pequena massa, que é um dos achados clássicos do câncer de mama. Com esse achado mamográfico, é de suma importância obter tecido para diagnóstico histológico. Devido ao elevado risco de malignidade, é indicada uma biópsia central estereotáxica com agulha.

ABORDAGEM À Mamografia anormal

DEFINIÇÕES

ACHADOS MAMOGRÁFICOS SUSPEITOS: Pequeno grupo de calcificações ou massas com bordas maldefinidas.

LOCALIZAÇÃO POR AGULHA: Procedimento pelo qual um guia metálico estéril é colocado por meio de orientação mamográfica, de forma que a ponta do guia esteja colocada no centro da área suspeita. O cirurgião utiliza esse guia para ajudar a excisar o tecido mamário.

BIÓPSIA CENTRAL ESTEREOTÁXICA COM AGULHA: Procedimento no qual a paciente está em posição pronada na mesa mamográfica e as biópsias são realizadas dirigidas por técnicas computadorizadas.

ABORDAGEM CLÍNICA

Embora história clínica e exame clínico da mama adequados sejam importantes na detecção do câncer de mama, a mamografia continua sendo o melhor método de detecção do câncer de mama em estágio inicial.

Uma mamografia é uma radiografia do tecido mamário. Os níveis de radiação atuais da mamografia mostram-se seguros e não causam aumento no risco de desenvolvimento de câncer de mama. A exposição à radiação é menor do que 10 rad por toda a vida se as mamografias anuais começarem a ser realizadas aos 40 anos e continuarem até os 90 anos. Foram observados resultados falso-positivos e falso-negativos em até 10% dos casos. **Por conseguinte, uma massa palpável na mama diante de mamografia normal ainda requer biópsia.** Os implantes mamários podem diminuir a acurácia da mamografia, particularmente se estiverem posicionados na frente dos músculos torácicos. Recentemente, a RMN mostrou ser efetiva no rastreamento do câncer de mama, sobretudo em pacientes jovens e em pacientes com risco de câncer de mama, como as que têm mutação de *BRCA*. A RMN pode identificar câncer de mama inicial, não visualizado pela mamografia.

Os achados mamográficos fortemente sugestivos de câncer de mama incluem uma massa, frequentemente com bordas espiculadas e invasivas, ou uma distorção arquitetural, ou uma densidade tecidual aumentada de forma assimétrica quando comparada com estudos prévios ou uma área correspondente na mama oposta (Fig. 48.1). Um grupo isolado de calcificações irregulares, sobretudo se forem lineares e finas, é um sinal importante de câncer de mama.

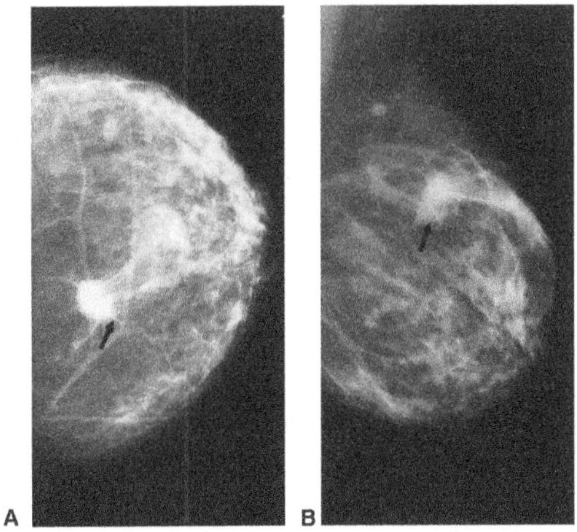

Figura 48.1 Mamografia mostrando massa espiculada. Carcinoma intraductal inicial da mama direita. Incidências craniocaudal (**A**) e oblíqua mediolateral (**B**) da mama direita mostram massa espiculada no quadrante superior externo. (Reproduzida, com permissão, de Schwartz SI, Shires GT, Spencer FL, et al., eds. *Principles of Surgery*, 7th ed. New York, NY: McGraw-Hill; 1999, 545.)

Se houver suspeita de câncer de mama, a biópsia está indicada. Uma biópsia estereotáxica pode ser utilizada para localizar e coletar amostra da lesão. Esse método utiliza uma visualização 3D, digital e computadorizada da mama, e permite que o médico direcione a agulha para o local da biópsia. O procedimento tem taxa de falha de 2 a 4%. A biópsia de localização por agulha utiliza múltiplas incidências mamográficas da mama e permite que o cirurgião localize a lesão para avaliação. Este último procedimento é mais demorado, tem taxa de falha comparável de 3 a 5%, mas retira mais tecido, o que é útil em condições histológicas "limítrofes", como o carcinoma ductal *in situ*.

CORRELAÇÃO DE CASO

- Ver também Caso 46 (Fibroadenoma da mama) e Caso 47 (Nódulo mamário dominante). Nesses dois casos, a massa é palpável e a biópsia é dirigida para a massa palpável. No caso atual, o resultado da imagem é anormal e não há massa palpável.

QUESTÕES DE COMPREENSÃO

48.1 Uma mulher de 40 anos é submetida a uma mamografia de rastreamento que revela uma lesão da mama direita, mostrando uma massa maldefinida com um grupo de calcificações. Ela lembra-se de ter batido a mama direita contra a maçaneta da porta, o que levou à formação de hematoma, há cerca de um ano. Qual das alternativas seguintes é o diagnóstico mais provável?

A. Carcinoma ductal *in situ*.
B. Carcinoma intraductal infiltrante.
C. Necrose gordurosa.
D. Carcinoma lobular.

48.2 Uma mulher de 39 anos, especialista em física, é encaminhada por seu médico a uma mamografia de rastreamento. Ela pergunta sobre a quantidade de exposição à radiação e sobre o risco cumulativo de câncer devido à radiação. Qual das alternativas seguintes descreve o risco da radiação com a mamografia moderna feita uma vez por ano?

A. Aumento do risco de câncer da tireoide.
B. Não há aumento de riscos.
C. Aumento do risco de câncer de pulmão.
D. Aumento do risco de câncer de pele na área do tórax.

48.3 Uma mulher de 55 anos tem várias calcificações grosseiras observadas na mamografia que são suspeitas de câncer de mama. Ela não tem história familiar de câncer de mama e não há massa palpável. Qual das alternativas seguintes é a afirmativa mais acurada?

A. O melhor método diagnóstico para essa paciente é a aspiração por agulha fina.
B. O melhor próximo passo é a RMN da lesão.
C. Como não há massa palpável ao exame físico, a paciente pode ser observada para alterações na mamografia em três meses.
D. Uma opção para essa paciente é uma biópsia central estereotáxica.

48.4 Uma mulher de 62 anos apresenta uma massa de 2 cm na mama esquerda detectada ao exame clínico. A biópsia central estereotáxica revela carcinoma ductal infiltrante. A paciente apresenta uma tripla negativa de malignidade do tumor. Qual das alternativas seguintes é mais acurada a respeito dessa condição?

A. A paciente tem mamografia, RMN e ultrassonografia negativas.
B. A paciente tem biópsia do nódulo-sentinela, radiografia de tórax e TC negativas.
C. A paciente tem receptor de estrogênio e progesterona e estado da expressão de HER2/neu negativos.
D. A paciente tem margem cirúrgica negativa lateral, medial e anteroposteriormente.

RESPOSTAS

48.1 **C.** Necrose gordurosa resultante de trauma à mama frequentemente leva a achados mamográficos idênticos aos do câncer de mama. Por exemplo, trauma à mama devido a acidente com veículo automotor em que o cinto de segurança do ombro causa hematoma da mama é um cenário comum. Essa paciente lembra-se do trauma à mama na localização da anormalidade mamográfica. Para melhor avaliar a paciente e confirmar o diagnóstico, deve ser realizada uma biópsia. O câncer ainda é uma preocupação, e o carcinoma ductal infiltrante é o subtipo histológico mais comum.

48.2 **B.** A mamografia moderna tem radiação muito baixa e não causa aumento do risco de câncer.

48.3 **D.** Os achados mamográficos suspeitos de câncer devem ser abordados. Dois métodos viáveis incluem a *core biopsy* com orientação estereotáxica e a excisão com localização por agulha. A aspiração por agulha fina não é suficientemente sensível e não há massa palpável para ajudar na localização. A RMN não acrescenta nada a uma lesão já suspeita.

48.4 **C.** A malignidade com negativa tripla consiste em receptor de estrogênio, receptor de progesterona e expressão de HER2/neu negativos. Esse achado está associado com um mau prognóstico, e a malignidade é menos tratável.

DICAS CLÍNICAS

- Achados mamográficos sugestivos de câncer incluem um pequeno grupo de calcificações ou uma massa com bordas irregulares.
- A biópsia central estereotáxica ou biópsia excisional com localização por agulha são dois métodos aceitos para avaliar massas mamográficas suspeitas, não palpáveis. A *core biopsy* pode diminuir o número de procedimentos cirúrgicos na paciente.
- A quantidade de radiação da mamografia é negligenciável e não tem sequelas significativas.
- O trauma da mama pode levar à necrose gordurosa e produzir achados mamográficos similares aos vistos no câncer de mama. Essas lesões devem ser excisadas para confirmar o diagnóstico.

REFERÊNCIAS

American College of Obstetrician and Gynecologists. Breast cancer screening. *ACOG Practice Bulletin 42*. Washington, DC: August 2011.

Foulkes WD, et al: Triple-negative breast cancer. *N Engl J Med*. 2010:363;1938.

Hacker NF, Friedlander ML. Breast disease: a gynecologic perspective. In: Hacker NF, Gambone JC, Hobel CJ, eds. *Essentials of Obstetrics and Gynecology*, 5th ed. Philadelphia, PA: Saunders; 2009:332-344.

Valea FA, Katz VL. Breast diseases. In: Katz VL, Lentz GM, Lobo RA, Gersenson DM, eds. *Comprehensive Gynecology*, 5th ed. St. Louis, MP: Mosby-Year Book; 2007:327-357.

CASO 49

Uma mulher de 33 anos queixa-se de amenorreia há sete meses após abortamento espontâneo. Ela foi submetida à dilatação e curetagem naquela ocasião. A história pregressa clínica e cirúrgica não apresenta nada importante. Ela teve sua menarca aos 11 anos e observou que suas menstruações ocorriam a cada 28 a 31 dias até recentemente. O exame físico geral não tem alterações. A tireoide é normal à palpação, e as mamas não apresentam secreção. O abdome é indolor. O exame pélvico mostra útero normal, colo uterino fechado de aspecto normal e sem massas anexiais. Um teste de gravidez foi negativo.

- Qual é o diagnóstico mais provável?
- Qual é o teste para confirmar o diagnóstico?
- Qual seria a resposta da paciente se fosse administrado um teste provocativo com progesterona?

RESPOSTAS PARA O CASO 49: Amenorreia (aderências intrauterinas)

Resumo: Uma mulher de 33 anos queixa-se de amenorreia há sete meses, após ter sido submetida a uma dilatação e curetagem para abortamento espontâneo. Previamente, sua história menstrual era normal. Os exames da tireoide, da pelve e da mama são normais. O teste de gravidez é negativo.

- **Diagnóstico mais provável:** Aderências intrauterinas (AIUs) (síndrome de Asherman).
- **Teste para confirmar o diagnóstico:** Histerossalpingograma ou sono-histerograma com infusão de solução salina (ou histeroscopia).
- **Resposta ao teste provocativo com progesterona:** Nenhum sangramento devido ao endométrio não responsivo.

ANÁLISE

Objetivos

1. Conhecer a definição de amenorreia secundária.
2. Compreender como a curetagem uterina pode causar aderências endometriais e amenorreia.
3. Saber como diagnosticar doença de AIUs (síndrome de Asherman).

Considerações

Essa mulher de 33 anos está há sete meses com amenorreia desde que teve abortamento. Ela foi submetida à dilatação e curetagem uterina naquela ocasião. A história menstrual prévia não tinha alterações; por conseguinte, ela atende à definição de amenorreia secundária (seis meses de ausência de menstruação em uma mulher com menstruações previamente normais). A gravidez deve ser a primeira condição a ser excluída. O algoritmo para avaliar a etiologia da amenorreia de forma gradual está listado na Figura 49.1. A amenorreia secundária pode ser causada por etiologias hipotalâmicas (como hipotireoidismo ou hiperprolactinemia), condições hipofisárias (como a síndrome de Sheehan) ou causas ovarianas (como a insuficiência ovariana prematura). A paciente não tem sintomas de hipotireoidismo ou galactorreia, ou fogachos. Além disso, a sua história não indica hemorragia pós-parto, mas sugere relação entre amenorreia e abortamento. Então, o diagnóstico mais provável é de AIUs, que se originam a partir da curetagem do útero. Com essa condição, o hipotálamo, a hipófise e o ovário estão funcionando normalmente, mas o tecido endometrial não é responsivo às alterações hormonais. Para confirmar que a cavidade uterina está obliterada com aderências, um histerossalpingograma, estudo radiológico no qual um corante radiopaco é injetado na cavidade uterina via cateter transcervical, ou uma ultrassonografia com infusão de solução salina podem ser utilizados.

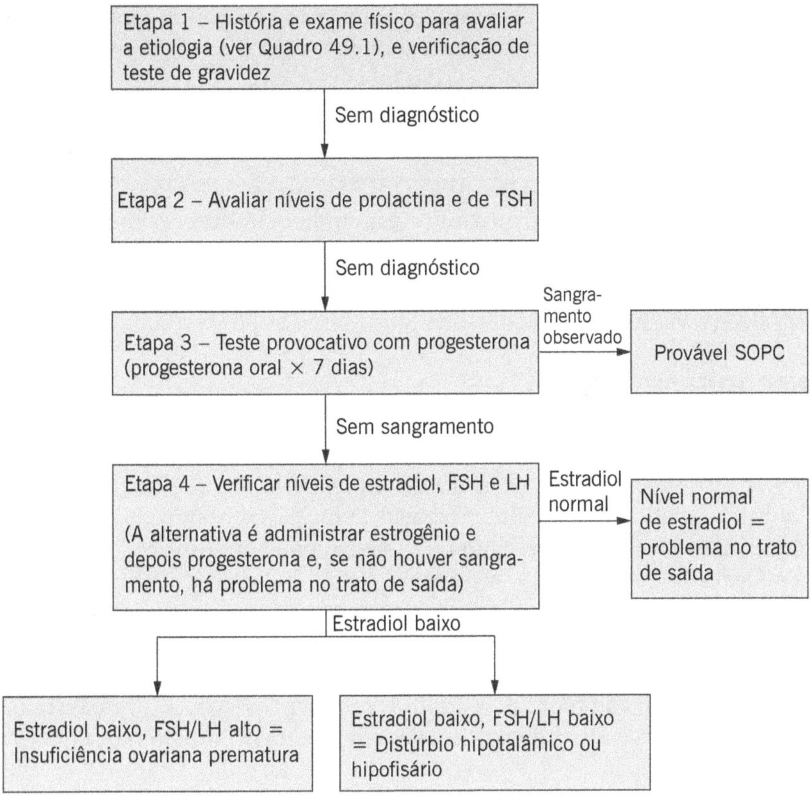

Figura 49.1 Algoritmo para avaliar amenorreia secundária. FSH, hormônio folículo-estimulante; LH, hormônio luteinizante; SOPC, síndrome do ovário policístico; TSH, hormônio estimulador da tireoide.

ABORDAGEM À
Suspeita de aderências intrauterinas

DEFINIÇÕES

AMENORREIA PRIMÁRIA: Menarca não é atingida até os 16 anos, embora as mamas se desenvolvam normalmente.

AMENORREIA SECUNDÁRIA: Ausência de menstruações por período de seis meses ou mais em mulher que tenha tido menstruações espontâneas.

ADERÊNCIAS INTRAUTERINAS (AIUs): Condição na qual tecido cicatricial ou sinequias obliteram a cavidade endometrial, em geral ocorrendo devido à curetagem uterina após uma gravidez.

HISTEROSSALPINGOGRAFIA: Estudo radiológico no qual um contraste radiopaco é injetado na cavidade endometrial via cateter transcervical, usado para avaliar a cavidade endometrial e/ou a patência das tubas uterinas.

HISTEROSCOPIA: Procedimento de visualização direta da cavidade endometrial com um endoscópio, uma fonte luminosa e um meio de distensão.

SONO-HISTEROSSALPINGOGRAFIA DE INFUSÃO SALINA (SIS): Procedimento de ultrassonografia vaginal no qual fluido é infundido transcervicalmente na cavidade uterina para melhorar a visualização da cavidade endometrial.

MEDIÇÃO DA PROFUNDIDADE UTERINA: Avaliação da profundidade e direção da cavidade cervical e uterina com uma sonda fina e de ponta romba.

ABORDAGEM CLÍNICA

Aderências intrauterinas (síndrome de Asherman)

A cicatrização intrauterina que resulta em endométrio não responsivo ocorre mais comumente devido à lesão do útero gravídico ou recentemente grávido. Contudo, qualquer fator mecânico, infeccioso ou radiativo pode produzir esclerose endometrial e formação de aderências. A principal causa para o desenvolvimento de AIUs é o trauma endometrial, sobretudo da camada basal. Em geral, as aderências são fitas de tecido fibroso avascular, mas também podem consistir em endométrio ou miométrio inativo. Na maioria das vezes, as aderências miometriais são densas e vascularizadas e têm mau prognóstico. Mulheres com endométrio atrófico e esclerótico sem aderências têm o pior prognóstico. Isso em geral é encontrado após radioterapia ou endometrite tuberculosa, e não é responsivo a nenhuma terapia. A curetagem pós-parto realizada entre a segunda e quarta semanas após o parto, combinada com estados hipoestrogênicos como amamentação ou hipogonadismo hipogonadotrófico, está associada à extensa formação de cicatrizes intrauterinas. A curetagem uterina realizada após abortamento retido está associada com maior incidência de sinequia intrauterina do que a curetagem realizada após abortamento incompleto ou gravidez molar. As aderências também podem se formar após uma dilatação e curetagem diagnóstica. Em geral, o uso de rotina da curetagem uterina no momento da laparoscopia diagnóstica não está justificado e pode lesionar o endométrio.

As AIUs devem ser suspeitadas se uma mulher apresentar amenorreia secundária, teste de gravidez negativo e não tiver sangramento de abstinência induzido pela progesterona (ver Quadro 49.1 para etiologias). Não há uma correlação consistente entre os padrões de sangramento menstrual e a extensão das AIUs. O diagnóstico de AIU deve ser suspeitado em cada paciente com infertilidade, abortamento recorrente, trauma uterino e anormalidades menstruais. **Os métodos mais comuns de diagnóstico de AIU são o histerossalpingografia ou a SIS.** Nos casos de AIUs graves, a cavidade não pode ser medida, tornando o procedimento de difícil realização. A ultrassonografia vaginal sem solução salina não tem especificidade. A SIS é um excelente complemento à ultrassonografia vaginal e pode permitir a avaliação da cavidade uterina. A RMN é

QUADRO 49.1 • Etiologias da amenorreia secundária

Causas hipotalâmicas
- Exercício excessivo, perda de peso
- Estresse
- Hipotireoidismo, hiperprolactinemia

Causas hipofisárias
- Síndrome de Sheehan (necrose)
- Irradiação ou cirurgia da hipófise

Causas ovarianas
- Síndrome do ovário policístico
- Insuficiência ovariana prematura

Causas do trato de saída
- Aderências intrauterinas
- Estenose cervical

cara e não oferece uma maior vantagem em relação às outras modalidades diagnósticas. A histeroscopia permite a visualização direta da cavidade uterina e é considerada o "padrão-ouro" para estabelecimento do diagnóstico e da extensão da AIU.

A histeroscopia cirúrgica é o tratamento ideal para AIU. O manejo pós-operatório pode incluir a inserção de DIU ou de cateter de Foley pediátrica para impedir que as aderências recentemente destruídas voltem a se formar. Além disso, a administração de estrogênio e progesterona conjugados (DMPA) deve ser considerada. A cavidade uterina deve ser reavaliada antes que haja tentativa de engravidar.

CORRELAÇÃO DE CASO

- Ver também Caso 12 (Acretismo), que é mais comum quando a placenta se implanta em áreas de AIUs.

QUESTÕES DE COMPREENSÃO

49.1 Uma mulher de 34 anos afirma que não está menstruando desde que foi submetida a uma curetagem uterina e conização do colo uterino há um ano. Desde as cirurgias, ela queixa-se de dor em baixo ventre em cólica, intensa, "similar à dor do trabalho de parto", cinco dias por mês. O gráfico de temperatura basal é bifásico, elevando-se 1,8°C por duas semanas em cada mês. Qual das alternativas seguintes é a etiologia mais provável da amenorreia secundária?

A. Etiologia hipotalâmica.
B. Etiologia hipofisária.
C. Etiologia uterina.
D. Condição cervical.

49.2 Uma mulher de 29 anos, G2P0, foi submetida a uma avaliação para amenorreia de 10 meses de duração. Anteriormente, sua menstruação era regular. Teste de gravidez deu negativo, e TSH, níveis de prolactina, de FSH e de LH eram normais. A paciente fez terapia sequencial com estrogênio e progestogênio sem sangramento vaginal. O diagnóstico presumível era de AIU, que foi confirmada por imagem. Qual das afirmativas a seguir é a mais acurada?

A. Em geral, a condição da paciente ocorre após curetagem uterina para processo relacionado à gravidez.
B. Ela seria melhor diagnosticada por laparoscopia.
C. A paciente provavelmente tem dor em cólica mensal.
D. O tratamento inclui ablação endometrial.

49.3 Uma mulher de 32 anos, G1P1, apresenta história de amenorreia há oito meses. O teste de gravidez é negativo. Os níveis de TSH e prolactina são normais. O nível de FSH está elevado em 40 UI/L. Qual das alternativas seguintes é a complicação mais provável dessa paciente?

A. Ela está em risco significativo de câncer de endométrio.
B. Ela tem risco elevado de câncer de ovário.
C. Ela tem risco elevado de osteoporose.
D. Ela tem risco elevado de gestações múltiplas.

49.4 Se a paciente à qual a Questão 49.3 se refere tivesse uma investigação diagnóstica, qual das alternativas seguintes provavelmente seria observada?

A. Cavidade uterina obliterada na histerosonografia.
B. Nenhum sangramento com teste provocativo com progesterona.
C. Nível normal de estradiol.
D. RMN anormal do cérebro.

49.5 Uma mulher de 41 anos é suspeita de ter AIUs, porque tem menstruações irregulares desde um abortamento espontâneo há 18 meses. Qual das seguintes peças de informação histórica ou laboratorial apoiaria esse diagnóstico?

A. Presença de fogachos.
B. Nível de FSH muito baixo para ser mensurável.
C. Níveis normais de estradiol para uma mulher em idade fértil.
D. Gráfico de temperatura corporal basal monofásica.

RESPOSTAS

49.1 **D.** Essa paciente tem duas causas potenciais de amenorreia: AIU causada pela curetagem uterina e estenose cervical devida à conização cervical. O gráfico de temperatura corporal basal bifásico sugere funcionamento normal do eixo hipotalâmico-hipofisário-ovariano. A dor abdominal em cólica provavelmente se deve à menstruação retrógrada; assim, é provável que isso seja um processo cervical, estenose cervical. Se não for tratada, há grandes chances de essa paciente desenvolver endometriose grave.

49.2 **A.** A curetagem uterina para um processo relacionado à gravidez predispõe à AIU. Isso é melhor diagnosticado com **histeroscopia** (visualização direta da cavidade endometrial), e não por laparoscopia (cavidade intraperitoneal visualizada). A **estenose cervical**, e não a AIU, está associada à dor em cólica mensal. O tratamento ideal para a síndrome de Asherman é a **histeroscopia cirúrgica**. A paciente foi submetida à investigação para amenorreia secundária, que é razoavelmente padrão, e consiste em teste de gravidez, níveis de prolactina e TSH, que iriam alterar as pulsações de GnRH, e FSH e LH avaliando insuficiência ovariana. Estrogênio sequencial e progestogênio sem sangramento indicam etiologia uterina/cervical.

49.3 **C.** Essa paciente tem amenorreia secundária. O teste de gravidez é negativo. Os níveis de TSH e prolactina são normais. O nível sérico de FSH está elevado, indicando que ela tem insuficiência ovariana prematura. Devido ao baixo nível de estrogênio, ela está em risco de osteoporose; não está em risco de câncer de ovário. Pacientes com SOPC estariam em risco de câncer endometrial devido a estrogênio sem oposição.

49.4 **B.** Essa paciente provavelmente tem insuficiência ovariana prematura, já que os níveis de gonadotrofina são acentuadamente elevados. Os níveis de estradiol provavelmente estão baixos, e a paciente não responderia ao teste provocativo com progesterona, já que o endométrio é muito fino para produzir descamação endometrial. A cavidade uterina deve ter forma normal. A RMN do cérebro é normal.

49.5 **C.** Com a AIU, o estado hormonal da mulher deve ser normal. Isso excluiria a possibilidade de insuficiência ovariana (fogachos), baixos níveis de FSH e gráfico de temperatura corporal basal monofásica, já que esses itens indicam estado hormonal *anormal.*

DICAS CLÍNICAS

- Após a gravidez ter sido excluída, a causa mais comum de amenorreia secundária após curetagem uterina é AIU.
- A amenorreia secundária pode ser causada por anormalidades em um de quatro compartimentos: hipotálamo, hipófise, ovário e útero (trato de saída).
- As AIUs são diagnosticadas por histerossalpingografia ou SIS e confirmadas por histeroscopia.
- A ressecção histeroscópica é o melhor tratamento para as AIUs.
- A curetagem uterina, especialmente associada com gravidez, é um fator de risco para AIUs.
- A avaliação da amenorreia secundária inclui teste de gravidez, nível de prolactina, nível de TSH e avaliação dos níveis de gonadotrofina.

REFERÊNCIAS

Alexander CJ, Mathur R, Laufer LR, Aziz R. Amenorrhea, oligomenorrhea, and hyperandrogenic disorders. In: Hacker NF, Gambone JC, Hobel CJ, eds. *Essentials of Obstetrics and Gynecology*, 5th ed. Philadelphia, PA: Saunders; 2009:355-367.

Lentz GM. Primary and secondary amenorrhea and precocious puberty. In: Katz VL, Lentz GM, Lobo RA, Gersenson DM, eds. *Comprehensive Gynecology*, 5th ed. St. Louis, MO: Mosby-Year Book; 2007:933-960.

Tur-Kaspa I, Gal M, Hartman M, Hartman J, Hartman A. A prospective evaluation of uterine abnormalities by saline infusion sonohysterography in 1009 women with infertility or abnormal uterine bleeding. *Fertil Steril.* 1009;86(6):1731-1735.

CASO 50

Uma mulher que já pariu, de 30 anos, observa secreção mamária aquosa de seis meses de duração. Suas menstruações têm sido, de certo modo, irregulares. Ela nega história familiar de câncer de mama. A paciente foi tratada previamente com iodo radiativo para doença de Graves. Atualmente, não está tomando nenhuma medicação. Ao exame, ela parece alerta e com boa saúde. A PA é 120/80 mmHg e a FC é 80 bpm. As mamas estão simétricas e sem massas. Não é observada retração cutânea. Uma secreção branca pode ser obtida pela expressão de ambas as mamas. Não é vista adenopatia. O teste de gravidez é negativo.

- ▶ Qual é o diagnóstico mais provável?
- ▶ Qual é o próximo passo?
- ▶ Qual é o mecanismo mais provável desse distúrbio?

RESPOSTAS PARA O CASO 50: Galactorreia por hipotireoidismo

Resumo: Uma mulher de 30 anos que já teve filho com menstruações irregulares observa secreção mamária aquosa com duração de seis meses. Ela havia sido tratada previamente com iodo radiativo para doença de Graves. O teste de gravidez é negativo.

- **Diagnóstico mais provável:** Galactorreia por hipotireoidismo.
- **Próximo passo:** Verificar os níveis séricos de prolactina e TSH.
- **Mecanismo provável:** Hipotireoidismo está associado com elevação do nível de hormônio liberador de tireotrofina (TRH, do inglês *thyroid-releasing hormone*), que age como hormônio liberador da prolactina. A hiperprolactinemia, então, induz galactorreia.

ANÁLISE

Objetivos

1. Conhecer a apresentação clínica da galactorreia.
2. Saber algumas das principais causas de hiperprolactinemia.
3. Compreender que a hiperprolactinemia pode induzir disfunção hipotalâmica, levando à oligo-ovulação e a menstruações irregulares.

Considerações

Essa paciente queixa-se de oligomenorreia e secreção mamária aquosa, branca, que parece ser leite (galactorreia). A primeira investigação deve ser um teste de gravidez, que, no caso, deu negativo. As causas de galactorreia incluem adenoma hipofisário, gravidez, estimulação mamária, medicações, trauma da parede torácica e hipotireoidismo. Ela não tem cefaleia ou distúrbios visuais; foi tratada previamente com iodo radiativo para doença de Graves e não está em uso de terapia de reposição da tireoide. Logo, ela provavelmente tem hipotireoidismo. No hipotireoidismo primário, tanto o TRH quanto o TSH estão elevados. O TRH age como hormônio liberador de prolactina. Por conseguinte, níveis elevados de TSH e prolactina serão observados nessa paciente. A hiperprolactinemia inibe as pulsações hipotalâmicas de GnRH, levando à oligomenorreia. O resultado é que os níveis de FSH serão baixos, e os níveis de estradiol serão baixos, levando a um fino endométrio inerte. Essa paciente não teria sangramento em resposta a um teste provocativo com progesterona devido a um endométrio insuficiente. (Ver Caso 49.)

ABORDAGEM À
Galactorreia

DEFINIÇÕES

GALACTORREIA: Secreção mamária aquosa ou com aspecto de leite, não puerperal, que não contém pus ou sangue. A secreção pode ser manifestada espontaneamente ou obtida apenas por exame da mama.

ADENOMA HIPOFISÁRIO SECRETOR: Tumor na hipófise que produz prolactina; os sintomas incluem galactorreia, cefaleia e defeito na visão periférica (hemianopsia bitemporal).

ABORDAGEM CLÍNICA

A galactorreia é uma secreção mamária com aspecto de leite que ocorre em uma paciente não lactante, em geral, bilateralmente. Para determinar se a secreção mamária é, de fato, galactorreia, um esfregaço sob o microscópio revelará múltiplas gotículas de gordura. Pacientes com galactorreia frequentemente têm oligomenorreia ou amenorreia associadas. Ver Quadro 50.1 para as diferentes etiologias da hiperprolactinemia.

Galactorreia e hiperprolactinemia requerem uma abordagem diagnóstica cuidadosa. História e exame físico completos são requeridos. Todas as medicações que podem estimular a produção de prolactina devem ser descontinuadas. A RMN é o teste mais sensível para detectar adenomas hipofisários, fornecendo uma resolução de 1 mm; ela pode determinar quase todos os microadenomas. O teste de TRH é útil para pacientes com hiperprolactinemia levemente elevada (na faixa de 20 a 60 ng/mL). Pacientes com nível de prolactina acentuadamente elevado e pacientes com sintomas neurológicos devem ser submetidas a uma RMN da hipófise. A hiperprolactinemia é uma causa comum dos distúrbios menstruais. Então, uma mulher com galactorreia, menstruações regulares e prolactina sérica normal tem baixo risco de ter um prolac-

QUADRO 50.1 • Causas de hiperprolactinemia
Fármacos (tranquilizantes, antidepressivos tricíclicos, anti-hipertensivos, narcóticos, anticoncepcionais orais) Hipotireoidismo Causas hipotalâmicas (craniofaringeoma, sarcoidose, histiocitose, leucemia) Causas hipofisárias (microadenoma [< 1 cm], macroadenoma [> 1 cm]) Hiperplasia ductal Síndrome da sela vazia Acromegalia Doença renal (aguda ou crônica) Cirurgia ou trauma torácico (implantes mamários, herpes-zóster no dermátomo T2 do tórax)

tinoma. Essas pacientes podem ser seguidas com testes de prolactina sérica anuais. Todavia, mesmo diante de exames normais de prolactina, mulheres com oligomenorreia e galactorreia devem ser submetidas a um estudo radiológico anteroposterior e lateral da sela túrcica. Se necessário, uma RMN do crânio confirmará o diagnóstico de sela vazia. Pacientes com amenorreia secundária e baixos níveis de estrogênio sérico (< 40 pg/mL) têm risco significativamente maior de ter adenoma hipofisário, bem como instalação precoce de osteoporose.

Mulheres com galactorreia, mas com menstruações normais e níveis de prolactina sérica normais, podem ser observadas. Do mesmo modo, pacientes com microadenomas que não querem engravidar e não têm deficiência de estrogênio podem ser manejadas de forma expectante. Outras pacientes com adenomas hipofisários podem ser manejadas clinicamente, em vez de cirurgicamente.

O **hipotireoidismo primário pode levar à hiperprolactinemia** e deve ser tratado com tireoxina. Anteriormente, pacientes com hiperprolactinemia e níveis baixos de estrogênio eram tratadas com bromocriptina. Contudo, a adesão a esse tratamento era baixa devido aos seus efeitos colaterais (hipotensão ortostática, desmaios, tontura, náuseas e vômitos) e ao alto custo. A alternativa é o estrogênio exógeno. A bromocriptina é particularmente útil para pacientes que desejam fertilidade. Outro agonista da dopamina para pacientes não responsivas à bromocriptina é a cabergolina, que também está disponível em forma de depósito. Tanto a bromocriptina quanto a cabergolina podem ser administradas por via vaginal se a paciente não tolerar a forma oral. Pacientes com hiperprolactinemia, com ou sem microadenomas, com níveis adequados de estrogênio (> 40 pg/mL) e que não desejam engravidar, devem ser tratadas com abstinência periódica de progestínicos.

A cirurgia envolve a exploração microcirúrgica transesfenoidal da sela túrcica com remoção do adenoma hipofisário, enquanto preserva a capacidade funcional da glândula remanescente. As complicações da cirurgia incluem diabetes insípido transitório (ocorre em cerca de um terço dos casos), hemorragia, meningite, vazamento de líquido cerebrospinal e pan-hipo-hipofisarismo. A taxa de cura é diretamente relacionada com os níveis de prolactina pré-tratamento (níveis de prolactina de 100 ng/mL têm excelente prognóstico, enquanto de 200 ng/mL têm um mau prognóstico). Pode ser preferível reduzir o tamanho do macroadenoma com a bromocriptina antes da remoção cirúrgica desses tumores. A cirurgia, que está associada a alguns efeitos adversos, em geral está reservada para manejo secundário em pacientes que têm macroadenoma em que houve falha parcial ou completa do tratamento clínico ou má adesão ao tratamento.

CORRELAÇÃO DE CASO

- Ver também Caso 49 (Amenorreia [aderências intrauterinas]). Nas AIUs, o eixo hormonal (hipotálamo, hipófise, ovário) é normal. Muitas condições clínicas podem afetar a liberação hipotalâmica pulsátil de GnRH.

QUESTÕES DE COMPREENSÃO

50.1 Uma mulher de 25 anos apresenta galactorreia e menstruações irregulares de 10 meses de duração. O teste de gravidez é negativo. Os testes laboratoriais revelam TSH e T_4 livre séricos normais e hiperprolactinemia. Qual das alternativas seguintes provavelmente é a causa da condição da paciente?

A. Adenoma da neuro-hipófise.
B. Trauma da parede abdominal.
C. Medicação psicotrópica.
D. Hipertireoidismo.

50.2 Uma mulher de 38 anos é examinada por seu médico devido a cefaleias, amenorreia e galactorreia. O teste de gravidez é negativo. O nível de prolactina está acentuadamente elevado e o TSH está normal. O médico faz um diagnóstico presumível de adenoma hipofisário e solicita uma RMN do cérebro. Qual das seguintes apresentações clínicas é consistente com adenoma hipofisário secretor de prolactina?

A. Diabetes insípido.
B. Defeito cerebral occipital.
C. Defeito central do campo visual.
D. Amenorreia devida à inibição das pulsações do GnRH.

50.3 Uma mulher de 47 anos está sendo avaliada para possível tumor hipofisário. Ela queixa-se de cefaleias e tem alguma dificuldade visual. A RMN mostra uma massa na neuro-hipófise, que o radiologista observa ser incomum. Qual das alternativas seguintes é um hormônio presente na neuro-hipófise?

A. FSH.
B. Prolactina.
C. TSH.
D. Oxitocina.

50.4 Uma mulher de 33 anos com um microadenoma da hipófise engravida. Quando ela atinge 28 semanas de gestação, queixa-se de cefaleia e distúrbios visuais. Qual das alternativas seguintes é a melhor terapia?

A. Craniotomia e ressecção da hipófise.
B. Terapia com tamoxifeno.
C. Terapia com bromocriptina oral.
D. Manejo expectante.
E. Punção lombar.

RESPOSTAS

50.1 **C.** As medicações são uma causa comum de hiperprolactinemia, sobretudo os psicotrópicos. A gravidez está associada a níveis elevados de prolactina. A adeno-hipófise, e não a neuro-hipófise, secreta a prolactina; é mais provável que o adenoma da adeno-hipófise seja a causa da hiperprolactinemia. Os sintomas podem incluir galactorreia, cefaleia e defeito da visão periférica (hemianopsia bitemporal). O hipotireoidismo pode levar à hiperprolactinemia. No hipotireoidismo primário, os níveis do TRH (secretado pelo hipotálamo) e do TSH (secretado pela adeno-hipófise) estão elevados. O TRH age como hormônio liberador de prolactina, além de ser um hormônio que libera tiroxina. O trauma da parede torácica, e não o trauma da parede abdominal, pode causar hiperprolactinemia.

50.2 **D.** Níveis elevados de prolactina inibem as pulsações do GnRH a partir do hipotálamo. Sem o sinal do GnRH, as gonadotrofinas (FSH/LH) não são liberadas da adeno-hipófise e não é liberado estrogênio (ou progesterona) dos ovários; isso resulta em amenorreia. Os adenomas hipofisários invadem o quiasma óptico, causando déficits na visão periférica (hemianopsia bitemporal), e não no campo visual central. A hipófise está localizada na metade anterior do cérebro; portanto, um defeito cerebral occipital é improvável de ser uma apresentação clínica relacionada com adenoma hipofisário. O diabetes insípido resulta de uma deficiência do hormônio antidiurético (ADH, do inglês *antidiuretic hormone*) da neuro-hipófise, e não seria uma apresentação clínica consistente com tumor da adeno-hipófise.

50.3 **D.** Oxitocina e ADH são hormônios da neuro-hipófise. As outras opções são liberadas pela adeno-hipófise. Enquanto a prolactina age na mama para produzir leite, a oxitocina age na mama para estimular a ejeção do leite em uma mulher lactante. A oxitocina também é responsável pelas contrações uterinas durante o trabalho de parto. A principal função do FSH é estimular o desenvolvimento folicular e a maturidade dos ovários. O ADH age sobre o rim para conservar água e é liberado quando o corpo está desidratado. O TSH causa liberação dos hormônios tireoidianos, T_3 e T_4, que estão envolvidos nos processos metabólicos essenciais por todo o corpo.

50.4 **C.** A terapia com bromocriptina está indicada durante a gravidez se surgirem sintomas (p. ex., cefaleia e anormalidades do campo visual). Nenhum estudo mostrou que a bromocriptina é prejudicial ao feto em desenvolvimento. Uma craniotomia com ressecção da hipófise é uma cirurgia de muito alto risco. Ela é reservada em geral para pacientes com macroadenoma, que não responderam ao tratamento clínico. A cirurgia não estaria indicada nessa paciente que tem um microadenoma e não fez tratamento clínico. Além disso, qualquer procedimento que pode induzir hemorragia em uma paciente seria considerado arriscado na gravidez. O tamoxifeno não está indicado porque é um modulador seletivo do receptor de estrogênio (SERM, do inglês *selective estrogen receptor modulator*) utilizado no tratamento do câncer de mama. Portanto, ele se liga ao receptor de estrogênio para inibir a ação do estrogênio, e não afeta o microadenoma ou a produção e a ação da prolactina. Uma punção lombar não seria uma opção para o manejo de um prolactinoma, e poderia piorar a cefaleia da paciente. O manejo expectante não seria uma boa opção porque um microadenoma pode continuar a crescer durante a gravidez a partir de influências hormonais. Portanto, os sintomas da paciente iriam apenas piorar e o tratamento deveria ser iniciado imediatamente.

DICAS CLÍNICAS

- A galactorreia pode ser observada diante de menstruações normais e nível normal de prolactina. A menstruação normal indica uma função hipotalâmica normal.
- A primeira avaliação em uma mulher com oligomenorreia e galactorreia deve ser um teste de gravidez.
- Osteoporose é um perigo na hipoestrogenemia devido à hiperprolactinemia.
- O hipotireoidismo pode levar à hiperprolactinemia e à galactorreia.
- O hipotireoidismo e a hiperprolactinemia levam à amenorreia hipotalâmica (interferem com GnRH pulsátil); isso é um caso de hipogonadismo hipogonadotrófico.
- A RMN é o teste de imagem mais sensível para avaliar os adenomas hipofisários.

REFERÊNCIAS

Alexander CJ, Mathur R, Laufer LR, Aziz R. Amenorrhea, oligomenorrhea, and hyper-androgenic disorders. In: Hacker NF, Gambone JC, Hobel CJ, eds. *Essentials of Obstetrics and Gynecology*, 5th ed. Philadelphia, PA: Saunders; 2009:355-367.

Fritz M, Speroff L. Amenorrhea. In: Fritz M, Speroff L, eds. *Clinical Gynecologic Endocrinology and Infertility*, 8th ed. Philadelphia: Lippincott, Williams and Wilkins; 2010.

Lobo RA. Hyperprolactinemia, galactorrhea, and pituitary adenomas. In: Katz VL, Lentz GM, Lobo RA, Gersenson DM, eds. *Comprehensive Gynecology*, 5th ed. St. Louis, MO: Mosby-Year Book; 2007:963-978.

Schorge J, Schaffer J, Halvorson L, et al. Hypothalamic amenorrhea. In: Schorge J, Schaffer J, Halvorson L. *Williams Gynecology*, New York, NY: McGraw-Hill; 2009.

CASO 51

Uma mulher de 24 anos, G2P2, teve parto vaginal há oito meses. O parto foi complicado por hemorragia pós-parto que necessitou de curetagem uterina e transfusão sanguínea de duas unidades de eritrócitos. Ela queixa-se de amenorreia desde o parto; nega uso de medicamentos ou de episódios de cefaleia ou anormalidades visuais. O teste de gravidez é negativo. Ela não foi capaz de amamentar o recém-nascido.

- Qual é o diagnóstico mais provável?
- Quais são as outras prováveis complicações nessa condição?

RESPOSTAS PARA O CASO 51:
Amenorreia (síndrome de Sheehan)

Resumo: Uma mulher de 24 anos, G2P2, tem amenorreia desde um parto vaginal complicado por hemorragia pós-parto e curetagem uterina. Ela não foi capaz de amamentar.

- **Diagnóstico mais provável:** Síndrome de Sheehan (necrose da adeno-hipófise).
- **Outras prováveis complicações nessa condição:** Insuficiência da adeno-hipófise, como hipotireoidismo ou insuficiência corticossuprarrenal.

ANÁLISE

Objetivos

1. Ser capaz de diferenciar a síndrome de Sheehan de aderências intrauterinas (AIUs) (síndrome de Asherman).
2. Compreender os mecanismos da síndrome de Sheehan.
3. Saber os outros hormônios tróficos que podem ser afetados pela necrose da adeno-hipófise.

Considerações

Essa paciente desenvolveu amenorreia a partir de seu parto vaginal que foi complicado por hemorragia pós-parto. A paciente tem **amenorreia secundária** (ver também Caso 49). A avaliação inicial deve ser um teste de gravidez (que é negativo). A paciente também foi submetida à curetagem uterina no tratamento do sangramento pós-parto. Nessa situação, há duas explicações: (1) síndrome de Sheehan e (2) AIUs (síndrome de Asherman). A síndrome de Sheehan é causada por hipotensão no período pós-parto, levando à necrose da adeno-hipófise. A síndrome de Asherman é causada pela curetagem uterina, que lesa a camada decídua basal, tornando o endométrio não responsivo. A chave da diferenciação entre a síndrome de Sheehan e as AIUs é avaliar se a adeno-hipófise está funcionando ou não, e se o trato de saída (útero) é responsivo à terapia hormonal. Por exemplo, como a história dessa paciente informa que ela "foi incapaz de amamentar após o parto", isso sugere que a adeno-hipófise não está funcionando (ausência de prolactina). Se a paciente tivesse sido capaz de amamentar, o diagnóstico mais provável teria sido sinequia intrauterina. A paciente recebeu um agente anticoncepcional oral combinado, e se o endométrio fosse responsivo à terapia hormonal, então a proliferação do endométrio deveria ocorrer seguida por estabilização do endométrio com o componente progestínico, e finalmente ocorreria o sangramento quando fossem administradas as pílulas de placebo (dias 21 a 28). Outras evidências de disfunção da adeno-hipófise podem incluir baixos níveis de hormônio da tireoide, de gonadotrofinas (hormônio foliculestimulante [FSH] e hormônio luteinizante [LH]) ou de cortisol. Um diagnóstico definitivo de AIU pode ser feito com sono-histerograma de infusão salina (SIS) ou histerossalpingografia (HSG).

ABORDAGEM À
Amenorreia pós-parto

DEFINIÇÕES

AMENORREIA: Ausência de menstruação por mais de 3 meses em mulheres que menstruavam normalmente.

SÍNDROME DE SHEEHAN: Necrose da adeno-hipófise causada por hipertrofia das células secretoras de prolactina juntamente com episódio hipotensivo, em geral diante de hemorragia pós-parto.

ADERÊNCIAS INTRAUTERINAS (SÍNDROME DE ASHERMAN): Tecido cicatricial que se forma no endométrio, levando à amenorreia causada por não responsividade do tecido endometrial.

HEMORRAGIA PÓS-PARTO: Definida classicamente como sangramento maior do que 500 mL para parto vaginal e maior do que 1.000 mL para parto cesáreo. De um ponto de vista mais fisiopatológico, é a quantidade de sangramento que resulta, ou ameaça resultar, em instabilidade hemodinâmica se deixada sem controle.

ABORDAGEM CLÍNICA

A amenorreia pode suceder um parto a termo por dois a três meses; a amamentação pode inibir a função hipotalâmica e levar à maior duração da amenorreia. Todavia, em uma mulher não lactante, quando não há retorno da menstruação 12 semanas após o parto, então se deve suspeitar de uma patologia. De modo geral, **a causa mais comum de amenorreia na idade fértil é a gravidez.** Portanto, o teste de gravidez é o exame inicial mais adequado. Se a paciente não tem história de hemorragia pós-parto, a avaliação das causas hipotalâmicas, como hipotireoidismo ou hiperprolactinemia, frequentemente é proveitosa. Se a paciente é, de certo modo, obesa, ou tem história de ciclos irregulares, então a síndrome do ovário policístico (SOPC) seria uma hipótese. Achados consistentes com SOPC incluem sangramento positivo por abstinência de progestínicos (sangramento vaginal após ingestão de progestágeno, como acetato de medroxiprogesterona ou Provera). A SOPC é caracterizada por excesso de estrogênio sem progesterona, obesidade, hirsutismo e intolerância à glicose. Proporção elevada de LH em relação ao FSH é vista com frequência (p. ex., LH:FSH de 2:1). Deve-se suspeitar de SOPC em pacientes com obesidade, hirsutismo e oligomenorreia. Quando as mulheres são hipoestrogênicas, então duas amplas categorias de causas são comuns: doenças hipotalâmicas/hipofisárias ou insuficiência ovariana. O nível de FSH pode distinguir entre essas duas causas, com FSH elevado indicando insuficiência ovariana.

Nesse caso, a paciente teve amenorreia após parto vaginal, tornando a síndrome de Sheehan ou as AIUs as duas causas mais prováveis. A distinção entre as duas entidades envolve avaliar se a paciente tem função normal ou anormal da adeno-

-hipófise, ou alguma evidência de não responsividade do trato de saída ao tratamento hormonal (Quadro 51.1). O tratamento da síndrome de Sheehan consiste em reposição de hormônios, como tiroxina, cortisol e mineralocorticoide, e terapia com estrogênio e progestínicos. As AIUs são tratadas por ressecção histeroscópica do tecido cicatricial.

QUADRO 51.1 • Diferenças entre a síndrome de Sheehan e a síndrome de Asherman

Função hormonal	Síndrome de Sheehan	AIUs
Hormônio da tireoide (T_4)	Baixo	Normal
TSH	Baixo	Normal
FSH	Baixo	Normal
Níveis de estradiol	Baixos	Normais
Onda de LH (gráfico de TCB bifásico)	Ausente	Bifásica normal
Níveis de cortisol	Baixos	Normais
Níveis de prolactina (capaz de amamentar)	Baixos (incapaz de amamentar)	Normais
Sangramento em resposta ao estrogênio e ao progestínico (ACO)	Sim	Não

ACO, anticoncepcional oral; AIUs, aderências intrauterinas; FSH, hormônio foliculestimulante; LH, hormônio luteinizante; TCB, temperatura corporal basal; TSH, hormônio estimulador da tireoide.

CORRELAÇÃO DE CASO

- Ver também Caso 49 (Amenorreia [aderências intrauterinas]) e Caso 50 (Galactorreia por hipotireoidismo) como duas outras causas de amenorreia secundária. As causas hipofisárias são as menos comuns. Ver também Caso 6 (Hemorragia pós-parto).

QUESTÕES DE COMPREENSÃO

51.1 Uma mulher de 19 anos, G1A1, foi submetida à curetagem uterina após abortamento. Ela não tem menstruações desde então, e não está grávida. O médico está suspeitando de AIUs. Qual das alternativas seguintes é uma característica das sinequias intrauterinas (síndrome de Asherman)?

A. Em geral, ocorrem após curetagem uterina.
B. Associadas a baixos níveis de gonadotrofinas.
C. Associadas a um gráfico de temperatura corporal basal (TCB) monofásico.
D. Associadas a baixos níveis de cortisol.

51.2 Uma mulher de 24 anos, G1P1, é examinada no consultório com amenorreia secundária após o parto. Ela recebe diagnóstico provisório de necrose hipofisária (síndrome de Sheehan). Qual das alternativas seguintes é consistente com esse diagnóstico?

A. Em geral, associado a crise hipertensiva no parto ou logo após a ele.
B. É causado por necrose isquêmica da adeno-hipófise.
C. Está associado a níveis diminuídos de prolactina.
D. Está associado, frequentemente, a níveis elevados do hormônio estimulador da tireoide (TSH).

51.3 Uma mulher de 32 anos, G2P1A1, vai ao consultório do ginecologista com amenorreia secundária de oito meses de duração. Antes desse período, ela tinha menstruações normais e regulares. Após avaliação, ela recebe diagnóstico de AIUs (síndrome de Asherman). Qual das alternativas seguintes é a melhor descrição do mecanismo das sinequias intrauterinas (síndrome de Asherman)?

A. Hiperplasia trofoblástica.
B. Ingurgitamento hipofisário.
C. Cicatrizes miometriais.
D. Hipertrofia endometrial.
E. Ruptura de grandes segmentos do endométrio.

51.4 Uma mulher de 25 anos apresenta história de seis meses de amenorreia. Seu teste de gravidez é negativo. Ela é avaliada para outras causas de amenorreia secundária, e recebe diagnóstico de SOPC. Qual das alternativas seguintes é consistente com esse distúrbio?

A. Deficiência de estrogênio e atrofia vaginal.
B. Osteoporose.
C. Hiperplasia endometrial.
D. Hipoglicemia.
E. História de menstruações regulares a cada mês antes de seis meses.

RESPOSTAS

51.1 **A.** As AIUs estão associadas a um gráfico de TCB bifásico que reflete função hipofisária normal e ovulação normal. Isso indica a presença de progesterona, que eleva a temperatura. As AIUs em geral ocorrem após curetagem do útero. É com a síndrome de Sheehan, e não com a síndrome de Asherman, que, devido à necrose da adeno-hipófise, a paciente é incapaz de amamentar após o parto, tem gráfico de TCB monofásico e tem baixos níveis de cortisol. A adeno-hipófise necrótica é incapaz de secretar prolactina, FSH/LH, hormônio adrenocorticotrófico (ACTH), TSH ou hormônio do crescimento, e as pacientes precisam fazer uso de reposição hormonal para restaurar a função de órgãos e sistemas sobre os quais esses hormônios atuam.

51.2 **C.** A síndrome de Sheehan envolve a adeno-hipófise que sofre necrose após episódio hipotensivo, em geral, diante de hemorragia pós-parto. A adeno-hipófise é, portanto, incapaz de secretar prolactina, entre outros hormônios. A neuro-hipófise não está envolvida porque tem suprimento arterial direto. O hipotireoidismo é um resultado da síndrome de Sheehan devido à secreção ausente ou insuficiente de TSH pela adeno-hipófise. Uma paciente pode ter episódio de hipotensão associado, e não de hipertensão, no período periparto causado pela hemorragia pós-parto.

51.3 **E.** Na síndrome de Asherman, grandes porções de endométrio são defeituosas devido a AIUs. O endométrio não é responsivo, de modo que a exposição ao estrogênio não tem efeito sobre o revestimento do útero, e, portanto, não oferece risco de hiperplasia endometrial. A cicatrização endometrial, e não a miometrial, está envolvida. A ingurgitação hipofisária ocorre durante a gravidez devido à hipertrofia e à hiperplasia dos lactotrofos. Não há aumento associado do suprimento vascular, de modo que, quando ocorre hemorragia pós-parto, a adeno-hipófise é particularmente vulnerável à isquemia. A hiperplasia trofoblástica origina-se de tecidos placentários. Ela não induz diretamente sinequias intrauterinas; contudo, se a paciente for submetida a dilatação e curetagem para manejo da doença trofoblástica, poderá ocorrer síndrome de Asherman.

51.4 **C.** A SOPC é uma condição caracterizada por anovulação crônica, hiperandrogenismo no qual outras causas foram eliminadas, e possível evidência de pequenos cistos ovarianos na ultrassonografia. Ela está associada a estrogênio sem oposição e excesso de estrogênio. Essa condição aumenta o risco de a paciente ter hiperplasia endometrial ou câncer de endométrio. Osteoporose é um risco nos estados hipoestrogênicos, e essa paciente tem excesso de estrogênio; logo, osteoporose não é uma preocupação. De fato, a densidade mineral óssea (DMO) em geral é muito boa. A atrofia vaginal está associada à deficiência de estrogênio, não ao excesso. Intolerância à glicose, diabetes melito e história de oligomenorreia desde a menarca são consistentes com o diagnóstico de SOPC.

DICAS CLÍNICAS

- As duas causas mais comuns de amenorreia secundária após hemorragia pós-parto são síndrome de Sheehan e AIUs.
- O teste de gravidez deve ser o primeiro exame na avaliação de uma mulher com amenorreia secundária.
- A função normal da adeno-hipófise aponta para AIUs.
- Hipotireoidismo ou gráfico de TCB monofásico sugerem síndrome de Sheehan.
- O tratamento da síndrome de Sheehan é a reposição dos hormônios controlados pela adeno-hipófise.
- A causa mais comum de disfunção ovulatória em mulher em idade fértil é a síndrome de ovário policístico (SOPC). A SOPC é caracterizada por obesidade, anovulação, hirsutismo, intolerância à glicose e excesso de estrogênio.

REFERÊNCIAS

Alexander CJ, Mathur R, Laufer LR, Azziz R. Amenorrhea, oligomenorrhea, and hyper-androgenic disorders. In: Hacker NF, Gambone JC, Hobel CJ, eds. Essentials of Obstetrics and Gynecology, 5th ed. Philadelphia, PA: Saunders; 2010:355-367.

Lobo RA. Primary and secondary amenorrhea and precocious puberty. In: Katz VL, Lentz GM, Lobo RA, Gershenson DM, eds. Comprehensive Gynecology, 5th ed. St. Louis, MO: Mosby-Year Book; 2007:933-961.

CASO 52

Uma mulher de 23 anos, G0P0, vai ao consultório com queixas de ciclos irregulares desde a menarca. Durante a investigação, também informou aumento dos pelos faciais e acne há muitos anos. Ela nega qualquer história de problemas médicos e tem forte história familiar de diabetes. Ao exame, apresenta pressão arterial (PA), pulso, frequência respiratória (FR) e temperatura normais. Ela é obesa, com índice de massa corporal (IMC) de 34; apresenta algum hirsutismo e acantose nigricans (do pescoço e da parte interna da coxa). O exame pélvico é limitado por sua obesidade, porém, é normal. Ela não deseja engravidar neste momento. O teste de gravidez é negativo.

- Qual é o diagnóstico mais provável?
- Quais são as complicações para essa paciente?
- Qual é o próximo passo diagnóstico?
- Qual é o plano terapêutico para essa paciente?

RESPOSTAS PARA O CASO 52:
Síndrome do ovário policístico

Resumo: Mulher de 23 anos com história de longo prazo de ciclos irregulares, obesidade, hirsutismo e acne.

- **Diagnóstico mais provável:** Síndrome do ovário policístico (SOPC).
- **Complicações:** Diabetes melito, câncer endometrial, hiperlipidemia, síndrome metabólica, doença cardiovascular.
- **Passos diagnósticos:** Dosagem sérica de hormônio estimulador da tireoide (TSH), prolactina, testosterona, sulfato de desidroepiandrosterona (SDHEA) e 17-hidroxiprogesterona, ultrassonografia pélvica.
- **Plano terapêutico:** Regular os ciclos menstruais com anticoncepcionais orais (ACOs) combinados e rastrear anormalidades metabólicas (diabetes melito, painel lipídico, etc.). Encorajar dieta e exercícios.

ANÁLISE

Objetivos

1. Saber a apresentação clínica e os critérios diagnósticos da SOPC.
2. Compreender a investigação necessária para o diagnóstico.
3. Familiarizar-se com as estratégias básicas de manejo.

Considerações

A paciente é uma mulher de 23 anos, G0P0, com apresentação clássica de SOPC. Os critérios diagnósticos são oligo-ovulação (oligomenorreia), hiperandrogenismo (não explicado por outros meios) e alguns incluem evidência de pequenos cistos ovarianos múltiplos na ultrassonografia transvaginal. A proporção de LH para FSH é citada com frequência como fator de suporte diagnóstico; contudo, esse achado laboratorial é inconsistente e não confiável. Ela tem irregularidades menstruais crônicas, obesidade e sinais de hiperandrogenismo (acne e hirsutismo). A presença de acantose é um sinal de resistência à insulina. Após a exclusão de causas secundárias de hiperandrogenismo (hiperplasia suprarrenal congênita de início tardio, hiperprolactinemia, tumores suprarrenais/ovarianos, síndrome de Cushing, distúrbios da tireoide), o diagnóstico pode ser feito. O manejo depende do desejo de fertilidade. Quando a paciente não deseja engravidar, seus ciclos menstruais são melhor regulados com ACOs combinados. A dieta e os exercícios são importantes para a paciente. Ela deve ser avaliada para anormalidades metabólicas, uma vez que está em alto risco de condições crônicas, como diabetes tipo 2 e doença cardiovascular. A indução de ovulação pode ser necessária se a paciente desejar engravidar.

ABORDAGEM À

Síndrome do ovário policístico

DEFINIÇÕES

SÍNDROME DO OVÁRIO POLICÍSTICO: Condição de anovulação hiperandrogênica crônica inexplicada associada a estrogênio excessivo.

HIRSUTISMO: Crescimento capilar terminal excessivo com padrão de distribuição masculino.

ÍNDICE DE MASSA CORPORAL (IMC): Medida estatística utilizada para identificar obesidade, levando em consideração a altura e o peso de uma pessoa (peso em kg dividido pela altura em m^2). A faixa de IMC é considerada normal entre 18,5 a 24,9.

ACANTOSE NIGRICANS: Pele aveludada, muscosa, verrucosa e hiperpigmentada, em geral observada no dorso do pescoço, na axila e sob as mamas, sendo, na maioria das vezes, um sinal de resistência à insulina.

ABORDAGEM CLÍNICA

O nome síndrome do ovário policístico deveria indicar que o desenvolvimento de ovários policísticos é uma característica fundamental para o estado de anovulação hiperandrogênica crônica. Contudo, o ovário policístico pode ocorrer em qualquer estado de anovulação e deve ser visto como sinal, e não como doença. As consequências da anovulação persistente incluem: infertilidade, irregularidades menstruais, excesso de androgênio (hirsutismo, acne, alopecia), aumento do risco de câncer de endométrio, doença cardiovascular e diabetes melito. **A anovulação hiperandrogênica é relatada em 4 a 6% das mulheres.**

Quando se avalia pacientes com suspeita de SOPC, devem ser realizados história e exame físico detalhados. Outras causas de anovulação hiperandrogênica devem ser excluídas. Informações importantes de serem obtidas da paciente incluem história menstrual, início e duração do excesso de androgênio, medicamentos, história familiar (sobretudo diabetes e doença cardiovascular) e fatores do estilo de vida (exercício, tabagismo, álcool). Ao realizar o exame físico, deve ser dada atenção especial à distribuição de pelos no corpo e a outros sinais de excesso de androgênio (acne, calvície temporal). A presença de acantose deve ser observada, e deve ser realizado exame pélvico para avaliar aumento ovariano.

Exames laboratoriais que precisam ser considerados são **TSH, prolactina, perfil lipídico, rastreamento de intolerância à glicose, biópsia endometrial** (em pacientes com anovulação de longa duração e exposição ao estrogênio sem oposição) e **17-hidroxiprogesterona** (hiperplasia suprarrenal congênita). Os níveis de **testosterona e SDHEA** podem ser avaliados quando houver sinais clínicos de estimulação androgênica excessiva ou se houver suspeita de tumor secretor de androgênio. A maioria da testosterona é produzida pelo ovário, enquanto o SDHEA é secretado quase exclusivamente pela glândula suprarrenal.

Além do exame clínico, a ultrassonografia pélvica revelando múltiplos pequenos folículos nos ovários é utilizada por alguns clínicos como critério diagnóstico. Isso é chamado de sinal de "colar de pérolas", já que os pequenos folículos se alinham na periferia do ovário.

Os objetivos globais do tratamento são:

1. Reduzir os níveis de androgênio circulante.
2. Proteger o endométrio de estrogênio sem oposição e reduzir o risco de câncer endometrial.
3. Encorajar a perda de peso e alterações saudáveis no estilo de vida.
4. Induzir a ovulação quando a gravidez for desejada.
5. Monitorar o desenvolvimento de diabetes e doença cardiovascular e modificar os fatores de risco quando possível (cessação de tabagismo, redução de lipídeos, etc.).

Os **ACOs combinados** têm sido o manejo primário de longa duração da SOPC. Eles são eficazes para regular o sangramento disfuncional, limitar o estrogênio sem oposição (reduzindo, assim, o risco de câncer endometrial), aumentar as globulinas de ligação dos hormônios sexuais (diminuindo os níveis de androgênio livre) e suprimir a produção de androgênio ovariano. A perda de peso pode reduzir a hiperinsulinemia e o hiperandrogenismo. Esses benefícios podem ser vistos com perda de até 5% do peso corporal. Os agentes de redução da insulina, como a **metformina**, podem ser úteis na redução do hiperinsulinismo, reduzindo o risco de desenvolver doença cardiovascular e diabetes melito.

Em pacientes que desejam engravidar, o citrato de clomifeno é o agente de escolha, enquanto a metformina é apenas um adjunto.

CORRELAÇÃO DE CASO

A amenorreia secundária pode ser por gravidez ou anormalidades em uma das quatro áreas:

- Hipotalâmica (hormônio liberador de gonadotrofina [GnRH] pulsátil) – Caso 50 (Galactorreia devida ao hipotireoidismo).
- Hipofisária (sem FSH ou LH) – Caso 51 (Amenorreia [síndrome de Sheehan]).
- Ovariana (a) excesso de estrogênio e anovulação = SOPC (caso atual) ou Ovariana (b) insuficiência ovariana prematura (IOP) (hipoestrogênica).
- Uterina/cervical – Caso 49 (Amenorreia [aderências intrauterinas]).

Outro cenário clínico correlaciona quantidade com sangramento irregular e excessivo. O sangramento anovulatório, como na SOPC, em geral é menometrorragia (irregular em tempo e fluxo). Isso é distinto da menorragia que é vista nos miomas uterinos (Caso 40 – Leiomioma uterino).

QUESTÕES DE COMPREENSÃO

52.1 Uma mulher de 32 anos, G0P0, apresenta menstruações irregulares e hirsutismo. Qual das alternativas seguintes é consistente com SOPC?

A. Nível elevado de 17-hidroxiprogesterona.
B. Achado de massa ovariana, à direita, de 9 cm.
C. Sangramento vaginal após curso de cinco dias de terapia oral com progesterona.
D. Varredura absorciometria de raios X de dupla energia (DEXA) mostrando osteopenia.

52.2 Uma mulher de 29 anos, G0P0, com diagnóstico de SOPC, está sendo aconselhada sobre os perigos da sua condição. Em particular, ela é avisada sobre a possibilidade de desenvolver síndrome metabólica. Qual das alternativas seguintes é a consequência mais significativa da síndrome metabólica?

A. Hipertireoidismo.
B. Doença cardiovascular.
C. Câncer de mama.
D. Insuficiência renal.

52.3 Uma mulher de 28 anos, G0P0, tem história crônica de oligomenorreia e amenorreia. Ela é submetida à biópsia endometrial, diante de sua longa história de anovulação, que retorna como adenocarcinoma de endométrio de Grau 1. A ressonância magnética nuclear (RMN) parece indicar que o câncer endometrial está isolado no útero. A paciente deseja ter filhos, se possível. Qual das alternativas seguintes é a melhor terapia para essa paciente?

A. Ablação endometrial.
B. Histerectomia radical.
C. Conização cervical.
D. Terapia com altas doses de progestínicos.
E. Agente anticoncepcional oral.

RESPOSTAS

52.1 **C.** A SOPC é caracterizada por obesidade, anovulação, hiperandrogenismo por secreção ovariana de testosterona, após exclusão de outras etiologias como hiperplasia suprarrenal congênita, tumor de células de Sertoli-Leydig, hipotireoidismo e hiperprolactinemia. Nível elevado de 17-hidroxiprogesterona indicaria hiperplasia suprarrenal congênita. Massa ovariana de 9 cm sugeriria tumor de células de Sertoli-Leydig. Com SOPC, a varredura DEXA em geral mostra boa densidade mineral óssea (DMO) devido ao excesso de estrogênio. Mulheres com SOPC em geral têm teste provocativo positivo com progestínico; em outras palavras, elas têm sangramento com curso de cinco a 10 dias de progestínicos orais.

52.2 **B.** A síndrome metabólica é caracterizada por hiperlipidemia, intolerância à glicose, hipertensão e obesidade central. Pacientes com síndrome metabólica estão em grande risco de doença cardiovascular, sobretudo quando há intolerância à glicose devido à SOPC.

52.3 **D.** Pacientes jovens com anovulação crônica por SOPC estão em risco de câncer endometrial. As lesões são quase sempre de Grau 1 e, em geral, são tratadas com histerectomia e estadiamento cirúrgico. Em circunstâncias selecionadas, terapia progestínica com altas doses e repetição da amostra endometrial em dois a três meses é possível para as mulheres que desejam engravidar. A histerectomia geralmente é recomendada após o parto. A exposição crônica ao estrogênio sem progesterona é o motivo para o desenvolvimento de câncer endometrial.

DICAS CLÍNICAS

- A SOPC é causa comum de anovulação hiperandrogênica crônica, e seu diagnóstico é feito após a exclusão de outras causas secundárias.
- A testosterona é amplamente secretada pelos ovários, enquanto o DHEA-S é secretado pela glândula suprarrenal.
- Pacientes com SOPC devem ser rastreadas para intolerância à glicose e anormalidades lipídicas.
- Os ACOs combinados constituem o manejo primário para ciclos irregulares e também diminuem os níveis de androgênio.
- Uma biópsia endometrial deve ser considerada em pacientes com anovulação de longa duração e estrogênio sem oposição.

REFERÊNCIAS

Alexander CJ, Mathur R, Laufer LR, Aziz R. Amenorrhea, oligomenorrhea, and hyperandrogenic disorders. In: Hacker NF, Gambone JC, Hobel CJ, eds. *Essentials of Obstetrics and Gynecology*, 5th ed. Philadelphia, PA: Saunders; 2009:355-367.

American College of Obstetricians and Gynecologist. Polycystic ovary syndrome. *ACOG Practice Bulletin 41*. Washington DC: 2004. (Reaffirmed 2011.)

Fritz M, Speroff L. Anovulation and the polycystic ovary. In: *Clinical Gynecologic Endocrinology and Infertility*, 8th ed. New York, NY: Lippincott Williams and Wilkins; 2010:465-498.

Lobo RA. Abnormal uterine bleeding. In: Katz VL, Lentz GM, Lobo RA, Gersenson DM, eds. *Comprehensive Gynecology*, 5th ed. St. Louis, MO: Mosby-Year Book; 2007:915-930.

CASO 53

Uma mulher que já teve filhos de 42 anos notou aumento de pelos na face e no abdome nos últimos oito meses. Ela nega uso de medicamentos esteroides, alterações de peso ou história familiar de hirsutismo. As menstruações eram previamente mensais e agora ocorrem a cada 35 a 70 dias. As histórias clínica e cirúrgica não apresentam dados significativos. Ao exame, a tireoide é normal à palpação. Ela tem excesso de pelos faciais e pelos com padrão masculino no abdome. Também é observada acne facial. Os exames cardíaco e pulmonar são normais. O exame abdominal não revela massas ou sensibilidade. O exame da genitália externa revela possível clitoromegalia. O exame pélvico mostra útero e colo uterino normais e massa anexial à direita de 8 cm.

- Qual é o diagnóstico mais provável?
- Qual é o manejo provável?

RESPOSTAS PARA O CASO 53: Hirsutismo e tumor de células de Sertoli-Leydig

Resumo: Mulher de 42 anos com história de oito meses de hirsutismo crescente e menstruações irregulares. Ela nega uso de esteroides, alterações de peso ou história familiar de hirsutismo. O exame pélvico mostra massa anexial à direita de 8 cm.

- **Diagnóstico mais provável:** Tumor ovariano, provável tumor de células de Sertoli-Leydig.
- **Manejo provável:** Estadiamento do câncer ovariano (cirúrgico).

ANÁLISE

Objetivos

1. Compreender o diagnóstico diferencial do hirsutismo.
2. Saber a investigação e a abordagem a uma mulher com virilismo e hirsutismo.
3. Conhecer a história e o exame físico característicos para as várias causas de hirsutismo.

Considerações

Essa mulher de 42 anos tem o aparecimento de pelos em padrão masculino excessivos nos últimos seis meses, bem como características de virilismo (clitoromegalia). Isso é evidência de excesso de androgênios. A rápida instalação refere tumor. Os tumores suprarrenais ou ovarianos são possibilidades. Ela tem grande massa anexial e, então, o diagnóstico é direto. As menstruações são irregulares devido ao efeito de o androgênio inibir a ovulação. A paciente não tem o estigma da doença de Cushing, como hipertensão, "giba de búfalo", estrias abdominais e obesidade central. Do mesmo modo, ela não toma nenhum medicamento que contenha esteroides anabólicos. A SOPC é a causa mais comum de hiperandrogenismo; contudo, a SOPC não se ajusta a esse cenário clínico. A SOPC apresenta-se mais comumente com início insidioso de hirsutismo e menstruações irregulares desde a menarca. Um tumor de células de Sertoli-Leydig do ovário é um tipo de tumor sólido do estroma, a contraparte androgênica do tumor de células da granulosa-teca (que secreta estrogênio). Na maioria das vezes, esses tumores são de baixo potencial maligno e de crescimento lento, mas, todavia, podem metastatizar e recorrem com frequência. Assim como com todas as malignidades ovarianas, o estadiamento cirúrgico é o tratamento de escolha.

ABORDAGEM AO Hirsutismo

DEFINIÇÕES

HIRSUTISMO: Excesso de pelos em padrão masculino em uma mulher.

VIRILISMO: Efeito androgênico além do padrão de pelos, como clitoromegalia, calvície masculina, voz rouca e acne.

ABORDAGEM CLÍNICA

O hirsutismo deve ser visto como um problema endócrino e cosmético. Ele está associado mais comumente à anovulação; todavia, outras causas de níveis aumentados de androgênio precisam ser excluídas, como as doenças suprarrenais e ovarianas. O marcador mais sensível de produção excessiva de androgênio é o hirsutismo, seguido por acne, pele oleosa, aumento da libido e virilização. A virilização consiste em clitoromegalia, voz rouca, calvície, aumento da massa muscular e hábito corporal masculino. Hiperplasia suprarrenal ou tumores da glândula suprarrenal ou dos ovários secretores de androgênio são causas de virilização. É digno de nota o fato de a virilização raramente estar associada à SOPC. O tratamento depende da etiologia subjacente.

O padrão de crescimento capilar é predeterminado geneticamente. As diferenças no crescimento capilar entre grupos étnicos são secundárias a variações na concentração de folículos capilares e na atividade da 5-α-redutase. O crescimento capilar pode ser dividido em três fases: anágena (fase de crescimento), catágena (fase involutiva) e telógena (fase quiescente). O comprimento do cabelo é determinado pela duração da fase anágena. A estabilidade do cabelo é determinada pela duração da fase telógena. Os pelos encontrados na face, na axila, no tórax, na mama, na área pubiana e na coxa anterior são chamados de "pelos sexuais" porque respondem aos hormônios sexuais. Os androgênios (especialmente a testosterona) iniciam o crescimento dos "pelos sexuais" e aumentam o seu diâmetro e pigmentação. Os androgênios podem ser produzidos pelos ovários, pelas glândulas suprarrenais ou por conversão periférica. O SDHEA é derivado quase exclusivamente da glândula suprarrenal. A di-hidrotestosterona (DHT) é metabolizada a partir da testosterona pela 5-α-redutase; o aumento da atividade da 5-α-redutase leva ao aumento da DHT e à estimulação do crescimento capilar. A maioria da testosterona é ligada à globulina de ligação dos hormônios sexuais (SHBG, do inglês *sex hormone-binding globulin*), e é a porção livre responsável principalmente pela androgenicidade. O hiperandrogenismo diminui a SHBG e, então, exacerba o hirsutismo.

O aspecto e as alterações estéticas associadas ao hirsutismo dependem do número de folículos presentes, da proporção de fases de crescimento em relação às fases de repouso, da assincronia dos ciclos de crescimento e da espessura e grau de pigmentação de pelos individuais. A história deve se concentrar no início e na duração dos sintomas (o crescimento mais rápido está associado a tumores da glândula suprarrenal e do ovário, enquanto o início lento desde a menarca é mais provável na SOPC). A gravidade dos sintomas também deve ser caracterizada (p. ex., a virilização é rara e, em geral, está associada a tumores secretores de androgênio). A regularidade das menstruações e os sintomas de doença da tireoide também devem ser investigados. O exame físico deve se concentrar na localização do crescimento capilar e em sua gravidade, na tiromegalia, na forma e no hábito corporal, na presença de secreção mamária, em alterações cutâneas (acantose ou estrias abdominais), em massas anexiais ou abdominais e na genitália externa. Testes laboratoriais úteis incluem dosagem sérica de testosterona, SDHEA, 17-hidroxiprogesterona (que está elevada na hiperplasia suprarrenal congênita), prolactina e TSH. Nível muito elevado de testosterona sugere tumor ovariano secretor de androgênio, como o tumor de células de Sertoli-Leydig. Com nível elevado de DHEA-S, o examinador deve suspeitar de um processo suprarrenal, como hiperplasia suprarrenal ou tumor.

O diagnóstico diferencial de hirsutismo (Quadro 53.1) inclui anovulação, hiperplasia suprarrenal de início tardio, tumores secretores de androgênio (de origem suprarrenal ou ovariana), doença de Cushing, medicamentos, doença da tireoide e hiperprolactinemia.

Um defeito genético na enzima 21-hidroxilase causa a maior parte dos casos de hiperplasia suprarrenal congênita. Embora a hiperplasia suprarrenal congênita clássica seja a causa mais comum de genitália ambígua no recém-nascido, a hiperplasia suprarrenal congênita não clássica de início tardio pode estar presente em mulheres adultas com sintomas de hirsutismo e anovulação. Nível matinal de jejum de 17-hidroxiprogesterona elevado é altamente sugestivo de hiperplasia suprarrenal congênita. O tratamento depende da etiologia; contudo, em geral, o objetivo é reduzir a quantidade de DHT disponível. Isso pode ser possível por meio de inibição da secreção suprarrenal ou ovariana de androgênio, alteração da ligação da SHBG, comprometimento da conversão periférica do androgênio em androgênio ativo e inibição da atividade nos tecidos-alvo. As opções de tratamento incluem perda de peso, ACOs combinados, espironolactona (diurético antagonista do androgênio), medicamentos contendo progesterona, eletrólise, vaporização a *laser*, depilação com cera e raspagem com lâmina. A paciente deve ser orientada de que há resposta lenta ao tratamento com medicamentos (em média, seis meses). Para auxiliar com uma resposta mais imediata, terapias não médicas (depilação e raspagem) podem ser utilizadas inicialmente até que os novos medicamentos comecem a agir efetivamente.

QUADRO 53.1 • Diagnóstico diferencial do hirsutismo

Doença	História	Exame físico	Teste laboratorial	Tratamento
Síndrome de Cushing	Intolerância à glicose	Hipertensão, "giba de búfalo", obesidade central	Teste de supressão da dexametasona	Cirúrgico
Tumor suprarrenal	Virilismo de instalação rápida	Massa abdominal	DHEA-S	Cirúrgico
Hiperplasia suprarrenal congênita	Genitália ambígua, história familiar	Hipotensão	17-hidroxiprogesterona elevada	Reposição de cortisol e mineralocorticoide
SOPC	Início desde a menarca	Hirsutismo, raramente virilização	Proporção LH-FSH elevada	ACOs
Tumor de células de Sertoli-Leydig	Início rápido	Hirsutismo, virilismo, massa anexial	Nível de testosterona elevado	Cirúrgico

ACOs, anticoncepcionais orais; DHEA-S, sulfato de desidroepiandrosterona; FSH, hormônio foliculestimulante; LH, hormônio luteinizante; SOPC, síndrome do ovário policístico.

QUESTÕES DE COMPREENSÃO

53.1 Uma menina de seis anos apresenta desenvolvimento das mamas e perda sanguínea vaginal. Não é observado crescimento anormal de pelos. Uma massa ovariana de 10 cm é palpada ao exame retal. Qual das alternativas a seguir é o diagnóstico mais provável?

A. Tumor cístico benigno (dermoide).
B. Puberdade precoce idiopática.
C. Tumor de células de Sertoli-Leydig.
D. Hiperplasia suprarrenal congênita.
E. Tumor de células da granulosa-tecal.

53.2 Uma moça de 15 anos, G0P0, queixa-se de aumento de pelos sobre a face e o tórax. Ela também apresenta voz rouca e clitoromegalia. Aconteceram duas mortes neonatais em sua família. Qual das alternativas seguintes é o melhor teste diagnóstico para o provável diagnóstico?

A. Nível de testosterona.
B. Teste de supressão da dexametasona.
C. Nível de 17-hidroxiprogesterona.
D. Níveis de LH e FSH.
E. Cariótipo.

53.3 Uma mulher nulípara de 22 anos, com menstruações irregulares há sete anos, queixa-se de infertilidade primária. Ela tem história familiar de diabetes e apresenta hirsutismo leve ao exame. Qual das alternativas a seguir é a terapia mais provável?

A. Reposição de cortisol e mineralocorticoide.
B. Excisão de tumor suprarrenal.
C. Excisão cirúrgica de tumor ovariano.
D. Citrato de clomifeno oral.
E. Inseminação intrauterina.

53.4 Uma mulher de 24 anos queixa-se de hirsutismo incômodo e falhas menstruais. Ela não tem evidência de alterações na voz, perda de peso ou clitoromegalia. O exame pélvico não revela massas anexiais. A dosagem sérica de DHEA-S, testosterona e 17-hidroxiprogesterona é normal. A proporção de LH:FSH é 2:1. Qual das alternativas seguintes é o diagnóstico mais provável?

A. SOPC.
B. Hirsutismo familiar.
C. Tumor ovariano.
D. Tumor suprarrenal.
E. Síndrome de Cushing.

RESPOSTAS

53.1 **E.** Puberdade precoce isossexual (sem virilização) com massa anexial em geral é tumor de células da granulosa do ovário. Os cistos dermoides também são encontrados no ovário. Eles apresentam-se como uma massa pélvica que causa dor devido ao seu crescimento rápido; todavia, eles não causam puberdade precoce isossexual. Um tumor de células de Sertoli-Leydig é a contraparte androgênica ao tumor de células da granulosa-teca. Com tumor de células de Sertoli-Leydig, os níveis de testosterona estão acentuadamente elevados e as pacientes apresentam, em geral, hirsutismo, virilismo e massa anexial. A hiperplasia suprarrenal congênita é a causa mais comum de genitália ambígua no recém-nascido; contudo, o início tardio pode se apresentar em mulheres adultas como sintomas de hirsutismo e anovulação.

53.2 **C.** A causa endócrina mais comum de morte neonatal (perda de sal) é a hiperplasia suprarrenal congênita (deficiência de 21-hidroxilase). Nível de testosterona elevado seria encontrado com tumor de células de Sertoli-Leydig. Um teste de supressão da dexametasona é usado no diagnóstico de síndrome de Cushing. Uma proporção elevada de LH:FSH é encontrada na SOPC. Um cariótipo pode ser utilizado para determinar a etiologia por trás da apresentação de amenorreia primária ou puberdade tardia em uma menina.

53.3 **D.** Essa paciente provavelmente tem SOPC; o tratamento inicial da infertilidade é o citrato de clomifeno. Como os sintomas não tiveram início rápido, a etiologia provavelmente não envolve um tumor. A inseminação intrauterina em geral é indicada para a rara infertilidade por fator cervical, e não para disfunção ovulatória.

53.4 **A.** A **SOPC** é a **causa mais comum de hirsutismo e menstruações irregulares.** O tratamento pode ser **espironolactona** (antagonista androgênico) e **ACOs.** O hirsutismo familiar em geral não está associado à oligomenorreia e à proporção anormal de LH:FSH. Os sintomas não se correlacionam com tumor ovariano (uma vez que a paciente tem crescimento capilar anormal, hirsutismo); do mesmo modo, valores laboratoriais indicam função suprarrenal normal, excluindo, assim, tumor suprarrenal e síndrome de Cushing.

DICAS CLÍNICAS

- A instalação rápida de hirsutismo ou virilização geralmente indica a presença de tumor secretor de androgênio.
- As duas localizações mais comuns de produção e secreção de androgênio são o ovário e a glândula suprarrenal.
- A causa mais comum de hirsutismo e menstruação irregular é a SOPC.
- A causa mais comum de genitália ambígua no recém-nascido é a hiperplasia suprarrenal congênita, geralmente devido à deficiência da enzima 21-hidroxilase.
- Hiperandrogenismo diante de massa anexial em geral indica tumor de células de Sertoli-Leydig do ovário, e é tratado cirurgicamente.

REFERÊNCIAS

Alexander CJ, Mathur R, Laufer LR, Aziz R. Amenorrhea, oligomenorrhea, and hyperandrogenic disorders. In: Hacker NF, Gambone JC, Hobel CJ, eds. *Essentials of Obstetrics and Gynecology*, 5th ed. Philadelphia, PA: Saunders; 2009:355-367.

Schorge W, Schaffer J, Horson L, et al. Ovarian germ cell and sex cord stromal tumors. In: Schorge W, Schaffer J, Horson L, eds. *Williams Gynecology*, New York, NY: McGraw-Hill; 2009:738-754.

Speroff L. Hirsutism. In: Fritz MA, Speroff L. eds. *Clinical Gynecologic Endocrinology and Infertility*, 8th ed. Philadelphia, PA: Lippincott, Williams and Wilkins; 2010:499-530.

CASO 54

Uma adolescente de 16 anos é encaminhada ao especialista por nunca ter menstruado. Ela tem boa saúde em outros aspectos; tem uma irmã mais velha que teve a menarca aos 12 anos; nega prática excessiva de exercícios ou aversão alimentar. Não há história familiar de depressão. Ao exame, ela tem 1,27 m e pesa 45 kg. O pescoço não apresenta rigidez nem massas. As mamas parecem ser do estágio I de Tanner, e o padrão de pelos pubianos também é consistente com estágio I de Tanner. O exame abdominal não revela massas. A genitália externa é normal para uma mulher pré-pubescente. Um pequeno colo uterino de aspecto normal é visto no exame especular. Ao exame bimanual, é palpado útero pequeno e nenhuma massa anexial.

- Qual é o diagnóstico mais provável?
- Qual é o próximo passo no diagnóstico?

RESPOSTAS PARA O CASO 54:
Puberdade tardia e disgenesia gonadal

Resumo: Uma adolescente saudável de 16 anos é encaminhada por nunca ter menstruado. Ela nega prática excessiva de exercícios ou aversão alimentar. Ao exame, ela tem 1,27 m e 45 kg. O pescoço não apresenta rigidez nem massas. As mamas e os pelos pubianos são do estágio I de Tanner. O exame abdominal não revela massas. O exame pélvico é consistente com uma mulher pré-pubescente.

- **Diagnóstico mais provável:** Disgenesia gonadal (síndrome de Turner).
- **Próximo passo no diagnóstico:** FSH sérico.

ANÁLISE

Objetivos

1. Saber que a ausência de características sexuais secundárias aos 14 anos constitui puberdade tardia.
2. Saber que a causa mais comum de puberdade tardia sexualmente infantil, a disgenesia gonadal, em geral está associada a uma anormalidade cromossômica.
3. Compreender que o nível de FSH pode ajudar a determinar se a puberdade tardia é causada por um problema do sistema nervoso central (SNC) ou um problema ovariano.
4. Saber que a definição de puberdade precoce é a instalação de características sexuais secundárias com mais de 2 desvios-padrão da média (sete anos em mulheres brancas, 6 anos em mulheres afrodescendentes).
5. Saber que a causa mais comum de puberdade precoce é idiopática e é tratada com agonista do GnRH.

Considerações

Essa adolescente de 16 anos nunca menstruou e, portanto, tem amenorreia primária. Além disso, ela ainda não apresentou desenvolvimento das mamas (que deve ocorrer aos 14 anos), logo, tem puberdade tardia. A ausência de desenvolvimento da mama significa falta de estrogênio, que pode ser causada por problema do SNC (baixo nível de gonadotrofina) ou problema ovariano (gonadotrofinas elevadas). Ela também tem baixa estatura, confirmando a falta de estrogênio. A ausência de pelos pubianos e axilares é consistente com puberdade tardia. O diagnóstico mais provável sem mais informações seria disgenesia gonadal, como a síndrome de Turner. Nível de FSH elevado confirmaria o diagnóstico.

ABORDAGEM À
Puberdade tardia

Ver também Caso 55 (Amenorreia [primária] e agenesia mülleriana).

DEFINIÇÕES

PUBERDADE TARDIA: Ausência de características sexuais secundárias aos 14 anos.

DISGENESIA GONADAL: Falha no desenvolvimento dos ovários, em geral associada a anormalidades cariotípicas (como 45,X) e frequentemente associada a gônadas em fita. Menos comumente, o cariótipo pode ser 46,XX ou 46,XY.

ABORDAGEM CLÍNICA

Puberdade tardia

A maturação do eixo hipotalâmico-hipofisário-ovariano leva ao início da puberdade. Há quatro estágios no desenvolvimento puberal: (1) telarca, (2) pubarca/adrenarca, (3) estirão puberal e (4) menarca. O primeiro sinal da puberdade é o aparecimento dos botões mamários (telarca), que ocorre em idade média de 10,8 anos. Isso é seguido pelo aparecimento dos pelos pubianos e axilares (pubarca/adrenarca), em geral aos 11 anos. Na maioria das vezes, o estirão puberal ocorre um ano após a telarca. O início das menstruações (menarca) é o evento final da puberdade, ocorrendo cerca de 2,3 anos após a telarca, em idade média de 12,9 anos. A puberdade normal ocorre entre as idades de oito e 14 anos, com duração média de 4,5 anos. A puberdade tardia é a ausência de características sexuais secundárias aos 14 anos.

Telarca → Adrenarca → Estirão puberal → Menarca
Botões mamários → Pelos axilares e pubianos → Menstruação

A puberdade tardia pode ser subdividida com base em dois fatores: o estado gonadotrófico e o estado gonadal. O nível de FSH define o estado gonadotrófico. A produção ovariana de estrogênio refere o estado gonadal. O nível de FSH diferencia entre causas cerebrais e ovarianas de puberdade tardia. Os defeitos do SNC resultam em baixos níveis de FSH secundários à ruptura do eixo hipotâmico-hipofisário. Na insuficiência ovariana, a retroalimentação negativa de estrogênio do eixo hipotalâmico-hipofisário de funcionamento normal não está presente, resultando em altos níveis de FSH.

O **hipogonadismo hipergonadotrófico** (FSH elevado, estrogênio baixo) é devido à deficiência gonadal. A causa mais comum desse tipo de puberdade tardia é a síndrome de Turner. Esses indivíduos têm anormalidade ou ausência em um dos cromossomos X, levando à disgenesia gonadal e ao cariótipo 45,X. Elas não têm ovários verdadeiros, mas sim uma banda de tecido fibroso chamada de gônadas em fita. Assim, elas não têm produção de estrogênio ovariano e, como resultado, não apresentam características sexuais secundárias. As genitálias interna e externa são as de uma mulher normal, mas permanecem infantis mesmo na idade adulta. Outros achados físicos característicos são baixa estatura, pescoço alado, tórax quadrado (em forma de escudo) e aumento do ângulo de condução do cotovelo. Deve-se suspeitar da síndrome de Turner em um indivíduo que apresente amenorreia primária, características sexuais secundárias pré-pubescentes e genitália externa sexualmente infantil. O diagnóstico definitivo pode ser feito com nível de FSH elevado e avaliação cariotípica. Ocasionalmente, o cariótipo da disgenesia gonadal pode ser 46,XX ou 46,XY. Nos casos de 46,XY, as gônadas devem ser removidas cirurgicamente para evitar alterações neoplásicas. Outras causas de hipogonadismo hipergonadotrófico são lesão ovariana devido à exposição à radiação ionizante, quimioterapia, inflamação ou torção.

O **hipogonadismo hipogonadotrófico** (FSH baixo, estrogênio baixo) em geral é secundário a um defeito central. A disfunção hipotalâmica pode ocorrer devido à má nutrição ou a distúrbios alimentares (anorexia nervosa, bulimia), à prática excessiva de exercícios e a doença ou estresse crônico. Outras causas são hipotireoidismo primário, síndrome de Cushing, adenomas hipofisários e craniofaringiomas (a neoplasia mais comumente associada).

A abordagem diagnóstica à puberdade precoce começa com história e exame físico meticulosos. A história deve investigar doenças crônicas, hábitos de atividade física e alimentar, idade da menarca das irmãs e da mãe da paciente. O exame físico deve pesquisar sinais de doença crônica, como bócio, ou de déficit neurológico, como defeitos do campo visual indicativos de neoplasia craniana. Exames por imagem do crânio devem ser obtidos para buscar lesões intracranianas. A avaliação laboratorial deve incluir medidas séricas de FSH, prolactina, T_4 livre e esteroides suprarrenal e gonadal. A avaliação do cariótipo deverá ser realizada quando o nível de FSH estiver elevado.

Os objetivos do manejo para as pacientes com puberdade tardia são iniciar e manter a maturação sexual, prevenir a osteoporose por hipoestrogenemia e promover o completo potencial de crescimento. A terapia hormonal e o hormônio de crescimento humano podem ser usados para atingir esses objetivos. Os ACOs combinados fornecem pequenas quantidades de estrogênio necessárias para promover crescimento e desenvolvimento, e a progesterona protege contra câncer endometrial.

Puberdade precoce

No outro lado do espectro, meninas que desenvolvem características sexuais secundárias muito cedo são consideradas casos de puberdade precoce. Em geral, a definição é de desenvolvimento das mamas antes dos sete anos, e em meninas afrodescendentes, antes dos seis anos. A causa mais comum de puberdade precoce é idiopática, com o gerador de pulso de GnRH iniciando precocemente sem patologia anatômica. Esse é um diagnóstico de exclusão. Os níveis de FSH e LH ajudam a distinguir causas centrais (cerebrais) de causas periféricas. Os níveis de FSH e LH maldetectados são consistentes com causa periférica, enquanto os níveis de FSH e LH compatíveis com os da idade reprodutiva seriam uma causa central. As causas centrais podem incluir tumores cerebrais, hidrocefalia ou trauma craniano. As causas periféricas podem incluir tumores de células da granulosa do ovário ou tumores suprarrenais. Se a puberdade precoce idiopática não for tratada, a menina será mais alta do que seus pares inicialmente, mas devido ao fechamento precoce da epífise dos ossos longos, a altura final será mais baixa. A puberdade precoce idiopática é tratada com agonistas do GnRH.

QUESTÕES DE COMPREENSÃO

54.1 Uma adolescente de 15 anos é diagnosticada com disgenesia gonadal com base em puberdade precoce, baixa estatura e níveis elevados de gonadotrofina. Qual das alternativas seguintes em geral está presente?

A. Amenorreia secundária.
B. Cariótipo 69,XXY.
C. Desenvolvimento mamário do estágio IV de Tanner.
D. Osteoporose.
E. Ovários policísticos.

54.2 Uma adolescente de 15 anos é levada ao consultório do pediatra devido à ausência de desenvolvimento das mamas. A mãe da paciente observa que ambas as irmãs da paciente tiveram início de desenvolvimento mamário aos 10 anos, e também que todas as amigas da adolescente já começaram a menstruar. O exame revela mamas e pelos pubianos/axilares do estágio I de Tanner, e não se observam outras alterações. Qual das alternativas seguintes é o diagnóstico mais provável?

A. Puberdade precoce.
B. O desenvolvimento está dentro dos limites normais e deve ser observado.
C. Amenorreia primária.
D. Provável craniofaringioma.

54.3 Uma adolescente de 16 anos é avaliada por falta de desenvolvimento puberal. Ela é diagnosticada com disgenesia gonadal. Qual dos seguintes achados laboratoriais provavelmente está elevado nessa paciente?

A. Níveis de FSH.
B. Níveis de estrogênio.
C. Níveis de progesterona.
D. Níveis de prolactina.
E. Níveis de tiroxina.

54.4 Observa-se que um indivíduo de 20 anos com cariótipo 46,XY apresenta fenótipo feminino sexualmente infantil; ele é diagnosticado com disgenesia gonadal. Qual das alternativas seguintes é o tratamento mais importante para essa paciente?

A. Terapia progestínica para reduzir osteoporose.
B. Terapia com estrogênio e androgênio para melhorar a altura.
C. Terapia com progesterona para prevenir câncer endometrial.
D. Gonadectomia.
E. Terapia com estrogênio para iniciar o desenvolvimento mamário.

54.5 Uma menina branca de seis anos apresenta desenvolvimento mamário do estágio III de Tanner e menstruação. Qual das alternativas seguintes é o tratamento provável para essa paciente?

A. Excisão de tumor suprarrenal.
B. Excisão de tumor cerebral.
C. Terapia com agonistas do GnRH.
D. Reposição de hormônio da tireoide.

RESPOSTAS

54.1 **D.** Em geral, o tecido mamário é infantil (estágio I de Tanner) com disgenesia gonadal porque não é produzido estrogênio; essas pacientes estão em risco de osteoporose. O tecido mamário é um reflexo de estrogênio endógeno. Elas têm amenorreia primária e, geralmente, cariótipo 45,X. Elas têm ovários em fita, e não ovários policísticos (SOPC). A SOPC é uma condição na qual há estrogênio sem oposição, níveis elevados de androgênios circulantes e tempo normal de início da puberdade. Na maioria das vezes, a proporção de LH:FSH é maior do que 1.

54.2 **A.** A **puberdade tardia** é definida como ausência de características sexuais secundárias aos 14 anos. A **amenorreia primária** é definida como ausência de menarca aos 16 anos. Embora essa paciente ainda esteja dentro dos limites normais, uma investigação inicial, como níveis de TSH e prolactina, e, possivelmente, idade óssea por meio de radiografia, pode ser solicitada. O exame físico deve ser realizado e se houver algum estigma de síndrome de Turner, então deve ser pesquisado o FSH e o cariótipo.

54.3 **A.** Na disgenesia gonadal, o **nível de FSH é elevado**. Isso distingue a insuficiência ovariana de uma disfunção do SNC (defeito central). O nível de FSH determina o estado gonadotrófico, e o nível de estradiol ovariano, o estado gonadal. Os **níveis de estrogênio são baixos**; os níveis de progesterona, prolactina e tiroxina permanecem inalterados.

54.4 **D.** O cromossomo Y predispõe as gônadas intra-abdominais à malignidade. Mesmo um cariótipo em mosaico, como o 46,XX/46,XY, predisporia à malignidade gonadal. Se a paciente tivesse um cariótipo similar ao da síndrome de Turner (45,X) – outro distúrbio de disgenesia gonadal –, uma gonadectomia dos ovários em fita não estaria indicada.

54.5 **C.** A causa mais comum de puberdade precoce é idiopática. O tratamento é terapia com agonistas do GnRH. A paciente deve ter uma avaliação, como níveis de FSH e LH, para determinar as causas centrais *versus* periféricas. Se o FSH e o LH forem consistentes com uma etiologia central (cerebral), então o cérebro é avaliado por imagem para investigar etiologias do SNC. A idade óssea e a avaliação da função da tireoide também são importantes. O hipotireoidismo pode causar puberdade precoce e idade óssea atrasada. A maioria das outras etiologias de puberdade precoce está associada à idade óssea acelerada (idade óssea "mais velha" do que a idade cronológica).

DICAS CLÍNICAS

- A causa mais comum de amenorreia primária sexualmente infantil é a disgenesia gonadal.
- O cariótipo mais comum associado à disgenesia gonadal é o 45,X, embora possam ser vistos 46,XX ou 46,XY.
- A puberdade tardia é definida como ausência de desenvolvimento de características sexuais secundárias aos 14 anos.
- O nível de FSH distingue a insuficiência ovariana por disfunção do SNC.
- O nível do FSH determina o estado gonadotrófico, e o nível de estradiol ovariano dita o estado gonadal.
- O teste inicial mais importante para amenorreia primária com desenvolvimento normal das mamas é o teste de gravidez.
- A causa mais comum de puberdade precoce é idiopática, que é uma causa central, e um diagnóstico de exclusão.
- O tratamento da puberdade precoce idiopática é a terapia com agonista do GnRH.

REFERÊNCIAS

DeUgarte CM, Buyalos RP, Laufer LR. Puberty and disorders of pubertal development. In: Hacker NF, Moore JG, Gambone JC, eds. *Essentials of Obstetrics and Gynecology*, 5th ed. Philadelphia, PA: Saunders; 2009:386-397.

Fritz MA, Speroff L. Normal and abnormal growth and puberty. In: Fritz MA, Speroof L. *Clinical Gynecology and Infertility*, 8th ed. Philadelphia, PA: Lippincott: Williams and Wilkins; 2012:391-410.

Pisarska MD, Alexander CJ, Azziz R, Buyalos RP. Puberty and disorders of pubertal development. In: Hacker NF, Gambone JC, Hobel CJ, eds. *Essentials of Obstetrics and Gynecology*, 5th ed. Philadelphia, PA: Saunders; 2009:345-354.

CASO 55

Uma adolescente nulípara de 17 anos queixa-se de ainda não ter menstruado. Ela nega perda de peso ou prática excessiva de exercícios. Suas irmãs atingiram a menarca aos 13 anos. A mãe da paciente lembra-se de um médico ter mencionado que sua filha não tinha o rim direito na radiografia abdominal. Ao exame, ela tem 1,67 m de altura e pesa 63,5 kg. A PA é 110/60 mmHg. A tireoide é normal à palpação. Ela tem desenvolvimento mamário e pelos pubianos e axilares do estágio IV de Tanner, e genitália externa feminina. Não há lesões cutâneas.

- ▶ Qual é o diagnóstico mais provável?
- ▶ Qual é o próximo passo no diagnóstico?

RESPOSTAS PARA O CASO 55: Amenorreia primária e agenesia mülleriana

Resumo: Uma adolescente nulípara de 17 anos, que pode ter apenas um rim, apresenta amenorreia primária. Ela nega perda de peso e prática excessiva de exercícios. Ao exame, ela tem 1,67 m de altura e pesa 63,5 kg. A PA é 110/60 mmHg. A tireoide é normal. Ela tem desenvolvimento mamário e pelos pubianos e axilares adequados para estágio IV de Tanner, e genitália externa feminina.

- **Diagnóstico mais provável:** Agenesia mülleriana (ou vaginal).
- **Próximo passo no diagnóstico:** Testosterona sérica ou cariótipo.

ANÁLISE

Objetivos

1. Saber a definição de amenorreia primária, isto é, ausência de menstruação aos 16 anos.
2. Saber que as duas causas mais comuns de amenorreia primária quando há desenvolvimento mamário normal são agenesia mülleriana e insensibilidade androgênica.
3. Compreender que nível sérico de testosterona ou cariótipo poderiam diferenciar as duas condições.

Considerações

Essa adolescente de 17 anos nunca teve um período menstrual; portanto, ela tem amenorreia primária. Ela tem **desenvolvimento mamário normal para estágio IV de Tanner**, bem como **pelos axilares e pubianos normais**. O desenvolvimento mamário implica a presença de estrogênio e os pelos pubianos e axilares sugerem a presença de androgênios. Ela também tem história de ter apenas um rim. O diagnóstico mais provável é agenesia mülleriana, porque uma fração significativa dessas pacientes terá anormalidade do trato urinário. Do mesmo modo, na insensibilidade androgênica, há pelos pubianos e axilares, em geral, escassos, já que há um receptor androgênico defeituoso. O diagnóstico pode ser confirmado com testosterona sérica, que seria normal na agenesia mülleriana e elevada (na faixa normal masculina) na insensibilidade androgênica. Um cariótipo também ajudaria a distinguir as duas condições. É importante notar que a **ausência de desenvolvimento mamário** indicaria um estado hipoestrogênico como a **disgenesia gonadal** (**síndrome de Turner**).

ABORDAGEM À
Amenorreia primária

DEFINIÇÕES

AMENORREIA PRIMÁRIA: Ausência de menarca aos 16 anos.

INSENSIBILIDADE ANDROGÊNICA: Defeito no receptor androgênico no qual indivíduos 46,XY são fenotipicamente femininos com desenvolvimento mamário normal.

AGENESIA MÜLLERIANA: Ausência congênita de desenvolvimento do útero, do colo uterino e das tubas uterinas em uma mulher 46,XX, levando à amenorreia primária.

ABORDAGEM CLÍNICA

Quando uma mulher jovem apresenta amenorreia primária, o diagnóstico diferencial pode ser reduzido com base na presença ou na ausência de tecido mamário normal e do útero. Após ter sido excluída gravidez, as duas etiologias mais comuns que causam amenorreia primária associadas a desenvolvimento mamário normal e ausência de útero são síndrome de insensibilidade androgênica e agenesia mülleriana (Quadro 55.1).

Um indivíduo com síndrome de insensibilidade androgênica, também conhecida como feminização testicular, tem cariótipo 46,XY com gônadas masculinas de funcionamento normal que produzem níveis masculinos normais de testosterona. Contudo, devido a um defeito da síntese ou da ação dos receptores androgênicos, não há formação da genitália masculina interna ou externa. A genitália externa permanece feminina, como ocorre na ausência de esteroides sexuais. Não há órgãos reprodutores femininos internos, e a vagina é curta ou ausente. Sem oposição andro-

QUADRO 55.1 • Agenesia mülleriana *versus* insensibilidade androgênica

	Agenesia mülleriana	Insensibilidade androgênica
Tecido mamário	Desenvolvimento mamário normal	Desenvolvimento mamário normal
Pelos axilares e pubianos	Normais	Escassos ou ausentes
Útero e vagina	Útero ausente e vagina em fundo cego	Útero ausente e vagina em fundo cego
Nível de testosterona	Testosterona normal	Testosterona elevada (faixa masculina)
Cariótipo	46,XX	46,XY
Complicações	Anomalias renais	É necessária a gonadectomia

gênica aos pequenos níveis circulantes de estrogênio secretados pelas gônadas e pelas glândulas suprarrenais e produzidos pela conversão periférica de androstenediona, o desenvolvimento mamário é normal ou aumentado. **Os pelos pubianos e axilares são ausentes ou escassos devido aos receptores androgênicos defeituosos.** Todavia, esses indivíduos são genotipicamente masculinos (cariótipo 46,XY), porém, fenotipicamente femininos (parecem mulheres). As gônadas intra-abdominais anormais têm risco aumentado de malignidade, mas isso raramente ocorre antes da puberdade. Assim, a gonadectomia não é realizada até após a finalização da puberdade, a fim de permitir o desenvolvimento mamário completo e o crescimento linear. Após a ocorrência desses eventos, em geral em torno dos 16 a 18 anos, as gônadas devem ser removidas. Deve-se suspeitar do diagnóstico de **síndrome de insensibilidade androgênica** quando uma paciente apresentar **amenorreia primária**, **útero ausente**, **desenvolvimento mamário normal** e **pelos axilares e pubianos escassos ou ausentes.** O diagnóstico pode ser confirmado pela avaliação do cariótipo e/ou níveis elevados de testosterona (faixa masculina normal).

Mulheres com agenesia mülleriana têm cariótipo 46,XX, não têm útero nem tubas uterinas e têm vagina curta ou ausente. Externamente, elas lembram indivíduos com insensibilidade androgênica. Elas apresentam, contudo, ovários com funcionamento normal, uma vez que os ovários não são estruturas müllerianas, e têm desenvolvimento mamário normal. O crescimento dos **pelos pubianos e axilares é normal**, porque não há defeito nos receptores androgênicos. Anormalidades renais congênitas ocorrem em cerca de um terço desses indivíduos. Essas mulheres são genotipicamente e fenotipicamente femininas (46,XX). Deve-se suspeitar do diagnóstico de agenesia mülleriana quando uma paciente tem amenorreia primária, útero ausente, desenvolvimento mamário normal e pelos pubianos e axilares normais. A presença de pelos pubianos e axilares normais é o que as diferencia de indivíduos com síndrome de insensibilidade androgênica, e a confirmação laboratorial pode ser obtida com exame de cariótipo e/ou nível de testosterona.

Outro tipo de defeito mülleriano é o septo uterino. Nesses casos, há um septo na linha média que tem comprimento variável devido à dissolução incompleta da porção fundida da linha média dos ductos müllerianos. As pacientes frequentemente têm abortamentos recorrentes devido à natureza avascular do septo e à incapacidade de sustentar uma gravidez. O diagnóstico é por histerossalpingografia, histerosonografia ou RMN. A ressecção histeroscópica do septo é o tratamento, e os resultados são muito bons.

CORRELAÇÃO DE CASO

- Ver também Caso 54 (Puberdade tardia e disgenesia gonadal) para distinguir entre a condição em que ocorre ausência de desenvolvimento mamário aos 14 anos e a agenesia mülleriana, em que ocorre amenorreia primária, na qual as mulheres afetadas têm desenvolvimento mamário normal, porém, há ausência de menstruação aos 16 anos.

QUESTÕES DE COMPREENSÃO

55.1 Uma adolescente nulípara de 18 anos queixa-se de não ter iniciado suas menstruações. Seu desenvolvimento mamário é do estágio V de Tanner. Ela tem vagina com fundo cego e ausência do colo uterino. Qual das alternativas seguintes descreve o diagnóstico mais provável?

A. Agenesia mülleriana.
B. Síndrome de Kallmann.
C. Disgenesia gonadal.
D. SOPC.

55.2 Uma mulher de 20 anos, G0P0, é informada por seu médico de que há forte probabilidade de suas gônadas se tornarem malignas. Ela ainda não teve menstruações. Ela tem desenvolvimento mamário do estágio I de Tanner. Qual das alternativas seguintes descreve o diagnóstico mais provável?

A. Agenesia mülleriana.
B. Insensibilidade androgênica.
C. Disgenesia gonadal.
D. SOPC.

55.3 Uma moça de 19 anos tem amenorreia primária, desenvolvimento mamário do estágio IV de Tanner e rim pélvico. Qual das alternativas seguintes descreve o diagnóstico mais provável?

A. Agenesia mülleriana.
B. Insensibilidade androgênica.
C. Disgenesia gonadal.
D. SOPC.

55.4 Qual das alternativas seguintes é a melhor explicação para o desenvolvimento mamário em uma paciente com insensibilidade androgênica?

A. Produção gonadal de estrogênios.
B. Produção suprarrenal de estrogênios.
C. Sensibilidade do tecido mamário à progesterona.
D. Conversão periférica dos androgênios.
E. Produção autônoma de estrogênio específico da mama.

55.5 Uma adolescente de 15 anos é levada ao pediatra devido a ausência de desenvolvimento mamário e baixa estatura. O cariótipo é realizado e revela resultado 46,XY. Qual das alternativas seguintes é o diagnóstico mais provável?

A. Insensibilidade androgênica.
B. Disgenesia gonadal.
C. Síndrome de Kallmann.
D. Síndrome de atrofia testicular.

RESPOSTAS

55.1 **A.** Desenvolvimento mamário normal, ausência de colo uterino e vagina com fundo cego podem ser causados por agenesia mülleriana ou insensibilidade androgênica. O nível de testosterona sérica ajudará a distinguir as duas condições. A síndrome de Kallmann está associada à puberdade tardia (mamas do estágio I de Tanner).

55.2 **C.** As gônadas de cromossomo Y podem se tornar malignas. Essa paciente provavelmente tem disgenesia gonadal, já que ela apresenta desenvolvimento mamário do estágio I de Tanner. Embora, em geral, 45,X esteja associado à disgenesia gonadal, o cariótipo também pode ser 46,XX ou 46,XY. Em outras palavras, essa paciente tem puberdade tardia. Isso consiste em disgenesia gonadal XY.

55.3 **A.** Um **rim pélvico** está associado mais provavelmente a uma **anormalidade mülleriana.** Essas mulheres não têm útero ou tubas uterinas, e têm vagina curta ou ausente. No entanto, ela possui **ovários de funcionamento normal**, porque os ovários não são estruturas müllerianas, e, como resultado, têm desenvolvimento mamário normal.

55.4 **D.** Indivíduos com insensibilidade androgênica em geral têm desenvolvimento mamário completo devido à conversão periférica de androgênios em estrogênios. Do mesmo modo, devido ao receptor androgênico defeituoso, os androgênios endógenos elevados não inibem o desenvolvimento mamário como em um homem normal, mas os pelos pubianos e axilares são escassos ou ausentes. As gônadas e as glândulas suprarrenais também produzem pequena quantidade circulante de estrogênio, mas não contribuem tanto quanto a conversão periférica do androgênio. A sensibilidade à progesterona não influencia o desenvolvimento mamário, nem o estrogênio específico da mama.

55.5 **B.** A causa mais comum de puberdade tardia (ausência de tecido mamário após os 14 anos) é a disgenesia tecidual, que também ocorre com cariótipo 46,XY (juntamente com insensibilidade androgênica). O cariótipo mais comum da disgenesia gonadal, contudo, é o 45,XO, na síndrome de Turner. Na insensibilidade androgênica, ocorre desenvolvimento mamário normal. A síndrome de Kallmann é um exemplo de um hipogonadismo hipogonadotrófico, ou hipogonadismo hipotalâmico, distúrbio causado por deficiência no GnRH secretado pelo hipotálamo (e, portanto, diminuição da produção de LH e FSH). A disgenesia gonadal, por outro lado, é um estado de hipogonadismo hipergonadotrófico. Pacientes com síndrome de Kallmann em geral também têm deficiência ou incapacidade olfativa. Mulheres apresentam puberdade tardia e ausência de desenvolvimento mamário, mas têm cariótipo normal (46,XX). O tratamento é a reposição hormonal.

DICAS CLÍNICAS

- Um teste de gravidez deve ser o primeiro exame em qualquer mulher com amenorreia primária ou secundária.
- As duas causas mais comuns de amenorreia primária em uma mulher com desenvolvimento mamário normal são insensibilidade androgênica e agenesia mülleriana.
- Pelos pubianos e axilares escassos sugerem insensibilidade androgênica.
- O cariótipo e o nível de testosterona ajudam a diferenciar entre agenesia mülleriana e insensibilidade androgênica.
- Anomalias renais são comuns com anormalidades müllerianas.

REFERÊNCIAS

Lobo RA. Primary and secondary amenorrhea and precocious puberty. In: Katz VL, Lentz GM, Lobo RA, Gersenson DM, eds. *Comprehensive Gynecology*, 5th ed. St. Louis, MO: Mosby-Year Book; 2007:933-960.

Pisarska MD, Alexander CJ, Azziz R, Buyalos RP. Puberty and disorders of pubertal development. In: Hacker NF, Gambone JC, Hobel CJ, eds. *Essentials of Obstetrics and Gynecology*, 5th ed. Philadelphia, PA: Saunders; 2009:345-354.

CASO 56

Uma mulher de 31 anos, G1P1, apresenta história de infertilidade com duração de dois anos. Ela afirma que sua menstruação começou aos 12 anos, e que ocorre regularmente com intervalos de 28 dias. Um gráfico de temperatura corporal basal (TCB) bifásico é registrado. Ela nega doenças sexualmente transmissíveis (DSTs), e um histerossalpingograma (HSG) mostra tubas patentes e cavidade uterina normal. Seu marido tem 34 anos e a análise do sêmen dele é normal.

▶ Qual é a etiologia mais provável da infertilidade da paciente?

RESPOSTA PARA O CASO 56:
Infertilidade e fator peritoneal

Resumo: Um casal infértil é avaliado. Na mulher, as menstruações são regulares e é registrado um gráfico de TCB bifásico. Ela nega DSTs, e um HSG mostra tubas patentes e cavidade uterina normal. A análise do sêmen do homem é normal.

- **Etiologia mais provável:** Endometriose (fator peritoneal).

ANÁLISE

Objetivos

1. Saber as cinco etiologias básicas da infertilidade.
2. Compreender a história e os testes laboratoriais para esses cinco fatores.
3. Compreender que a endometriose é mais comum do que a infertilidade por fator cervical.

Considerações

Essa mulher de 31 anos tem infertilidade secundária. Na abordagem da infertilidade, há cinco fatores básicos a serem examinados: (1) ovulatório, (2) uterino, (3) tubário, (4) fator masculino e (5) fator peritoneal (endometriose). A história dessa paciente é consistente com ovulação regular; isso é confirmado pelo gráfico de TCB bifásico. Os fatores uterinos e tubários são normais com base em um HSG normal (estudo radiológico no qual é colocado contraste na cavidade uterina por meio de um cateter transcervical). O fator masculino é excluído essencialmente com base na análise normal do sêmen. Portanto, o fator restante não abordado é o fator peritoneal. Se a paciente tiver sido submetida previamente à crioterapia do colo uterino, o examinador pode ser direcionado a considerar o fator cervical (raro); do mesmo modo, se a paciente se queixou dos três Ds da endometriose (dismenorreia, dispareunia e disquezia), então o examinador seria encaminhado para o fator peritoneal. Como não há indícios que favorecem um fator sobre outro, o clínico deve escolher a condição mais comum, que é a endometriose.

ABORDAGEM À
Infertilidade

DEFINIÇÕES

TECNOLOGIA DE REPRODUÇÃO ASSISTIDA: Procedimentos nos quais os oócitos e/ou espermatozoides são manuseados no laboratório em um esforço de melhorar a fertilização. Eles incluem fertilização *in vitro* (FIV), injeção intracitoplasmática de espermatozoides (ICSI, do inglês *intracytoplasmic sperm injection*), diagnóstico genético pré-implantação e outros procedimentos.

FERTILIZAÇÃO *IN VITRO*: Manuseio do oócito da mulher e do espermatozoide no laboratório, fertilização do oócito e, então, injeção do blastocisto no endométrio.

INFERTILIDADE: Incapacidade de conceber após um ano de relações sexuais sem proteção.

INFERTILIDADE PRIMÁRIA: Mulher que nunca foi capaz de engravidar.

INFERTILIDADE SECUNDÁRIA: Mulher que engravidou no passado, mas tem história de incapacidade de conceber há um ano.

ABORDAGEM CLÍNICA

A infertilidade afeta cerca de 10 a 15% dos casais em idade reprodutiva. A **fecundabilidade**, definida como a probabilidade de engravidar em um ciclo menstrual, tem sido estimada em **20 a 25%** para um casal normal. Com base nessa estimativa, cerca de 90% dos casais deve conceber após 12 meses. O encontro inicial do médico com o casal é muito importante e determina o tom de avaliações posteriores e o tratamento. É muito importante que após a avaliação inicial seja estabelecido e seguido um plano realístico (Quadro 56.1).

As cinco causas principais de infertilidade são as seguintes:

1. **Distúrbios ovulatórios (fator ovulatório).** Os distúrbios ovulatórios respondem por cerca de 30 a 40% de todos os casos de infertilidade feminina. A história de regularidade ou irregularidade das menstruações é razoavelmente preditiva da regularidade da ovulação. O gráfico da temperatura corporal basal (TCB) é o método mais fácil e menos dispendioso de detectar a ovulação (Fig. 56.1).

QUADRO 56.1 • Abordagem à infertilidade

Fator	História	Teste	Terapia
Disfunção ovulatória	Menstruações irregulares, obesidade	Gráfico de TCB, pico de LH ou nível de progesterona	Citrato de clomifeno
Distúrbio uterino	Miomas uterinos	HSG mostrando cavidade uterina anormal	Procedimento histeroscópico
Fator masculino	Hérnia, varicocele, caxumba	Análise do sêmen	Reparo de hérnia ou varicocele, FIV
Distúrbio tubário	Infecção por *chlamydia* ou gonococos	HSG	Laparoscopia, FIV
Fator peritoneal (endometriose)	3 Ds: dismenorreia, dispareunia, disquezia	Laparoscopia (alguns advogam CA-125)	Ablação/excisão da endometriose, terapia clínica

FIV, fertilização *in vitro*; HSG, histerossalpingograma; LH, hormônio luteinizante; TCB, temperatura corporal basal.

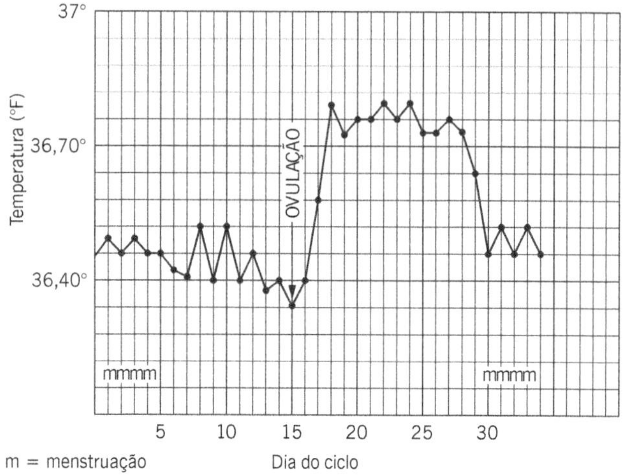

Figura 56.1 Gráfico da temperatura corporal basal. Após a ovulação, a temperatura eleva-se em 1°C por 10 a 12 dias.

A temperatura deve ser determinada por via oral, preferivelmente com o termômetro corporal basal, antes que a paciente saia da cama, alimente-se ou beba líquidos. O gráfico documenta a elevação de temperatura de cerca de 1°C que ocorre após a ovulação devido à liberação de progesterona (um hormônio termogênico) pelo ovário. A elevação da temperatura é responsável pelo padrão bifásico indicativo de ovulação. O nível sérico de progesterona mesolútea (dia 21) é um método indireto de documentar a ovulação. O LH e, sobretudo, a elevação do LH, podem ser detectados por meio de exames de urina autoadministrados. A ovulação ocorre previsivelmente cerca de 36 horas após a instalação do pico de LH. Outros testes incluem biópsia de endométrio mostrando tecido secretor ou ultrassonografia documentando redução no tamanho folicular e presença de fluido no fundo de saco, o que sugere ovulação. Em mulheres com mais de 30 anos, a avaliação da reserva ovariana como o FSH do terceiro dia, ou a avaliação do nível de hormônio antimülleriano pode ser útil (ver Caso 30 [Perimenopausa]).

2. **Problemas uterinos.** O HSG é o exame inicial para a forma intrauterina e a patência tubária. Ele deve ser realizado entre os dias 6 e 10 do ciclo. A histeroscopia também fornecerá visualização direta da cavidade uterina quando o HSG sugerir defeito intrauterino. A histerossonografia também pode ser realizada para visualizar a cavidade endometrial. As anormalidades uterinas foram associadas a perdas gestacionais recorrentes. Os miomas uterinos e, em particular, os submucosos, podem interferir na implantação e na fertilidade.
3. **Fator tubário.** História de cervicite ou salpingite por *chlamydia* ou gonococos pode indicar doença tubária. Ainda assim, a maioria das mulheres com infertili-

dade por fator tubário não tem história de infecções sexualmente transmissíveis (ISTs), devido à natureza assintomática das infecções. O HSG é razoavelmente acurado, mas não é perfeito. Um exame normal mostra uma fina linha de contraste pelas tubas e derramamento de contraste na cavidade peritoneal que delineia o intestino. Achados anormais devem ser confirmados por laparoscopia, a qual é considerada o "padrão-ouro" para o diagnóstico de doença tubária e peritoneal. Além disso, a laparoscopia operatória pode fornecer o tratamento de doença tubária e peritoneal por meio de uma técnica minimamente invasiva.

4. **Anormalidades no sêmen (fator masculino).** A análise do sêmen é um teste muito básico e não invasivo e deve ser um dos exames iniciais. Mesmo homens que já tiveram filhos devem ser submetidos à análise do sêmen. O sêmen deve ser avaliado em termos de: volume (nl > 2,0 mL), concentração de espermatozoide (nl > 20 milhões/mL), motilidade (nl > 50%) e morfologia (nl > 30% de formas normais). Um período de abstinência de dois a três dias antes da coleta do sêmen é recomendado. Um teste anormal não é suficiente para estabelecer o diagnóstico de uma anormalidade do fator masculino, e o teste deve ser repetido após dois a três meses (o processo de transformar espermatogônias em células espermáticas maduras requer 74 dias).
5. **Fator peritoneal (endometriose).** Deve-se suspeitar da endometriose, uma condição comum associada à infertilidade, em qualquer mulher infértil. A prevalência de endometriose varia de 0,5 a 5% em mulheres férteis e 25 a 40% em mulheres inférteis. A fecundidade, definida como a probabilidade de uma mulher atingir um nascimento vivo em um determinado mês, varia de 0,15 a 0,20 em casais normais e 0,02 a 0,10 em mulheres com endometriose não tratadas. A suspeita deve aumentar se houver queixa de dismenorreia e dispareunia, mas frequentemente está presente mesmo em mulheres assintomáticas. Embora não seja completamente compreendida, a endometriose pode causar infertilidade por inibir a ovulação, induzir aderências e, talvez, interferir na fertilização. A laparoscopia é o padrão-ouro para o diagnóstico da endometriose e pode permitir a ablação/excisão cirúrgica das lesões. As lesões podem ter várias aparências, desde claras a vermelhas até a cor clássica de "pó queimado".

Evidências atuais indicam que a terapia clínica não é tão benéfica para a infertilidade associada à endometriose. O tratamento cirúrgico em forma de laparoscopia ou laparotomia é uma opção eficaz, e a laparoscopia fornece menos tempo de hospitalização, menor tempo de recuperação, potencialmente menos aderências e menos desconforto para as pacientes. A restauração da anatomia com a excisão dos nódulos endometriais, remoção de endometriomas e livre de aderências é a base no tratamento dos estágios avançados da endometriose associada à infertilidade. Contudo, apesar da excisão cirúrgica, as taxas de concepção parecem ser menores em mulheres com doença extensa. De qualquer maneira, parece intuitivo que uma normalização estrutural da anatomia pélvica gravemente distorcida possa melhorar o desfecho da concepção, a qualidade de vida para a paciente e facilitar a captação do óvulo em casos de FIV. As opções cirúrgicas permanecem controversas nos estágios iniciais da endometriose sem distorção anatômica. Contudo, a excisão de lesões iniciais pode retardar a progressão da doença. Há ausência de evidência qualificada para indicar que a fertilidade é aumentada pela terapia clínica pré-operatória ou pós-operatória. Os benefícios teóricos não parecem superar os custos e as taxas de morbidade aumentadas. A terapia clínica isolada ou em combinação com a cirurgia pode apenas servir para retardar a fertilidade.

Tecnologias de reprodução assistida

As técnicas de reprodução assistidas respondem atualmente por 1 a 2% das gravidezes nos Estados Unidos. As indicações incluem fator tubário grave, fator masculino, endometriose ou infertilidade inexplicada ou outra não responsiva à terapia clínica. A FIV envolve a extração transvaginal de oócitos por meio da utilização de orientação ultrassonográfica, em geral após estimulação folicular, fertilização com espermatozoide e, depois, reposição do(s) blastocisto(s) fertilizado(s) na cavidade endometrial por meio de cateter transcervical (ver Fig. 56.2). A monitoração cuidadosa da paciente com ultrassonografia seriada e níveis de estradiol é importante para evitar a perigosa síndrome de hiperestimulação ovariana. Outras complicações incluem gestação múltipla, trabalho de parto prematuro e abortamento.

Em geral, a "qualidade" do oócito é o fator único mais importante para o sucesso da gravidez. Óvulos de doadoras podem ser utilizados se os oócitos da paciente forem de qualidade questionável. Na infertilidade por fator masculino, pode ser usada a ICSI, por meio da injeção direta do espermatozóide através da zona pelúcida e membrana celular do oócito usando técnicas de micromanipulação. O diagnóstico genético pré-implante pode ser realizado por meio de remoção de uma a duas células no estágio de blastocisto de seis a oito células, a fim de testar distúrbios genéticos ou translocações. A criopreservação frequentemente é utilizada para os oócitos fertilizados que não são implantados e que podem ser descongelados e usados posteriormente. Mães de aluguel podem ser usadas para gestação. Há inúmeros outros aspectos que são dilemas controversos e éticos.

Nota: O **fator cervical** é considerado uma **etiologia rara** e pode ser suspeitado pela presença de muco cervical viscoso e espesso antes da ovulação. A inseminação intrauterina, por meio da utilização de cateter para injetar espermatozoide lavado pelo colo uterino, ultrapassa o colo uterino.

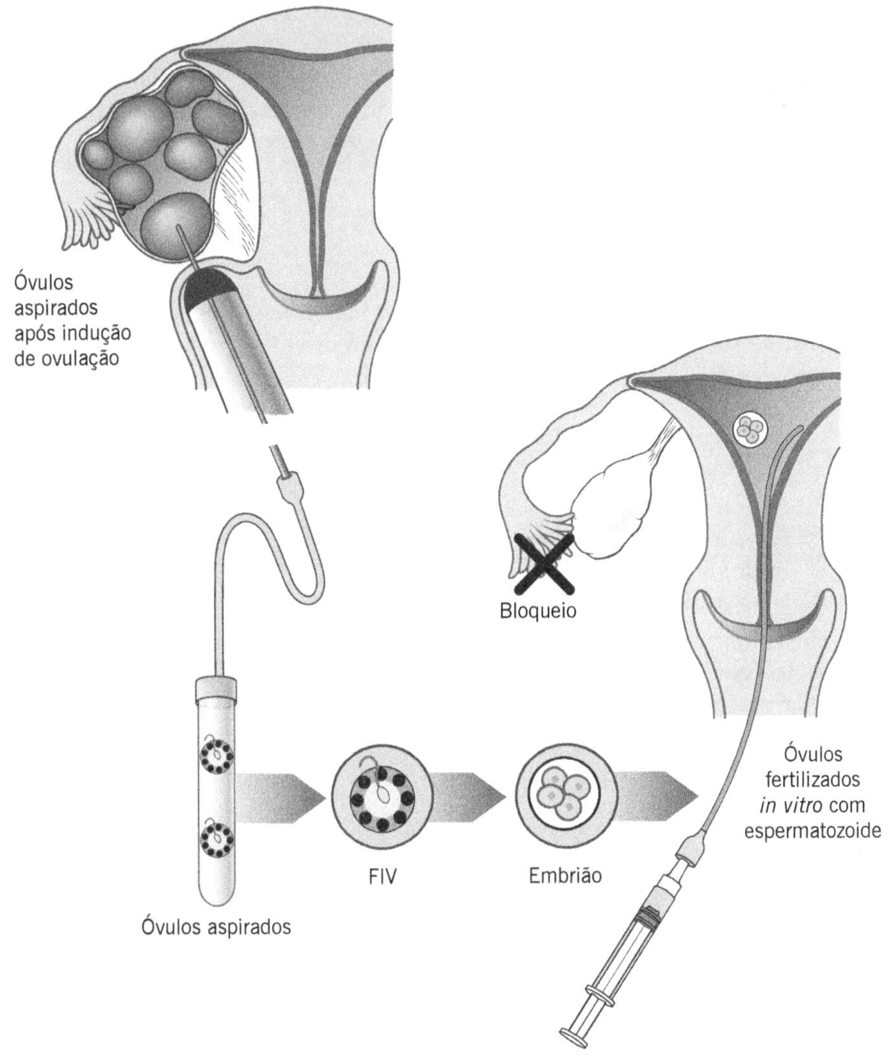

Figura 56.2 Sequência de fertilização *in vitro* (FIV): aspiração de óvulos, fertilização em laboratório e, depois, transferência de embriões.

QUESTÕES DE COMPREENSÃO

56.1 Uma mulher de 22 anos, G0P0, queixa-se de menstruações irregulares a cada 30 a 65 dias. A análise do sêmen é normal. O HSG é normal. Qual das alternativas seguintes é o tratamento mais provável para essa paciente?

A. Laparoscopia.
B. Inseminação intrauterina.
C. FIV.
D. Citrato de clomifeno.

56.2 Uma mulher de 26 anos, G0P0, tem menstruações regulares a cada 28 dias. A análise do sêmen é normal. A paciente tem exame pós-coital que revela espermatozoides móveis e muco cervical aquoso e elástico. Ela foi tratada para infecção por *chlamydia* no passado. Qual das alternativas seguintes é a etiologia mais provável da infertilidade da paciente?

A. Fator peritoneal.
B. Fator masculino.
C. Fator cervical.
D. Fator uterino e tubário.
E. Fator ovulatório.

56.3 Uma mulher de 28 anos, G1P1, queixa-se de menstruações dolorosas e dor durante a relação sexual. Ela tem menstruações mensais e nega história de DSTs. Qual dos exames a seguir provavelmente identificaria a etiologia da infertilidade?

A. Análise do sêmen.
B. Laparoscopia.
C. Gráfico de TCB.
D. HSG.
E. Dosagem de progesterona.

56.4 Uma mulher infértil de 34 anos apresenta evidência de bloqueio das tubas uterinas no HSG. Qual das alternativas seguintes é o melhor próximo passo para essa paciente?

A. Terapia com FSH.
B. Terapia com citrato de clomifeno.
C. Laparoscopia.
D. Inseminação intrauterina.

RESPOSTAS

56.1 **D.** Menstruações irregulares em geral significam ovulação irregular e, portanto, a infertilidade poderia ser atribuída, provavelmente, a um fator ovariano. As três condições a considerar são SOPC (que é mais comum), distúrbios hipotalâmicos e falência ovariana prematura. As causas de distúrbios hipotalâmicos afetam os pulsos de GnRH, como o hipotireoidismo e a hiperprolactinemia. Assim, a avaliação de uma mulher com ovulação irregular em geral inclui a verificação dos níveis de TSH e prolactina. Níveis elevados de FSH sugerem falência ovariana prematura. O citrato de clomifeno é um tratamento para anovulação, sobretudo a SOPC. O diagnóstico da SOPC é clínico, com características de obesidade, anovulação, hirsutismo e, possivelmente, intolerância à glicose. Uma laparoscopia seria indicada se houvesse suspeita de fator tubário causando infertilidade (como história prévia de *chlamydia* ou gonorreia) ou fator peritoneal (os três Ds da endometriose). A inseminação intrauterina está indicada quando um fator cervical parece ser a causa da infertilidade, como muco cervical espesso e viscoso antes da ovulação. Esse procedimento ultrapassa o colo uterino não favorável usando um cateter para injetar o espermatozoide lavado. Neste cenário clínico, a paciente não apresenta sintomas consistentes com infertilidade por fator cervical. A FIV pode ser considerada se o problema for fator tubário ou fator masculino.

56.2 **D.** A história de infecção por *chlamydia* sugere fortemente infertilidade por fator tubário. A laparoscopia seria o próximo passo no manejo e é considerada o padrão-ouro para o diagnóstico de doença tubária e peritoneal. A paciente não apresenta nenhum dos três Ds do fator peritoneal, e a análise do sêmen é normal, o que exclui o fator masculino como causa da infertilidade. Não há menção de história de fibromas e ela relata menstruações regulares; isso elimina fatores uterinos e ovulatórios como a etiologia da infertilidade.

56.3 **B.** A história de dismenorreia e dispareunia (dois dos três Ds dos sintomas do fator peritoneal) dessa paciente sugere endometriose, que é melhor diagnosticada por laparoscopia. Um HSG visualiza a parte interna do útero e não seria útil no diagnóstico de endometriose, já que ela se manifesta fora do útero, tubas e ovários. Ela tem menstruações a cada mês, portanto, o gráfico de TCB seria normal. Uma dosagem de progesterona pode ser utilizada para avaliar a ocorrência de ovulação, ou a adequação do corpo lúteo (o chamado defeito da fase lútea).

56.4 **C.** Essa paciente apresenta sintomas de infertilidade por fator tubário. O HSG (estudo radiológico no qual é injetado contraste dentro do útero) não é específico e deve ser acompanhado com laparoscopia. A laparoscopia pode prover o tratamento da doença tubária e peritoneal por meio de uma técnica minimamente invasiva. O clomifeno não é efetivo em pacientes com fator tubário, e está indicado na anovulação. A terapia com FSH e inseminação intrauterina seria ineficaz pelos mesmos motivos.

DICAS CLÍNICAS

- Os cinco fatores básicos causadores de infertilidade são: ovulatório, uterino, tubário, masculino e peritoneal.
- Menstruações irregulares em geral significam ovulação irregular; menstruações regulares em geral significam ovulação regular. Na maioria das vezes, distúrbios ovulatórios são razoavelmente responsivos à terapia.
- História de salpingite ou cervicite por chlamydia sugere infertilidade por fator tubário.
- A laparoscopia é o padrão-ouro no diagnóstico de endometriose, e as lesões podem ter várias aparências.
- A cirurgia é a principal terapia das anormalidades endometriais ou tubárias associadas à infertilidade.
- As tecnologias de reprodução assistida envolvem o isolamento e o manuseio do oócito e procedimentos que incluam FIV e ICSI.

REFERÊNCIAS

Barnhart K, Dunsmoor-Su R, Coutifaris C. Effect of endometriosis on in vitro fertilization. *Fertil Steril.* 2002;77:1148-1155.

Houston DE, Noller KL, Melton LJ, et al. Incidence of pelvic endometriosis in Rochester, Minnesota, 1970-1979. *Am J Epidemiol.* 1987;125(6):959-969.

Hughes E, Brown J, Collins J, et al. Ovulation suppression for endometriosis. *Cochrane Database Syst.* RevCD000155. 2007.

Kennedy S, Begguist A, Chapron C, et al. ESHRE guideline for the diagnosis and treatment of endometriosis. *Human Reprod.* 2005;20:2698-2704.

Lobo RA. Infertility. In: Katz VL, Lentz GM, Lobo RA, Gersenson DM, eds. *Comprehensive Gynecology,* 5th ed. St. Louis, MO: Mosby-Year Book; 2007:1001-1038.

Meldrum DR. Infertility and assisted reproductive technologies. In: Hacker NF, Gambone JC, Hobel CJ, eds. *Essentials of Obstetrics and Gynecology,* 5th ed. Philadelphia, PA: Saunders; 2009:371-378.

CASO 57

Uma mulher nulípara de 66 anos que entrou na menopausa aos 55 anos queixa-se de sangramento vaginal de duas semanas de duração. Antes da menopausa, ela tinha menstruações irregulares. Ela nega o uso de terapia de reposição estrogênica (TRE). A história clínica é significativa para diabetes melito controlada com agente hipoglicemiante oral. Ao exame, ela pesa 86 kg e tem 1,60 m de altura. A PA é 150/90 mmHg e a temperatura é 37,2°C.O exame do coração e pulmões é normal. O abdome está obeso, sem massas palpáveis. A genitália externa parece normal e o útero parece ser de tamanho normal, sem massas anexiais.

- Qual é o próximo passo?
- Qual é a preocupação?

RESPOSTAS PARA O CASO 57: Sangramento pós-menopausa

Resumo: Uma mulher nulípara, diabética, de 66 anos, queixa-se de sangramento vaginal pós-menopausa. Antes da menopausa, que ocorreu aos 55 anos, ela tinha menstruações irregulares. Ela nega o uso de TRE. O exame revela obesidade e hipertensão.

- **Próximo passo:** Realizar biópsia endometrial.
- **Preocupação:** Câncer endometrial.

ANÁLISE

Objetivos

1. Compreender que o sangramento pós-menopausa requer biópsia endometrial para avaliar a presença de câncer endometrial.
2. Conhecer os fatores de risco de câncer endometrial.
3. Saber que o câncer endometrial é estadiado cirurgicamente.

Considerações

Essa paciente tem sangramento vaginal pós-menopausa, o qual deve sempre ser investigado, porque pode indicar condições malignas ou pré-malignas. A maior preocupação deve ser o câncer endometrial. Ela também tem inúmeros fatores de risco de câncer endometrial incluindo obesidade, diabetes, hipertensão, anovulação prévia (menstruações irregulares), menopausa tardia e nuliparidade. A biópsia endometrial pode ser realizada no consultório por meio da colocação de um fino cateter flexível pelo colo uterino. A biópsia endometrial e a ultrassonografia transvaginal são exames iniciais aceitáveis para avaliar o câncer endometrial. Essa paciente não está em uso de TRE sem oposição, o que seria outro fator de risco. Se for diagnosticado câncer endometrial, a paciente necessitaria de estadiamento cirúrgico. Se a biópsia endometrial for negativa para câncer, outras causas de sangramento pós-menopausa, como endométrio atrófico ou pólipo endometrial, são possíveis. Uma amostra às cegas do endométrio, como com o dispositivo de biópsia endometrial, tem sensibilidade de 90 a 95% na detecção do câncer. No caso de essa paciente, que tem tantos fatores de risco de câncer de endométrio, apresentar amostra negativa, muitos médicos indicam visualização direta da cavidade endometrial, como por meio de histeroscopia. No acompanhamento dessa paciente após a biópsia endometrial, qualquer episódio adicional de sangramento é indicativo de nova investigação.

ABORDAGEM AO
Sangramento pós-menopausa

DEFINIÇÕES

BIÓPSIA ENDOMETRIAL: Um fino cateter é introduzido pelo colo uterino para dentro da cavidade uterina para aspirar células endometriais (ver Fig. 57.1).

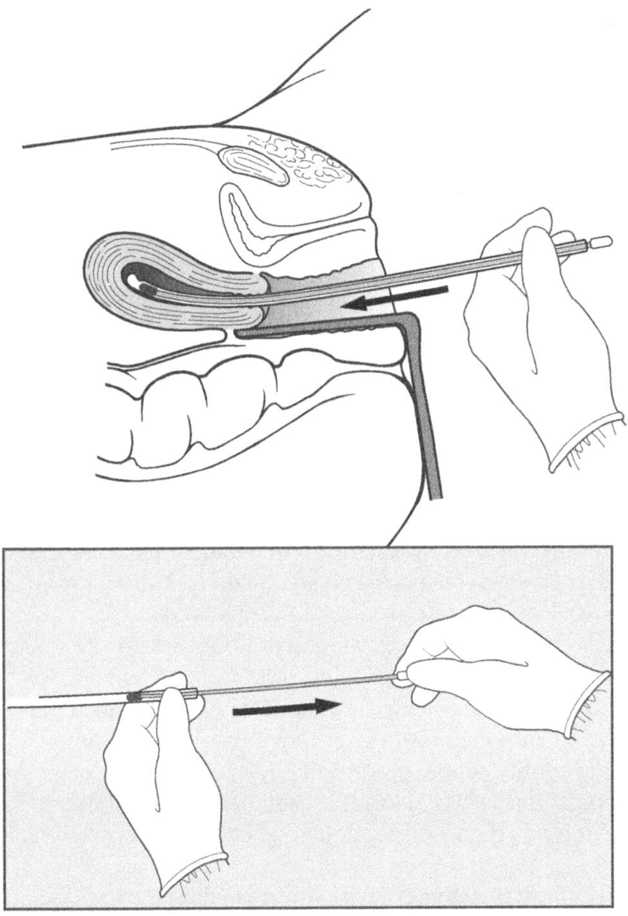

Figura 57.1 Biópsia endometrial. O Pipelle é um fino cateter flexível colocado pelo colo uterino, dentro do útero, via espéculo. O estilete é retirado gerando uma sucção, e, então, o dispositivo é retirado suavemente enquanto é girado para coletar uma amostra de todo o endométrio.

PÓLIPOS ENDOMETRIAIS: Crescimento de glândulas e estroma endometrial, que se projeta para dentro da cavidade uterina, em geral em um pedículo; podem causar sangramento pós-menopausa.

ENDOMÉTRIO ATRÓFICO: A causa mais comum de sangramento pós-menopausa é o tecido friável do endométrio ou da vagina devido a baixos níveis de estrogênio.

FAIXA ENDOMETRIAL: Avaliação ultrassonográfica transvaginal da espessura endometrial; espessura maior do que 4 mm é anormal em mulher na pós-menopausa.

CÂNCER ENDOMETRIAL TIPO I: Esse é o tipo de célula endometrioide característica que é dependente de estrogênio, ocorrendo em pacientes em período perimenopausa ou de início da menopausa, com os fatores de risco clássicos de estrogênio sem oposição. Esse tipo de câncer é caracteristicamente de baixo grau e não tão agressivo.

CÂNCER ENDOMETRIAL TIPO II: Essa é, em geral, uma doença agressiva com tipos de células serosas papilares ou claras e independentes do estrogênio (RT negativo). Esses cânceres envolvem mulheres na menopausa tardia, pacientes magras ou com menstruações regulares.

ABORDAGEM CLÍNICA

O sangramento pós-menopausa sempre precisa ser investigado porque pode indicar distúrbios malignos ou condições pré-malignas, como hiperplasia endometrial. É importante considerar que a hiperplasia complexa com atipia está associada ao carcinoma endometrial em 30 a 50% dos casos.

A etiologia mais comum do sangramento pós-menopausa é a **endometrite atrófica** ou vaginite. A perda sanguínea vaginal pode ocorrer em uma paciente em uso de terapia hormonal. Contudo, como a malignidade endometrial pode coexistir com alterações atróficas ou em mulheres em uso de terapia de reposição hormonal, o **carcinoma endometrial deve ser excluído em qualquer paciente com sangramento pós-menopausa**. Possíveis métodos de avaliação do endométrio incluem biópsia endometrial, histeroscopia ou ultrassonografia transvaginal.

Os fatores de risco de câncer endometrial são listados no Quadro 57.1. Eles incluem principalmente condições de exposição ao estrogênio sem progesterona. Embora o câncer endometrial afete, na maioria das vezes, mulheres mais velhas, uma mulher de 30 a 40 anos com história de anovulação crônica, como SOPC, pode ser afetada. Por esse motivo, mulheres com mais de 35 anos com sangramento uterino anormal devem ser avaliadas para câncer endometrial, e as mulheres com menos de 35 anos com fatores de risco também devem ser consideradas para um procedimento diagnóstico.

Quando a amostra endometrial não for reveladora, a paciente com sangramento pós-menopausa persistente ou com inúmeros fatores de risco de câncer endometrial deverá ser submetida a outras avaliações, como histeroscopia. A visualização

QUADRO 57.1 • Fatores de risco de câncer endometrial

Menarca precoce
Menopausa tardia
Obesidade
Anovulação crônica
Tumores ovarianos secretores de estrogênio
Ingestão de estrogênio sem oposição
Hipertensão
Diabetes melito
História pessoal ou familiar de câncer de mama ou ovariano ou síndrome cancerígena genética (síndrome de Lynch)
Idade mais avançada
História de infertilidade

direta da cavidade intrauterina pode identificar pequenas lesões que podem ser negligenciadas pelo equipamento ambulatorial de biópsia endometrial. Além disso, pólipos endometriais podem ser identificados por histeroscopia. Mais recentemente, a histerossonografia tem sido utilizada para identificar patologia endometrial como os pólipos. Esses pólipos ainda precisam de manejo cirúrgico já que podem ser malignos.

O carcinoma endometrial é a malignidade mais comum do trato genital feminino. Embora o câncer endometrial não seja a causa mais comum de sangramento pós-menopausa, em geral é o mais preocupante. Felizmente, como o câncer endometrial é associado a um sintoma precoce, como sangramento uterino anormal, em geral é detectado em estágio inicial. Quando diagnosticado, o câncer endometrial é estadiado cirurgicamente (Quadro 57.2). Às vezes, o câncer endometrial pode ocorrer na paciente atípica, como uma paciente **magra**; esses cânceres tendem a ser da **variedade Tipo II** e mais **agressivos.**

QUADRO 57.2 • Procedimento de estadiamento para câncer endometrial

Histerectomia total, salpingo-oforectomia bilateral
Omentectomia se a patologia mostrar células serosas papilares ou claras*
Biópsia de linfonodos
Lavados peritoneais

* A histologia de células serosas papilares ou claras está associada a pior prognóstico e disseminação mais agressiva.

CORRELAÇÃO DE CASO

- Ver também Caso 52 (Síndrome do ovário policístico), que é um fator de risco para câncer endometrial.

QUESTÕES DE COMPREENSÃO

57.1 Uma mulher de 60 anos vai ao consultório de seu médico com sangramento pós-menopausa. Ela é submetida à biópsia endometrial e é diagnosticada com câncer de endométrio. Qual das alternativas seguintes é um fator de risco de câncer de endométrio?

A. Multiparidade.
B. Infecção por herpes-vírus simples (HSV).
C. Diabetes melito.
D. Uso de ACOs.
E. Tabagismo.

57.2 Uma mulher saudável de 48 anos, na pós-menopausa, faz exame de Papanicolaou que revela células glandulares atípicas (CGAs). Ela não tem história de esfregaços de Papanicolaou anormais. Qual das alternativas seguintes é o melhor próximo passo?

A. Repetir o esfregaço de Papanicolaou em três meses.
B. Colposcopia, curetagem endocervical, biópsia endometrial.
C. Terapia de reposição hormonal.
D. Biópsia vaginal.

57.3 Uma mulher de 57 anos na pós-menopausa com hipertensão, diabetes e história de SOPC queixa-se de sangramento vaginal há duas semanas. A biópsia endometrial mostra alguns fragmentos de endométrio atrófico. A TRE é iniciada. A paciente continua a ter vários episódios de sangramento vaginal três meses mais tarde. Qual das alternativas seguintes é o melhor próximo passo?

A. Observação continuada e tranquilização.
B. TRE sem oposição.
C. Exame histeroscópico.
D. Ablação endometrial.
E. Exame de CA-125 sérico.

57.4 Uma mulher de 52 anos, que tem hipertensão e diabetes, é diagnosticada com câncer endometrial. A hipertensão e o diabetes estão bem controlados. Seu médico diagnosticou a condição como doença do estágio I (confinada ao útero). Qual das alternativas seguintes é a medida terapêutica mais importante no tratamento dessa paciente?

A. Radioterapia.
B. Quimioterapia.
C. Terapia de imunoestimulação.
D. Terapia com progestínicos.
E. Terapia cirúrgica.

RESPOSTAS

57.1 **C.** O diabetes melito está associado ao câncer endometrial. Outros fatores de risco incluem idade avançada, menarca precoce, menopausa tardia, obesidade, anovulação crônica, tumores ovarianos secretores de estrogênio, hipertensão, história familiar e, o maior deles, ingestão de estrogênio sem oposição. O uso de ACOs combinados diminui o risco de câncer endometrial devido ao componente progestínico na pílula que impede a hiperproliferação do endométrio. O tabagismo está associado a um baixo estado estrogênico, que também diminuiria o risco de a paciente ter câncer de endométrio. Mas isso é um risco de saúde pública importante, já que o tabagismo está associado a um aumento global na morbidade e na mortalidade. A multiparidade também reduz o risco de câncer endometrial, e a infecção por HSV não influencia na chance de a paciente ter câncer de endométrio.

57.2 **B.** CGAs no esfregaço de Papanicolaou podem indicar câncer cervical, endometrial ou ovariano. Portanto, exame colposcópico do colo uterino, curetagem da endocérvice e biópsia endometrial estão indicados. Como o carcinoma endometrial é a malignidade mais comum do trato genital feminino e é muito tratável quando detectado em estágio inicial, o benefício de usar múltiplas técnicas para examinar o colo uterino e o endométrio em nível microscópico não deve ser retardado. O atraso de novas investigações com a repetição do esfregaço de Papanicolaou em três meses pode permitir a progressão de qualquer tipo de malignidade que a paciente possa ter. Um esfregaço de Papanicolaou anormal não é muito específico, de modo que esperar para repetir o teste e ter novamente resultados anormais ainda não especificaria se a paciente tem câncer ou outro processo patológico. A biópsia vaginal não informaria sobre a probabilidade de a paciente ter malignidade endometrial ou cervical. Além disso, o câncer vaginal não é tão comum quanto o câncer endometrial ou cervical e a biópsia vaginal não será custo-efetiva se não houver sintomas associados a carcinoma vaginal. A TRE pioraria a hiperplasia e a atipia endometrial da paciente ou colocaria a paciente em maior risco de câncer endometrial se este já não estiver presente. O estrogênio sem oposição aumenta a proliferação das células endometriais e a probabilidade de desenvolvimento de hiperplasia endometrial e, ao final, carcinoma endometrial.

57.3 **C.** O sangramento pós-menopausa persistente, especialmente em uma mulher com fatores de risco de câncer endometrial, deve ser avaliado. A histeroscopia seria muito custo-efetiva nessa paciente, que apresenta sangramento pós-menopausa persistente com muitos fatores de risco. A histeroscopia é um dos melhores métodos para avaliar a cavidade uterina já que permite a visualização direta e a biópsia orientada da cavidade uterina. A observação continuada e a tranquilização não estariam indicadas, já que há elevada suspeita de essa paciente apresentar câncer de endométrio. Qualquer retardo no tratamento pode permitir a progressão do câncer, tornando-o de mais difícil tratamento, e a tranquilização seria equívoca. A TRE sem oposição não estaria indicada nessa paciente que já tem tantos fatores de risco e sintomas de câncer endometrial. A ablação endometrial pode ser benéfica para interromper o sangramento em pacientes com menorragia que não querem mais ter filhos, mas esse não é um método de diagnóstico ou de tratamento do carcinoma endometrial. A ablação endometrial nessa paciente retardaria o diagnóstico e o tratamento do câncer endometrial. O antígeno sérico CA-125 não é um marcador específico do câncer, e é associado principalmente a tumores epiteliais do ovário.

57.4 **E.** O tratamento cirúrgico é um aspecto fundamental do tratamento e do estadiamento do carcinoma endometrial. A radioterapia é utilizada como tratamento complementar quando a cirurgia realizada para estadiamento mostrar elevada suspeita de disseminação. A quimioterapia seria indicada se a cirurgia revelasse metástase. A terapia com progestínicos é efetiva na descamação do revestimento endometrial, mas não na inibição da proliferação celular ou no tratamento do câncer de endométrio.

DICAS CLÍNICAS

- Uma biópsia endometrial deve ser realizada em uma mulher com sangramento pós-menopausa para avaliar a possibilidade de carcinoma endometrial.
- O estrogênio sem oposição em geral é o maior fator de risco para o desenvolvimento de câncer de endométrio.
- O câncer endometrial é estadiado cirurgicamente e a cirurgia é parte fundamental do seu tratamento.
- O sangramento pós-menopausa persistente requer maior investigação (como histeroscopia) mesmo após uma biópsia de endométrio normal.
- O câncer de endométrio em geral é descoberto em estágio inicial devido a um sintoma precoce: sangramento uterino anormal.
- Quando ocorrer câncer endometrial em uma paciente atípica sem história de anovulação, ele tenderá a ser mais agressivo.

REFERÊNCIAS

American Coll ege of Obstetricians and Gynecologists. Management of endometrial cancer. *ACOG Practice Bulletin 65*. Washington, DC: August 2005.

American College of Obstetricians and Gynecologists. Management of abnormal cervical cytology and histology. *ACOG Practice Bulletin 99*. Washington, DC: December 2008.

American College of Obstetricians and Gynecologists. The role of transvaginal ultrasonography in the evaluation of postmenopausal bleeding. *ACOG Committee Opinion 440. Washington, DC:* August 2009.

Hacker NF. Uterine corpus cancer. In: Hacker NF, Moore JG, Gambone JC, eds. *Essentials of Obstetrics and Gynecology*, 5th ed. Philadelphia, PA: Saunders; 2009:428-434.

Lu K, Slomovitz BM. Neoplastic diseases of the uterus. In: Katz VL, Lentz GM, Lobo RA, Gersenson DM, eds. *Comprehensive Gynecology*, 5th ed. St. Louis, MO: Mosby-Year Book; 2007:813-839.

CASO 58

Uma mulher de 50 anos, G5P5, queixa-se de perda sanguínea pós-coital nos últimos seis meses. Mais recentemente, ela queixa-se de secreção vaginal fétida. Ela afirma que teve sífilis no passado. Os partos foram todos vaginais e sem complicação. Ela fuma um maço de cigarros por dia há 20 anos. Ao exame, a PA é 100/80 mmHg, a temperatura é 37,2°C e a frequência cardíaca (FC) é 80 bpm. O exame do coração e dos pulmões está dentro dos limites normais. O abdome não revela massas, ascite ou sensibilidade. O exame das costas é normal e não há sensibilidade do ângulo costovertebral. O exame pélvico revela genitália externa feminina normal. O exame especular revela lesão exofítica de 3 cm na borda anterior do colo uterino. Não há outras massas palpáveis.

- Qual é o próximo passo?
- Qual é o diagnóstico mais provável?

RESPOSTAS PARA O CASO 58: Câncer cervical

Resumo: Uma mulher de 50 anos, G5P5, queixa-se de história de seis meses de perda sanguínea pós-coital e secreção vaginal fétida. Ela teve infecção prévia por sífilis, e é tabagista. O exame especular revela lesão exofítica de 3 cm na borda anterior do colo uterino.

- **Próximo passo:** Biópsia da lesão cervical.
- **Diagnóstico mais provável:** Câncer cervical.

ANÁLISE

Objetivos

1. Compreender que biópsia cervical, e não esfregaço de Papanicolaou (o qual é um teste de rastreamento), é o melhor procedimento diagnóstico quando é observada lesão cervical.
2. Saber que a perda sanguínea pós-coital é um sintoma de câncer cervical.
3. Conhecer os fatores de risco de câncer cervical.

Considerações

Essa mulher de 50 anos apresenta perda sanguínea pós-coital. O sangramento vaginal anormal é o sintoma de apresentação mais comum do câncer cervical invasivo, e em mulheres sexualmente ativas, a perda sanguínea pós-coital é comum. A idade da paciente, 51 anos, é próxima da idade média de apresentação do câncer cervical. Ela também queixa-se de secreção vaginal fétida causada pelo grande tumor necrótico. Notavelmente, a mulher não tem sensibilidade nos flancos, que seria o resultado de obstrução metastática dos ureteres, levando à hidronefrose. Biópsia cervical, em vez de esfregaço de Papanicolaou, é o melhor teste diagnóstico para avaliar massa cervical. O esfregaço de Papanicolaou é um teste de rastreamento e é adequado para mulher com colo uterino de aspecto normal.

Os fatores de risco de câncer cervical nessa mulher incluem multiparidade, tabagismo e história de DST (sífilis). Outros fatores de risco não mencionados seriam idade precoce de início das relações sexuais, múltiplos parceiros sexuais e infecção pelo vírus da imunodeficiência humana (HIV) (Quadro 58.1).

QUADRO 58.1 • Fatores de risco de câncer cervical

Idade precoce das relações sexuais
DSTs
Gravidez precoce
Baixo status socioeconômico
HPV
Infecção por HIV
Tabagismo
Múltiplos parceiros sexuais

DSTs, doenças sexualmente transmissíveis; HIV, vírus da imunodeficiência humana; HPV, papilomavírus humano.

ABORDAGEM AO Câncer cervical

DEFINIÇÕES

NEOPLASIA CERVICAL INTRAEPITELIAL: Lesões pré-invasivas do colo uterino com maturação celular anormal, aumento nuclear e atipia.

PAPILOMAVÍRUS HUMANO: Vírus com DNA de cadeia dupla, circular, que pode ser incorporado no epitélio escamoso cervical, predispondo as células à displasia e/ou ao câncer.

HISTERECTOMIA RADICAL: Remoção do útero, do colo uterino e de ligamentos de suporte, como ligamento transverso do colo, ligamento retouterino e vagina proximal.

BRAQUITERAPIA: Implantes radioativos colocados próximo ao leito tumoral.

TELERRADIOTERAPIA: Irradiação com feixe externo na qual o alvo está a alguma distância da fonte de radiação.

VACINA CONTRA PAPILOMAVÍRUS HUMANO: Vacina de vírus morto, aprovada pela Food and Drug Administration (FDA), para homens e mulheres com idade entre nove e 26 anos. A vacina quadrivalente contém antígenos de papilomavírus humano (HPV) dos tipos 16 e 18 (que estão associados a cerca de 50% de cânceres cervicais e displasias em mulheres) e 6 e 11 (que causam verrugas venéreas em homens e mulheres).

ABORDAGEM CLÍNICA

Câncer cervical

Quando uma mulher apresenta sangramento pós-coital ou tem esfregaço de Papanicolaou anormal, deve-se suspeitar de displasia cervical ou câncer. Um esfregaço de Papanicolaou anormal em geral é avaliado por colposcopia com biópsias, na qual o colo uterino é embrocado com solução de ácido acético a 3 ou 5%. O colposcópio é um dispositivo de aumento binocular que permite a visualização direta do colo uterino. **A maioria das displasias de cânceres cervicais origina-se próximo à junção do epitélio escamocolunar do colo uterino.** Em geral, as lesões cervicais intraepiteliais ficam brancas com a adição do ácido acético, a chamada lesão "acetobranca". Juntamente com a alteração na cor, as lesões displásicas frequentemente têm alterações vasculares, refletindo um processo de crescimento mais rápido; de fato, o padrão vascular em geral caracteriza a gravidade da doença. Um exemplo de padrão vascular leve são as pontuações (terminações dos vasos) *versus* vasos atípicos (como vasos em saca-rolha e em grampo). Uma biópsia da área de pior aspecto deve ser coletada durante a colposcopia para diagnóstico histológico. Então, o próximo passo para avaliar as pacientes com esfregaço de Papanicolaou anormal é o exame colposcópico com biópsias dirigidas.

Quando uma mulher apresenta uma massa cervical, a biópsia da massa, em vez do esfregaço de Papanicolaou, é o mais adequado. Como o esfregaço de Papanicolaou é um teste de rastreamento, utilizado em mulheres assintomáticas, esse não é o melhor teste quando há massa visível. O esfregaço de Papanicolaou tem taxa falso-negativa e pode dar falsa ideia de tranquilidade.

Quando o câncer cervical é diagnosticado, o próximo passo é o estadiamento da gravidade. O câncer cervical é estadiado clinicamente (Quadro 58.2). O câncer cervical inicial (contido dentro do colo uterino) pode ser tratado igualmente com cirurgia (histerectomia radical) ou radioterapia. Todavia, o câncer cervical avançado é melhor tratado com radioterapia, que consiste em braquiterapia (implantes) com teleterapia (radioterapia de toda a pelve) juntamente com quimioterapia, em geral à base de platina (cisplatina), para sensibilizar o tecido à radioterapia. Como o HPV é o agente etiológico na grande maioria dos cânceres cervicais, a vacina contra o HPV promete prevenir muitos casos de displasia e câncer cervical. A vacina quadrivalente foi aprovada pela FDA para uso em mulheres dos nove aos 26 anos. Ela consiste em antígenos de HPV dos subtipos 6 e 11, que causam a maioria dos condilomas acuminados (verrugas venéreas) e os subtipos mais importantes 16 e 18, que causam 50 a 70% dos cânceres cervicais. A pesquisa clínica parece indicar proteção contra a aquisição da infecção por HPV por esses subtipos; contudo, como outros subtipos ainda podem causar displasia ou câncer cervical, esfregaços de Papanicolaou regulares ainda são necessários, mesmo após vacinação. Preferencialmente, a vacina deve ser administrada em idade anterior ao início da atividade sexual. O câncer cervical

QUADRO 58.2 • Procedimento de estadiamento do câncer cervical
Exame sob anestesia
PIV
Radiografia de tórax
Enema com bário ou proctoscopia
Cistoscopia

PIV, pielograma intravenoso.

frequentemente se dissemina pelos ligamentos transversos do colo para as paredes laterais da pelve. Ele pode obstruir um ou ambos os ureteres, levando à hidronefrose. De fato, a obstrução ureteral bilateral que leva à uremia é a causa mais comum de morte devido a essa doença.

Esfregaço de Papanicolaou e prevenção do câncer cervical

O objetivo da citologia cervical é detectar condições pré-malignas e intervir antes que se tornem cânceres invasivos. Em geral, os esfregaços de Papanicolaou anormais como exames de rastreamento requerem colposcopia e biópsia para determinar a completa extensão da displasia. Recentemente, a estratégia da citologia cervical foi submetida a alterações substanciais devido à disponibilidade do teste do HPV e ao reconhecimento de que adolescentes com frequência eliminam o HPV e a displasia de maneira espontânea.

A **citologia cervical em geral é iniciada aos 21 anos independentemente da idade de início das relações sexuais.** O esfregaço de Papanicolaou realizado a cada dois anos é recomendado até os 30 anos. Em pacientes com três testes citológicos cervicais consecutivos negativos para lesões intraepiteliais e malignidade aos 30 anos, o intervalo do rastreamento pode ser estendido para cada três anos. A realização conjunta do teste de HPV e do esfregaço de Papanicolaou é adequada após os 30 anos. Se a citologia cervical e o teste de subtipo de HPV forem negativos, os esfregaços de Papanicolaou não precisam ser realizados em intervalos menores do que três anos. Mulheres com fatores de risco de neoplasia cervical intraepitelial (CIN, do inglês *cervical intraepithelial neoplasia*), incluindo HIV, imunossupressão, exposição ao dietilestilbestrol (DES) e tratamento prévio para CIN 2,3 ou câncer podem necessitar de rastreamentos mais frequentes. O rastreamento pode ser suspenso aos 65 a 70 anos após três exames citológicos negativos e ausência de testes anormais nos últimos 10 anos. Por fim, a citologia cervical de rotina não é recomendada em mulheres submetidas à histerectomia total por indicações benignas e que não tenham história de displasia cervical. Contudo, **se a histerectomia tiver sido realizada por displasia cervical (i.e., CIN III), então o esfregaço de Papanicolaou do fundo vaginal ainda é necessário.**

A tipagem do HPV é útil na citologia de rastreamento mostrando células escamosas atípicas de significado indeterminado (ASCUS, do inglês *atypical squamous cells of undetermined significance*), mas em geral não é útil em qualquer displasia maior. Assim, a citologia mostrando lesão escamosa intraepitelial de baixo grau (LSIL, do inglês *low-grade squamous intraepithelial lesion*) ou lesão escamosa intraepitelial de alto grau (HSIL, do inglês *high-grade squamous intraepithelial lesion*) em geral requer exame colposcópico. Adolescentes e mulheres grávidas com ASCUS podem ser observadas em vez de serem submetidas imediatamente à colposcopia ou ao teste de HPV. Mulheres com menos de 25 anos com biópsia que comprove CIN 1 ou 2 podem ser observadas com esfregaços de Papanicolaou seriados já que a taxa de resolução é elevada, e os procedimentos excisionais do colo uterino podem levar à insuficiência cervical e ao parto prematuro.

Quando as biópsias direcionadas por colposcopia tiverem delineado a extensão da displasia, pode ser usada a terapia adequada. Isso pode incluir observação em pacientes mais jovens e/ou na doença mais leve, crioterapia (congelamento do colo uterino) ou procedimentos excisionais como o procedimento de excisão eletrocirúrgica com alça (LEEP, do inglês *loop electrosurgical excision procedure*) para displasia mais significativa.

Células glandulares atípicas (CGAs) são encontradas mais raramente nos esfregaços de Papanicolaou, e podem indicar patologia escamosa, ou também doença endometrial ou endocervical. Por esse motivo, mulheres com esfregaço de Papanicolaou com CGAs em geral são submetidas à colposcopia, à curetagem endocervical e à biópsia endometrial.

Conceitos emergentes

O câncer cervical em geral é tratado com histerectomia radical, quando é encontrado câncer invasivo inicial (tumor pequeno), ou radioterapia, se for encontrada doença avançada. Contudo, em mulheres jovens que desejam ter filhos, a traquelectomia radical (remoção do colo uterino e vagina superior deixando o útero) pode ser realizada. O cirurgião coloca uma sutura em bolsa no colo uterino. Esse tratamento tenta remover o câncer cervical enquanto permite que a paciente seja capaz de engravidar. Os resultados em longo prazo ainda não estão disponíveis para esse raro procedimento.

CORRELAÇÃO DE CASO

- Ver também Caso 29 (Manutenção da saúde, Idade: 66 anos) para mais detalhes a respeito do rastreamento de câncer.

QUESTÕES DE COMPREENSÃO

58.1 Uma mulher de 48 anos com sangramento vaginal pós-coital apresenta massa cervical exofítica. Uma biópsia da massa confirma carcinoma de células escamosas. Se for realizada uma análise molecular do câncer, qual dos seguintes subtipos de HPV é mais provável de ser encontrado na amostra?

A. 6 e 11.
B. 16 e 18.
C. 55 e 57.
D. 89 e 92.

58.2 Uma mulher de 39 anos é diagnosticada com câncer cervical avançado que parece ter se disseminado para a parede pélvica direita. Ela tem hidronefrose direita evidenciada na urografia excretora. A amostra da biópsia confirma que é um carcinoma indiferenciado. Qual das afirmativas a seguir a respeito da condição dessa paciente é a mais acurada?

A. A melhor terapia para ela é a excisão cirúrgica.
B. A braquiterapia e a telerradioterapia são importantes no tratamento dessa paciente.
C. A histerectomia radical é uma opção na terapia dessa paciente.
D. A maioria dos cânceres cervicais é do tipo de células adenomatosas.

58.3 Uma mulher de 45 anos é diagnosticada com câncer cervical inicial, confinado ao colo uterino e com cerca de 3 cm de diâmetro. Ela pergunta como desenvolveu essa condição. Qual das alternativas seguintes é um fator de risco de câncer cervical?

A. Idade precoce da relação sexual.
B. Nuliparidade.
C. Obesidade.
D. Menopausa tardia.
E. História familiar de câncer cervical.

58.4 Uma mulher de 33 anos tem esfregaço de Papanicolaou que mostra displasia cervical moderadamente grave (neoplasia escamosa intraepitelial de alto grau). Ela nega história de tabagismo e não se lembra de ter tido nenhuma DST. Qual das alternativas seguintes é o melhor próximo passo?

A. Repetir o esfregaço de Papanicolaou em três meses.
B. Conização do colo uterino.
C. Biópsia direcionada por colposcopia.
D. Histerectomia radical.
E. Tomografia computadorizada (TC) do abdome e da pelve.

58.5 Uma mulher de 40 anos é encaminhada para realizar esfregaço de Papanicolaou, que mostra HSILs. Qual das afirmativas a seguir é a mais acurada?

A. Se o subtipo de HPV não revelar presença de vírus de alto risco, então é recomendada citologia de rotina.
B. Se a colposcopia demonstrar toda a zona de transformação, então não é necessária mais nenhuma análise.
C. Se uma curetagem endocervical mostrar displasia cervical, então um procedimento excisional do colo uterino é adequado.
D. O câncer cervical é altamente improvável devido ao esfregaço de Papanicolaou revelar apenas HSIL.

58.6 Uma mulher de 47 anos, G4P4, tem esfregaço de Papanicolaou que mostra HSIL. A colposcopia é realizada e é adequada, revelando CIN 3. Uma curetagem endocervical é negativa. A paciente também tem menorragia causada por miomas uterinos. Assim, a paciente é submetida à histerectomia abdominal total, incluindo a remoção do colo uterino. A paciente pergunta se um esfregaço de Papanicolaou precisa ser realizado agora que o colo uterino foi removido cirurgicamente. Qual das alternativas a seguir é a afirmativa mais acurada?

A. A paciente deve continuar a ser submetida a esfregaço de Papanicolaou do fundo de saco vaginal anualmente.
B. A paciente deve submeter-se a esfregaço de Papanicolaou a cada dois a três anos, que pode ser descontinuado se o resultado for negativo após 10 anos.
C. A paciente não precisa mais de esfregaços de Papanicolaou.
D. A paciente deve ser vacinada contra HPV.

RESPOSTAS

58.1 **B.** O HPV subtipos 6 e 11 estão associados ao condiloma acuminado (verrugas venéreas), enquanto os subtipos 16 e 18 estão associados a displasia cervical e câncer. As outras opções de resposta são subtipos incomuns e não estão associados ao câncer cervical. A displasia ou câncer cervical devem ser suspeitados quando uma mulher apresentar perda sanguínea pós-coital ou esfregaço de Papanicolaou anormal.

58.2 **B.** Em pacientes com câncer cervical avançado, a radioterapia é superior à terapia cirúrgica. As principais vantagens da histerectomia radical em relação à radioterapia são a preservação da função sexual (devido à aglutinação vaginal causada por implantes radioativos – essencialmente fecha a vagina) e a preservação da função ovariana. A radioterapia pode ser realizada em mulheres que não são boas candidatas à cirurgia e é a melhor terapia para a doença avançada, consistindo em braquiterapia e telerradioterapia. A doença avançada envolve a disseminação para as paredes pélvicas ou hidronefrose. O câncer cervical em estágio inicial pode ser tratado com resultados iguais por cirurgia ou radioterapia. A maioria dos casos de displasia e câncer cervical origina-se próximo à junção escamocolunar do colo uterino e é do tipo escamoso, não adenomatoso.

58.3 **A.** Idade precoce das relações sexuais, história de DSTs, gravidez precoce, baixo *status* socioeconômico, HPV, HIV, tabagismo e múltiplos parceiros sexuais são fatores de risco para o desenvolvimento de câncer cervical. O HPV é o principal fator de risco e em geral é adquirido por exposição sexual. Menopausa tardia, obesidade e nuliparidade são fatores de risco de câncer endometrial, não de câncer cervical. A história familiar não mostrou ser fator de risco de câncer cervical.

58.4 **C.** O exame colposcópico com biópsias direcionadas é o próximo passo para avaliar a citologia anormal no esfregaço de Papanicolaou.

58.5 **C.** Quando há HSIL, o exame colposcópico é importante. A tipagem do HPV tem função no rastreamento de ASCUS, mas não de HSIL. A demonstração de toda a zona de transformação durante a colposcopia permite a biópsia da pior área. Procedimento excisional cervical (LEEP) ou biópsia em cone estão indicados quando há possibilidade de doença endocervical.

58.6 **A.** Quando a paciente tiver história de displasia cervical, mesmo após histerectomia total (remoção do corpo e do colo uterino), esfregaços de Papanicolaou anuais devem ser realizados no fundo vaginal, já que pode surgir câncer vaginal. Em contrapartida, quando a histerectomia total for realizada por motivos benignos, e não houver história de displasia cervical, então não é mais necessária a realização de esfregaço de Papanicolaou.

DICAS CLÍNICAS

- Os principais fatores de risco de câncer cervical são sexualmente relacionados, especialmente a exposição ao HPV.
- Os HPVs 16 e 18 são os subtipos isolados mais comumente na displasia e no câncer cervical.
- A sensibilidade nos flancos ou o edema das pernas indica câncer cervical avançado, que é melhor tratado com radioterapia com radiossensibilização quimioterápica.
- Uma lesão visível do colo uterino deve ser avaliada por biópsia e não por esfregaço de Papanicolaou.
- Um esfregaço de Papanicolaou anormal costuma ser avaliado com biópsia direcionada por colposcopia.
- A vacina contra HPV é aprovada para mulheres e homens com idade entre 9 e 26 anos para reduzir a probabilidade de displasia ou câncer cervical em mulheres, e verrugas venéreas em homens e mulheres.
- A citologia cervical não precisa mais ser realizada após os 65 a 70 anos, e após histerectomia total por razões benignas e quando não houver história de displasia cervical.

REFERÊNCIAS

American College of Obstetricians and Gynecologists. Diagnosis and treatment of cervical carcinomas. *ACOG Practice Bulletin 35.* Washington, DC: May 2002.

American College of Obstetricians and Gynecologists. Evaluation and management of abnormal cervical cytology and histology in the adolescent. *ACOG Committee Opinion 330.* Washington, DC: 2006.

American College of Obstetricians and Gynecologists. Human papillomavirus vaccination. *ACOG Committee Opinion 344.* Washington, DC: 2006.

American College of Obstetricians and Gynecologists. Management of abnormal cervical cytology and histology. *ACOG Practice Bulletin 99.* Washington, DC: 2008.

American College of Obstetricians and Gynecologists. Cervical Cytology Screening. *ACOG Practice Bulletin 109.* Washington, DC: 2009.

Hacker NF. Cervical cancer. In: Berek JS, Hacker NF, eds. *Practical Gynecologic Oncology*, 3rd ed. Philadelphia, PA: Lippincott Williams and Wilkins; 2000:345-406.

Hacker NF. Cervical dysplasia and cancer. In: Hacker NF, Gambone JC, Hobel CJ, eds. *Essentials of Obstetrics and Gynecology*, 5th ed. Philadelphia, PA: Saunders; 2009:402-411.

Jhingran A, Levenback C. Malignant diseases of the cervix. In: Katz VL, Lentz GM, Lobo RA, Gersenson DM, eds. *Comprehensive Gynecology*, 5th ed. St. Louis, MO: Mosby-Year Book; 2007:759-780.

Noller KL. Intraepithelial neoplasia of the lower genital tract (cervix, vulva). In: Katz VL, Lentz GM, Lobo RA, Gersenson DM, eds. *Comprehensive Gynecology*, 5th ed. St. Louis, MO: Mosby--Year Book; 2007:743-754.

Wright TC, Massad S, Dunton CJ, et al. for 2006 American Society for Colposcopy and Cervical Pathology-Sponsored Consensus Conference. 2006 consensus guidelines for the management of women with abnormal cervical cancer screening tests. *Am J Obstet Gynecol.* 2007:197(4);346-355.

CASO 59

Uma mulher que só teve filhos de 22 anos queixa-se de história de perda de peso, nervosismo, palpitações e sudorese há três meses. Ela nega história de doença da tireoide e não está em uso de medicamentos para perda de peso; nega dor abdominal, náusea ou vômitos, febre ou irradiação prévia. Ao exame, a PA é 110/60 mmHg, a FC é 110 bpm e não há febre. A glândula tireoide é normal à palpação. Ela não tem proptose ou queda palpebral. O abdome é indolor e com ausculta intestinal normal. Ela apresenta tremor fino. O útero é de tamanho normal. Uma massa móvel, indolor, de 9 cm, é palpada no lado direito da pelve, a qual na ultrassonografia tem o aspecto de massa anexial com componentes sólidos e císticos.

- Qual é o diagnóstico mais provável?
- Qual é o manejo dessa paciente?

RESPOSTAS PARA O CASO 59:
Tumor ovariano (estruma ovariano)

Resumo: Uma mulher que já teve filhos de 22 anos sem história de tumor de tireoide queixa-se de perda de peso, nervosismo, palpitações e sudorese há três meses. Ela tem taquicardia, mas a tireoide é normal à palpação; não tem proptose nem queda palpebral; apresenta massa móvel, indolor, de 9 cm, que na ultrassonografia tem componentes sólidos e císticos.

- **Diagnóstico mais provável:** Hipertireoidismo causado por teratoma cístico benigno contendo tecido ovariano (estruma ovariano).
- **Manejo dessa paciente:** Laparotomia exploratória com cistectomia ovariana.

ANÁLISE

Objetivos

1. Saber que teratomas císticos benignos (cistos dermoides) são os tumores ovarianos mais comuns em mulheres com menos de 30 anos.
2. Compreender que os cistos dermoides às vezes contêm tecido tireoidiano e causam hipertireoidismo.
3. Saber que a terapia cirúrgica é o tratamento de escolha nos tumores ovarianos.
4. Compreender como avaliar e manejar as massas anexiais nos vários grupos etários.

Considerações

Essa mulher de 22 anos tem sintomas de hipertireoidismo com perda de peso, palpitações e nervosismo. A doença de Graves é a causa mais comum de hipertireoidismo nos Estados Unidos, mas a paciente não tem história de doença da tireoide e a tireoide é normal à palpação. Em geral, a paciente com doença de Graves tem bócio indolor e muitas vezes sintomas oftálmicos (proptose ou queda palpebral). Ela tem massa ovariana, que na ultrassonografia se mostra complexa, ou seja, tem componentes sólidos e císticos. Não há menção de ascite no abdome; a presença de ascite seria consistente com câncer ovariano. Em uma mulher jovem (< 30 anos) com massa ovariana complexa unilateral, o diagnóstico mais provável é teratoma cístico, ou cisto dermoide. Esses tumores às vezes contêm tecido tireoidiano e podem causar hipertireoidismo. O tratamento de escolha para as neoplasias ovarianas benignas é a cistectomia ovariana; para neoplasias malignas é necessário cirurgia mais extensa. No momento da cirurgia, o cisto excisado pode ser enviado para biópsia de congelamento para determinar se é benigno (não há necessidade de outra cirurgia) ou maligno (estadiamento cirúrgico necessário).

ABORDAGEM ÀS
Massas anexiais

DEFINIÇÕES

TERATOMA CÍSTICO (Cisto dermoide): Tumor de célula germinativa que pode conter as três camadas de células germinativas. São quase sempre benignos (maduros), embora raramente possam ser malignos (imaturos).

ESTRUMA OVARIANO: Teratoma cístico benigno contendo tecido tireoidiano, que pode causar sintomas de hipertireoidismo.

NEOPLASIA OVARIANA: Crescimento anormal (benigno ou maligno) do ovário; a maioria não regride.

TUMOR OVARIANO EPITELIAL: Neoplasia que se origina da camada externa do ovário, e que pode imitar os outros epitélios do sistema ginecológico ou urológico. É o tipo mais comum de malignidade ovariana, e, em geral, ocorre em mulheres mais velhas.

TUMOR OVARIANO DE CÉLULAS GERMINATIVAS: Neoplasia do ovário derivada de células germinativas. É o segundo tipo mais comum de neoplasia ovariana que ocorre em mulheres jovens.

TUMOR ESTROMAL DOS CORDÕES SEXUAIS: Neoplasia do ovário derivada dos cordões sexuais e estroma de suporte do ovário.

CISTO FUNCIONAL OVARIANO: Cistos fisiológicos do ovário, que ocorrem em mulheres em idade reprodutiva; são de origem folicular, do corpo lúteo ou teca-luteínicos.

ABORDAGEM CLÍNICA
Tumores de células germinativas

Os tumores de células germinativas (Quadro 59.1) representam cerca de um quarto de todos os tumores ovarianos, e são o segundo tipo mais frequente de neoplasias ovarianas. Eles são encontrados principalmente em mulheres jovens, em geral na segunda e terceira décadas de vida. O tumor de células germinativas mais comum é o teratoma cístico benigno (dermoide). Uma malignidade de células germinativas em geral se apresenta como massa pélvica e causa dor devido ao seu tamanho de crescimento rápido. Devido a esses sintomas, 60 a 70% das pacientes apresentam-se como estágio I, limitado a um ou ambos os ovários.

QUADRO 59.1 • Classificação dos tumores das células germinativas
Disgerminoma
Tumor do seio endodermal
Carcinoma embrionário
Poliembrioma
Coriocarcinoma
Teratoma

Teratomas

Teratomas císticos maduros (benignos) constituem mais de 95% de todos os teratomas ovarianos. Eles perfazem 15 a 25% de todos os tumores ovarianos, especialmente na segunda e terceira décadas de vida. Os teratomas contêm tecidos das três camadas embrionárias, incluindo endoderma, mesoderma e ectoderma. Os elementos mais comuns são derivados ectodérmicos como pele, folículos pilosos e glândulas sebáceas ou glândulas sudoríparas. Embora a maioria seja unilateral, eles podem aparecer bilateralmente em 10 a 15% das vezes. As características ultrassonográficas dos cistos dermoides incluem área hipoecoica ou faixa ecoica em meio hipoecoico ou aspecto de estrutura cística com nível hidrolipídico. Em geral, a ultrassonografia é muito acurada no diagnóstico dos cistos dermoides. A torção é a complicação mais frequente, com dor abdominal aguda grave como sintoma de apresentação característico. Isso é visto mais comumente durante a gravidez, no puerpério, e em crianças ou pacientes mais jovens. A ruptura é uma complicação incomum e pode se apresentar como choque ou hemorragia. Uma peritonite química pode ser causada pelo derramamento do conteúdo do tumor na cavidade peritoneal. Na maioria das vezes, o tratamento consiste em cistectomia ou ooforectomia unilateral com inspeção do ovário contralateral.

Os teratomas imaturos (malignos) contêm as três camadas germinativas, bem como estruturas imaturas ou embrionárias. Eles são incomuns e compreendem menos de 1% dos cânceres ovarianos. Ocorrem principalmente na primeira e na segunda décadas de vida e são raros após a menopausa. Os teratomas malignos contêm elementos neurais imaturos e apenas a quantidade determina o grau. Eles são quase sempre unilaterais. O prognóstico está diretamente relacionado com o estágio e o grau (ou graus) de imaturidade celular. O tratamento é uma salpingo-oforectomia unilateral com excisão ou coleta extensa de implantes peritoneais. Se o tumor primário for de grau 1, não há necessidade de mais tratamentos. Contudo, se o tumor primário for de grau 2 ou 3 e se houver implantes ou recorrências, a quimioterapia combinada está indicada.

Estruma ovariano

O **estruma ovariano** é um teratoma no qual o tecido tireoidiano é um elemento importante ou exclusivo. Em geral, são unilaterais, e ocorrem com mais frequência no anexo direito, medindo menos de 10 cm de diâmetro. O diagnóstico pré-operatório, clínico ou radiológico, é muito difícil. Na RMN, esses tumores aparecem como massas complexas multilobuladas com septos espessos, que parecem representar múltiplos grandes folículos da tireoide. A maioria desses tumores é benigna, mas cerca de 10% pode sofrer alterações malignas. Eles raramente produzem hormônio tireoidiano suficiente para induzir hipertireoidismo, com menos de 5% levando à tireotoxicose. O tratamento geralmente é cistectomia ou salpingo-oforectomia.

Tumores epiteliais

Os **tumores epiteliais** (Quadro 59.2) representam cerca de dois terços de todos os tumores ovarianos, e são o tipo mais frequente de neoplasia ovariana que ocorre em mulheres com mais de 30 anos.

O **subtipo seroso é o mais comum** e, mais frequentemente, **bilateral. Tumores mucinosos** são caracterizados por seu grande tamanho, e se ocorrer ruptura podem levar ao pseudomixoma peritoneal, uma condição na qual o material mucinoso derrama na cavidade intra-abdominal. Isso pode levar a surtos repetidos de obstrução intestinal. Tumores endometrioides do ovário podem coexistir com carcinoma endometrial primário do útero.

QUADRO 59.2 • Tumores ovarianos epiteliais
Serosos
Mucinosos
Endometrioides
De Brenner
Células claras

Câncer ovariano epitelial

O câncer ovariano epitelial é a causa mais comum de morte por câncer ginecológico e a quinta causa mais frequente de morte por câncer em mulheres. Cerca de 5 a 10% dos casos são familiares, com parentes de primeiro grau tendo câncer de ovário ou câncer de mama e de ovário; alguns envolvem mutações em *BRCA 1* ou *BRCA 2*. A maioria das pacientes tem metástases disseminadas no momento do diagnóstico devido à disseminação precoce das células malignas para o peritônio e as superfícies intestinais. Sintomas gastrintestinais (GIs) como inchaço, saciedade precoce, aumento da circunferência abdominal ou dor abdominal frequentemente são ignorados, mas observados em retrospecto.

O exame físico pode mostrar massa pélvica ou abdominal, ascite ou nódulos omentais. O marcador tumoral do antígeno de câncer CA-125 está elevado na maioria dos tumores ovarianos epiteliais. O CA-125 é mais específico em mulheres na pós-menopausa, uma vez que uma variedade de doenças durante a idade fértil pode elevar o nível do CA-125. Os exames por imagem são importantes para caracterizar a massa pélvica. Ascite maligna é comum com o câncer, uma vez que ela se espalha para o intestino delgado, o omento e os linfáticos.

O tratamento dos tumores epiteliais é cirúrgico e, se for confirmada malignidade, está indicado o estadiamento do câncer. O tratamento do câncer ovariano epitelial envolve combinação de estadiamento cirúrgico com remoção máxima do tumor (redução de volume) e quimioterapia combinada, especialmente com agente de platina (cisplatina ou carboplatina) e taxano.

Tumores estromais do cordão sexual

Os tumores estromais do cordão sexual (Quadro 59.3) representam cerca de 6% das neoplasias ovarianas, e a maioria das neoplasias hormonalmente ativas. Os tumores de células da granulosa contêm células funcionais da granulosa que produzem estrogênio e célula de suporte tecais. Cerca de 5% desses tumores ocorrem antes da puberdade e podem levar à puberdade precoce. Os tumores de células de Sertoli-Leydig secretam androgênios que podem levar à masculinização e ao hirsutismo. Os tumores estromais dos cordões sexuais parecem sólidos à ultrassonografia, com fibromas sendo a neoplasia sólida benigna mais comum do ovário.

QUADRO 59.3 • Tumores estromais dos cordões sexuais
Células da granulosa
Sertoli-Leydig
Ginandroblastoma
Tecoma
Mioma

Massas anexiais

A avaliação de massas anexiais é orientada pela suspeita de neoplasias (benignas ou malignas). Nos extremos de idade, há poucos cistos ovarianos funcionais e o manejo é direto (Quadro 59.4).

Durante a idade reprodutiva, os cistos ovarianos funcionais, como os cistos foliculares e do corpo lúteo, às vezes tornam a avaliação difícil. Em geral, qualquer massa anexial com tamanho maior do que 10 cm provavelmente é um tumor e deve ser excisada. Qualquer massa anexial com menos de 5 cm em tamanho sugere cisto funcional. Entre 5 e 10 cm, as características ultrassonográficas podem ajudar a distinguir cisto funcional de neoplasia. Septações, componentes sólidos ou excrescências (crescimento em superfície ou revestimento interno) são consistentes com processo neoplásico, enquanto um simples cisto é mais sugestivo de cisto funcional. Às vezes, o médico optará por observar e repetir o exame por imagem de uma massa anexial que tenha entre 5 e 10 cm e operar se a massa for persistente.

QUADRO 59.4 • Avaliação de massas anexiais com base em idade

Faixa etária	Tamanho do ovário (cm)	Plano
Pré-puberdade	> 2	Operar
Idade reprodutiva	< 5 5-10 > 10	Observar Ultrassonografia; se houver septações, componentes sólidos ou excrescências, operar; caso contrário, observar por um mês Observar
Menopausa	> 5	Operar

CORRELAÇÃO DE CASO

Ver também Caso 36 (Salpingite aguda), Caso 40 (Leiomioma uterino), Caso 53 (Hirsutismo e tumor de células de Sertoli-Leydig) e Caso 56 (Infertilidade e fator peritoneal) para diagnóstico diferencial de massas pélvicas:

- Miomas uterinos – em geral, na linha média e irregular.
- Abscesso tubo-ovariano (ATO) – geralmente, com alguma sensibilidade anexial.
- Tumor de células de Sertoli-Leydig – em geral, efeitos androgênicos.
- Endometrioma – em geral, menos de 8 cm, associado a dismenorreia e dispareunia.

QUESTÕES DE COMPREENSÃO

59.1 Uma menina de cinco anos apresenta aumento da mama, sangramento vaginal e massa pélvica de 8 cm. Qual das alternativas seguintes é a etiologia mais provável?

A. Teratoma cístico benigno (dermoide).
B. Tumor do seio endodermal.
C. Tumor de Brenner.
D. Coriocarcinoma.
E. Tumor de célula da granulosa-teca.

59.2 Uma mulher de 25 anos apresenta cisto simples de 4 cm no ovário direito. Ela nega qualquer dor abdominal, náusea ou vômitos. Qual das alternativas seguintes é o melhor próximo passo?

A. Manejo expectante.
B. Laparoscopia.
C. Laparotomia exploratória.
D. Quimioterapia.

59.3 Qual das alternativas seguintes é o melhor tratamento para suspeita de cisto dermoide em uma mulher nulípara de 18 anos?

A. Histerectomia abdominal total.
B. Salpingo-oforectomia unilateral.

C. Cistectomia ovariana.
D. Observação.

Qual dos achados sonográficos (A a D) combina com o tipo de tumor ovariano (59-4 a 59-6)?

A. Completamente sólido.
B. Cisto simples.
C. Complexo.
D. Ascite é vista comumente.

59.4 Tumor de célula da granulosa.

59.5 Teratoma cístico benigno (cisto dermoide).

59.6 Cisto folicular.

59.7 Uma mulher de 44 anos apresenta tumor de 30 cm do ovário. Qual das alternativas seguintes é o tipo de célula mais provável?

A. Cisto dermoide.
B. Tumor de célula da granulosa.
C. Tumor seroso.
D. Tumor mucinoso.

RESPOSTAS

59.1 **E.** Essa é uma criança com puberdade precoce, o que sugere tumor secretor de estrogênio. Isso é, provavelmente, um tumor de célula da granulosa-teca, melhor tratado por cirurgia. Estes são tumores estromais do cordão sexual.

59.2 **A.** Quando o cisto ovariano em mulheres em idade reprodutiva é menor do que 5 cm de diâmetro, a causa mais provável é cisto fisiológico como cisto folicular ou corpo lúteo. O manejo expectante e a reavaliação em um a três meses são as melhores condutas.

59.3 **C.** A cistectomia ovariana é o melhor tratamento para os teratomas em uma paciente mais jovem, sobretudo quando for desejada gravidez futura. Devido ao risco de 15 a 20% de bilateralidade, o ovário contralateral deve ser inspecionado para um possível dermoide.

59.4 **A.** Os tumores de células da granulosa e de células de Sertoli-Leydig em geral são sólidos à ultrassonografia e podem secretar hormônios sexuais. Geralmente, os tumores das células da granulosa-teca produzem estrogênio, enquanto os tumores de células de Sertoli-Leydig produzem androgênio.

59.5 **C.** Os teratomas císticos benignos (cistos dermoides) são cistos complexos já que em geral têm componentes sólidos e císticos. O melhor tratamento para cisto dermoide em uma mulher jovem é a cistectomia ovariana. A torção ovariana é a complicação mais frequente. Os teratomas imaturos contêm as três camadas germinativas, bem como estruturas imaturas ou embrionárias. Os teratomas malignos contêm elementos neurais imaturos, e o grau do tumor é determinado pela quantidade de tecido neural envolvido.

59.6 **B.** Os cistos foliculares em geral são cistos simples, sem septações ou partes sólidas. Eles estão entre os cistos fisiológicos do ovário, que ocorrem em mulheres em idade reprodutiva. Outros cistos fisiológicos, ou funcionais, incluem os cistos do corpo lúteo ou os cistos teca luteínicos.

59.7 **D.** Os tumores mucinosos do ovário podem crescer bastante. Se eles romperem intra-abdominalmente, podem causar pseudomixoma peritoneal, que leva a surtos repetidos de obstrução intestinal. Eles têm origem epitelial. O tipo mais comum de tumor ovariano epitelial é o seroso, que, ao contrário dos tumores mucinosos, em geral são bilaterais. O marcador tumoral CA-125 está elevado na maioria dos tumores ovarianos epiteliais e é mais específico em mulheres na pós-menopausa, porque uma variedade de doenças que ocorrem na idade reprodutiva podem mostrar nível elevado de CA-125.

DICAS CLÍNICAS

- O tumor ovariano mais comum em uma mulher com menos de 30 anos é o teratoma cístico benigno (cisto dermoide). O melhor tratamento de um dermoide em uma mulher jovem é a cistectomia ovariana.
- O tumor ovariano mais comum em uma mulher com mais de 30 anos é de origem epitelial, mais comumente o cistadenoma seroso.
- Uma massa ovariana maior do que 5 cm em uma mulher na pós-menopausa representa, provavelmente, um tumor ovariano e deve ser removido. Uma massa ovariana com mais de 2 cm em uma menina na pré-puberdade também deve ser investigada e em geral requer remoção.
- Durante os anos reprodutivos, os cistos ovarianos funcionais são comuns e em geral são menores do que 5 cm de diâmetro. Qualquer cisto ovariano maior do que 10 cm em mulheres em idade reprodutiva provavelmente é uma neoplasia e deve ser excisado.
- O marcador tumoral CA-125 está elevado na maioria dos cânceres ovarianos epiteliais. Ele é mais específico em mulheres na pós-menopausa.
- Tumores mucinosos do ovário podem ser muito grandes. Se eles romperem intra-abdominalmente, podem causar pseudomixoma peritoneal, que pode levar a surtos repetidos de obstrução intestinal.
- A ascite é um sinal comum de malignidade ovariana.
- O estadiamento do câncer de ovário consiste em histerectomia total, salpingo-oforectomia bilateral, omentectomia, biópsias peritoneais, lavados peritoneais ou coleta de líquido ascítico e linfadenectomia.
- Após a máxima redução de volume do câncer epitelial, é utilizada a quimioterapia combinada com agente de platina e taxano.

REFERÊNCIAS

American College of Obstetricians and Gynecologists. Management of adnexal masses. *ACOG Practice Bulletin 83*. Washington, DC: July 2007.

Coleman RL, Gershenson DM. Neoplastic diseases of the ovary. In: Katz VL, Lentz GM, Lobo RA, Gersenson DM, eds. *Comprehensive Gynecology*, 5th ed. St. Louis, MO: Mosby-Year Book; 2007: 839-882.

Katz VL. Benign gynecologic lesions. In: Katz VL, Lentz GM, Lobo RA, Gersenson DM, eds. *Comprehensive Gynecology*, 5th ed. St. Louis, MO: Mosby-Year Book; 2007:419-471.

National Cancer Institute. Ovarian epithelial cancer treatment. http://www.cancer.gov/cancertopics/pdq/treatment/ovarianepithelial/HealthProfessional/page1. Accessed February 21, 2012.

Nelson AL, Gambone JC. Congenital anomalies and benign conditions of the ovaries and fallopian tubes. In: Hacker NF, Gambone JC, Hobel CJ, eds. *Essentials of Obstetrics and Gynecology*, 5th ed. Philadelphia, PA: Saunders; 2009:248-255.

Stany MP, Hamilton CA. Benign disorders of the ovary. *Obstet Gynecol Clin North Am*. 2008;35(2): 271-284.

CASO 60

Uma mulher que já teve filhos de 51 anos queixa-se de história de prurido vaginal há quatro anos. Ela coça a área diariamente e refere que o prurido é pior à noite. Ela tem diabetes bem controlado, está na pós-menopausa há três anos, nega história de DST ou esfregaço de Papanicolaou anormal e tem quatro crianças nascidas de parto vaginal. A inspeção e o exame da genitália feminina externa revela: aspecto atrófico, tecido sobre os lábios menores fino e esbranquiçado, clitóris de difícil avaliação, escoriações nos lábios maiores bilateralmente e algumas contusões no introito vaginal. Ela é muito sensível ao exame e a inserção do espéculo é difícil, já que o introito parece estenosado. O colo uterino é visualizado e não há secreção. O exame bimanual revela útero pequeno e ausência de massas anexiais.

- ▶ Qual é o diagnóstico mais provável?
- ▶ Qual é o próximo passo no diagnóstico?
- ▶ Qual é a terapia mais provável?

RESPOSTAS PARA O CASO 60:

Líquen escleroso da vulva

Resumo: Uma mulher de 51 anos apresenta prurido vaginal há quatro anos. A inspeção da genitália feminina externa revela tecido atrófico, fino, branco e escoriado, retração do clitóris e constrição do introito vaginal com contusões.

- **Diagnóstico mais provável:** Líquen escleroso (LE).
- **Próximo passo:** Biópsia das áreas afetadas.
- **Terapia mais provável:** Unguento de corticosteroide.

ANÁLISE

Objetivos

1. Descrever as características das pacientes que apresentam LE e a história natural da doença.
2. Reconhecer os limites anatômicos da vulva e os aspectos da boa higiene da vulva.
3. Identificar os esquemas atuais de tratamento para LE e o acompanhamento necessário.

Considerações

Essa mulher está sofrendo de LE, tendo em vista a história e os achados do exame físico. O diagnóstico é confirmado por biópsia do tecido da vulva afetado, revelando epiderme afinada, hiperceratose e prolongamento de rede de projeções. O líquen plano também pode se apresentar de forma similar, mas em geral envolve a vagina, o que não acontece no LE. Um dermatopatologista experiente deve ser capaz de diferenciar os dois tipos na amostra da biópsia. A infecção prolongada da vulva por *candida* pode levar a sintomas similares. Como a paciente está na pós-menopausa, portanto, em falta de estrogênio, o pH da área está elevado e não é favorável a infecções por *candida*, a não ser que a paciente tenha diabetes mal controlado ou seja imunossuprimida. Às vezes, a atrofia vaginal na paciente na pós-menopausa pode levar a prurido, mas não nessa extensão. A psoríase pode se apresentar com prurido, mas não na maioria das vezes, e as lesões são descritas classicamente como descamações prateadas, e também estão presentes nas superfícies extensoras das extremidades. O câncer da vulva ou neoplasia da vulva intraepitelial apresenta-se comumente com prurido e com frequência está associado ao LE, e é por isso que a biópsia da área afetada e a vigilância frequente da vulva estão indicadas.

ABORDAGEM AOS
Distúrbios da vulva

DEFINIÇÕES

LÍQUEN ESCLEROSO: Doença dermatológica crônica inflamatória caracterizada por prurido e dor, que afeta principalmente a região anogenital.

VULVA: Genitália externa da mulher, compreendendo o monte do púbis, os lábios maiores e os lábios menores, o clitóris, o vestíbulo da vagina e suas glândulas e a abertura da uretra e da vagina.

ABORDAGEM CLÍNICA

Os limites anatômicos da vulva estendem-se do monte do púbis superiormente até o ânus inferiormente e as pregas genitocrurais lateralmente. A vulva compreende os lábios maiores e os lábios menores, o monte do púbis, o clitóris, o vestíbulo da vagina, o meato uretral, glândulas de Skene, o óstio da vagina, o hímen e as glândulas de Bartholin.

Líquen escleroso

O **líquen escleroso** é uma condição clínica inflamatória crônica progressiva para a qual não há cura definitiva. O LE é mais comum em mulheres do que em homens, e o início pode ocorrer em qualquer idade, atingindo pico no período pré-puberal e pós-menopausa. O LE em geral se apresenta na região anogenital, com doença extragenital em apenas 15 a 20% das vezes. Mulheres com a doença em geral apresentam queixa de prurido, que pode ser pior à noite, e é descrito pela paciente como prurido vaginal. O prurido está localizado no tecido da vulva. O **diagnóstico diferencial** do LE é **líquen plano**, **psoríase**, **neoplasia da vulva intraepitelial** e **vitiligo**. Ao exame da genitália externa, é observado padrão em "8" em torno da vulva e do ânus. A pele é descrita classicamente como "**papel de cigarro" já que parece enrugada e é frágil, fina e atrófica.** Rupturas na pele podem ocorrer a partir de fricção ou de tentativas de relações sexuais, e, por fim, a cicatrização pode levar a estreitamento ou fechamento completo do introito vaginal, mesmo em mulheres que já pariram. Os lábios menores podem se fundir, enterrando o clitóris por trás do capuz clitoridiano fundido. A fricção das áreas piora a doença e pode levar à disquezia por constrição do ânus.

A discussão de componentes da higiene da vulva, incluindo evitar substâncias que irritam a pele como sabonetes e banhos de espuma, evitar coçar e friccionar as lesões, usar roupas brancas de algodão, pode ajudar a aliviar os sintomas. Deve-se garantir que a paciente esteja consciente da cronicidade da doença e da necessidade de vigilância anual. O tratamento da doença é dirigido à prevenção de recorrência de prurido intenso e a base é o corticosteroide. Inicialmente pode ser necessário um potente unguento à base de esteroides, para obter alívio, e deve-se usá-lo diariamente, até que os sintomas cessem, e depois diminuir o uso gradualmente.

Abscesso da glândula de Bartholin

As glândulas vestibulares maiores ou de Bartholin estão localizadas nas posições de 5 e 7 horas dos lábios maiores. Em geral, elas são muito pequenas para serem palpadas, mas com inflamação elas podem estar aumentadas e dolorosas. As opções de tratamento incluem incisão e colocação de um pequeno cateter-balão na glândula, ou marsupialização, que é a fixação cirúrgica da parede cística evertida contra a mucosa da vulva. O objetivo de ambas as técnicas é permitir a drenagem da infecção por várias semanas. Uma simples incisão e drenagem pode ter recorrência. As infecções das glândulas de Bartholin em geral são polimicrobianas e não são sexualmente transmissíveis. O envolvimento em mulheres com mais de 40 anos pode ser associado ao câncer e deve ser submetido à biópsia.

Câncer da vulva

Como o câncer da vulva pode se apresentar sem sintomas ou com prurido, qualquer lesão suspeita da vulva, especialmente em mulheres na pós-menopausa, deve ser submetida à biópsia. Infelizmente, o atraso no diagnóstico em geral é a regra devido à falta de suspeita clínica e à prescrição de vários agentes tópicos. Mulheres mais jovens como as que estão com idades entre 30 e 40 anos podem desenvolver câncer da vulva por HPV; o tabagismo também é um fator de risco. Mais uma vez, a biópsia é a regra. Apesar da idade, se for diagnosticado o câncer da vulva, então a paciente deve ter o estadiamento cirúrgico, com a remoção da lesão primária e dos linfonodos inguinais adjacentes (ipsilaterais). A maioria dos cânceres da vulva é de células escamosas, mas o melanoma, o carcinoma de células basais e outros subtipos também podem ocorrer. Assim, lesões pigmentadas da vulva devem ser consideradas cuidadosamente para biópsia.

CORRELAÇÃO DE CASO

- Ver também Caso 38 (Cancro sifilítico) como diagnóstico diferencial das lesões da vulva, e também Caso 57 (Sangramento pós-menopausa), Caso 58 (Câncer cervical) e Caso 59 (Tumor ovariano [estruma ovariano]) para observar as diferenças nos fatores de risco, na apresentação e no tratamento.

QUESTÕES DE COMPREENSÃO

Associar a lesão da vulva (A a E) com a apresentação clínica (60.1 a 60.5).

A. LE.
B. Psoríase.
C. Câncer da vulva.
D. Candidíase da vulva.
E. Atrofia da vulva pós-menopausa.

60.1 Uma mulher de 60 anos na pós-menopausa recentemente casou-se novamente e sente dor nas relações sexuais.

60.2 Uma mulher de 52 anos na pós-menopausa queixa-se de prurido intenso em torno da vagina e do ânus, o que torna a relação sexual e a defecação dolorosas.

60.3 Uma mulher de 45 anos com diabetes mal controlado relata que tem ruptura nos lábios vaginais e ardência na pele externa com a micção.

60.4 Uma mulher de 59 anos na pós-menopausa apresenta história de prurido vaginal há 10 anos, que ela coça frequentemente, e nódulo próximo ao clitóris.

60.5 Uma mulher de 54 anos na pós-menopausa queixa-se de prurido vaginal e o médico nota lesões escamosas em ambos os cotovelos.

RESPOSTAS

60.1 **E.** Queixas de dispareunia, ou relações sexuais dolorosas, não são incomuns na pós-menopausa. Nos cinco primeiros anos após a menopausa, alterações atróficas não são tão comuns. Essa paciente tem 60 anos e, provavelmente, mais de 10 anos de pós-menopausa. Sem estrogênio, o tecido vaginal e da vulva pode atrofiar, levando a escoriações, rupturas e até sangramento com as relações sexuais. O estrogênio tópico pode aliviar esses sintomas. A área vaginal e da vulva deve ser inspecionada para lesões.

60.2 **A.** O prurido da vulva não é exclusivo do LE, embora a predileção pelo da vulva e pelo ânus seja. O exame de pudendo feminino e ânus com as biópsias indicadas e o uso de unguento tópico de esteroide é o tratamento de escolha.

60.3 **D.** O diabetes pode levar à infecção por *candida* da vulva, a qual pode causar fissura das pregas labiais, e a fricção das lesões pode causar disseminação da infecção. Mulheres que apresentam candidíase da vulva devem ser avaliadas para diabetes.

60.4 **C.** O LE deixado sem avaliação e com coceira repetitiva pode levar ao carcinoma da vulva. O nódulo que foi observado provavelmente é câncer da vulva e a excisão é necessária, com biópsia de outras áreas afetadas.

60.5 **B.** A psoríase pode afetar a área genital, e as placas prateadas nos cotovelos são os restos de tecidos mortos da doença. O tratamento é difícil e a avaliação com dermatologista é indispensável.

DICAS CLÍNICAS

- Prurido da vulva, especialmente em mulheres na pós-menopausa, deve estimular história e exame físico completos com biópsia das áreas afetadas.
- Líquen escleroso é uma condição crônica caracterizada por epitélio fino, em "papel de cigarro", enrugado. A vigilância frequente da vulva é necessária para prevenir o carcinoma de células escamosas da vulva.
- O câncer da vulva é estadiado cirurgicamente incluindo a dissecção dos linfonodos inguinais ipsilaterais.
- Cistos das glândulas de Bartholin são tratados por cateter de Word ou marsupialização de modo que a drenagem seja feita por várias semanas. A simples incisão e drenagem está associada à elevada taxa de recorrência.

REFERÊNCIAS

American College of Obstetricians and Gynecologists. Diagnosis and management of vulvar skin disorders. *ACOG Practice Bulletin 93*. Washington, DC: 2008.

Brown D. Non-neoplastic epithelial disorders of the skin and mucosa (vulvar dystrophies). In: Kaufman R, Faro S, Brown D, eds. *Benign Diseases of the Vulva and Vagina*, 5th ed. Philadelphia, PA: Elsevier; 2005:274-290.

FIGO Committee on Gynecologic Oncology. Revised FIGO staging for carcinoma of the vulva, cervix, and endometrium. *Int J Gynecol Obst.* 2009;105:103-104.

Frumovitz M, Bodurka DC. Neoplastic diseases of the vulva. In: Katz VL, Lentz GM, Lobo RA, Gershenson DM, eds. *Comprehensive Gynecology*, 5th ed. St. Louis, MO: Mosby-Year Book; 2007: 781-800.

SEÇÃO III

Questões de revisão

As questões a seguir foram estrategicamente programadas para avaliar se o aluno é capaz de integrar as informações apresentadas nos casos. As explicações para as opções de resposta descrevem as justificativas, incluindo quais casos são relevantes.

R-1. Uma menina de cinco anos é levada ao consultório do médico por desenvolvimento das mamas e menstruação. Ao exame, a criança apresenta desenvolvimento mamário e pelos pubianos e axilares do estágio IV de Tanner. Qual das alternativas a seguir é a terapia mais adequada para essa paciente?

A. Inibidor da aromatase.
B. Agonista do hormônio liberador de gonadotrofina (GnRH).
C. Uso de anticoncepcionais orais (ACOs).
D. Tranquilização e manejo expectante.
E. Terapia cirúrgica e remoção de tumor ovariano.

R-2. Uma mulher de 32 anos apresenta perda sanguínea de 1.200 mL após parto vaginal espontâneo e livramento da placenta. O fundo uterino é palpado e está firme. Qual das alternativas a seguir é o tratamento mais provável para essa paciente?

A. Prostaglandina intramuscular.
B. Reposição de fatores de coagulação.
C. Reposicionamento de útero invertido.
D. Reparo cirúrgico por via vaginal.

R-3. Uma mulher de 32 anos vai ao consultório por não estar menstruando há três meses. Sua menarca ocorreu aos 11 anos e ela tinha menstruações regulares mensalmente até três meses atrás. As mamas da paciente são do estágio V de Tanner e ela tem pelos pubianos e axilares normais do estágio V de Tanner. O teste de gravidez é negativo.

Qual dos seguintes mecanismos provavelmente é responsável pela amenorreia da paciente?

A. Teste de gravidez falso-negativo.
B. Insuficiência de hormônio liberador de gonadotrofina (GnRH).
C. Disfunção hipofisária.
D. Disfunção ovariana.
E. Anomalia uterina.

R-4. Se a paciente da Questão R-3 receber um curso de 28 dias de anticoncepcionais orais (ACOs) combinados, qual das situações seguintes provavelmente será encontrada?

A. A paciente terá sangramento durante a fase sem fármaco (placebo) (dias 21 a 28).
B. A paciente não terá sangramento em nenhum dos dias das pílulas.
C. A paciente terá sangramento durante a primeira metade do período de uso das pílulas (dias 1 a 14).

D. A paciente terá sangramento leve durante o uso das pílulas.

R-5. Uma mulher de 23 anos apresenta amenorreia há quatro meses. O teste de gravidez é negativo. O progestágeno oral é administrada por sete dias, levando a sangramento vaginal após a terapia progestínica. Qual das alternativas a seguir é mais provável de ser encontrada no exame da paciente antes da terapia com progestágeno?

A. Níveis de gonadotrofinas elevados na faixa menopausal.
B. pH vaginal $< 4,5$.
C. Ultrassonografia mostra fina faixa endometrial (< 5 mm).
D. Atrofia é observada no epitélio vulvar e da vagina.

R-6. Uma mulher de 55 anos apresenta massa abdominal e aumento da circunferência abdominal (CA). Ao exame, há desvio de macicez e onda líquida. Qual das seguintes malignidades é mais provável de ser encontrada nessa paciente?

A. Câncer do colo.
B. Câncer endometrial.
C. Câncer cervical.
D. Câncer ovariano.
E. Câncer da vulva.

R-7. Uma mulher de 29 anos, G1P0, está com 39 semanas de gestação e vai ao hospital com queixa de dispneia significativa. Ao exame, a frequência cardíaca (FC) é 120 batimentos por minuto (bpm) e a frequência respiratória (FR) é 32 e forçada. A saturação de O_2 é 85% (o normal é 95%). A radiografia de tórax revela infiltrados pulmonares bilaterais e aumento da silhueta cardíaca. Qual das alternativas seguintes é o mecanismo para os sintomas dessa paciente?

A. Diminuição da contratilidade cardíaca.
B. Broncospasmo e doença reativa das vias aéreas.
C. Vazamento capilar e lesão pulmonar, síndrome do desconforto respiratório agudo (SDRA).
D. Inflamação, pneumonite intersticial.
E. Estado hipercoagulável.

R-8. Uma mulher de 33 anos, G2P1, está com 29 semanas de gestação e é vista no consultório para visita pré-natal. A altura do fundo de útero é 35 cm e as partes fetais são de difícil palpação. Na ultrassonografia, são observadas duas estruturas císticas no abdome fetal – uma do lado esquerdo e outra do lado direito. Qual das alternativas seguintes é a mais acurada a respeito da gestação dessa paciente?

A. O feto provavelmente tem anormalidade renal.
B. O feto tem risco aumentado de leucemia.
C. O feto provavelmente tem pico da velocidade sistólica ao Doppler na artéria cerebral média elevada.
D. O feto provavelmente foi infectado por parvovírus.

R-9. Uma mulher de 19 anos, G1P0, está com 7 semanas de gestação e é vista na unidade de emergência por perda sanguínea vaginal. A paciente tem ultrassonografia que não revela saco gestacional e não tem massas anexiais. Qual das afirmativas a seguir é mais acurada a respeito do manejo dessa paciente?

A. Essa paciente deve ser submetida à laparoscopia por provável gravidez ectópica.
B. Essa paciente deve repetir o nível de gonadotrofina coriônica humana (hCG) em 48 horas.
C. Essa paciente deve receber metotrexato para gravidez ectópica se seus sinais vitais estiverem normais.
D. Não há informações suficientes para definir o manejo dessa paciente neste momento.

R-10. Uma mulher de 38 anos é vista no consultório e deseja contracepção. Ela tem história de hipertensão crônica há sete anos, que é controlada com nifedipina de liberação prolongada. Ela fuma alguns cigarros por dia; queixa-se de dismenorreia e menstruações intensas com coágulos. Qual das alternativas seguintes é o melhor agente anticoncepcional para essa paciente?

A. Dispositivo intrauterino (DIU) de cobre.
B. DIU de levonorgestrel.
C. Anticoncepcional oral (ACO) combinado.
D. Preservativo (método de barreira).

R-11. Uma mulher de 48 anos tem massa na mama direita de 1 cm observada no exame físico. A biópsia estereotáxica revela carcinoma intraductal. Qual das alternativas a seguir indicaria mau prognóstico para essa paciente?

A. HER2/neu positivo.
B. Envolvimento externo da mama.
C. A paciente está na pós-menopausa.
D. Receptor de estrogênio positivo.

R-12. Uma mulher nulípara de 22 anos é vista pelo ginecologista e submetida a esfregaço de papanicolaou de rotina que revela lesão escamosa intraepitelial de baixo grau (LSIL). Uma colposcopia é realizada. Biópsia em posição 3 h mostra CIN 2. Qual das alternativas a seguir é a melhor terapia para essa paciente?

A. Conização do colo uterino com capuz superior para abordar qualquer envolvimento endocervical.
B. Procedimento de excisão eletrocirúrgica com alça (LEEP) do colo uterino.
C. Oferecer histerectomia.
D. Repetir esfregaço de papanicolaou em seis meses.

R-13. Uma mulher de 28 anos, G2P1, está com 34 semanas de gestação e apresenta hipertensão crônica. A avaliação fetal semanal inclui cardiotocografia basal (CTG), que mostra o traçado da cardiotocografia (CTG) de 140 bpm, sem acelerações e sem desacelerações. Qual é o melhor próximo passo para essa paciente?

A. Agendar cesariana imediatamente.
B. Agendar a indução de trabalho de parto nas próximas 24 horas.
C. Repetir a CTG em uma semana.
D. Realizar perfil biofísico.

R-14. Uma mulher de 27 anos, G3P2, está com 12 semanas de gestação e vai à primeira visita pré-natal. Ao exame, a pressão arterial (PA) é 110/60 mmHg e a glicose na glicofita é 2+. Os batimentos cardíacos fetais estão em 150 bpm. Qual das alternativas a seguir é a explicação mais provável para a glicosúria?

A. É provável que a paciente tenha diabetes gestacional.
B. É provável que a paciente tenha diabetes pré-gestacional.
C. É provável que a paciente tenha algum grau de insuficiência renal.
D. A taxa de filtração glomerular (TFG) aumentada da paciente é responsável pelo achado.

R-15. Uma mulher de 34 anos é hospitalizada por doença inflamatória pélvica (DIP) presumida. À ultrassonografia, ela apresenta massa anexial esquerda de 7 cm. A paciente é tratada com antibióticos intravenosos (IVs) e no segundo dia de hospitalização, as enfermeiras chamam o médico porque a paciente está confusa e com taquicardia. Ao exame, a pressão arterial (PA) é 84/44 mmHg e a frequência cardíaca (FC) é 130 bpm. Qual das alternativas a seguir é a melhor terapia para essa paciente?

A. Radiologia intervencionista para drenar cisto ovariano.
B. Cirurgia imediata.
C. Trocar os antibióticos devido a provável efeito adverso da medicação.
D. Administrar digoxina para provável fibrilação atrial.

RESPOSTAS

R-1. **B.** Essa menina apresenta puberdade precoce, que é definida como características sexuais secundárias antes dos oito anos de idade. A causa mais comum é idiopática, o que significa que o gerador de pulso de GnRH começa muito cedo. O diagnóstico é de exclusão, e outras causas devem ser excluídas incluindo tumores do sistema nervoso central (SNC), trauma craniano ou infecções do SNC, tumores ovarianos ou suprarrenais. A puberdade precoce idiopática é tratada com agonista do GnRH, que regula para baixo a secreção hormonal do hipotálamo e da hipófise. Na puberdade precoce, é importante avaliar se há características puramente femininas (estrogênio) ou hirsutismo (androgênios).

É importante lembrar que *a causa mais comum de puberdade precoce é idiopática*, mas a causa mais comum de *puberdade tardia* é uma causa patológica como a disgenesia gonadal.

Ver também o Caso 54 (Puberdade tardia e disgenesia gonadal) e o Caso 55 (Amenorreia primária e agenesia mülleriana).

R-2. **D.** A causa mais comum de hemorragia pós-parto, de um modo geral, é a atonia uterina, que é tratada com agentes uterotônicos, e se não for responsiva, deve ser tratada com balão intrauterino ou terapia cirúrgica. A causa mais comum de hemorragia pós-parto com útero bem contraído é laceração do trato genital, geralmente envolvendo o colo uterino. A terapia cirúrgica é o tratamento mais adequado para as lacerações. Ver o Caso 6 para mais discussões sobre hemorragia pós-parto. As outras causas comuns de hemorragia pós-parto incluem retenção de produtos de concepção, acretismo (Caso 12) e inversão uterina (Caso 3).

R-3. **B.** Quando uma paciente tem menstruações **regulares** e tem amenorreia isolada, a causa mais comum é disfunção hipotalâmica, causando inibição de GnRH. As causas incluem hipotireoidismo, hiperprolactinemia, excesso de exercícios, desnutrição por distúrbios alimentares e algumas drogas. A avaliação de amenorreia secundária (ausência de menstruação por três meses em uma mulher que tinha menstruações previamente) inclui: (a) teste de gravidez, (b) hormônio estimulador da tireoide (TSH), e (c) nível de prolactina. Se estes forem normais, então o próximo passo geralmente é avaliar hormônio luteinizante (LH) e hormônio foliculestimulante (FSH) e administrar progestínicos para ver se o trato de saída (útero) responde normalmente e tem estrogênio suficiente para ter causado proliferação do endométrio (ver Casos 49 a 51; o Caso 49 contém um algoritmo diagnóstico). O sangramento após a progesterona isolada indica anovulação, geralmente causada por síndrome do ovário policístico (SOPC) (ver Caso 52).

R-4. **A.** Como a paciente da Questão R-3 provavelmente tem disfunção hipotalâmica, como discutido, ela está em estado hipoestrogênico. Então, a progesterona isolada não levará a sangramento porque não há endométrio para descamar. Contudo, como ela tem trato de saída normal (útero), ela deve responder normalmente ao ACO e sangrar normalmente durante os dias sem o fármaco (dias 21 a 28). Em outras palavras, como o ACO contém estrogênio E progesterona, esse esquema estimulará o crescimento do endométrio e a retirada da progesterona durante o período das pílulas sem hormônio levará a sangramento. Uma paciente com aderências intrauterinas (ver Caso 49) não terá sangramento após os ACOs combinados.

R-5. **B.** Essa paciente tem sangramento após terapia com progesterona indicativo de anovulação E indicativo da presença de estrogênio suficiente para ter causado crescimento endometrial. A presença de estrogênio causa faixa endometrial normal (6 a 12 mm), rugas normais e crescimento normal do epitélio vulvar e da vagina. O ambiente estrogênico normal também promove o crescimento de lactobacilos, o que reduz o pH vaginal para $< 4,5$. Essa paciente provavelmente tem SOPC com anovulação e excesso de estrogênio. Em contrapartida, o estado hipoestrogênico pós-menopausa está associado a pH vaginal elevado ($> 4,5$) e epitélio da vulva e da vagina fino e atrófico (ver Casos 49 a 51).

R-6. **D.** O câncer ovariano está associado a massa pélvica e ascite. A maioria ocorre em mulheres em idade mais avançada (pós-menopausa) e é de natureza epitelial. Os sintomas de carcinoma epitelial são sutis, incluindo saciedade precoce, inchaço e aumento da CA. As células cancerígenas disseminam-se precocemente na cavidade peritoneal, no intestino e no omento. A disseminação peritoneal provoca ascite. A causa de morte mais comum por câncer ovariano é por caquexia (fome) como resultado de metástases disseminadas pelo intestino delgado. A causa de morte mais comum por câncer cervical é por metástase ureteral bilateral, levando à uremia (ver Caso 59).

R-7. **A.** Uma silhueta cardíaca dilatada é altamente sugestiva de miocardiopatia e, quando isso ocorre na gravidez geralmente é devido à miocardiopatia periparto. A etiologia da miocardiopatia periparto é desconhecida, mas essa é uma miocardiopatia dilatada das quatro câmaras e, assim, tem efeito negativo na contratilidade cardíaca. O tratamento é com diuréticos, digoxina e redução da pós-carga. A maioria das pacientes melhora e o débito cardíaco normaliza, mas há taxa significativa de recorrência da miocardiopatia em gestações futuras.

R-8. **B.** Essa paciente tem polidrâmnio. A combinação de tamanho maior do que a data e a dificuldade de palpar as partes fetais indicam polidrâmnio. O polidrâmnio pode ser causado por anormalidades intestinais fetais, já que o feto elimina fluido amniótico pela deglutição. A ultrassonografia mostrando áreas císticas no abdome direito e esquerdo é consistente com atresia duodenal, que é um achado ultrassonográfico frequentemente chamado de "sinal da dupla bolha". A atresia duodenal é associada à síndrome de Down, e crianças com síndrome de Down têm risco de leucemia. Anomalias renais fetais estão associadas ao oligoidrâmnio, uma vez que a urina fetal é o principal componente do líquido amniótico. A velocidade de fluxo aumentada na artéria cerebral média está associado à anemia fetal, que não deve ocorrer nesta situação (ver Caso 19).

R-9. **D.** Essa é uma questão importante para avaliar se o aluno tem clara compreensão do papel da hCG e da ultrassonografia vaginal na avaliação do sangramento no início da gravidez. Uma paciente com ameaça de abortamento no primeiro trimestre terá uma das três causas possíveis: (a) gravidez intrauterina normal e o sangramento irá parar (cerca de 50% dos casos), (b) gravidez intrauterina anormal ou abortamento (cerca de 40% dos casos) ou (c) gravidez ectópica (cerca de 10% dos casos). O cenário mostra o resultado da ultrassonografia transvaginal mas não fornece o nível de hCG para possibilitar a interpretação dos achados da ultrassonografia. Por exemplo, se o nível de hCG estiver abaixo da "zona discriminatória" de 1.200 a 1.500 mUI/mL (ver Casos 41 a 43), então, em uma paciente estável, hCG de acompanhamento em 48 horas é o próximo passo adequado. Se, por outro lado, o nível de hCG estiver acima do limiar (Caso 43), então o próximo passo é a laparoscopia, já que o risco de gravidez ectópica é alto.

R-10. **B.** Essa paciente está acima dos 35 anos de idade e é fumante, e assim os ACOs e qualquer agente anticoncepcional que contenha estrogênio estão contraindicados. A presença de dismenorreia e menorragia piorariam com o DIU de cobre, que causa inflamação. Os preservativos (métodos de barreira) são aceitáveis, mas têm elevado índice de falha. O DIU de levonorgestrel seria ideal nessa paciente já que não haveria risco aumentado de trombose, e a progesterona afinaria o endométrio e reduziria o fluxo sanguíneo menstrual (ver Caso 44).

R-11. **A.** O câncer de mama que é positivo para HER2/neu tende a ser mais agressivo. Os tumores com receptores positivos de estrogênio e de progesterona tendem a ser menos agressivos e respondem à terapia hormonal. Os cânceres de mama que são negativos para receptores de estrogênio, receptores de progesterona e HER2/neu (os chamados triplo-negativos) têm mau prognóstico (ver Casos 46 a 48). A maioria dos cânceres de mama está localizada no quadrante superior externo da mama; contudo, isso não afeta o prognóstico.

R-12. **D.** A tendência recentemente é ser menos agressivo na displasia cervical em pacientes jovens com menos de 25 anos. Mulheres com menos de 25 anos com CIN 2 mostraram eliminar a neoplasia cervical intraepitelial em 70 a 80% dos casos, e, assim, a observação e a vigilância com esfregaço de papanicolaou é uma abordagem razoável. Do mesmo modo, para mulheres mais jovens, o tratamento como LEEP do colo uterino pode levar a trabalho de parto prematuro ou insuficiência cervical (ver Caso 58).

R-13. **D.** A CTG é um bom exame para garantia do bem-estar fetal quando for reativo e com presença de acelerações. Todavia, a CTG não é confiável quando houver ausência de acelerações e desacelerações, chamado de não reativo. Em mais de 50% das vezes, o estado fetal é normal com o CTG não reativo. Assim, outro teste fetal como o perfil biofísico deve ser utilizado para melhor avaliar do bem-estar fetal. O CTG e perfil biofísico são testes de bem-estar fetal e são usados em situações nas quais há aumento no risco de natimortalidade (ver também Caso 22 para teste fetal).

R-14. **D.** A glicose na urina é um achado comum devido ao aumento de 50% na TFG e aumento da glicose nos túbulos renais, que é maior do que a capacidade de reabsorção. A glicosúria pode ser um achado do diabetes melito em uma mulher não grávida, mas não é indicativo de diabetes na gravidez. O próximo passo nessa paciente é uma dosagem de glicose digital por glicosímetro ou teste de rastreamento para diabetes (ver Caso 28).

R-15. **B.** Essa paciente provavelmente tem abscesso tubo-ovariano (ATO), uma complicação da DIP. A paciente é tratada com antibióticos IVs, a qual é a terapia adequada. Não há descrição do tipo de antibióticos, mas a cobertura antibiótica é importante. Essa paciente desenvolve um quadro como choque com confusão, hipotensão e taquicardia, que provavelmente é devido à ruptura de ATO. O manejo cirúrgico imediato é importante nesta situação devido à elevada mortalidade sem o tratamento imediato. A terapia antibiótica IV trata com sucesso a maioria das pacientes com ATO (ver Caso 36).

SEÇÃO IV

Lista de casos

LISTA POR NÚMERO DO CASO

LISTA POR TIPO DE DISTÚRBIO (ORDEM ALFABÉTICA)

ÍNDICE

Nota: os números de páginas seguidos por *f* ou *q* indicam figuras ou quadros, respectivamente.

B

C

D

E

H

K

L

S

T

D

U

V

W

Z